シリーズ編集
吉村長久 北野病院 病院長
後藤　浩 東京医科大学眼科学分野 教授
谷原秀信 熊本大学大学院生命科学研究部眼科学 教授

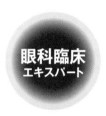
眼科臨床エキスパート

眼形成手術
眼瞼から涙器まで

編集
高比良雅之
金沢大学大学院医学研究科視覚科学 講師

後藤 浩
東京医科大学眼科学分野 教授

医学書院

〈眼科臨床エキスパート〉
眼形成手術―眼瞼から涙器まで
発　行　2016年11月1日　第1版第1刷Ⓒ

シリーズ編集　吉村長久・後藤　浩・谷原秀信
　　　　　　　よしむらながひさ　ごとう ひろし　たにはらひでのぶ

編　集　高比良雅之・後藤　浩
　　　　たかひらまさゆき　ごとう ひろし

発行者　株式会社　医学書院
　　　　代表取締役　金原　優
　　　　〒113-8719　東京都文京区本郷1-28-23
　　　　電話　03-3817-5600（社内案内）

印刷・製本　三美印刷

本書の複製権・翻訳権・上映権・譲渡権・公衆送信権（送信可能化権を含む）
は株式会社医学書院が保有します．

ISBN978-4-260-02811-0

本書を無断で複製する行為（複写，スキャン，デジタルデータ化など）は，「私
的使用のための複製」など著作権法上の限られた例外を除き禁じられています．
大学，病院，診療所，企業などにおいて，業務上使用する目的（診療，研究活
動を含む）で上記の行為を行うことは，その使用範囲が内部的であっても，私的
使用には該当せず，違法です．また私的使用に該当する場合であっても，代行
業者等の第三者に依頼して上記の行為を行うことは違法となります．

JCOPY　〈出版者著作権管理機構　委託出版物〉
本書の無断複製は著作権法上での例外を除き禁じられています．
複製される場合は，そのつど事前に，出版者著作権管理機構
（電話 03-3513-6969，FAX 03-3513-6979，info@jcopy.or.jp）の
許諾を得てください．

執筆者一覧 (執筆順)

高比良雅之	金沢大学大学院医学研究科視覚科学　講師
野田実香	慶應義塾大学医学部眼科学教室　専任講師
大島浩一	国立病院機構岡山医療センター眼科　医長
渡辺彰英	京都府立医科大学大学院視覚機能再生外科学
張　大行	新潟大学大学院医歯学総合研究科視覚病態学分野
大湊　絢	新潟大学大学院医歯学総合研究科視覚病態学分野
敷島敬悟	東京慈恵会医科大学眼科学講座　教授
笠井健一郎	国立病院機構高崎総合医療センター眼形成眼窩外科
嘉鳥信忠	聖隷浜松病院眼形成眼窩外科　顧問
藤本雅大	京都大学医学部附属病院眼科
宮崎千歌	兵庫県立尼崎総合医療センター眼科　部長
鎌尾知行	愛媛大学大学院医学系研究科眼科学教室
白石　敦	愛媛大学大学院医学系研究科眼科学教室　教授
佐々木次壽	佐々木眼科　院長
柏木広哉	静岡県立静岡がんセンター眼科　部長
田邊吉彦	タナベ眼科
田邉美香	九州大学大学院医学研究院眼科学
根本裕次	日本医科大学眼科学　非常勤講師
西條正城	形成外科西條クリニック　院長/横浜市立大学形成外科学講座　非常勤講師
今川幸宏	大阪回生病院眼科　医長
中内一揚	兵庫医科大学病院眼科　非常勤講師
西本浩之	横須賀市立うわまち病院眼科　部長
三戸秀哲	井出眼科病院　医長
井上吐州	オリンピア眼科病院　院長
尾山徳秀	うおぬま眼科　副院長/新潟大学医歯学総合病院眼科　特任准教授
村上正洋	日本医科大学武蔵小杉病院形成外科　教授
辻　英貴	がん研究会有明病院眼科　部長
林　憲吾	横浜桜木町眼科　院長
古田　実	福島県立医科大学眼科学講座　准教授
恩田秀寿	昭和大学医学部眼科学講座　准教授
荒木美治	愛生会山科病院眼科　部長
石田有宏	沖縄県立中部病院形成外科　部長
鈴木茂伸	国立がん研究センター中央病院眼腫瘍科　科長
酒井成身	国際医療福祉大学三田病院形成外科　教授
酒井成貴	慶應義塾大学医学部形成外科
安積　淳	神戸海星病院眼科・アイセンター　部長
吉川　洋	九州大学大学院医学研究院眼科学　特任講師
兒玉達夫	島根大学医学部眼科学講座　准教授
後藤　浩	東京医科大学眼科学分野　教授

杉本　学	すぎもと眼科医院　院長
後藤　聡	東京慈恵会医科大学眼科学講座　講師
廣瀬浩士	国立病院機構名古屋医療センター眼科　医長
中川　喬	医大前中川眼科　院長
松山浩子	大阪赤十字病院眼科
井上　康	井上眼科　院長

眼科臨床エキスパートシリーズ
刊行にあたって

　近年，眼科学の進歩には瞠目すべきものがあり，医用工学や基礎研究の発展に伴って，新しい検査機器や手術器具，薬剤が日進月歩の勢いで開発されている．眼科医は元来それぞれの専門領域を深く究める傾向にあるが，昨今の専門分化・多様化傾向は著しく，専門外の最新知識をアップデートするのは容易なことではない．一方で，quality of vision（QOV）の観点から眼科医療に寄せられる市民の期待や要望はかつてないほどの高まりをみせており，眼科医の総合的な臨床技能には高い水準が求められている．最善の診療を行うためには常に知識や技能をブラッシュアップし続けることが必要であり，巷間に溢れる情報の中から信頼に足る知識を効率的に得るツールが常に求められている．

　このような現状を踏まえ，我々は《眼科臨床エキスパート》という新シリーズを企画・刊行することになった．このシリーズの編集方針は，現在眼科診療の現場で知識・情報の更新が必要とされているテーマについて，その道のエキスパートが自らの経験・哲学とエビデンスに基づいた「新しいスタンダード」をわかりやすく解説し，明日からすぐに臨床の役に立つ書籍を目指すというものである．もちろんエビデンスは重要であるが，本シリーズで目指すのは，エビデンスを踏まえたエキスパートならではの臨床の知恵である．臨床家の多くが感じる日常診療の悩み・疑問へのヒントや，教科書やガイドラインには書ききれない現場でのノウハウがわかりやすく解説され，明日からすぐに臨床の役に立つ書籍シリーズを目指したい．

　各巻では，その道で超一流の診療・研究をされている先生をゲストエディターとしてお招きし，我々シリーズ編集者とともに企画編集にあたっていただいた．各巻冒頭に掲載するゲストエディターの総説は，当該テーマの「骨太な診療概論」として，エビデンスを踏まえた診療哲学を惜しみなく披露していただいている．また，企画趣旨からすると当然のことではあるが，本シリーズの執筆を担うのは第一線で活躍する"エキスパート"の先生方である．日々ご多忙ななか，快くご編集，ご執筆を引き受けていただいた先生方に御礼申し上げる次第である．

　本シリーズがエキスパートを目指す眼科医，眼科医療従事者にとって何らかの指針となり，目の前の患者さんのために役立てていただければ，シリーズ編者一同，これに勝る喜びはない．

2013年2月

シリーズ編集者一同

序

　このたび、「眼科臨床エキスパート」シリーズの一冊として『眼形成手術―眼瞼から涙器まで』をお届けする運びとなりました．多くの眼科の先生方にとっては，「眼形成手術」は少々とっつきにくい分野かもしれません．その理由の1つには，白内障手術などの通常の内眼手術では馴染みの少ない特殊な手術機器や手技を必要とすることが挙げられるでしょう．また，その結果に美容的な要素が大きくかかわるような症例では手術に臨む敷居が自ずと高まることでしょう．「眼形成手術」を専ら形成外科や脳外科，耳鼻科などの他科が行っている施設も少なくありません．しかし，本書が扱う多くの疾患において，最も重要な手術の目的は損なわれた視機能の改善とその維持にあり，その評価のうえでも，やはり眼科医がそれらの診療に携わることの意義を強調したいと思います．近年の全国規模の眼科学術集会に出席して感じる印象では，眼形成手術の分野の講演会場はいつも盛況でその関心は高まっているようであり，今後も益々この分野に携わる眼科医が増加することを期待します．

　本書の「各論」では，眼形成の分野で行われる術式を網羅すべく，それぞれの術式のエキスパートの先生方に詳細に解説していただきました．個々の手術手技の解説にあたっては図や写真が多く使われていますので，手術におけるイメージも描きやすいと思います．そこからは，それぞれの筆者のその疾患に対する「こだわり」も伝わってくるようであり，そういった手術の「こつ」は実際の手術に大いに役立つことでしょう．

　一方で，この眼科臨床エキスパートシリーズの特徴として，それぞれの疾患を総括・概観する目的で，「総説」と「総論」の章も設定されています．これから眼形成の診療，手術を始めようと思われる眼科の先生方には，是非これらの章にも目を通していただきたいと思います．これらと各論を含めた3つの章では当然ながら内容が重複する部分もあり，くどい印象をもたれる読者もおられるかも知れません．またその重複する部分では各々の筆者の手技や考え方が異なる点も見つかることでしょう．しかし，そこには筆者の独りよがりの意見に偏らない意図も含まれており，むしろ読者の先生方にはその相違点にこそ注目していただき，今後の診療に役立てていただければ幸いです．

　最後に，本書の分担執筆をいただきました眼科，形成外科の先生方，ならびに編集と制作にご尽力いただきました医学書院の方々に深謝いたします．

2016年9月

編集　高比良雅之，後藤　浩

目次

第1章 総説

眼形成手術の診療概論 ……………………………（高比良雅之） 2
- Ⅰ. 眼形成手術の目標 …………………………… 2
- Ⅱ. 眼瞼・眼窩・涙道の解剖・機能と病態 …………… 3
- Ⅲ. 検査法と手術適応の評価 …………………… 8
- Ⅳ. 麻酔, 手術器機や材料, 手術の基本手技 …… 13
- Ⅴ. 代表的な疾患における術式の種類とその選択 …… 17
- Ⅵ. 術後の経過観察 …………………………… 18

第2章 総論

Ⅰ 眼瞼 …………………………………………… 22

A 対象となる疾患概説 ……………………（野田実香）22
B 眼瞼の解剖 ………………………………（野田実香）25
- Ⅰ. 眼瞼表面の解剖 …………………………… 25
- Ⅱ. 眼瞼の手術に必要な解剖 ………………… 27

C 初診時の外来診察—どう診てどう考えるか ……（大島浩一）31
- Ⅰ. 初診時の診察のポイント ………………… 31
- Ⅱ. 眼瞼下垂 …………………………………… 32
- Ⅲ. 睫毛内反, 睫毛乱生と睫毛重生, 眼瞼内反 …… 38
- Ⅳ. 眼瞼外反 …………………………………… 39
- Ⅴ. 内眼角贅皮 ………………………………… 40
- Ⅵ. 兎眼症 ……………………………………… 40

D 診断・治療に必要な検査 ………………（大島浩一）42
- Ⅰ. 視診と触診 ………………………………… 42
- Ⅱ. 下眼瞼弛緩の評価 ………………………… 44
- Ⅲ. 眼球の位置 ………………………………… 45
- Ⅳ. 眼位と眼球運動 …………………………… 45
- Ⅴ. 写真撮影 …………………………………… 45
- Ⅵ. 追加の検査 ………………………………… 47

E 眼瞼の形成手術概説 ··(渡辺彰英) 49
　　　　I. 眼瞼形成手術の基本手技 ··· 49
　　　　II. 眼瞼形成手術に必要な器具 ··· 51
　　　　III. 眼瞼疾患 ·· 53

II 眼窩　58

　　A 対象となる疾患概説 ·······································(張　大行, 大湊　絢) 58
　　　　I. 眼窩腫瘍 ·· 58
　　　　II. 甲状腺眼症 ·· 61
　　　　III. 外傷 ·· 62
　　B 眼窩の解剖 ··(張　大行, 大湊　絢) 65
　　　　I. 眼窩骨 ·· 65
　　　　II. 眼窩の血管系 ·· 68
　　　　III. 眼窩の神経 ··· 69
　　　　IV. 眼窩隔膜と眼窩骨膜 ·· 70
　　　　V. 外眼筋と眼窩脂肪と connective tissue septa ······················· 70
　　C 初診時の外来診察—どう診てどう考えるか ·······················(敷島敬悟) 72
　　　　I. 頻度 ··· 72
　　　　II. 年齢・性差 ··· 72
　　　　III. 問診 ··· 72
　　　　IV. 異常所見の解釈と鑑別疾患 ······································· 73
　　D 診断・治療に必要な検査 ···(敷島敬悟) 77
　　　　I. 眼科一般検査 ··· 77
　　　　II. 眼球運動検査 ·· 77
　　　　III. 瞳孔検査 ··· 78
　　　　IV. 画像検査 ·· 78
　　　　V. バイオマーカー検査 ··· 81
　　E 眼窩の形成手術概説 ·································(笠井健一郎, 嘉鳥信忠) 82
　　　　I. 眼窩の手術機器, 手術材料 ······································· 82
　　　　II. 眼窩手術の麻酔 ·· 89
　　　　III. 眼窩解剖と眼窩手術の手術合併症 ································ 93
　　　　IV. 眼窩手術における主なアプローチ法 ······························ 93
　　　　V. 経皮アプローチにおけるデザイン・切開 ·························· 94
　　　　VI. 主な眼窩手術術式のアプローチ法 ································ 95

III 涙道　101

　　A 対象となる疾患概説 ······································(藤本雅大, 宮崎千歌) 101
　　　　I. 涙点閉鎖 ·· 101
　　　　II. 涙嚢皮膚瘻 ··· 102
　　　　III. 涙小管狭窄・閉塞 ··· 102
　　　　IV. 涙小管炎 ··· 103
　　　　V. 外傷性涙小管断裂 ·· 103

- Ⅵ. 鼻涙管閉塞 ……………………………………………………………………… 104
- Ⅶ. 先天鼻涙管閉塞 ………………………………………………………………… 104
- Ⅷ. 先天涙嚢ヘルニア ……………………………………………………………… 105

B 涙道の解剖 ……………………………………………（宮崎千歌, 藤本雅大） 106
- Ⅰ. 涙点から内総涙点 ……………………………………………………………… 106
- Ⅱ. 涙嚢 ……………………………………………………………………………… 107
- Ⅲ. 鼻涙管 …………………………………………………………………………… 108

C 初診時の外来診察―どう診てどう考えるか ………（鎌尾知行, 白石 敦） 110
- Ⅰ. 成人の流涙症 …………………………………………………………………… 110
- Ⅱ. 小児の流涙症 …………………………………………………………………… 110

D 診断・治療に必要な検査 ……………………………（鎌尾知行, 白石 敦） 112
- Ⅰ. 問診 ……………………………………………………………………………… 112
- Ⅱ. 視診 ……………………………………………………………………………… 112
- Ⅲ. 細隙灯顕微鏡検査 ……………………………………………………………… 112
- Ⅳ. 触診 ……………………………………………………………………………… 114
- Ⅴ. 色素消失試験 …………………………………………………………………… 114
- Ⅵ. Schirmer 試験 …………………………………………………………………… 114
- Ⅶ. 涙管通水検査 …………………………………………………………………… 114
- Ⅷ. 涙道造影検査 …………………………………………………………………… 117
- Ⅸ. 涙道内視鏡検査 ………………………………………………………………… 117
- Ⅹ. 鼻内視鏡検査 …………………………………………………………………… 117
- Ⅺ. CT, MRI ………………………………………………………………………… 117
- Ⅻ. 涙液量測定検査 ………………………………………………………………… 118

E 涙道の形成手術概説 …………………………………………（佐々木次壽） 120
- Ⅰ. 術前評価と準備が重要 ………………………………………………………… 120
- Ⅱ. 手術機器と材料 ………………………………………………………………… 120
- Ⅲ. 麻酔法の選択と局所麻酔の方法 ……………………………………………… 126
- Ⅳ. 鼻涙管閉塞に対する術式, アプローチ法およびその特徴 ………………… 127
- Ⅴ. 涙小管閉塞および涙小管炎に対する術式およびその特徴 ………………… 130

Topics

眼窩壁骨折に用いる留置物 ……………………………………………（大湊 絢） 132
抗がん剤の涙小管閉塞 …………………………………………………（柏木広哉） 135
睫毛内反, 睫毛乱生に対する表層 U 字縫合 ……………（高比良雅之, 田邊吉彦） 137

第3章 各論

I 眼瞼の形成手術 ……140

- A 先天眼瞼下垂：吊り上げ術 ……（田邉美香）140
- B 先天眼瞼下垂：挙筋短縮術 ……（根本裕次）150
- C 退行性眼瞼下垂：挙筋群短縮術 ……（渡辺彰英）158
- D 退行性眼瞼下垂：Müller Tuck 法（西條原法）……（西條正城）164
- E 退行性眼瞼下垂：挙筋短縮術 ……（野田実香）173
- F 先天睫毛内反：通糸法 ……（野田実香）180
- G 先天睫毛内反：皮膚切開法 ……（今川幸宏）184
- H 退行性眼瞼内反：Jones 法，柿﨑法 ……（中内一揚）192
- I 退行性眼瞼内反：Wheeler-Hisatomi 法 ……（西本浩之）199
- J 睫毛乱生，睫毛重生 ……（三戸秀哲）205
- K 内眼角贅皮 ……（渡辺彰英）212
- L 眼瞼外反症：KS 法，LTS ……（張 大行）216
- M 眼瞼後退 ……（井上吐州）224
- N 眼瞼裂傷 ……（尾山徳秀）234
- O 上眼瞼皮膚弛緩：瞼縁切開 ……（大湊 絢）246
- P 眼瞼皮膚弛緩：眉毛下皮膚切除 ……（村上正洋）250
- Q 顔面神経麻痺（眉毛下垂と眼瞼外反）……（尾山徳秀）259
- R 悪性腫瘍切除後の眼瞼再建 ……（辻 英貴）272
- S Baggy eyelid ……（林 憲吾）287
- T 涙腺脱臼の整復 ……（髙比良雅之）294

II 眼窩の形成手術 ……297

- A 下壁骨折：再建術 ……（古田 実）297
- B 下壁骨折：バルーニング法 ……（恩田秀寿）307
- C 内壁骨折：皮膚切開法 ……（荒木美治）313
- D 顔面骨折（頬骨骨折）……（石田有宏）322
- E 眼窩内容除去と再建 ……（鈴木茂伸）331
- F 義眼床形成術 ……（酒井成身，酒井成貴）339
- G 甲状腺眼症に対する眼窩減圧術 ……（安積 淳）346
- H 眼窩膿瘍 ……（田邉美香，吉川 洋）356
- I デルモリポーマ ……（大湊 絢）362
- J 眼窩脂肪ヘルニア ……（兒玉達夫）367
- K 視神経管骨折 ……（恩田秀寿）373
- L リンパ管腫 ……（嘉鳥信忠）378
- M 眼球摘出 ……（後藤 浩）384

III 涙道の形成手術 ……392

- A 先天鼻涙管閉塞に対するプロービング ……（佐々木次壽）392

- B 涙嚢摘出 ……………………………………………………………（藤本雅大） 400
- C 涙小管閉塞および鼻涙管閉塞に対する
  涙管チューブ挿入術 ……………………………………………（杉本　学） 404
- D 涙嚢鼻腔吻合術鼻外法 …………………………………………（後藤　聡） 413
- E 涙嚢鼻腔吻合術鼻内法 …………………………………………（宮崎千歌） 419
- F 涙小管断裂に対する涙小管形成手術 …………………………（廣瀬浩士） 425
- G 結膜涙嚢鼻腔吻合術（Jones チューブ留置術）………………（中川　喬） 432
- H 涙小管炎 …………………………………………………………（松山浩子） 442
- I 涙点切開術 ………………………………………………………（井上　康） 446

和文索引………………………………………………………………………………451
欧文索引………………………………………………………………………………458

第1章

総説

眼形成手術の診療概論

　眼形成手術の対象となる疾患は形成外科や美容外科にて治療されることも多く，また耳鼻咽喉科や脳外科がその手術に携わることもある．しかし，その重要な目的の1つは視機能の改善や維持であり，術前術後の評価に眼科検査は欠かせない．その観点からも，やはり眼科医が主導してその診察に携わるべきである．

　眼形成手術においては，白内障手術などの内眼手術ではなじみの少ない器機の操作が必要である．一例を挙げれば，他科の手術ではありふれた鑷子型バイポーラによる止血や吸引嘴管による血液の吸引などで，それらの扱いが内眼手術に慣れた眼科医にとっては1つの障壁かもしれない．しかし，内眼手術で培われた細かな観察やそれに裏打ちされた手技が，眼形成手術の分野の技術の向上にも大いに寄与してきたことをここでは強調したい．わが国の眼科医が主導して発展した涙道内視鏡手術はその代表例であろう．今後，ますます多くの眼科医が眼形成手術にも携わり，その技術，成績が向上することを願ってやまない．本書がその一助となれば幸いである．

　本書では眼形成手術で対象となる疾患について，眼瞼，眼窩，涙道の3つに分けたが，その解剖や機能に関しては重複する領域が存在する．一般に眼窩隔膜により隔てられた前方を眼瞼，それより後方を眼窩と呼称するので，それに準じて対象となる疾患を分類した．涙器という用語には，涙液を産生し分泌する涙腺と，涙液の排出経路である涙道との両者が含まれるが，それらの解剖学的位置や手術手技の特性の違いから，涙腺疾患は眼窩の章で扱うこととした．なお，重瞼術に代表されるような医科診療報酬の適用とならない，いわゆる美容形成手術は眼科医が携わることも少なく，本書では取り扱わない．ただし，この分野において，美容的な要素も視機能と同等に重視すべき観点であることはいうまでもない．

I. 眼形成手術の目標

　眼形成手術における目標の1つは眼周囲の整容や形態の改善であり，つまりよりよい「見た目」を目指すものである．その観点からは形成外科が携わることも多い領域である．しかし，眼形成手術の最も重要な目標は視機能，すなわち「見え方」の改善や維持にあ

る．そこでは視力をはじめとした眼科診療による術前後の評価は必須である．

II. 眼瞼・眼窩・涙道の解剖・機能と病態

　どの分野の手術にも該当することであるが，手術に際して最も重要なことはその解剖を知ることである．特に眼窩の領域には視機能に密接に関連する血管や神経が複雑に走行するので，その知識が不十分のまま手術に臨むことは当初の思惑と異なる結果や合併症を招くことになる．解剖の詳細については総論や各論の章に委ねるが，ここでは眼形成手術に関して重要な解剖とその機能を概説し，そのなかでも代表的な疾患の診療において特に注目すべき事項に触れたい．

1. 眼瞼

　眼瞼は，皮膚と眼輪筋から構成される前葉と，瞼板と瞼結膜からなる後葉とに大別される（図1）．瞼板は，横幅は上下とも25 mm前後，縦幅は上眼瞼では約10 mm，下眼瞼では約5 mm，厚みが2～3 mmのコラーゲン線維からなる組織であり，眼瞼の形状を保持している．瞼板の水平方向は内眼角靱帯と外眼角靱帯に移行し，眼窩骨に固定される（図1）．一方の垂直方向（矢状方向）では，上眼瞼では眼瞼挙筋とMüller筋が，下眼瞼では牽引筋腱膜が付着し瞼板を支持している．これらが加齢で弛緩することによって上眼瞼では眼瞼下垂が，また下眼瞼では内反症が生じ，いずれも患者数は多く，眼形成手術の対象となる代表的な疾患である．上眼瞼挙筋腱膜の枝が眼輪筋を貫通して皮下に付着するいわゆる穿通枝（図1）は二重まぶたの形成に関与する．したがって眼瞼の手術においても，新たな穿通枝を形成するような切開線，縫合，皮下組織の癒着の位置には注意を払うべきであり，思惑と異なる重瞼を形成しないように心がけたい．眼瞼縁の付近では皮膚は薄く，手術における真皮縫合は不要（不可能）である．一方で，眉毛付近の皮膚は厚く，例えば眉毛下皮膚切除などの眉毛付近の切開においては，真皮縫合を行わないと予期せぬ創の離開，瘢痕をきたしやすい．

　眼輪筋は眼瞼を閉じる作用を有し，やはり眼瞼の形状を維持する働きを有する．したがって眼輪筋が弛緩する顔面神経麻痺では眉毛下垂や下眼瞼外反が生じる．また，眼輪筋のけいれんによる開瞼失行では眼輪筋切除が治療の選択肢となる．眼瞼と眼窩を隔てる眼窩隔膜は上眼瞼では瞼板上端より5 mmほど上で眼瞼挙筋（腱膜部）と接合する．眼瞼下垂手術の術式によってはこの接合部を切開することになる．

　睫毛は上下の眼瞼縁に3～4列に生える体毛である．日本人などモンゴロイドでは，生まれつき眼瞼前葉が余剰で睫毛が眼表面の角結膜に触れる睫毛内反（先天性眼瞼内反）が多く，特に下眼瞼の鼻側に強い．ある特定の睫毛が眼表面に向かって生えて眼表面に触れる病態は睫毛乱生（trichiasis）とよばれ，しばしば加齢性の眼瞼下垂に併発し，また眼瞼の外傷や熱傷の後遺症としてもみられる．また，先天性に内反する睫毛列を有する睫毛重生（distichiasis）も手術の対象となる．

　眼瞼には上下それぞれ上眼瞼動脈弓と下瞼板動脈弓が分布し，鼻側では滑車上動脈の分枝として，また耳側では涙腺動脈の分枝として起こる（図2）．これら上下の動脈弓は瞼縁

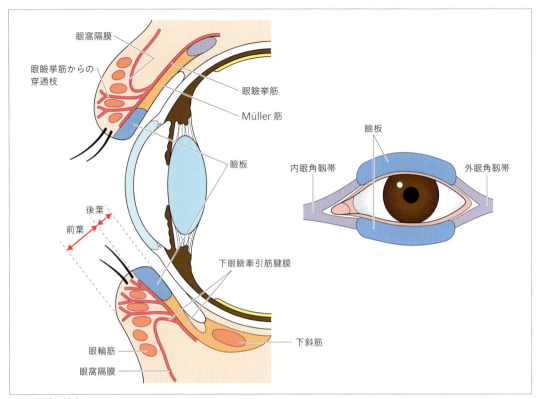

図1 眼瞼の構造
正面の模式図は左眼瞼.

に近い（3 mm 前後）位置を通り，また上眼瞼では眼窩隔膜と眼瞼挙筋の接合部付近にももう1本の動脈弓が分布する．眼瞼の手術においてこれらが破綻した際には，確実に止血する必要がある．

2. 眼窩

　眼窩は，骨壁によってその周囲の鼻腔・副鼻腔や頭蓋から隔てられた領域であり，およそ 30 cm³ の容積からなる．眼窩を構成する骨は，前頭骨，蝶形骨，頬骨，篩骨，涙骨，上顎骨，口蓋骨の7つである（図3）．おおよそ錐の形を呈し，上壁，外壁，内壁，下壁と分けると，外壁と内壁での奥行はおよそ 4〜5 cm である．眼窩の上壁は前頭骨と蝶形骨の小翼から構成され，その蝶形骨小翼には視神経管があり，視神経と眼動脈が通る．眼窩前縁の鼻側には眼窩上切痕があり，眼窩上神経ならびに眼窩上動静脈が通るので，眉毛下から切開し術野を展開する際には留意すべきである（図2〜4）．眼窩切痕からやや鼻側の眼窩縁から深部 4 mm の位置に滑車が存在する．眼窩の外壁は，頬骨，前頭骨と蝶形骨の大翼から構成される．前頭骨と頬骨との接合部は，眼窩外側壁を一時的に外す手術 Krönlein 法やその変法では重要な目印となる．眼窩外側壁はしばしば甲状腺眼症における減圧術の対象となる．眼窩内壁は，篩骨，涙骨，上顎骨，蝶形骨小翼からなる（図3）．前頭骨篩骨の縫合線の前方では前篩骨孔があり，前篩骨動脈と前篩骨神経が通り，また深

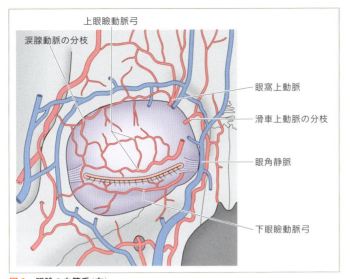

図2 眼瞼の血管系(右)
上下の眼瞼動脈弓は，瞼縁の近くを通過する．

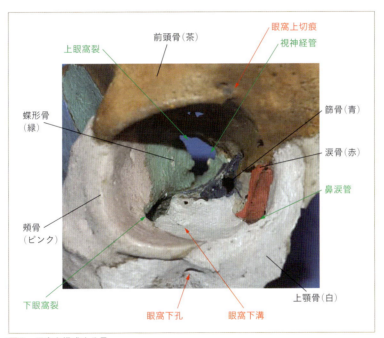

図3 眼窩を構成する骨
正面から見た頭骨の右眼窩（口蓋骨は篩骨の奥で見えない）．

部では後篩骨孔を後篩骨動脈と後篩骨神経が貫通する（図5）．後篩骨孔からおよそ6 mm後方から視神経管が始まる．内壁を深部に進む手術に際して，これらの篩骨孔の位置は頭蓋内への貫通や視神経障害を免れるための重要な目印になる．眼窩の下壁は，上顎骨，頬骨，口蓋骨から構成される（図3）．三叉神経第2の分枝である眼窩下神経とそれに随伴する動静脈は，上顎骨の眼窩下溝から眼窩下管を通過して眼窩下孔から出て頬部に分布する（図5, 6）．眼窩下溝の鼻側が眼窩下壁吹き抜け骨折の好発部位であり，整復手術の際には，

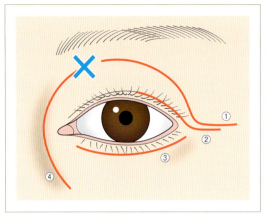

図4 眼窩手術における皮膚切開線の例(左)
① 眉毛下切開線，② 重瞼線切開線，③ 下眼瞼睫毛下切開線，
④ 内眼角切開線．眼窩上切痕(×)付近には留意すべき．

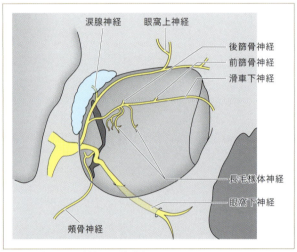

図5 眼窩での三叉神経の分枝(右)
〔Rootman J, Nugent RA：Structure of the orbit. In：Rootman J(ed)：Diseases of the orbit second edition. pp 1-34. Lippincott Williams & Wilkins, Philadelphia, 2003 より改変〕

外眼筋や脂肪など眼窩内に戻すべき組織と，眼窩下神経，動静脈とは分離する必要がある．

　眼窩に分布する脳神経は，視神経，動眼神経，滑車神経，三叉神経，外転神経，顔面神経である．このうち視神経は視神経管を，動眼神経，滑車神経，三叉神経第1枝(眼神経)ならびに外転神経は上眼窩裂を，また三叉神経第2枝(上顎神経)の分枝は下眼窩裂を通る(図5)．眼窩深部に及ぶ手術の際には，これら神経の走行に留意すべきである．顔面神経は，茎乳突孔から顔面に出て眼輪筋を含むそれぞれの支配筋に分布する．眼窩領域に分布する交感神経は，頸部の上頸神経節で神経細胞を交代し，節後線維は内頸動脈壁の神経叢を通り，海綿静脈洞の中でその神経叢から離れ，眼神経に沿って眼窩に入る．眼領域の副交感神経は脳神経の神経線維に含まれて走行する．中脳を出た副交感神経は動眼神経に含

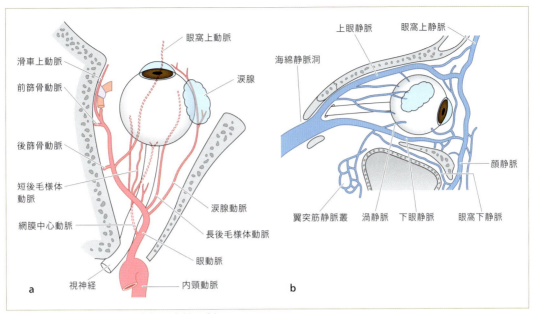

図6 眼動脈分枝(a)と眼静脈系(b)の分布(右眼窩)

まれて眼窩に入り，毛様体神経節で神経細胞を交代して眼内に分布する．眼窩の外傷後や眼窩手術の合併症として毛様体神経節が傷害されると散瞳，調節障害をきたす．

　眼窩に分布する動脈系の主なものは内頸動脈の分枝である眼動脈から分岐する(図6)．眼動脈からは，まず網膜中心動脈が分岐し，眼球後方約10 mmの位置から視神経に併走して眼内に入る．次いで，涙腺動脈，長後毛様体動脈，短後毛様体動脈，外側筋動脈，内側筋動脈，前毛様体動脈，眼窩上動脈，後篩骨動脈，前篩骨動脈が分岐する．眼窩上動脈は上直筋の内上方を走行し，眼窩上切痕から出て顔面皮下に分布する．前後の篩骨動脈は眼窩内壁を貫通して，篩骨洞や鼻粘膜に分布する．眼窩の静脈系は，主に上眼静脈と下眼静脈を経て海綿静脈洞に流入する．眼窩の特に深部の手術においては，これら主要な動静脈の走行を念頭におく必要がある．内眼角部の皮下で眼窩骨縁よりも浅い層には，比較的太い血管である眼角静脈(図2)が走行するので，涙道手術の鼻外法や眼窩内壁に到達するための経皮アプローチにおいてはそれを避けるようにする．

　涙腺は主涙腺と副涙腺に大別される．主涙腺は眼窩隔膜により眼窩葉と眼瞼葉とに隔てられ，上眼瞼耳側の結膜円蓋部に開口する．眼瞼皮膚切開からの涙腺摘出手術においては眼窩隔膜を越えない限り眼瞼葉は残るので，涙液分泌が著しく低下することは少ないと考えられる．一方で，結膜円蓋部側からの涙腺眼瞼葉の摘出手術では導管の開口部ごと損傷する可能性が高いので注意が必要である．

3. 涙道

　涙道は涙液の排水路であり，涙点に始まり，涙小管，涙嚢，鼻涙管を経て鼻腔内の開口部に至る(図7)．涙道の閉塞部位によって治療法は異なるが，時に複数の閉塞部が存在する．涙点は上下の眼瞼縁の鼻側に開口し，下涙点は上涙点よりやや耳側に位置する．涙小

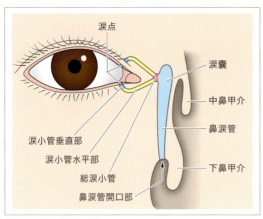

図7　涙道の解剖と名称

管は涙点から約 2 mm の垂直部を経て水平部に移行し 10 mm ほどで涙嚢に至る．上下の涙小管は合流して総涙小管となり涙嚢に至るが，まれには上下涙小管が別々に涙嚢に開口する．したがって，いわゆる pig tail を用いた涙小管開放術に対しては否定的な意見が多い．涙小管の周囲には Horner 筋が存在し，瞼の動きに伴う涙小管の開閉に関与している．

　涙嚢は，涙道のうち涙嚢窩に収まる部分であり，その上端は内眼角靱帯付近の後方にある．この涙嚢と内眼角靱帯の位置関係は，涙嚢鼻腔吻合術（dacryocystorhinostomy：DCR）の鼻外法や涙嚢摘出術，眼窩内壁骨折（皮膚切開法）の際には重要な目印となる．涙嚢窩は涙骨と上顎骨で構成される（図3）．涙嚢窩の下後方と涙嚢を包む筋膜鞘に下斜筋の起始部が付着する．涙嚢窩の下方は骨性鼻涙管に移行し，同様に涙嚢は膜性鼻涙管に移行する．膜性鼻涙管はおよそ 15 mm 程度の長さで，下鼻道の上方に開口する（図7）．冠状断でみると，涙嚢は涙小管の開口部からやや外方に傾いて鼻涙管に向かうが，鼻涙管はほぼ垂直に走行して下鼻道に至る．矢状断でみると，涙嚢の後方への傾斜角度は鼻涙管でさらに大きくなる．ブジーや涙道内視鏡の操作では，これら涙道の走行を念頭におく必要がある．なお，涙道の顔面に対する傾斜角度は乳幼児と成人とでは異なるので，ブジーに際しては注意を要する．鼻涙管の開口部は下鼻道に位置し，さまざまな形態を呈する．涙嚢鼻腔吻合術における鼻粘膜側の開口部は中鼻甲介の起始部から下鼻甲介にかけた鼻粘膜のライン（maxillary line）に接した前方に位置する．

III. 検査法と手術適応の評価

　眼瞼，眼窩，涙道の形成手術の適応となる疾患では，視機能に関する通常の眼科諸検査に加えて，時に X 線（涙嚢造影），CT や MRI（核磁気共鳴画像法）などの画像検査などが必要である．また，脳外科や耳鼻咽喉科などの他科との連携を要することもある．

　眼領域の手術は概して低侵襲手術の範疇に該当するので，手術に際して抗血栓薬の一時中止やヘパリン置換は必須ではない．ただし，手術部位が眼窩深部に及ぶ場合や DCR では，原疾患の主治医との相談のうえ，比較的安全に休薬できるのであればそのほうが望ま

しい．ワルファリン投与中の症例ではPT-INR(プロトロンビン時間-国際標準化比)を確認し，それが2.5を超える症例では手術を延期するべきである．

1. 眼瞼

　眼瞼の形成手術の対象となる疾患においても，術前術後の視機能の評価は重要である．特に，先天眼瞼下垂や睫毛内反(先天眼瞼内反)などの若年者で弱視の原因となりうる病態では，その手術適応と時期を決めるうえで視力検査は必須である．幼小児のため自覚的視力検査が不可能な場合には，PL(preferential looking)法やTAC(Teller Acuity Cards)などで評価する．眼瞼下垂や眼瞼内反症では視野にも影響を与えることがある．眼瞼下垂がある場合の視野検査では，テープなどで眼瞼を挙上して実施しないと，網膜より上位の異常による視野障害が正しく評価できない．一方で，眼瞼下垂において上方の視野障害を訴える際に，緑内障や視路の異常などの視野欠損を生じうる疾患の併発に留意しないと，手術を行って眼瞼を挙上しても視野の改善が得られないことが生じうる．これを簡便に判断するには，診察時に下垂した眼瞼を指で挙上して術後のシミュレーションを行い，上方視野が改善するかどうかを尋ねればよい．眼瞼手術の目的には，視機能や異物感などの眼症状の改善に加えて，美容的な観点もあるので，それぞれの症例における患者(あるいは親族)の希望，期待を把握する必要がある．

　眼瞼の形態異常の評価には視診が重要であり，肉眼による顔面全体の観察と細隙灯顕微鏡による観察を行う．それぞれ写真撮影による記録が，術前後の評価のうえでも必須である．細かな手術適応の評価についてはそれぞれの疾患の各論に譲るが，眼瞼の疾患では特に眼表面，すなわち角結膜との位置関係やその併発症に留意して診察を行う．眼瞼下垂の手術に際しては，MRD(margin reflex distance)，すなわち第一眼位(正面視)における瞳孔の中心と開瞼時の上眼瞼瞼縁の距離と，上眼瞼挙筋能すなわち上方視と下方視を命じたときの瞼縁の高さの差(図8)を測定することは必須である．瞳孔中心から上眼瞼瞼縁の距離をMRD-1，また瞳孔中心から下眼瞼瞼縁の距離をMRD-2として表記されることもある(図8)．手術適応となる眼瞼下垂の程度に厳密な定義はないが，眼科においては保険診療の範囲で手術を行うことが一般的であり，すなわち眼瞼縁が瞳孔領にかかり視機能に影響するような眼瞼下垂症を扱うことが多いと思われる．したがって，眼瞼下垂手術が行われる症例の多くは術前のMRDが2 mm以下であり，術後MRDとしては4～5 mmあたりを目標にすることになる．先天眼瞼下垂では上眼瞼挙筋能の低下がみられるが，挙筋能が5 mm程度以上ある比較的軽度な症例では眼瞼挙筋短縮術で対処できる場合もある(図9)．一方，退行性(加齢性)眼瞼下垂では通常上眼瞼挙筋能は良好(>10 mm)であるが，まれに不良な症例ではやはり術後に矯正不良となることがあるので，あらかじめその対処を考慮しておくことが望ましい．後天性眼瞼下垂であっても上眼瞼挙筋能の不良な症例では吊り上げ術の適応となる(図9)．

　眼瞼内反症では睫毛の接触に起因する角膜傷害の程度に着目し，角膜混濁や血管侵入がみられるなど重篤である場合には，手術を急ぐべきである．退行性(加齢性)眼瞼内反においては下眼瞼を前方に引っ張って眼表面からの距離を測定するpinch testなどにより眼瞼の弛緩の程度も把握する．再発の可能性が高いことが予想される弛緩が重度の症例では，

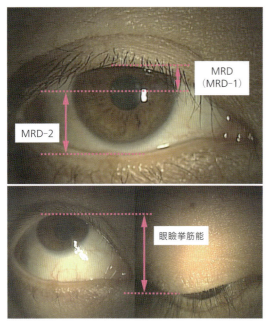

図8 眼瞼のMRD（margin reflex distance）と眼瞼挙筋能

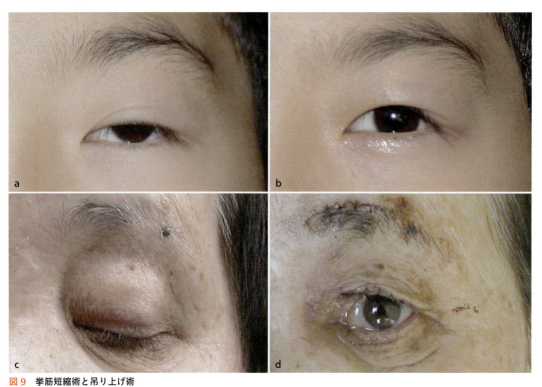

図9 挙筋短縮術と吊り上げ術
先天眼瞼下垂（4歳）における挙筋短縮術（Whitnall's sling）の術前（a）と術後（b）．
筋ジストロフィの眼瞼下垂（63歳）における吊り上げ法（図13aの症例）の術前（c）と術後（d）．いずれも最大開瞼時．

あらかじめ病状に応じた術式を選択することが望ましい．

2. 眼窩

　眼窩の形成手術の適応となるような疾患においても，視機能，特に視力の評価は術式の選択のうえでも重要である．悪性腫瘍における眼窩郭清などで視機能を犠牲にせざるをえないような病態でも，僚眼の視機能によっては術式が左右される場合がある．外傷による眼窩骨折では，時に前房出血や網膜振盪症などを併発し，一過性の視力低下によって複視を自覚しないことがあるので，手術の適応を決める際には注意が必要である．甲状腺眼症の重症例や眼窩膿瘍などで視神経症が併発すれば，その視力障害の程度によって手術の緊急度が決まる．また，これら眼窩疾患の病態では眼圧上昇を伴うこともあり，その管理も必要である．

　患側の視力低下がないか軽度である場合に，次に問題となるのは眼球運動障害に伴う複視である．眼窩骨折（図 10, 11）や甲状腺眼症に伴う複視の評価には Hess チャート（Hess 赤緑試験）は欠かせず（図 10c, e），診断書や障害認定でも必須の項目である．ただし，Hess チャートでは中心より 30 度以上周辺の複視の評価はできないことから，それより周辺視の評価には両眼注視野（両眼単一視領域）検査（図 10d, f）を併用する．両眼注視野は，通常は Goldmann 視野計を用いて両眼開放で実施するものであり，検査時間も Hess チャートに比較して短く簡便で，術前後の頻回の評価に適している．

　手術の対象となる眼窩疾患においては，術前の CT や MRI の画像検査は必須である．眼窩骨折や顔面骨折の術前には，骨折の範囲や程度を把握する目的において CT 検査を行い，冠状断と矢状断の画像の作成を依頼する（図 10, 11）．特に若年者にみられる閉鎖型骨折においては眼窩骨欠損が画像検査上，明瞭でないことがあり，水平断のみの CT 画像ではしばしば見逃されるので留意すべきである（図 11）．視神経ならびに上下直筋の走行の異常を把握するうえでは，視神経の走行に沿った矢状断の再構成画像も有用である．眼窩骨折においては術前の MRI 検査は必須ではないが，CT では検出しにくいような若年者の微細な閉鎖型骨折では，MRI が有用である（図 11）．甲状腺眼症における外眼筋や視神経症の病態の評価には MRI の情報は必須である．T2 強調画像における外眼筋の信号の高低は甲状腺眼症の活動性の指標として用いられる．視神経炎，視神経萎縮など視神経の病態評価には，CHESS 法や STIR 法などの脂肪抑制法での T2 強調画像が有用である．

3. 涙道

　涙道手術の対象となる疾患においては，それ自体が視機能低下をきたすことは少ないが，治療前に患側と健常側の視機能を把握しておくことはやはり必要である．症例の多くは流涙を訴えて受診するが，あわせて眼脂の訴えがあるか否かで涙道の閉塞部位をある程度推測できる．急性涙嚢炎では，内眼角部の発赤，腫脹，疼痛の病歴と視診から通常診断は容易である．涙道周囲の腫瘍性病変の既往や，耳鼻科での鼻腔，副鼻腔の手術歴，成人では抗癌剤投与の病歴に留意する．ドライアイの病歴のある症例では，涙点プラグ迷入の可能性も念頭におく．

　視診では涙液メニスカスの上昇を確認するが，涙液のフルオレセイン染色により，その

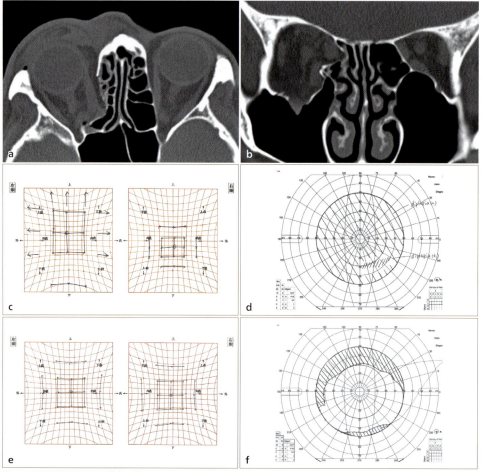

図 10　開放型眼窩骨折症例（63 歳）
右眼窩下壁と内壁の骨折（a, b）がみられ，Hess チャート（c）と両眼注視野（d）にて，眼球運動障害とほぼ全視野での複視がみられた．術後，眼球運動は改善し，正面および下方視での複視はなくなったが，上方視での複視が残存した（e, f）．

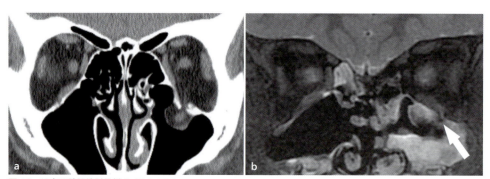

図 11　眼窩下壁閉鎖型骨折の CT と MRI
a：典型的な左下壁 trapdoor 型骨折の CT（14 歳男）．
b：微細な左下壁骨折の MRI（5 歳男）．下斜筋障害による斜頸を呈した．

観察は容易となり，フルオレセイン色素消失時間の延長も診断の一助となる．涙点の所見とともに，涙液分泌過多の原因となりうる眼瞼や結膜の異常の有無にも留意する．通水検査においては，鼻腔への通水の可否に加え，対側の涙点から逆流する液の内容の粘稠度，

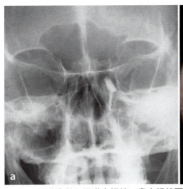 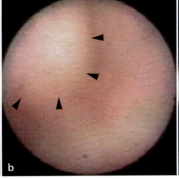 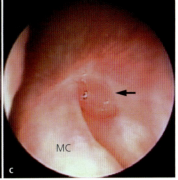

図 12　涙道造影と涙道内視鏡，鼻内視鏡画像
a：左鼻涙管閉塞の涙道造影．
b，c：DCR 術後にみられた涙嚢内の肉芽の涙道内視鏡(b)と鼻内視鏡(c)の画像．
MC：中鼻甲介．

膿や血液の混入を確認する．涙小管閉塞では，直針の涙洗針やブジーによってその閉塞部の位置を把握できる．

　X 線撮影による涙道造影(図 12a)は，涙道内視鏡の普及によりその機会は減ったが，内視鏡がない施設や，幼小児など覚醒下での内視鏡検査が困難な場合には，有用な診断ツールとなる．鼻腔，副鼻腔の形態異常が疑われる際には CT を，また涙道やその周囲の腫瘍が疑われる際には MRI 検査を行う．涙道内視鏡(図 12b)では涙道内腔を直接観察できるため，今日では涙道専門外来や手術における必須の機器である．涙道閉塞部の診断に加えて，涙石症や涙道内腫瘍の有無，チューブ留置も直視下に観察することができる．鼻内視鏡(図 12c)も，涙道閉塞の原因となる鼻腔内病変の有無の評価や，DCR 鼻内法における鼻内からの切開，処置に必要である．

IV.　麻酔，手術器機や材料，手術の基本手技

　成人の眼瞼疾患や涙道疾患の多くは局所麻酔下での手術が可能である．局所麻酔薬としてはエピネフリン含有のキシロカイン®などを使用し，注射後は十分に時間をおいて，血管収縮をはかってから切開を開始する．一方，小児や眼窩深部に及ぶ手術では全身麻酔下での手術となる．全身麻酔においても，眼瞼，眼窩浅層や鼻腔でのエピネフリン含有の局所麻酔薬による浸潤麻酔は行うべきである．1 つには末梢血管の収縮をはかって術中出血を抑制する目的があり，もう 1 つには全身麻酔のみでは効果の薄い末梢の除痛を補助することで，使用する全身麻酔薬を減量できる意味がある．ただし，眼窩深部の特に筋円錐内(球後)にエピネフリン含有局所麻酔薬を注射することは原則避けるべきである．

1. 眼瞼

　眼瞼の手術に用いられる鑷子，剪刀，持針器などの基本的な器機は術者の好みにより選択することになり，その詳細は総論や各疾患の章に委ねる．多くの眼科医に馴染みの少ない器機としてはバイポーラ鑷子が挙げられ，これを用いた止血操作は眼形成領域の手術で

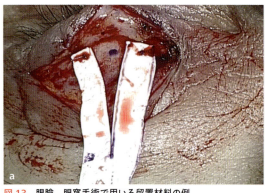
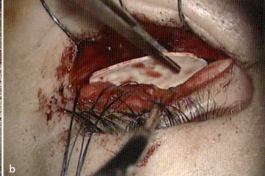

図13　眼瞼，眼窩手術で用いる留置材料の例
a：眼瞼下垂に対する吊り上げ法で用いるゴアテックス®シート．
b：眼窩下壁骨折手術で用いる吸収性プレート（スーパーフィクソーブ®）．

は基本操作として習得する必要がある．電気メスやCO_2レーザーも切開や止血の一助となり，術式を限ればそれら単独での止血操作も可能ではある．眼瞼下垂や眼瞼内反症における挟瞼器の使用は術者の好みで選択すればよいと思われるが，その利点としては，眼瞼皮膚に緊張が加わり切開が容易なこと，眼瞼挙筋群の分離までに止血操作がほとんど不要なこと，緑内障濾過手術後などの症例では，結膜濾過胞の保護作用が期待できることなどが挙げられる．ただし，挟瞼器の使用は眼瞼挙筋（あるいは下眼瞼牽引筋腱膜）の縫合の前までとするべきで，長時間にわたり血行を途絶えさせることは慎むべきである．

　眼瞼手術に用いる縫合糸は6-0あるいは7-0が主体となる．皮膚縫合には組織の反応が少ないモノフィラメント非吸収糸であるナイロンあるいはポリプロピレン（プロリーン®）を用いる．ただし，抜糸が困難な小児の眼瞼皮膚縫合では，短期吸収型のバイクリル®（7-0あるいは8-0，編み糸）の使用も考慮する．通常，3か月以内に吸収し，結び目の脱落が期待できる．モノフィラメント長期吸収型のPDS®Ⅱ(7-0，6-0)は眼瞼内反症などにおける眼瞼前葉の瞼板への固定に有用であり，筆者は好んで用いている．瞼板に通糸する縫合糸としては，サイドカットのない丸針を選択するべきである．ゴアテックス®シートは眼瞼下垂の吊り上げ法や眼瞼後退症に対する延長術などで用いられる人工材料である（図13a）．

2. 眼窩

　術野が眼窩骨縁付近の浅層の手術では局所麻酔で可能であるが，眼窩骨縁より深部に及ぶ手術では全身麻酔下での手術が望ましい．眼窩深部の手術では，狭い術野を斜めから覗き込めることが必要で，顕微鏡を用いる場合には首振りが可能な（Z軸を斜めにできる）タイプ（いわゆるコントラバス型顕微鏡を含む）が有用である（図14a）．ただし，他科で用いられる顕微鏡では，キセノン光源は眼科手術に使用禁忌とされる機種が通常であり（図14b），注意が必要である．狭い創から術野を覗き込む操作においては，鑷子や剪刀などの持ち手が術野の妨げとならないように，バヨネット型の器機（図15a）が必要となる．眼窩深部の手術においては，出血を吸引する吸引嘴管（図15a）が必須である．その吸引のフィルターの

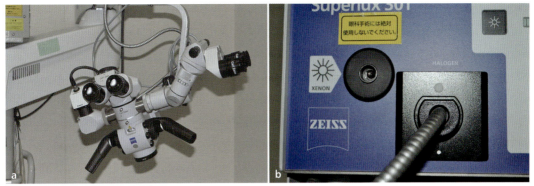

図 14　眼窩深部の手術で用いる顕微鏡
a：首振りが可能な（Z 軸を斜めにできる）タイプの手術用顕微鏡．側視鏡からは立体視ができない欠点がある．
b：光源のパネル．ハロゲンとキセノンの光源が選択できるが，この顕微鏡のキセノン光源は「眼科手術には絶対使用しないでください」との注意書きがある．

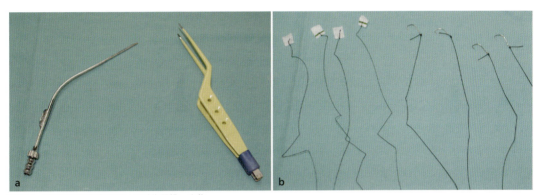

図 15　眼窩深部の手術に用いる手術器機，小物
a：吸引嘴管とバヨネット型のバイポーラ．
b：糸つきワッテと中村式釣り針鈎．

目的として，また眼窩組織の保護の意味からも，糸つき綿シート（糸つきワッテ）（図 15b）の使用が勧められる．そのほか，止血の手段として，酸化セルロース可吸収性止血剤のサージセル®や，骨からの出血に対する骨蠟（ボーンワックス®）などを準備する．

　開頭を行わないで眼窩深部に至るため，顔面の切開線としては眉毛下切開，重瞼線切開，下眼瞼睫毛下切開，内眼角切開などが選択される（図 4）．眼窩周囲の切開や剥離にあたって留意すべき点は，前頭切痕，眼窩上切痕（眼窩上孔）を通る三叉神経第 1 枝と，外眼角からさらに耳側の顔面神経の分布であり，その付近の組織の過剰な剥離は避けるべきである．開創に釣り針鈎（図 15b）を用いると，その位置や深さを容易に変えることができ，また手術操作の邪魔にもならないので有用である．

　眼窩の手術において人工材料を用いる代表的な疾患は眼窩骨折である．自家骨の移植を行う術式もあるが，眼科医には人工材料が用いやすい．鼻腔に留置するバルーンを含め，古くより多くの人工材料が用いられてきたが，近年では吸収性シート（図 13b）が広く用いられている（その詳細は⇒132 頁，Topics を参照のこと）．その他の眼科手術で用いられる人工材料としては，ハイドロキシアパタイト人工骨や，顔面骨の固定の吸収性プレートやスクリューなどが挙げられる．

3. 涙道

　涙道の手術においては，鼻外法では手術顕微鏡を用いる場合もあるが，一方で涙道内視鏡および鼻内視鏡を用いる鼻内法では，内視鏡カメラからの映像をモニターで見ながらの操作が多くなる．涙管ブジー，涙点拡張針を含めた眼科領域の機器に加え，鼻腔からを操作する手術機器としては，鼻鏡，バヨネット型の鑷子，切開用ならびに凝固用のモノポーラ電極，吸引嘴管，骨窓作成のノミとハンマー，彫骨器(ケリソンパンチなど)，粘膜剝離子(フリーエレベーター)などを用意する．涙道手術においては鼻腔の観察は必須であり，鼻内操作に慣れていない眼科医は耳鼻咽喉科医との連携が必要である．いずれにしても，鼻内の観察には鼻内視鏡システムが必要であり，鼻内硬性鏡，CCDカメラヘッドに接続した本体(光源とビデオシステム)をモニターに接続し，観察する．近年は涙道内視鏡システムを用いた手術が主流であり，涙道内視鏡ハンドピースと本体を，先の鼻内視鏡システムに加えてラックを組み，モニターを共有するシステム(図16)が広く採用されている．涙小管や涙道の再建においては，涙道内視鏡直視下でシースの誘導によりチューブを留置する手技も行われている．

　涙道手術における鼻内の麻酔としては，中鼻道付近にボスミン®＋4％キシロカイン®混合液の鼻内への噴霧とガーゼの留置を行い，さらに鼻粘膜下にエピネフリン含有キシロカイン®の局所麻酔注射を行う．眼窩側には滑車下神経ブロックならびに前篩骨神経ブロックのエピネフリン含有キシロカイン®注射を行う．全身麻酔手術であっても，術部の血管収縮をはかる目的からもこれらの局所麻酔は必要である．

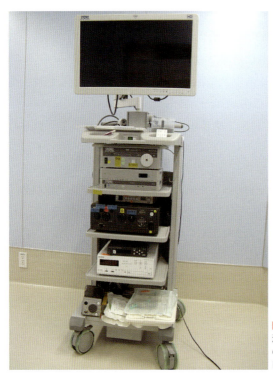

図16　涙道手術のモニターシステム
涙道内視鏡と鼻内視鏡の映像は切り替えにより1つのモニターで映される．
〔佐々木眼科　佐々木次壽先生ご提供〕

涙道手術で留置するステントには，シリコーン製のヌンチャク型チューブ（NSチューブ）や，ポリウレタン製のLACRIFAST®やPFカテーテル®などがある．また結膜涙囊鼻腔吻合術では，ガラス管であるJonesチューブが用いられる．

V. 代表的な疾患における術式の種類とその選択

眼形成手術の対象となる疾患は，術者の経験や施設の環境などにより術式が多少異なることもある．個々の疾患に対する術式の詳細については総論や各論を参照されたいが，ここでは代表的な疾患における手術法を大きく分類し，それらの長所と短所について考察したい．

1. 眼瞼下垂症と眼瞼皮膚弛緩

眼瞼下垂症に対する手術は，「眼瞼挙筋短縮術」と「吊り上げ術」に大きく二分され，それは医科診療報酬点数表にも反映されている．挙筋能が低い重度の先天眼瞼下垂に対しては吊り上げ術の選択が原則であるが，術後合併症として人工材料（糸やゴアテックス®など）のゆるみや脱出，腱などの自家移植組織の瘢痕拘縮などの問題がありうる．先天性眼瞼下垂ではあるが乳児期からHirschberg法によって瞳孔反射が確認することができ，弱視の懸念が少ないことから，幼児あるいは学童期まで待機できるような程度の先天眼瞼下垂においては，眼瞼挙筋短縮術（大量短縮）を試みる選択肢もある（図9）．一方で，加齢などによる後天性眼瞼下垂においても，挙筋能が小さい場合には吊り上げ術でなければ十分に挙上できない症例も存在する（図9）．後天性眼瞼下垂のほとんどは眼瞼挙筋能が良好であり，その手術法は，標的が眼瞼挙筋腱膜か，Müller筋か，あるいはその両者か，の3つに大別される．それぞれの術者がその経験から得意な術式を選択すればよいが，いずれの術式においても，過矯正，低矯正や形状の不整などで再手術を要する症例が必ず発生するので，その修正の手技をあらかじめ想定しておくことが重要である．

眼瞼縁の高さは瞳孔領を越えて健常である（MRD>3 mm）のに，余剰な眼瞼皮膚が垂れ下がる眼瞼皮膚弛緩も広義の眼瞼下垂であり，手術の対象となる．眼瞼皮膚弛緩の手術は，余剰な眼瞼皮膚の切除を眼瞼縁（下縁が瞼縁から5 mm前後）で行うか，あるいは眉毛下で切除するかのいずれかに大別される．眼瞼縁皮膚切除は眼瞼挙筋短縮術との併施も容易で手技自体も複雑ではないが，眼瞼皮膚は上方で眉毛に近づくほど厚みが増すので，垂直方向の切除幅は10 mm程度が限界と考えるべきであろう．一方，眉毛下皮膚切除は真皮縫合を要するなど手技がより煩雑であるが，十分な切除幅を確保できる利点がある．病態に応じて両手技を使い分ける，あるいは併用するのがよい．

2. 睫毛内反と退行性眼瞼内反

日本人（モンゴロイド）に多い睫毛内反（先天性眼瞼内反）は，余剰な眼瞼前葉（皮膚と眼輪筋）が原因であるため，その余剰な前葉を切除し，睫毛の生え際を瞼板に外反させて縫合する手技（Hotz変法など）が原則となる．一方で，ビーズ法に代表される通糸法では再発率が高いが，手技が容易であることから，軽症の症例や，皮膚切除法に慣れない術者が緊急避難

的に行う手技として採用されている．

　加齢による退行性眼瞼内反は下眼瞼に多く，眼瞼支持組織の弛緩が原因であるので，手術ではその緊張を回復させる手技が必要である．その意味から，退行性眼瞼内反をHotz法単独で矯正しようとするのは誤りである．退行性眼瞼内反に対する初回手術の選択肢としては，垂直方向の弛緩の是正する下眼瞼牽引筋腱膜の短縮術が広く採用されている．また，水平方向の弛緩の是正として，眼輪筋・皮膚を短縮するWheeler-Hisatomi法や，LTS(lateral tarsal strip)法などの手技を選択してもよい．再発例や重症例に対しても，多くはこれらの手術方法の組み合わせで対処が可能である．

3. 眼窩吹き抜け骨折

　眼窩吹き抜け骨折の手術には眼科のほかに形成外科，耳鼻科などの他科が携わる施設も多い．副鼻腔に脱出した眼窩組織を眼窩内に戻すことが手術の根幹であるので，眼窩側から術野を展開して眼窩組織の嵌頓を確実に解除することが重要であり，副鼻腔側から脱出組織を押し戻すだけでは整復が不十分となりやすい．欠損した骨壁の補填には術者の専門や好みによってさまざまな手技があり，例えば，形成外科では頭蓋骨などの自家骨移植を行う術式や，耳鼻咽喉科領域では上顎洞内バルーニングが採用される場合もある．眼科医が行う場合には，何らかの人工のプレートや人工骨を留置する術式が広く採用されている（その詳細は⇒132頁，Topicsを参照のこと）．外傷による眼窩骨折の多くは，下壁か内壁あるいは両者の吹き抜け骨折であり，眼窩アプローチでの手術の場合，皮膚であれば下眼瞼睫毛下か内眼角部の切開から行われ，一方で皮膚切開を避けるなら下眼瞼結膜円蓋部か涙丘部の切開からアプローチすることになる．

4. 涙囊鼻腔吻合術の鼻外法と鼻内法

　涙道内視鏡を用いたDCR鼻内法の普及によって，DCR鼻外法を行う機会は減少した．DCR鼻内法の最大の利点は，内眼角部の皮膚切開が不要で，美容上優れることである．涙道内視鏡システムの設備投資が必要で，また鼻内も含めた内視鏡操作の熟練を要するが，今日の涙道手術には必須の手技である．しかし，それに伴ってDCR鼻外法が不要となったわけでは決してない．鼻外法は直視下で涙囊と鼻粘膜を縫合できることから治癒率も高く，涙小管閉塞の併発例でも対応が容易であり，また涙道腫瘍が疑われる場合など適応範囲も広い．また，その基本となる経皮の操作は，涙囊摘出術やJonesチューブ留置術（鼻外法）においても必須である．したがって，DCRの鼻外法と鼻内法はいずれかに固執することなく，それぞれの長所を生かして症例に応じて使い分けるべきである．

VI. 術後の経過観察

　眼形成手術の対象となる疾患の多くでは，整容や機能の回復が手術の目的であり，それが達成された時点，あるいは症状が固定した時点で診療は終了となる．腫瘍や慢性炎症の疾患を除けば，通常は数年以上にわたる継続的な経過観察は必須ではない．

1. 眼瞼

　眼瞼下垂手術の術後では，過矯正，低矯正，眼瞼形状の不整，左右差などが再手術を考慮する問題となりうる．過矯正の場合には閉瞼不全を伴っていることも多く，早めに（術後1か月以内に）修正手術を行うことが多い．一方，低矯正の場合，術前よりは挙上したが目標には少し足りなかったといった程度であれば，筆者はむしろ創傷治癒過程を十分経過した頃（6か月頃）の修正を行うようにしている．眼瞼下垂の吊り上げ術で，糸やゴアテックス®シートなどの人工物の留置を行った際には，術後にはその合併症にも留意して診察する必要があるし，終診の際にもその長期合併症の可能性について伝えておかなければならない．眼瞼内反症の術後も，再発に留意して経過観察を行う．特に，幼小児期の手術症例では，少なくとも学童期の間は弱視の惹起に留意し，視力などの定期的な観察が必要である．概して，加齢性眼瞼内反症に比べて先天眼瞼内反症では再発率が高いが，視機能や普段の症状に影響しないような軽度の再発であれば，局所麻酔が可能となる年齢になるまで待機して再手術を行ってもよい．

2. 眼窩

　眼窩骨折の術後には，視機能，特に複視の改善の経過を定期的に観察するが，複視が消失してしまえば通常は終診となる．後遺症として複視が残存する場合もあるので，その長期経過は患者の意向もふまえて観察することになる．終診の際にも留置した人工物が残っている可能性のある症例（非吸収性プレート挿入例）では，その後に起こりうる問題などについても伝えておく必要がある．また，甲状腺眼症に対する形成手術や悪性腫瘍摘出に併用した再建など，局所の病態が治まっていても，原疾患に対して長期にわたり定期的な診療を要する病態もある．

3. 涙道

　涙道閉塞の手術においては，手術終了時に涙道内チューブ留置を行うことが多く，少なくともその留置してある期間と，抜去後の一定期間は経過観察が必要である．当然，留置チューブを除去後にある期間を経て再閉塞する場合もあり，特に術中の様子から再閉塞しやすいことが予想される症例では，長めの経過観察を行うようにする．また，周囲の炎症や腫瘍性病変が原因となった涙道閉塞や，抗癌剤投与による涙小管閉塞例など，長期の経過観察を要する病態もある．

参考文献

1) 矢部比呂夫：眼窩手術に必要な局所解剖．小口芳久（編）：眼科診療プラクティス24．眼窩疾患と画像診断．pp12-13．文光堂，1996
2) Rootman J, Nugent RA：Structure of the orbit. In：Rootman J(ed)：Diseases of the orbit second edition. pp1-34. Lippincott Williams & Wilkins, Philadelphia, 2003
3) 奥島健太郎，三戸秀哲：眼窩手術に必要な基礎知識．大鹿哲郎，後藤浩（編）：眼手術学1　総論・眼窩．pp204-211．文光堂，2014
4) 柿﨑裕彦：眼形成外科―虎の巻―．メディカル葵出版，2009
5) 佐藤美保，佐々木次壽（編）：涙器．大鹿哲郎（監修）：眼手術学3　眼筋・涙器．文光堂，2014

〈髙比良雅之〉

第2章

総論

I 眼瞼

A 対象となる疾患概説

　眼瞼疾患の手術は，成果が文字通り目に見える．そのために一般眼科医にも敬遠されがちではあるが，実際は患者の精神面のQOL向上に深くかかわり，患者に一番近い治療なのである．疾患の克服はもちろん大前提であるが，眼瞼疾患の場合はそれだけにとどまらない．機能改善に加え，術後の整容面の向上は患者にとってより大きな心の支えとなるであろう．眼瞼形成手術はこれからの医療として，工夫や研鑽を積むだけの価値がある領域である．まずは基本知識を得て，眼瞼手術に果敢に挑戦していただきたい．

I. 主な眼瞼疾患

　本書で紹介される眼瞼疾患は，眼瞼下垂，睫毛内反，眼瞼内反，睫毛乱生・群生，内眼角贅皮，眼瞼外反，眼瞼後退，眼瞼裂傷，眼瞼皮膚弛緩，顔面神経麻痺，悪性腫瘍切除後の眼瞼再建眼瞼外傷である．

1. 眼瞼下垂

　眼瞼下垂には後天性と先天性とがある．後天性では上眼瞼挙筋腱膜の腱膜性，動眼神経麻痺による麻痺性，重症筋無力症などの筋原性があり，先天性の眼瞼下垂は神経支配異常と考えられている．一般でいう瞼が下がった病態のなかには，腫れぼったい一重瞼や顔面神経麻痺，老人性皮膚弛緩症などの偽眼瞼下垂も多く含まれる．

　皮膚弛緩症は，患者の多くが眼瞼下垂を訴えて受診するためか，真の下垂と判断してしまいがちである．一重瞼の患者に多く，睫毛根が露出するまで皮膚のみを上方に挙上し，真の眼瞼と瞳孔の関係を把握する．皮膚だけが問題であるならば皮膚切除を行う．

　顔面神経麻痺は，眼輪筋麻痺により上眼瞼皮膚がかぶり重量感を訴える．閉瞼不全を伴う．眉毛下垂，口唇下垂(口を水でゆすげない)を伴えばより疑わしい．神経内科・耳鼻科に

依頼する．

2. 睫毛内反・睫毛乱生・群生

睫毛内反・睫毛乱生・群生で睫毛の方向性に問題がある場合，原因となるのは瞼板の方向性か瞼縁での毛根の方向性かであると考えられる．前者であれば瞼板を支える靱帯などに問題があり，眼瞼の骨格を考えた根本的治療が必要である．後者であれば眼瞼前葉と後葉の関係に問題があるため，それを是正する治療をする．

3. 眼瞼内反

眼瞼内反は，加齢とともに眼瞼周辺の支持組織が弛緩した結果の症状であることが多い．牽引筋腱膜断裂で縦方向の弛緩が生じ，瞼板部眼輪筋の弛緩では横方向の弛緩となる．隔膜部の眼輪筋が弛緩すると眼輪筋が瞼縁までくる．眼瞼内反は，それら全部またはいずれかを取り除けば治療できる．

4. 内眼角贅皮

内眼角贅皮とは，一般的には蒙古ヒダといわれ，上眼瞼の皮膚が目頭を覆う．内眼角贅皮の存在は，内側の睫毛内反症を引き起こすことがある．目頭を切開して皮弁を作るなどして開瞼時の上方への牽引を緩める操作を行う．

5. 眼瞼外反

眼瞼外反は，瞼板の支持組織が脆弱化して生じる病態であり，その点では内反症と同じ病態である．外反症では下眼瞼牽引筋腱膜だけでなく外眼角靱帯も弛緩しているため，眼輪筋の力が瞼縁に働かなくなっている．瞼板を横にも縦にも支えるものがなくなり，重力のままに下方変位して外反を呈する．治療は下眼瞼内反と同じ手術に加えて，外眼角靱帯を補強する手術を同時に行う．

6. 眼瞼後退

眼瞼後退の問題点は閉瞼不全と強膜露出である．眼瞼の開閉にかかわる組織が何らかの影響を受けて生じる．原因個所を見極めて，主に組織を延長する施術を行う．

7. 眼瞼裂傷

眼瞼裂傷とは，眼の周辺の組織に裂傷が生じ，縫合を必要とする症例である．場合によっては涙小管にまで断裂が生じていることもあり，その場合涙小管の傷の整復も行わなければ涙導機能に障害が生じる．

8. 悪性腫瘍切除後の眼瞼再建

悪性腫瘍切除後の眼瞼再建は，悪性腫瘍を全摘出すると欠損部分が大きく再建も複雑となり，症例に応じては複合組織の移植が必要となることもある．移植組織は血流が豊富で安定している皮弁を選択する．カラーマッチと可動性，また挙筋機能再建や手技の容易

さ，眼球との密着性を考慮して再建方法を選択する．皮膚移植で問題となる拘縮を防止するには，張力をもたせることが必要となる．または血流を残したままの弁（フラップ）が形成できるなら，より望ましい．

　眼瞼腫瘍切除術ではあくまでも腫瘍の切除が目的となる．想定していた再建方法に惑わされて断端陽性で妥協するようなことがないように，何種類かの再建方法を準備しておき，腫瘍切除による欠損の大きさに合わせて再建方法をその場で選択するべきであろう．

参考文献

1) 石原剛, 松下茂人, 加口敦士, 他：巨大眼瞼悪性腫瘍切除後の眼瞼再建法. Skin Cancer 20：19-22, 2005
2) Tyers AG, Collin JRO：眼形成手術カラーアトラス　原著第3版. 野田実香（編・訳）：眼瞼再建. pp368-402. エルゼビア・ジャパン, 2010

（野田実香）

B 眼瞼の解剖

I. 眼瞼表面の解剖

　外眼部は眼瞼，眼窩，涙器など多様な構造で成り立ち(図1)，それらは左右対称である．上下眼瞼は内眼角，外眼角で連結し，外眼角は内眼角より上方に位置する．瞼板は横幅約25 mm 厚さ1 mm で，縦幅は上眼瞼は10 mm 程度で，下眼瞼は5 mm 程度である．瞼結膜面よりマイボーム腺の配列が透見できる．

　重瞼線の位置は，日本人の平均で5～6 mm である．正面視において上眼瞼の瞼縁は12時の角膜輪部で最高位置になり，角膜輪部を1～3 mm 覆う．重瞼線は，眼瞼挙筋腱膜が眼輪筋に入り込む位置で形成されており，眼窩脂肪が多い場合は重瞼線が形成されずに一重瞼となる．閉瞼時には重瞼線は消失する．

　瞳孔中央から上眼瞼縁までの距離はMRD-1（margin reflex distance-1），瞳孔中央から下眼瞼縁までの距離はMRD-2と定義される．通常，MRDといえばMRD-1のことを指す．

　眼瞼と眼表面の間には涙液が貯留する．断面の形状が三角形であることから，涙三角とよばれる．眼瞼の形態に異常がある場合，この涙三角が良好に形成されず眼表面への涙液供給が妨げられることがある．

　眼周囲にはさまざまな筋肉が存在する．上方視の際(図2a)は，眼瞼挙筋，Müller筋，前頭筋の作用によって上眼瞼は眉毛とともに挙上される．この際，上眼瞼のくぼみは深くなる．下方視(図2b)をすると，下眼瞼の位置は下眼瞼牽引筋によって引き下げられる．上方視時に生じていた膨らみは消失し，横方向のシワが生じる．

　瞬目時にも筋肉の動きが観察できる(図3)．軽瞬目では眼輪筋瞼板部が，強閉瞼では眼輪筋隔膜部と眼窩部が使われる．眉毛を挙上する際に作用する筋肉が前頭筋である(図4)．皺眉筋は眉間にシワを寄せる．いずれも顔面神経支配である．

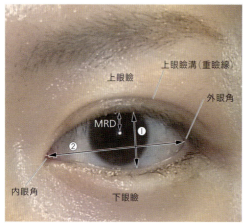

図1 開瞼時若年女性の正面視時における左眼拡大像
① 垂直瞼裂幅（瞼裂高），② 水平瞼裂幅（瞼裂幅）

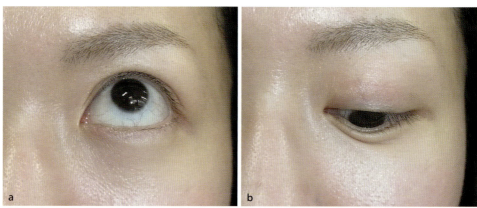

図2 上方視（a）・下方視（b）
上下方向の眼球運動とともに眼瞼も動く．特に上眼瞼は動きが大きい．

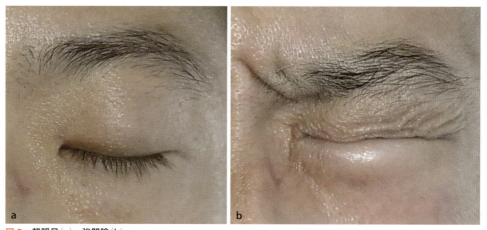

図3 軽瞬目（a）・強閉瞼（b）
閉瞼に最もかかわるのは眼輪筋である．強閉瞼のときには眼周囲の組織が瞼裂付近に集約する．

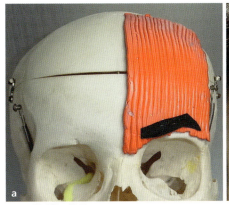
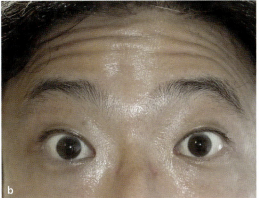

図4 前頭筋の作用
a：前頭筋は眉毛を挙上する．
b：皮膚のシワは筋肉の作用と垂直方向に生じていることがよくわかる．

II. 眼瞼の手術に必要な解剖

　眼瞼皮膚は非常に薄く，厚さ1 mm以下で首とならんで全身で最も薄い部分でもある．その深部に眼輪筋，眼窩隔膜，眼窩脂肪といった組織が続く．

1. 上眼瞼，上眼瞼挙筋群（図5）

1）上眼瞼挙筋（図6）

　上直筋と平行して走る大きな筋肉である．遠位端で筋は腱膜となり，扇状に広がって瞼板に付着する．内側と外側に広がる部分はmedial horn，lateral hornとよばれる．

2）上眼瞼挙筋腱膜（図6）

　上眼瞼挙筋腱膜は機能的に3層に分類できる．前方の層は厚く，瞼板上縁よりも上方で折り返して眼窩隔膜に連続する．それ以外の層は薄く，はっきりとした層を呈していないことも多い．後方の層は瞼板に付着し，開瞼に最も深くかかわる．中間の層は眼輪筋と皮下に枝を伸ばし，重瞼線を形成する．

3）Whitnall靱帯

　眼瞼挙筋が筋から腱膜に移行する付近に，Whitnall靱帯（上横走靱帯）がある．Whitnall靱帯は，挙筋の筋膜が凝集したものと考えられている．上眼瞼挙筋の前を横走し，挙筋の作用方向を下方に変換する役割をもつ．上斜筋の滑車腱鞘と涙腺の被膜や眼窩外壁によって，両端を固定される．

4）Müller筋（瞼板筋）

　結膜円蓋部付近で上眼瞼挙筋の結膜側から起始し，上瞼板上面に停止する．交感神経支配の薄い平滑筋である．結膜に強く接着している．

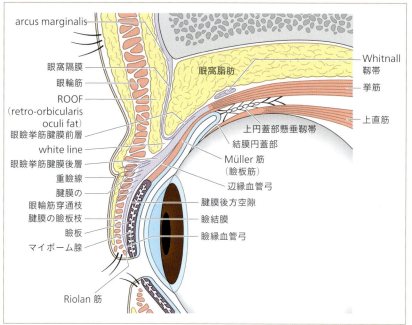

図5　上眼瞼の解剖
上眼瞼の矢状断シェーマ．薄い眼瞼に数多くの器官が含まれ，複雑な構造をなしている．

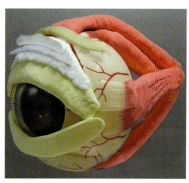

図6　上眼瞼挙筋群
眼瞼挙筋とMüller筋の総称．挙筋腱膜は機能的に3層に分かれている．

5）White line

White lineとは，挙筋腱膜前層の折り返し部である．手術中に挙筋腱膜を同定する際，重要なランドマークとなる．

2. 下眼瞼，下眼瞼牽引筋群（図7）

下眼瞼の組織は，上眼瞼の組織と上下対称ではない．最大の違いは挙筋のような大きな随意筋がないことである．ただし挙筋やMüller筋のように瞼板を眼球に沿って引く組織はあり，それは下眼瞼牽引筋腱膜である．

1）下眼瞼牽引筋群

下眼瞼牽引筋腱膜は下直筋から伸びた線維性の組織で，lower lid retractors（LLR）ともよ

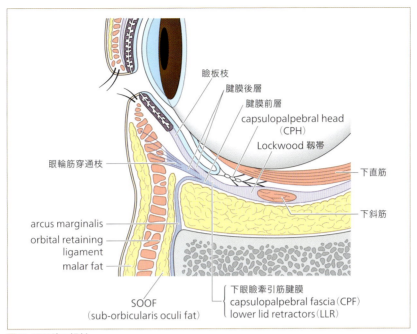

図7 下眼瞼の解剖
下眼瞼の矢状断シェーマ．下眼瞼には随意的に収縮する筋はない．

ばれる．下斜筋の上下を包み，その前方で少し厚みをもつLockwood靱帯となる．

腱膜遠位端は眼輪筋や皮膚まで伸びる．一部は上眼瞼のMüller筋のように，瞼板の下縁と結膜に付着する．厳密にはこの部分をcapsulopalpebral fascia（CPF）とよぶ．後方の層は，結膜円蓋部に付着して円蓋部を深く形成する．詳細にいえば，この部分をcapsulopalpebral head（CPH）とよぶ．

これらを総称して機能的に名づけたものが，下眼瞼牽引筋群（lower lid retractors）である（図8）．

3. 脂肪

眼窩隔膜の前では，眼輪筋の前後でそれぞれ皮下脂肪，眼窩隔膜前脂肪に分けられる．眼窩隔膜前脂肪は，眼瞼や眉毛の動きをスムーズにする作用をもつ．眼窩隔膜より深部は眼窩脂肪であり，筋円錐内，筋円錐外に分けられる．筋円錐外脂肪は上眼瞼では2つの，下眼瞼では3つの小葉に分けられる（図9）．

4. 眼窩隔膜

眼窩隔膜は眼窩縁から発生して瞼板まで走り，眼窩組織と眼瞼組織の境界を形成している（図10）．周辺の一部では厚みや光沢をもつ個所もあるが，中央部では疎な薄いフェルトのようであり，手術中は膜と認識しにくいことが多い．

機能的には，眼瞼の炎症などを眼窩に侵入させないようにブロックする重要な役割を果たし，MRI矢状断では膜状構造として認められる．

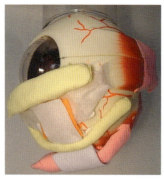

図8　下眼瞼牽引筋群
下眼瞼牽引筋腱膜，瞼板筋の総称．瞼板に付着する下眼瞼牽引筋群は，下方視時に下眼瞼を下方に引き，瞳孔を露出させる．

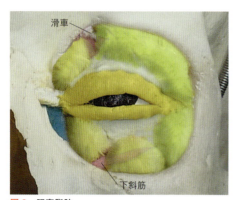

図9　眼窩脂肪
眼窩隔膜より深部にある脂肪織である．斜筋などにより分割されている．

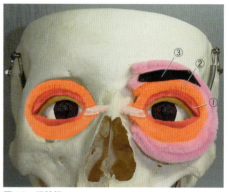

図10　眼輪筋
瞬目にかかわる．機能的に3層に分かれる．
① 瞼板部，② 隔膜部，③ 眼窩部

5. 眼輪筋

　眼輪筋は瞼裂を取り囲む平らな筋肉で，同心円状に分布し，眼瞼部と眼窩部に分けられる（図10）．眼瞼部はさらに隔膜前部と瞼板前部に分けられる．通常の瞬目では瞼板部が主に用いられ，強閉瞼では隔膜部と眼窩部が用いられる．
　眼輪筋の腱は鼻側にある．

参考文献

1) 井出醇，山崎太三，三戸秀哲，他：日本人上眼瞼の組織所見．臨眼 58：2331-2339, 2004
2) 井出醇，山崎太三，金井英貴，他：日本人下眼瞼の組織所見．臨眼 59：89-94, 2005
3) 矢部比呂夫：眼窩の解剖．大鹿哲郎（編）：眼科プラクティス6　眼科臨床に必要な解剖生理．pp8-13, 文光堂，2005
4) 鶴切一三：上眼瞼矢状断面における組織学的検討（第1報）．pp19-29, 日美外報，2011
5) 柿﨑裕彦：手術治療からみた眼瞼解剖．臨眼 62：1939-1944, 2008

（野田実香）

C 初診時の外来診察
―どう診てどう考えるか

I. 初診時の診察のポイント

　眼瞼は目で見てわかりやすいので，診断するときに視診が大切であることは言うまでもない．しかし誤診を避けるためにも，問診と眼瞼機能の評価などが必要である．

1. 問診

　まず主訴が大切である．患者が自分自身の眼瞼の状態をどう考え，どのように改善したいと考えているのかを聞き出さなければならない．発症時期，病悩期間における自覚症状の変化，日内変動の有無も重要である．既往歴も大切である．顔面外傷，顔面神経麻痺，眼内・眼瞼あるいは眼窩手術の既往歴を尋ねるべきである．糖尿病，甲状腺疾患，神経・筋疾患をはじめ全身疾患の有無を，念入りに聞き出さなければならない．

2. 視診

　眼科医は，暗室で診察することが多い．しかし眼瞼疾患の診察は，明所で行わなければならない．また眼瞼だけでなく，顔面全体を観察しなければならない．例えば高齢の眼瞼下垂患者では，代償行為として無意識のうちに前頭筋を収縮させるため，前額部の皺が寄り，眉毛が挙上していることが多い．しかし片側性に前額部の皺がみられず，眉毛が下垂している症例では，顔面神経麻痺に合併した眉毛下垂を疑わなければならない．

3. 眼瞼機能の評価

　眼瞼下垂の程度，眼瞼の動き，眼瞼皮膚・結合組織の緩みの程度など，病態を把握して診断を確実にするために，眼瞼機能を検査する．本項で述べる眼形成外科的検査方法の詳細は次項（D. 診断・治療に必要な検査）で述べる．

4. 疾患・病態のバリエーション

　眼形成外科の対象疾患としては，眼瞼下垂，下眼瞼内反そして睫毛内反の頻度が高い．しかしこれですべてというわけではない．いくつかの似たような疾患（病態）があり，治療方法・予後が異なる．複数の病態を合併している症例もある．眼瞼の状態は，個々の患者ごとに異なっている．病態を見極めたうえで，治療方針を考え，治療の限界を患者に説明

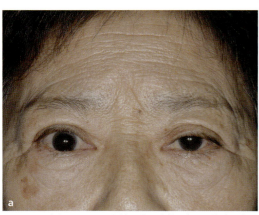
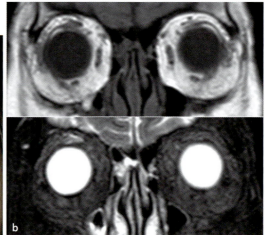

図1 同一患者における退行性眼瞼下垂(左眼)と甲状腺眼症による上眼瞼後退(右眼)の合併例
a：70歳，女性．左側眼瞼下垂を訴えて来院した．左側で重瞼線の幅が広がり，上眼瞼縁が下がっていた．MRD-1は，右5mm，左1.5mmであり，年齢の割に右のMRD-1値が高かった．問診により，2年前から甲状腺機能亢進症の治療を受けていたことが判明した．
b：眼窩部MRIを撮影したところ，右上眼瞼挙筋が腫大し，信号強度が上昇していた．

したうえで，治療にあたらなければならない．

II. 眼瞼下垂

　眼瞼下垂は，上眼瞼縁が下がり，瞼裂縦幅が小さくなった状態である．「目が開きにくい」と訴えて受診する患者では，さまざまな異常を考慮しなければならない．複数の病態が混在している症例もある．目が開きにくいと訴えて受診する高齢者であっても，先天性の要因がないかどうか注意すべきである．

1. 眼瞼下垂を生じる疾患

1) 腱膜性下垂

　上眼瞼挙筋腱膜と瞼板の接合が緩み，あるいは離断して生じる．これらの症例のなかにはMüller筋が健常で瞼板にしっかりと接合しているものと，Müller筋が萎縮し瞼板から離開している症例がある．前者では，フェニレフリン点眼試験で陽性となる．腱膜性下垂を生じる主な原因は，以下の通りである．

- 退行性(老化による)眼瞼下垂(図1)
- コンタクトレンズ装用による眼瞼下垂
- 内眼手術後の眼瞼下垂

2) 神経の異常による下垂

(1) 動眼神経麻痺

　先天性と後天性がある．神経麻痺と同側に眼瞼下垂を生じる．麻痺性斜視や散瞳を伴う

ことがある．動眼神経麻痺に滑車神経麻痺，外転神経麻痺を合併する症例では，Fisher症候群や上眼窩裂症候群を考慮する．

(2) Marcus Gunn 現象

安静時には眼瞼が下垂しているが，開口すると下垂が軽減する．先天性かつ片側性である．上眼瞼挙筋が，三叉神経による異常支配を受けているために生じる．

(3) Horner 症候群

Müller筋を支配する交感神経が麻痺して生じる．ほとんどの症例が後天性かつ片側性である．眼瞼下垂は比較的軽度で，縮瞳を伴う．上眼瞼挙筋機能と眼球運動は正常である．フェニレフリン点眼試験やアイオピジン®点眼試験が診断に役立つことがある．

3) 筋肉の異常による下垂

(1) 重症筋無力症

随意筋の易疲労性を特徴とする疾患である．自己免疫疾患の一種で，抗アセチルコリン受容体抗体が産生され，神経-筋接合部に伝達障害を生じる．上眼瞼挙筋の神経-筋接合部に伝達障害を生じて挙筋機能が低下し，上眼瞼が下垂する．日内変動(朝は目が開きやすい)が認められる．眼球運動障害を合併することがある．上記の臨床症状に加えて，上方注視試験，テンシロンテスト，血清抗アセチルコリン受容体抗体値などを参考に診断する．

(2) 外眼筋ミオパチー

慢性進行性外眼筋麻痺，Kearns-Sayre症候群，進行性筋ジストロフィなどがある．日内変動はなく，テンシロンテスト陰性であるが，重症筋無力症と鑑別が難しいこともある．

4) 筋肉の線維化を伴う先天異常

(1) 単純先天性眼瞼下垂

上眼瞼挙筋が線維化し，筋収縮力・伸展性の両方とも傷害される．上方視および下方視に際して，上眼瞼縁の動きが悪い(図2)．

(2) 先天性外眼筋線維化症候群

筋肉の線維化が，上眼瞼挙筋のみならず外眼筋まで及んだ病態をいう．孤発例と家族性(常染色体優性遺伝)がある．

(3) 瞼裂狭小症候群

瞼裂狭小(瞼裂横幅が狭い)，逆内眼角贅皮による内眼角隔離症と偽内斜視などを呈する先天性疾患である．これに両側性眼瞼下垂を合併する．孤発例と家族性(常染色体優性遺伝)がある．

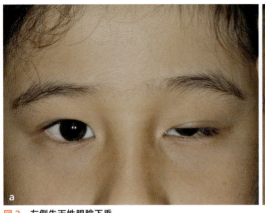 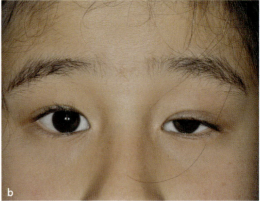

図2　左側先天性眼瞼下垂
a：術前，b：術後
9歳，女児．前頭筋による吊り上げ術を行った．MRD-1は，術前−2mmから術後0mmに改善した．自覚的に左目が開きやすくなったとのことである．

2. 眼瞼下垂と鑑別すべき疾患（偽眼瞼下垂）

眼瞼下垂は，上眼瞼縁が下がり瞼裂縦幅が小さくなった状態である．しかし瞼裂縦幅が小さく見えても，眼瞼下垂であるとは限らない．またコンタクトレンズ装用歴があっても，コンタクトレンズによる眼瞼下垂であるとは限らない．

1）上眼瞼皮膚弛緩症

上眼瞼皮膚弛緩症は，日常診療で遭遇することの多い病態である．加齢により眼瞼前葉（皮膚と眼輪筋）が弛緩し，瞼縁よりも下方に被さっている状態である．上方の視野狭窄を生じることがある．上眼瞼耳側に過剰な皮膚がある患者では，涙液が外眼角へ流れて外眼角皮膚炎を生じることがある．

2）lash ptosis

いわゆる「すだれ目」である．生まれつき上眼瞼挙筋腱膜の皮下に停止する穿通枝が脆弱であり，このため眼瞼前葉（眼瞼皮膚と眼輪筋）を固定する力が弱く，眼瞼前葉が上眼瞼縁の方向へずれやすい．この結果，眼瞼前葉が瞼板上に垂れ下がり，上眼瞼の睫毛が外反できない状態である．すなわち下眼瞼における睫毛内反と同じ病態が，上眼瞼に生じたものと考えてよい．重瞼線は形成されていない．原則として上眼瞼挙筋は正常である．

3）眉毛下垂

前額部・上眼瞼の筋が弛緩した結果，眉毛が下がり，上眼瞼縁を押し下げている状態をいう．高齢者や顔面神経麻痺患者（図3）にみられる．ただしわが国では加齢による眉毛下垂は少ない．

患者は「瞼が重くなった」「眼が開きづらくなった」などと訴えて受診する．他覚所見としては，前額部の皺が少なく，眉毛が低い位置にある．顔面神経麻痺患者では，病歴の

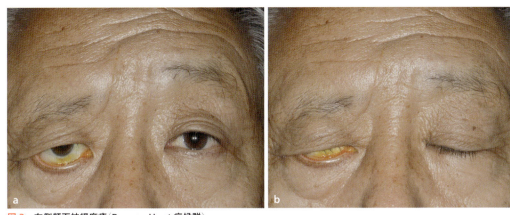

図3　右側顔面神経麻痺（Ramsay Hunt症候群）
64歳，男性．右側前頭筋と眼輪筋の緊張がなくなったため，前額部皮膚皺襞の消失，眉毛下垂，上下眼瞼皮膚弛緩，下眼瞼の沈下，下眼瞼外反症，兎眼（b）をきたした．

聴取が大切である．さらに顔面神経麻痺は多くの場合片側性であるから，これに続発する眉毛下垂も片側性である．眉毛位置の左右差，前額部皮膚皺襞の左右差は，診断に重要である．眼輪筋のトーヌスが低下しているため眼瞼皮膚が下垂しており，眼瞼皮膚弛緩症との鑑別を要する．

発症後1年以上経過し，自然軽快を見込めず，眼瞼下垂や眼瞼皮膚弛緩症が除外できれば，手術の対象となりうる．

4）眼瞼けいれんおよびMeige症候群

眼瞼けいれんはまぶたがピクピクする病気（顔面けいれん）ではなく，瞬目または開閉瞼の異常である．眼輪筋の攣縮による不随意的閉瞼が特徴である．神経学的には「局所ジストニア」に分類される．

（1）原因

本態性，薬物性，症候性に分類される．
- 本態性：大脳基底核の異常と考えられているが，詳細は不明である．
- 薬物性：抗パーキンソン病薬，抗精神病薬などが原因となる．
- 症候性：パーキンソン病，進行性核上性麻痺，脳梗塞，脱髄性疾患などが原因となる．

（2）診断

眼瞼けいれんを診断するうえで，愁訴，どのような状況で症状が悪化するか，行動するうえで支障があるかの3点が重要である．
- 愁訴：「まぶしい」が最多で，95％の患者が自覚する．続いて「目を開けているのがつらい，目をつぶっているほうが楽（92％）」「目が乾く（51％）」「目が自然に閉じてしまう（49％）」「目がうっとおしい，ごろごろする（41％）」などである．
- 症状を悪化させる状況：屋外，明所，読書，睡眠不足，抑うつ状態など．

- 行動する際の支障：歩行時に他人や電柱に衝突する，階段を踏み外す，追突事故を繰り返すなど．

(3) Meige 症候群

　眼瞼けいれんに加えて，顔面とくに口の周りや下顎が不随意運動を呈する．口すぼめ，口角の後退，舌突出など，水を吸うような奇妙な不随意運動を観察できる．これら不随意運動の多くは眼瞼けいれんと連動している点が特徴である．就寝時には症状が消失する．
　病因は眼瞼けいれんと同様に大脳基底核を含む錐体外路系の異常と考えられている．近年は，浸透率の低い常染色体優性遺伝性疾患である可能性も指摘されている．

5) その他

　眼瞼・眼窩の腫瘍性病変(図4)，眼瞼・眼窩の炎症性病変(図5，特発性外眼筋炎)，さまざまな原因による眼瞼腫脹(図6)，重症なドライアイや春季カタルによる角膜びらんなどの鑑別が必要である．
　特発性外眼筋炎(図5)では，外眼筋や眼瞼挙筋に原因不明の炎症が生じ，眼球運動障害や眼瞼下垂をきたす．MRIで外眼筋や眼瞼挙筋の炎症性変化を確認しなければならない．

3. 診断手順

　まず患者が正面を注視した静的状態における所見が重要である．さらに瞬目に伴う眼瞼運動の異常にも注目すべきである．

1) 座位の状態で患者に正面を注視させ，眼瞼の静的状態を観察する

- まず前額部皮膚に皺が寄り，眉毛が挙上していないかどうかをみる．
- 眼瞼皮膚の弛緩の程度をみる．
- 眼瞼縦幅と margin reflex distance (MRD-1) を測定する．指で眉毛のすぐ上を押さえて前頭筋の影響を排除したうえで測定する．
- 上眼瞼挙筋機能を調べる．このときも前頭筋の影響を排除して測定する．
- Bell 現象の有無をみる．
- 瞼裂縦幅の左右差，眼瞼腫脹にも留意しなければならない．このような場合には，眼瞼皮下・眼窩の腫瘍性病変や炎症性病変を考慮しなければならない．触診して硬結や圧痛の有無を確かめるべきである．必要と思われる場合には，CT, MRI などの画像診断を行う．
- 不随意運動の有無を確認する．眼瞼のみならず，その周囲の前額部，頬部，口唇，さらには頸部の不随意運動にまで注意を払うべきである．ただし診察中に必ず不随意運動を観察できるとは限らない．チックは，診察中に観察できることが多い．しかしチック患者が「まぶたが開きにくい」と訴えることはない．

2) 患者に上方視させ，その位置で保持させる

- 眼瞼けいれん患者では，上方視の状態を保持できない，あるいは初めから上方視でき

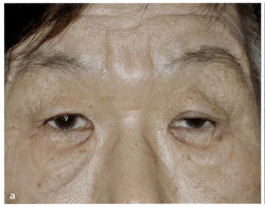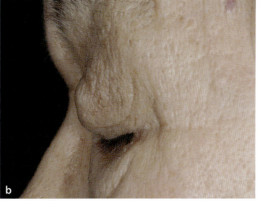

図4 左側上眼瞼腫瘍
77歳，女性．左側上眼瞼腫瘍が原因で，眼瞼下垂を生じていた．腫瘍摘出手術中の所見では，境界明瞭，表面平滑な腫瘍が眼輪筋下にあり，一部が瞼板と癒着していた．腫瘍摘出後に眼瞼下垂が軽減した．

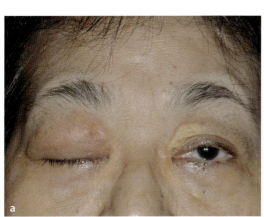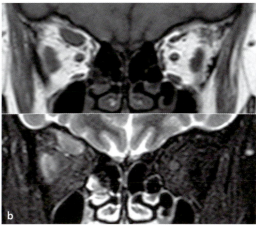

図5 特発性外眼筋炎
a：55歳，女性．右側の眼瞼腫脹を訴えて受診した．
b：眼窩MRIで，右上直筋・上眼瞼挙筋，右外直筋，両側下斜筋などが腫大し（上），T2強調画像では信号強度が上昇していた（下）．

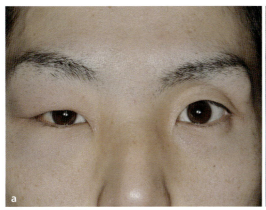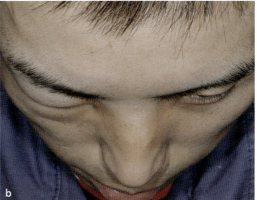

図6 クインケ浮腫
a：28歳，男性．右上眼瞼腫脹を訴えて受診した．3か月前から右眼瞼腫脹があり，腫脹の程度は変動していた．
b：右上眼瞼耳側を中心に，発赤を伴う無痛性の柔らかい腫脹を認めた．MRIでは眼瞼軟部組織に浮腫を認めたのみで，眼窩には異常を認めなかった．

ないことがある．
- 重症筋無力症の新鮮例や未治療例では，上方視を続けていると次第に上眼瞼が下がってくることがある(易疲労性)．

3) 瞬目テスト

潜在的な眼瞼痙攣を検出するのにしばしば有効であるといわれる．ただし，眼瞼けいれん患者でも比較的きれいに瞬目できる場合がある．また高齢者では，眼瞼けいれんでなくても瞬目のリズムが乱れることがある．

強瞬(強く閉瞼したあと，素早く開瞼する動作)を繰り返させる．開瞼に時間を要するとか(開瞼困難)，開瞼してもすぐに閉瞼してしまう(開瞼持続困難)という症状が現れると，開瞼失行(眼瞼けいれんの一型)の可能性がある．

開瞼持続困難は，重症なドライアイでもみられる．開瞼失行では，人や物にぶつかったり，転倒したり，注意散漫になるなど，日常生活に不具合を生じうる．ドライアイでは，このような不具合は生じない．

瞬目テストだけに頼るのではなく，愁訴やその他の所見を総合的に判断して評価しなければならない．

III. 睫毛内反，睫毛乱生と睫毛重生，眼瞼内反

1. 睫毛内反

東洋人に多い先天異常である．東洋人では，腱膜(上眼瞼では眼瞼挙筋腱膜，下眼瞼では牽引筋腱膜)が皮下に停止する穿通枝が脆弱である．このため眼瞼前葉(眼瞼皮膚と眼輪筋)を固定する力が弱く，前葉が眼瞼縁の方向へずれやすい．この結果，眼瞼前葉が瞼板上に乗り上げて(roll up)，睫毛が外反できない．瞼板の内反はみられない．

内眼角贅皮を合併している症例では，注意が必要である．内眼角贅皮は，内眼角部に余分な皮膚があり，この皮膚が上下の眼瞼をひだ状に連結している状態である．内反症手術を行っても，内眼角贅皮を合併している症例では再発しやすいと考えられている．roll up test で贅皮と下眼瞼の連結が強いことを確認できた症例では，睫毛内反症手術と内眼角形成術を併せて行うことがある．

成長に伴い自然治癒することもあるが，5歳を過ぎると自然治癒を期待し難い．症状に応じて，手術時期を決める．

2. 睫毛乱生と睫毛重生

睫毛乱生は，睫毛の一部が異常にねじ曲がって，眼球表面に向かって伸びた状態である．睫毛重生では，睫毛根がマイボーム腺開口部に接近しすぎているため，睫毛が眼表面に接触する．

3. 眼瞼内反

退行性と瘢痕性の2つに分類される.

1）退行性（老化による）眼瞼内反

ほとんどの眼瞼内反は，退行性下眼瞼内反である．下眼瞼の瞼板を固定する結合組織が弛緩し，瞼板が内反する．睫毛や眼瞼皮膚が眼球表面を擦るため，異物感，充血，流涙，眼脂などの角結膜炎症状をきたす．重症例では，角膜混濁や角膜潰瘍を生じる.

患者の下眼瞼を指で翻転させて内反を矯正しても，患者がまばたきをすると再び内反してしまう．また下眼瞼皮膚を下方へ引いて眼瞼を翻転させようとしても，瞼板が翻転せず，眼瞼縁が下へ引かれるだけである．これらの症状は下眼瞼牽引筋腱膜と瞼板との接合が不良であるために生じる.

診断には，pinch test, snap back test などを行い，下眼瞼の皮膚・結合組織が弛緩していることを確かめる.

2）瘢痕性眼瞼内反

瘢痕性眼瞼内反は，眼瞼後葉が短縮・収縮することで生じる．結膜の高度な炎症，眼瞼結膜の外傷，眼瞼結膜に対する手術の既往などを聴いたうえで，結膜の瘢痕収縮を目視により確認して診断する.

睫毛内反と眼瞼内反のいずれにおいても，矯正手術により症状が改善したとしても，その状態が永続するとは限らない．再発と再手術の可能性を常に念頭に置き，患者にも説明しておくべきである.

IV. 眼瞼外反

眼瞼外反は，原因により退行性（老化による），顔面神経麻痺による麻痺性，瘢痕性などに分類される．通常は下眼瞼に生じる．瞬目・閉瞼に際して，眼表面が涙液で正常に覆われないため，さまざまな続発症をきたす．患者は，眼乾燥感，流涙，疼痛，整容面の不満などを訴えて受診する.

1. 退行性眼瞼外反 （図7）

加齢により眼瞼の皮膚・筋肉・瞼板・結合組織，そして特に内眼角や外眼角の靱帯が弛緩するために，下眼瞼外反症が生じると考えられている．欧米に比べると，わが国における退行性下眼瞼外反症の頻度は低い.

Pinch test などを行い，眼瞼弛緩の程度と責任部位を評価する.

2. 顔面神経麻痺による眼瞼外反 （図3）

瞼板が弛緩・延長して生じると考えられている．病歴を丁寧に聴取し，眉毛下垂，眼輪筋弛緩による閉瞼障害をはじめ，顔面神経麻痺の諸症状を見逃さないことである.

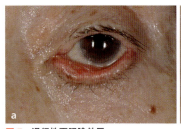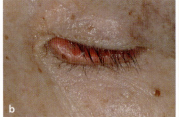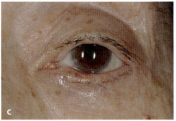

図7 退行性下眼瞼外反
a：76歳，女性．下眼瞼外反症があり，特に鼻側で目立った．
b：兎眼はなかった．
c：Lateral tarsal strip法にて外反を矯正できたが，下涙点が耳側へ移動した．

3. 瘢痕性眼瞼外反

外傷や手術による瘢痕形成のため，眼瞼前葉が垂直方向に収縮して生じる．病歴を丁寧に聴取し，眼瞼とその周囲の皮膚瘢痕を見逃さないことが診断の要点である．

V. 内眼角贅皮

内眼角贅皮は，内眼角部に余分な皮膚があり，この皮膚が上下の眼瞼をひだ状に連結している状態である．東アジア人に特徴的な所見で「蒙古ひだ」ともよばれる．内眼角の皮膚が短縮していることや，眼輪筋の位置，走行に異常があるためと考えられている．瞼裂狭小症候群患者やダウン症患者では，本症を高頻度に合併する．健常者でも幼少期に内眼角贅皮が存在することがある．しかし多くの場合，成長とともに消えていく．

眼瞼の鼻側に睫毛内反があり，さらに内眼角贅皮を合併している患児では，睫毛内反の矯正手術を行うと同時に，内眼角贅皮の修正手術（内眼角形成術）を行うことがある．これは内眼角贅皮が残っていると，鼻側に睫毛内反が再発しやすいと考えられているためである．

ただし内眼角形成術を行うと，目元が術前に比べて変化し，大人びた表情になる．さらに術後に切開創が目立ちやすいので注意が必要である．

VI. 兎眼症

兎眼症とは，閉瞼機能が不十分であるために眼表面が乾燥し傷害された状態である．原因別に以下のように分類できる．

1. 顔面神経麻痺による兎眼症（図3）

眼輪筋の麻痺による兎眼である．末梢性顔面神経麻痺の原因は，Bell麻痺（60％），Ramsay Hunt症候群（15％），外傷性（6％），手術による損傷（5％）などである．原因の3/4を占めるBell麻痺とRamsay Hunt症候群は，早期診断と適切な早期治療により完治を期待できる．

- 特発性(Bell麻痺)：原因不明であるが，寒冷曝露，アレルギー，局所浮腫，ウイルス感染などの可能性が考えられている．
- Ramsay Hunt症候群：帯状疱疹ウイルス感染による．耳介とその周辺(頸部，後頭部)，外耳道に皮疹が生じるとともに，耳痛，顔面神経麻痺，内耳神経症状(難聴，耳鳴，眩暈)をきたす．
- 外傷性：外傷・聴神経腫瘍摘出手術などにより，顔面神経が切断・挫滅されて麻痺が生じる．
- 腫瘍性：聴神経腫瘍などの腫瘍が，顔面神経を圧迫・浸潤して麻痺が生じる．
- 代謝性疾患による兎眼：糖尿病などにより神経障害を生じることがある．
- 先天性．

2. 瘢痕による兎眼

眼瞼のさまざまな部位に瘢痕が生じ，眼瞼が変形し，閉瞼不全となった状態である．火傷，化学傷，機械的外傷，皮膚疾患，眼瞼の手術などが原因となりうる．

3. 夜間性兎眼

これという疾患がないにもかかわらず，睡眠時に出現する兎眼である．
眼表面異常の重症度に応じて，経過観察，保存的治療，手術などを選択する．

参考文献

1) 野田実香(編)：専門医のための眼科診療クオリファイ 10，眼付属器疾患とその病理．中山書店，2012
2) 嘉鳥信忠，渡辺彰英(編)：専門医のための眼科診療クオリファイ 29，眼形成手術．中山書店，2016
3) Tyers AG, Collin JRO(著)，野田実香(編・訳)：眼形成手術カラーアトラス 原著第3版．エルゼビア・ジャパン，2010
4) 若倉雅登：眼瞼運動異常(まぶたが開かない)．大橋裕一，白神史雄，村上晶(編)：眼科疾患最新の治療 2016-2018．pp59-60，南江堂，2016
5) 若倉雅登：誤診だらけの眼瞼痙攣．眼科 45：1975-1981，2003

(大島浩一)

D 診断・治療に必要な検査

眼形成外科で用いられる診察技術について述べる．患者の状態に応じて，検査の重要性，優先度は異なる．まずは病歴などを正確に聞き取り，系統的に診察しなければならない．

I. 視診と触診

1. 眼瞼と顔面の観察

外見の異常があるか否かを調べる．触診では，眼瞼皮下のみならず，眼窩浅層や所属リンパ節の所見も大切である．

皮膚瘢痕，炎症，腫瘍などがあれば，その位置，大きさ，深さ，深部組織との癒着の有無を記録する．

2. 眼瞼の位置異常

座位の状態で患者に正面を向かせ(第一眼位)，開瞼した状態で検査する．

1) MRD (margin reflex distance) (図1)

正面からペンライトで角膜を照らし，ペンライトの光が反射する部位を瞳孔中央と考える．瞳孔中央から上下の瞼縁までの距離を測定する．このとき指で眉毛のすぐ上を押さえて前頭筋の影響を排除したうえで測定する．MRD-1は上眼瞼縁から瞳孔中央まで，MRD-2は下眼瞼縁から瞳孔中央までの距離である．

MRDは個人差がある．MRD-1は通常，若年者では2.5 mm以上，高齢者では1.5 mm以上である．上眼瞼縁が瞳孔にかかると視機能に影響してくる．

2) 内眼角間距離

標準的な内眼角間距離は，瞳孔間距離の約1/2である．Blepharophimosisやtelecanthusなどの先天異常や，外傷による内眼角靱帯損傷で，内眼角間距離が変化する．

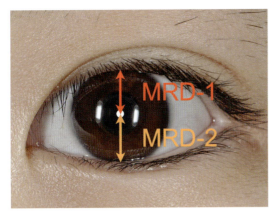

図1　MRD（margin reflex distance）
MRD-1は上眼瞼縁から瞳孔中央まで，MRD-2は下眼瞼縁から瞳孔中央までの距離である．MRD-1とMRD-2の合計が瞼裂縦幅である．

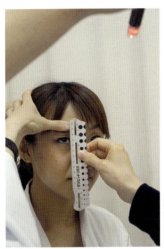

図2　挙筋機能の評価
挙筋機能を測定する際には，指で眉毛のすぐ上を押さえて前頭筋の影響を排除する．2～3回繰り返し測定する．固視目標を呈示するなどの注意が必要である．

3. 眼瞼の動き

閉瞼と開瞼，上方視と下方視が正常にできるかを確かめる．

1）挙筋機能の評価（図2）

上方視時と下方視時における上眼瞼縁の位置を計測し，上眼瞼縁の動く範囲をもって挙筋機能とする．指で眉毛のすぐ上を押さえて前頭筋の影響を排除したうえで測定する．2～3回繰り返し測定する．上方視時と下方視時に，ペンライトなどで固視目標を呈示するのがよい．

挙筋機能は10 mmが正常である．2 mm以下は挙筋機能なしと判断する．挙筋機能良好な症例は，眼瞼挙筋短縮術の適応となる．挙筋機能が不良な症例（概ね4 mm）は，前頭筋吊り上げ術の適応となる．

2）上方注視試験

患者に30秒間（できるだけ瞬目せずに）上方視させる．挙筋の疲労により，眼瞼が下垂す

る．重症筋無力症患者などで陽性となる．眼瞼けいれん患者では，上方視の状態を保持できない，あるいは初めから上方視できないことがある．

3）Bell 現象

患者に軽く閉瞼させる（眼瞼部眼輪筋だけを使って閉瞼させる）．この状態で上眼瞼を上方に持ち上げたとき，眼球が上転すれば Bell 現象陽性である．患者に（眼窩部眼輪筋も使って）強く閉瞼させると，Bell 現象が抑制されることがある．

II. 下眼瞼弛緩の評価

下眼瞼内反または外反の高齢者に対して行うべき検査である．加齢に伴い，内外の眼角靱帯，眼輪筋，瞼板，下眼瞼牽引筋腱膜などがそれぞれ単独にあるいは複合して弛緩した結果，下眼瞼が弛緩する．これが下眼瞼内反または下眼瞼外反の原因となる．

1. 下眼瞼全体の弛緩の評価

1）pinch test（図 3）

患者に開瞼させ，正面を向かせる（図 3a）．下眼瞼中央の皮膚を軽くつまみ上げ，手前に引いて眼瞼を眼球から引き離す（図 3b）．このとき下眼瞼縁が，眼球表面から 8 mm 以上離れる場合は，下眼瞼が弛緩していると判断する．

2）snap back test

患者に開瞼させ，正面を向かせる．下眼瞼中央の皮膚に指を置き，下方へ引いて眼瞼を眼球から引き離す．指を離してから眼瞼が元に戻る（snap back）速度を観察し，下眼瞼弛緩の程度を判断する．戻りが遅い場合は軽度，瞬目をしなければ戻らない場合は中等度，瞬目しても完全に戻らない場合は高度な弛緩症である．

2. 眼角靱帯弛緩の評価

1）lateral direction test（図 4a）

患者に開瞼させ，正面を向かせる．下眼瞼を耳側に引き，下涙点の移動量をみて，内眼角靱帯弛緩の程度を見積もる．下涙点は正面視したとき涙丘のすぐ耳側にある．下眼瞼を耳側に引き，下涙点が，涙丘外側端と角膜輪部内側端の中央よりも耳側へ移動する場合は，内眼角靱帯が弛緩していると判断する．あるいは下涙点が 2 mm 以上移動する場合を陽性とする考えもある．

2）medial direction test（図 4b）

患者に開瞼させ，正面を向かせる．下眼瞼を鼻側に引き，下涙点の移動量をみて，外眼角靱帯弛緩の程度を見積もる．下眼瞼を鼻側に引き，下涙点が涙丘の中心線を越えて鼻側

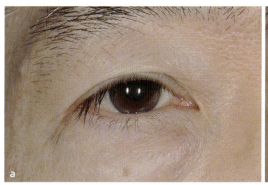 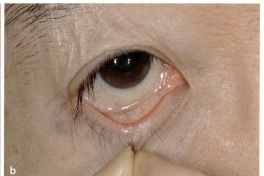

図3　pinch test

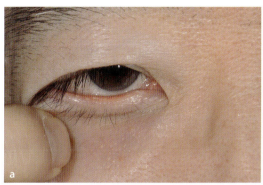 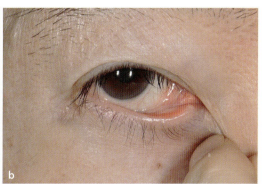

図4　lateral direction test（a），medial direction test（b）

へ移動したら，外眼角靱帯が弛緩していると判断する．あるいは下眼瞼を鼻側に引き，外眼角が2 mm以上鼻側へ移動する場合を陽性とする考えもある．

III.　眼球の位置

　Hertel眼球突出度計で眼球突出度を測定する．垂直あるいは水平方向への眼球位置異常（偏位）にも留意する．

IV.　眼位と眼球運動

　斜視の有無を調べる．単眼視と両眼視の状態で，眼球運動の異常をチェックする．

V.　写真撮影

　術前と術後の外観を写真で記録するべきである．忙しい外来の途中で写真を撮ることは面倒であるが，後になって大いに役立つことがある．

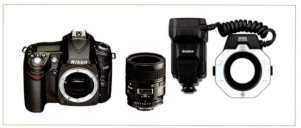

図5　筆者の愛用している写真撮影器具
一眼レフカメラ(Nikon D90)，マクロレンズ(Micro Nikkor)，接写用フラッシュ照明装置(SIGMA EM-140 DG)

1. よいカメラの条件

撮影器具はいろいろあるが，よい写真を撮影するには，よいカメラが必要である．よいカメラの条件は，以下の通りである．

- 撮像素子(CCD または CMOS)のサイズが大きいほど色に深みがあり，ノイズが少なくなる．
- 画素数は 400 万画素もあれば十分で，大型モニターの表示に堪えることができる．画素数が大きいことを好む人もいるが，いくら画素数が増えても，ピンボケ写真を撮影したのでは，まったく意味がない．
- 眼部を拡大して記録できるよう，接写できるカメラが必要である．
- レンズは標準レンズを推奨する．広角レンズでは，画面中央が拡大されるため，ゆがんだ写真になる．

2. 撮影器具の比較

- マクロレンズをつけた一眼レフカメラ(図5)は，撮影範囲の自由度も高く，解像度，色調など画質も最高である．ピントは自動でなくマニュアルでしっかりと合わせて撮るべきである．
- コンパクト・デジカメ，タブレット，スマートフォンは携帯性に優れている．一眼レフカメラよりも安価で，よく流通している．以前に比べると画質は改善されているが，一眼レフよりも画質は劣り，広角レンズであるために画像がゆがむ．特に近接撮影では，画像がゆがみピントが合いにくいという欠点がある．カメラを対象に近づけるのではなく，ズームを使用して像を拡大することで，画像のゆがみを避けることができる(図6)．
- 眼底カメラは，眼科外来に必ず備えてあるので，わざわざ購入しなくてもすむ．しかし眼底カメラは色調が不自然で，画像がゆがむ．また狭い範囲を撮ることはできるが，両眼を同時に撮ることはできないため，眼形成外科向きではない．

結論として，診察室ではマクロレンズをつけた一眼レフカメラを推奨したい．

3. 写真撮影のコツ

- 病変の大きさがわかるように，物差しなどのスケールを入れる．

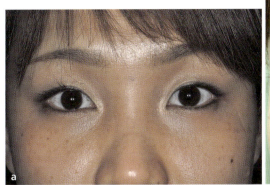
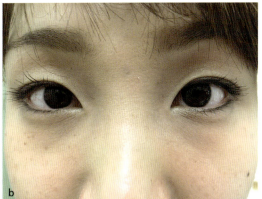
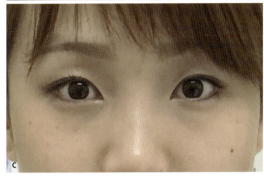

図6 一眼レフカメラ(図6a)とiPhone6を用いて撮影した写真の比較
iPhone6でカメラを対象に近づけて撮影したところ，画像がゆがんだ(b)．ズームを使用して像を拡大して撮影することで，画像のゆがみを軽減できた(c)．いずれの画像も画質を調整していない．図6c はトリミングのみ行った．

- 必要に応じて，助手を使うべきである(図2)．頭位を保持したり，開瞼したり，指標を呈示するために必要である．
- ピンボケ，手ブレなどの失敗を避けるため，同じ部位を2枚撮影する．
- 両側眼瞼を正面から撮影するのが原則である．ただし症例に応じて，上方や側面から撮影するなどの工夫が必要である．

VI. 追加の検査

以下の検査を必要に応じて行う．

1. 視力検査

2. 眼表面(角膜，球結膜，瞼結膜)のスクリーニング

蛍光色素試験，ローズベンガル試験，Schirmer試験，BUT(涙液層破壊時間)などを行う．

3. フェニレフリン点眼試験

フェニレフリン塩酸塩はα_1受容体作動薬であり，Müller筋を刺激して収縮させる．5％フェニレフリン塩酸塩(ネオシネジン®)の点眼により上眼瞼縁の位置が改善する症例では，Müller筋が健常で瞼板にしっかりと接合していると推測できる．退行性眼瞼下垂の初期，

コンタクトレンズ装用による眼瞼下垂，Horner 症候群の眼瞼下垂などで陽性となる．

4. Horner 症候群に対するアイオピジン®点眼試験

アプラクロニジン塩酸塩は，α_2 受容体に特異的に強い親和性を示すことが知られている．すなわちアイオピジン®（アプラクロニジン塩酸塩）点眼液は α 受容体刺激作用を有している．Horner 症候群患者の両眼にアイオピジン®点眼液を点眼すると，患眼では健眼よりも散瞳効果が強い．これは Horner 症候群患者の患眼では，α 受容体刺激に対する hypersensitivity が生じているためである．

5. テンシロンテスト

重症筋無力症に対する薬理学的検査法である．短時間作用型抗コリンエステラーゼ剤であるエドロホニウム塩化物（テンシロン，アンチレクス®）を静注して，目視により症状改善の有無を観察する．

6. 血清抗アセチルコリン受容体抗体値の測定

重症筋無力症を疑う患者では必須である．

7. 瞬目テスト（随意瞬目試験）

軽症な眼瞼けいれんは正常に見えることがある．瞬目テストは，潜在的な眼瞼けいれんを検出するのにしばしば有効であるといわれる．強制的に瞬目を繰り返すことで，瞬目が正常に行えていないことを顕性化させる検査方法である．軽瞬（眉毛を動かさず，軽く歯切れのよいまばたき），速瞬（できるだけ速く軽いまばたき，10 秒間行う），強瞬（強く目を閉じたあと，素早く開瞼する，10 回繰り返す）を行わせる．3 つのうち，1 つでもうまくできないようであれば眼瞼けいれんの可能性がある．

ただし，眼瞼けいれん患者でも比較的きれいに瞬目できる場合がある．また高齢者では，眼瞼けいれんでなくても瞬目のリズムが乱れることがある．瞬目テストだけに頼るのではなく，愁訴やその他の所見を総合的に判断して評価しなければならない．

8. roll up test

小児の睫毛内反症患者において，内眼角贅皮の合併が睫毛内反症を悪化させているかどうかを調べる検査である．眉毛内側縁の皮膚を上方に引っ張ってみる．このとき内眼角贅皮に突っ張りが生じて睫毛内反が悪化すれば，陽性と判断する．

参考文献

1) 野田実香（編）：専門医のための眼科診療クオリファイ 10．眼付属器疾患とその病理．中山書店，2012
2) 嘉鳥信忠，渡辺彰英（編）：専門医のための眼科診療クオリファイ 29．眼形成手術．中山書店，2016
3) Tyers AG, Collin JRO（著），野田実香（編・訳）：眼形成手術カラーアトラス　原著第 3 版．エルゼビア・ジャパン，2010

（大島浩一）

E 眼瞼の形成手術概説

I. 眼瞼形成手術の基本手技

　眼瞼の形成手術に必要な基本手技は，切開，止血，縫合である．手術の基本は，メスを用いた皮膚切開，バイポーラを用いた止血，鑷子や剪刀を用いた組織の剝離・展開・露出，そして最後に皮膚の縫合である．ここではいくつかの基本手技のポイントを示す．

1. 皮膚切開

　皮膚切開を行う前に，切開デザインをどのように作成するかが重要である．眼瞼下垂の手術であれば，患者がどの位置に重瞼を望んでいるのかを手術前の説明の際に十分に聞いておく必要がある．眼瞼皮膚をデザインする際には，皮膚の自然なシワ（wrinkle line）（図1）と眼瞼周囲皮膚の esthetic unit に注意する．Esthetic unit とは，皮膚の質感（硬度や厚さ）や凹凸，表情筋の流れや収縮の度合いなどからグループ分けされた領域で，例えば上眼瞼皮膚切除の際に上眼瞼から下眼瞼にまたぐような皮膚切開は esthetic unit をまたぐことになり，瘢痕になりやすい．眼瞼周囲では内眥部，上眼瞼，下眼瞼，外眥部をまたぐような切開は避けるべきである．

　皮膚の具体的な切開法は，手指で皮膚を伸展させて，一定の緊張を皮膚に与えながらメスを皮膚に対し垂直に当て，メスの腹で皮膚を真皮層まで切開する（図2）．眼瞼の皮膚は薄いため，過剰な力が入るとすぐに眼輪筋の下まで切開してしまい，手術開始早々から止血に時間がかかるため，深く切り過ぎるよりデザイン通りなぞるように切開してから，再度メスを使って切開の深さを足すほうがよい．

2. 止血

　眼形成手術時の止血は必ずバイポーラを用いる．創部の傍らにガーゼを置き，手指または鑷子で創にテンションをかけながら開き，出血をきれいにふき取る．このときガーゼの一部を左手で押さえておくとガーゼをコントロールしやすい．出血点はガーゼを少しずつずらしながら確認し，適宜バイポーラで焼灼する．その際，バイポーラの先端をやや開いた状態のままで出血点上に置くような形にすると止血しやすい（図3）．バイポーラは2つの先端部の間に通電することで凝固止血を行うからである．動脈性の出血は拍動を伴い短時間で多く出血してくるため，直ちに止血すべきである．眼瞼手術で挟瞼器を使用する場

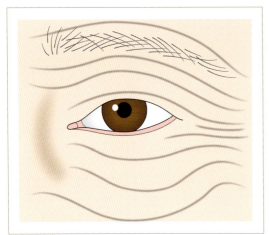

図1　眼瞼皮膚の wrinkle line

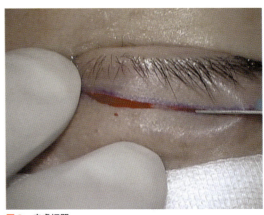

図2　皮膚切開

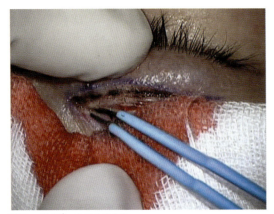

図3　バイポーラによる止血

合は，挟瞼器が止血しているのではなく，一時的に血管を閉塞させているだけであるため，ネジ式の挟瞼器を徐々にゆるめながら出血点を適宜凝固する．いずれの止血操作においても，乾いたガーゼや濡れたガーゼを使用してまずは創をきれいにして，出血点を確認しやすくすることが重要である．

3. 組織の剝離・展開・露出

組織の剝離には，鋭的剝離と鈍的剝離がある．鋭的剝離とは，スプリング剪刀や眼科剪刀などを用いて切開しながら剝離するもので，眼瞼手術ではほとんど鋭的剝離が多い．鈍的剝離は，シグマ剪刀などの先端を用いて鈍的に組織を剝離するもので，眼瞼手術では眼輪筋を分けるときや，前頭筋吊り上げ術の際に眉毛上から眼瞼に向けてトンネルを作成するような場合に鈍的な剝離・展開を行う．

4. 皮膚の縫合

眼瞼周囲の皮膚は非常に薄いため，あまり太い糸を用いる必要はない．7-0ナイロン糸などのモノフィラメントが最も刺激も少なく有用である．眉毛上などのやや皮膚の厚い部

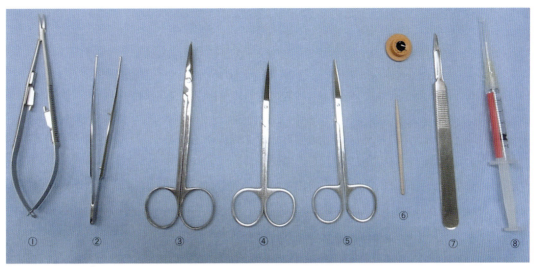

図4　眼瞼手術器具①

分には，6-0ナイロン糸を用いる．眼瞼周囲では真皮縫合はほとんど必要としないが，眉毛上の皮膚切除後など，縫合しようとする創縁に緊張がある場合は6-0バイクリルや6-0ナイロン糸などで真皮縫合を行う．皮膚縫合は，同じ深さ，同じバイト幅で縫うことを心がける．特にバイト幅はやや狭く，中で糸が円を描くようなイメージで面と面を合わせるように縫合する．結紮の際には，まず1回目は皮膚を合わせる程度にして，2回目は糸をやや上方に左右均等に引き，1回目結紮部に2回目の結紮部を下方へずらして合わせるように糸を締める．そうすると糸が過剰に締まってしまうことがない．3回目も同様に行う．結紮は1-1-1もしくは2-1-1で行う．皮膚の把持は最小限の力で行い，縫合中は創面に血液が残らないように適宜止血凝固やガーゼを使用する．

II. 眼瞼形成手術に必要な器具

　　眼瞼下垂などの手術の際に行う通常の皮膚切開にはNo.15またはNo.15Cのメス刃を用いる．No.15はNo.15Cよりもやや大きいので，眼瞼ではNo.15C（図4⑦）が最も使いやすい．No.11は尖刃であり，瞼縁のlid splitや睫毛根部の切除など，メスの先端を利用して細かい部分を切開するのに使いやすい．

　　皮膚切開のデザインは，エタノール入りのピオクタニン®を用いて，竹串などを用いて行う（図4⑥）．皮膚マーカーペンでもよいが，太いペンでは切開ラインが意図する線からずれてしまう可能性があるため，マーカーペンを用いる際にはできるだけ先の細いものを用いるのがよい．

　　局所麻酔は30Gの針を用いて2.5 mLのシリンジ（図4⑧）を使用するが，あらかじめ注入量が多いと判断される場合は，5 mLのシリンジを使用する．

　　鑷子および剪刀類は，眼瞼手術の際にはスプリング剪刀（図5⑫），Castroviejo鑷子No.3（図5⑩）などの有鈎鑷子類，強角膜鑷子，コリブリ鑷子（図5⑪），やや鈎が大きめの

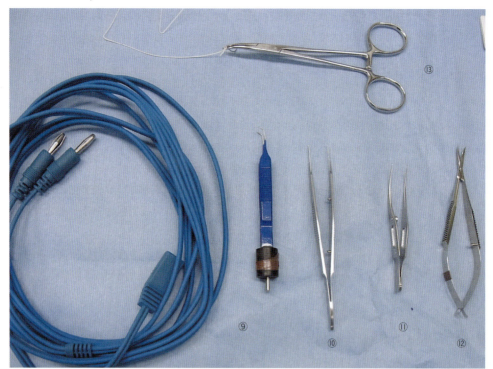

図5　眼瞼手術器具②

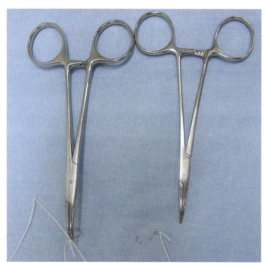

図6　釣り針フック

有鈎鑷子(図4②)，Castroviejo持針器(図4①)，シグマ剪刀(図4③)，直と曲の眼科剪刀(図4④⑤)などを用いている．

　創の展開の際にあると便利なのは釣り針フック(図5⑬，図6)で，4-0シルクを釣り針につけてモスキート鉗子などで糸をシーツに留めることで創を愛護的に展開できる．創が深くなるにつれて釣り針フックを掛け直すことで深部まで展開できる．

　挟瞼器を使用する場合は，ネジ式のものが使用しやすい．徐々にゆるめながら出血点を

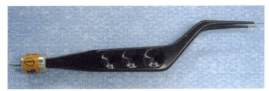

図7 バヨネット型バイポーラ

確認できるからである．

バイポーラは必ず鑷子型バイポーラを用いる（図5⑨）．眼瞼の手術の際にはあまり大きめのものでなくてもよい場合が多く，当科では眼形成セットのなかには小さめのバイポーラを用意しているが，出血量がある程度見込まれる余剰皮膚切除などの手術の際には，眼窩手術で用いるバヨネット型のバイポーラ（図7）を用いると止血がしやすい．

III. 眼瞼疾患

眼瞼疾患は多彩である．ここでは，代表的な眼瞼疾患である眼瞼下垂と内反症について総説的に述べる．いずれの眼瞼疾患においても，上眼瞼および下眼瞼の解剖学的知識が必須であり，その疾患の病態に則した術式の選択が重要である．

1. 眼瞼下垂

1）先天眼瞼下垂

（1）分類

先天眼瞼下垂は，単純先天眼瞼下垂（図8），Marcus Gunn 現象，瞼裂狭小症候群，general fibrous syndrome に分類され，単純先天眼瞼下垂の頻度が最も高い．単純先天眼瞼下垂の多くは，片側性で遺伝素因なく発症することがほとんどである．

（2）挙筋機能検査

先天眼瞼下垂の場合，挙筋機能はほとんどないことが多い（図8）．挙筋機能検査（図9）は，眉毛を固定し，下方視時の上眼瞼縁の位置を0として，上方視時の上眼瞼縁が何 mm 挙上したかを計測するもので，8 mm 以上で good，4～7 mm で moderate，3 mm 以下で poor とする．ただし，挙筋機能検査から判断できるものは眼瞼の見かけ上の開瞼機能であり，術中に実際の挙筋機能は良好であることもしばしば経験する．しかし，先天眼瞼下垂ではほとんどの症例で挙筋機能はなく（図8），挙筋短縮術では良好な開瞼が得られないばかりか，閉瞼障害を生じる可能性が高いため，前頭筋と上眼瞼を連動させる吊り上げ術が適応になる．

（3）前頭筋吊り上げ術

手術の施行時期については，下垂の程度，弱視の有無，年齢などを考慮して判断する．

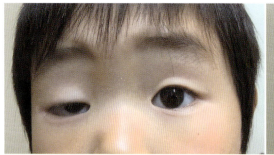
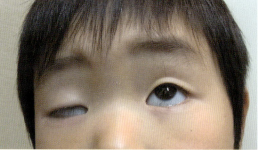

図8　右先天眼瞼下垂

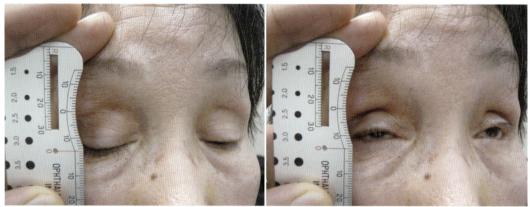

図9　挙筋機能検査

　吊り上げ材料としては，ナイロン，ゴアテックス®，大腿筋膜などが用いられる．
i）ナイロン糸による吊り上げ術
　小児の先天眼瞼下垂に対する吊り上げ術のなかでは最も簡便な術式である．術後の糸の露出や感染の心配もほとんどないのが利点であるが，ゴアテックス®などの吊り上げ材料を用いた術式と比較すると徐々に吊り上げ効果が減弱することが弱点である．2〜3歳までの小児や，長時間仰臥位を維持することが難しい高齢者によい適応となる．
ii）ゴアテックス®による吊り上げ術
　吊り上げ材料を用いた術式のなかで，人工材料であるゴアテックス®を用いた術式は比較的よく選択される．吊り上げ効果は高く持続性もよいが，異物であるために術後の露出や感染が問題となることがある．
iii）大腿筋膜による吊り上げ術
　大腿筋膜を採取し，ゴアテックス®と同様に眼瞼と眉毛上を連動するように固定する．自家組織であるため組織親和性に優れていそうだが，数年から数十年を経過して強い瘢痕拘縮をきたし，重度の兎眼を呈することはしばしばあるため，近年では用いられることは少ない．

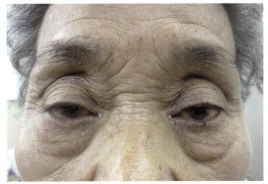
図10 退行性眼瞼下垂

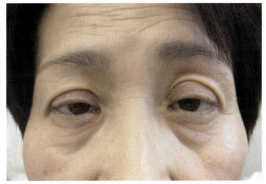
図11 ハードコンタクトレンズ眼瞼下垂

2）後天眼瞼下垂

（1）分類

後天眼瞼下垂では，加齢による退行性眼瞼下垂(図10)の頻度が最も高く，次いでハードコンタクトレンズの長期装用に伴う眼瞼下垂(図11)，緑内障や硝子体手術後などの内眼手術後下垂が多い．そのほか，動眼神経麻痺，重症筋無力症，Horner症候群，外眼筋ミオパチー，外傷による眼瞼下垂などがある．

（2）挙筋短縮術

退行性眼瞼下垂，ハードコンタクトレンズ眼瞼下垂，内眼術後下垂などは中高年に多く，下垂の程度によっては正面視や上方視での著しい視野狭窄をきたしているが，手術によってその機能を回復することができる．手術適応となるこれら後天眼瞼下垂では挙筋機能が良好なことが多く，挙筋短縮術のよい適応であるが，退行性眼瞼下垂では挙筋機能が弱いことがあり，挙筋機能5 mm以上ある場合に挙筋短縮術の適応とするのが望ましい．4 mm以下の場合は初めから吊り上げ術を選択するか，挙筋短縮術中に挙上不良な場合に吊り上げ術へコンバートする．

挙筋短縮術には多くの術式があるが，上眼瞼挙筋のWhitnall靱帯より末梢である上眼瞼挙筋腱膜(aponeurosis)単独の短縮術か，aponeurosisとMüller筋の両者の短縮術：挙筋群短縮術が選択されることが多い．Aponeurosis単独の挙筋短縮術は，比較的周囲と剝離がしやすいために手術時間が短いなどの利点がある一方，挙筋機能が弱いような症例や，aponeurosisの脂肪変性が強くaponeurosisのみでは十分な組織の前転ができない症例がある．このような場合には，aponeurosisとMüller筋の両者を短縮する挙筋群短縮術が望ましいが，Müller筋と結膜間を剝離するところでやや手間がかかる．また，Müller筋のaponeurosis単独の挙筋短縮術は，挙筋機能が若干悪い症例ではaponeurosisの前転量が多くなり，下方視時のlid lag(眼瞼の置き去り現象)や閉瞼不全の原因となるため，術前の挙筋機能が良好な症例に限って行うのが好ましい．また，手術に際しては上眼瞼の解剖(図12)を十分に理解する必要がある．

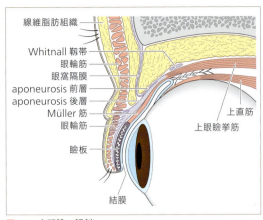
図12　上眼瞼の解剖

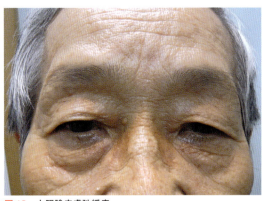
図13　上眼瞼皮膚弛緩症

3）眼瞼皮膚弛緩症

　上眼瞼皮膚弛緩症（図13）は，しばしば眼瞼下垂と混同しやすい．加齢に伴い弛緩した皮膚が眼瞼縁を越えて視野狭窄をきたす場合もある．弛緩した皮膚を軽く持ち上げてみると，眼瞼縁の位置は十分に高く偽眼瞼下垂の状態であるような症例は余剰皮膚切除の適応である．狭義の眼瞼下垂を伴う症例では，弛緩した皮膚の切除とともに挙筋短縮術を併用する．

2. 内反症

　内反症には，加齢に伴う眼瞼内反，先天的に多い睫毛内反，狭義の内反症ではないが，睫毛が眼表面に接触するという意味では内反症と同じである睫毛乱生とに大まかに分類される．いずれの病態であるかを把握して適切な手術を選択する必要がある．内反症の手術に際しては，上眼瞼のみならず下眼瞼の解剖（図14）に熟知しておく．

1）眼瞼内反

　眼瞼内反（図15）は，高齢者の下眼瞼に多い疾患である．下眼瞼を引き，下方視時に視野を確保する役割をもつ下眼瞼牽引筋腱膜（capsulopalpebral fascia）および平滑筋を含む下瞼板筋を総称して lower eyelid retractors（LER）とよぶが，LER が加齢に伴い弛緩することが主な病態である．そこに水平方向の弛緩も加わることで眼瞼内反が発症する．下眼瞼内反では眼瞼が眼球側へ回旋し，睫毛が機械的に眼表面を刺激することで，角膜びらんや点状表層角膜症を引き起こす．下眼瞼を下方へ引くと一時的に内反は改善するが，瞬目ですぐに再発するのが眼瞼内反の特徴である．治療は手術であるが，埋没法などの糸を用いる方法は再発が多く，よく行われているのは，弛緩した LER を tucking する Jones 法である．Jones 法を改良し，LER の結膜面も剝離する Jones 変法（Kakizaki 法）が最も再発の少ない術式である．

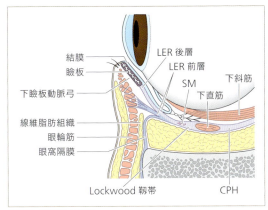

図14　下眼瞼の解剖

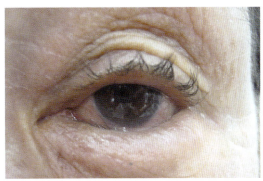

図15　退行性眼瞼内反

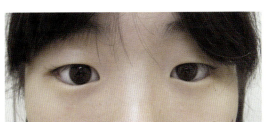

図16　睫毛内反

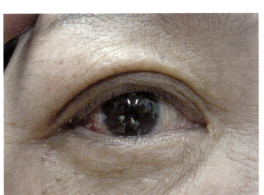

図17　睫毛乱生

2）睫毛内反

　眼瞼の位置は正常であるが眼瞼余剰皮膚によって睫毛が眼球方向へ押されている状態であり，小児に多い（図16）．下眼瞼によくみられるが，上眼瞼にもしばしば見受けられる．治療は原則的に手術であるが，糸を埋没する方法は再発しやすい．よく行われているのはHotz変法であり，皮下と瞼板を糸で固定する．

3）睫毛乱生

　睫毛乱生は，眼瞼の回旋や余剰皮膚による睫毛偏位もないが，睫毛の向きが眼球方向に向かっているために眼表面と接触している状態である（図17）．軽症例では睫毛根切除，重症例では眼瞼の前葉（皮膚，眼輪筋）と後葉（瞼板，結膜）を瞼縁から瞼板上で分割し，睫毛の生える位置を変える（lid split）手術を行う．

参考文献

1）渡辺彰英，荒木美治（編著）：顕微鏡下眼形成手術．メジカルビュー社，2013

（渡辺彰英）

II 眼窩

A 対象となる疾患概説

　眼窩は骨に囲まれた狭いスペースに眼球をはじめとして外眼筋，涙嚢，涙腺といった組織とそれを栄養・支配する血管や神経が内包されている特殊な空間であるといえる．さまざまな組織を収めた特殊な空間であるがゆえに，生じる疾患や外傷もきわめて多彩である．本項では眼窩に生じる疾患・外傷のうち，手術加療が有用であると考えられるものに関してその概略を述べる．

I. 眼窩腫瘍

　手術加療が有用な眼窩疾患の代表として眼窩腫瘍が挙げられる．原発巣や進展様式により原発性眼窩腫瘍，転移性眼窩腫瘍，続発性眼窩腫瘍に分けられる．なお，本項では炎症性疾患や血管奇形も「眼窩に腫瘤を形成する疾患」という意味で眼窩腫瘍の範疇に含めている．

1. 原発性眼窩腫瘍

　筆者らの原発性眼窩腫瘍の内訳を表1に示す．原発性眼窩腫瘍全体をみると悪性リンパ腫，反応性リンパ過形成，IgG4関連疾患，特発性眼窩炎症といった疾患の比率が50％近くを占める．これら疾患を画像や採血検査で鑑別することは難しく，診断のためには生検術が必須となる．生検の際も，病理診断用に小片を切除するのではなく，病理診断に加え遺伝子再構成検査やフローサイトメトリー，染色体検査などの特殊検査に提出する分も含めて病変を安全な範囲で可能な限り切除することが望ましい．
　次いで多いのが皮様嚢胞や海綿状血管腫，多形腺腫などの良性腫瘍である．皮様嚢胞は前頭骨頬骨縫合から表皮側に向かって生じている例が多く，その場合は腫瘍直上からの切開で比較的容易に切除することが可能である．しかし，骨縫合から眼窩内に向かって生じ

表1 新潟大学眼科における原発性眼窩腫瘍の内訳（1988～2015年）

疾患名	症例数	割合
悪性リンパ腫	90	29.4%
IOI + RLH + IgG4 ROD	58	19.0%
皮様嚢胞	29	9.5%
海綿状血管腫	22	7.2%
多形腺腫	20	6.5%
髄膜腫	14	4.6%
毛細血管腫	12	3.9%
表皮様嚢胞	8	2.6%
腺様嚢胞癌	8	2.6%
腺癌	6	2.0%
リンパ管腫	5	1.6%
動静脈奇形	5	1.6%
アミロイドーシス	4	1.3%
神経鞘腫	4	1.3%
血腫	3	1.0%
骨腫	3	1.0%
GPA	3	1.0%
その他	12	3.9%
合計	306	100%

IOI：idiopathic orbital inflammation；特発性眼窩炎症
RLH：reactive lymphoid hyperplasia；反応性リンパ過形成
IgG4 ROD：IgG4 related ophthalmic disease；IgG4 関連眼疾患
GPA：granulomatosis with polyangiitis；多発血管炎性肉芽腫症

る例もあり，その場合はアプローチの仕方を検討する必要がある（図1）．海綿状血管腫は無症状のことが多いが，眼球運動制限や圧迫性視神経症，重度の眼球突出を伴うケースでは手術を検討する．筋円錐内・外いずれにも生じる可能性があり，病変の位置やアプローチの方法を含めて術前の画像の検討が重要になる．多形腺腫は，涙腺に生じる良性腫瘍では最も頻度が高い．良性ではあるが切除の際に偽被膜を破ると局所再発率が大きく上昇し，さらには悪性転化を生じることもあるため注意を要する．

頻度は低くなるが上皮性の原発性眼窩悪性腫瘍としては涙腺に生じる腺様嚢胞癌や多形腺腫原癌，涙嚢を母地とする腺癌などが挙げられる．腫瘍の大きさや浸潤範囲により治療のプランは変わってくる．腫瘍が小さく限局しているケースでは単純切除術が適応となる．症例により放射線照射を後療法として行う．腫瘍が大きな例では眼窩内容除去術が適応となる．眼窩外浸潤をきたしている場合は拡大眼窩内容除去術が適応になるが，浸潤部位に応じて脳外科や耳鼻科，頭頸部外科と協力して手術に臨む必要がある．

2. 転移性眼窩腫瘍

全眼窩腫瘍の1～13%を占めるとされている．わが国では肺癌，乳癌，肝癌からの眼窩内転移が多い（図2）．原発巣で病理組織学的に脈管侵襲がみられたりリンパ節転移を伴っていたりする症例では，原発巣がコントロールされていても転移を生じる可能性があるた

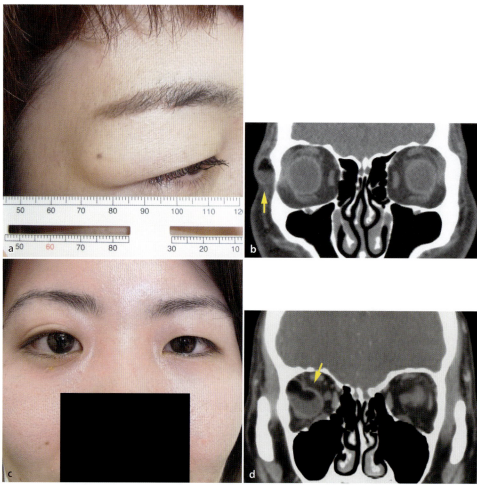

図1　腫瘍の発生部位によるアプローチの違い（皮様嚢腫）
a，b：40歳代女性．前頭骨頬骨縫合から表皮側へ生じた皮様嚢腫．CTでも眼窩の外側に腫瘍が生じていることが確認できる（矢印）．腫瘍直上の皮膚を切開して切除した．
c，d：20歳代女性．眼窩内に生じた皮様嚢腫．右眼の眼球突出を認める．CTで右眼窩内に大きなひょうたん型の腫瘍を認めた（矢印）．重瞼線切開とlateral orbitotomyで腫瘍へアプローチした．

め注意を要する．転移性眼窩腫瘍の治療は，基本的には原発巣の治療に準じるが，転移病巣が原因で著しい眼球機能障害をきたしている例や，ほかに転移病変がなく眼窩のみ孤発性に生じている例では手術加療を検討する．腎細胞癌や肝細胞癌など血流の豊富な腫瘍の転移が疑われる例では，手術は特に慎重を期するべきである．

3. 続発性眼窩腫瘍

　眼瞼部悪性腫瘍の眼窩内浸潤，眼内悪性腫瘍の眼窩内浸潤，副鼻腔原発の悪性腫瘍の眼窩内浸潤が例として挙げられる．手術的に根治が可能な症例に対しては眼窩内容除去術が選択されることが多い（図3）．

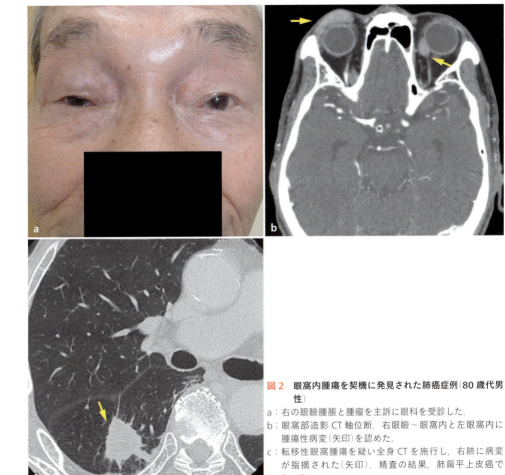

図2 眼窩内腫瘍を契機に発見された肺癌症例（80歳代男性）
a：右の眼瞼腫脹と腫瘤を主訴に眼科を受診した．
b：眼窩部造影CT軸位断．右眼瞼〜眼窩内と左眼窩内に腫瘍性病変（矢印）を認めた．
c：転移性眼窩腫瘍を疑い全身CTを施行し，右肺に病変が指摘された（矢印）．精査の結果，肺扁平上皮癌であった．

II. 甲状腺眼症

　甲状腺眼症は甲状腺機能障害に伴う眼窩の自己免疫性炎症性疾患であり，さまざまな眼症状を引き起こす．症状としては眼球突出，眼瞼後退，複視，ドライアイ，充血など多彩である．甲状腺眼症に対する治療のエビデンスは多くはないが，European Group on Graves' Orbitopathy（EUGOGO）がClinical Activity Score（CAS）を用いた活動性の評価を提唱し，治療方法を決める指針として用いられている．治療方法はその活動性や重症度に応じてステロイド局所注射，ステロイド全身投与，放射線治療，眼瞼および眼窩に対する手術と多岐にわたる．ここでは甲状腺眼症に対する眼窩減圧術について概略を述べる．

　甲状腺眼症に対する眼窩減圧術の適応は，外眼筋肥大による圧迫性視神経症か非活動期の眼球突出の2つに大きく分けられる．圧迫性視神経症に対してはステロイド全身投与や放射線治療による炎症の鎮静化が第一選択となるが，治療反応が乏しい場合は眼窩減圧術の適応となる．視神経により近い眼窩内壁に対する眼窩減圧術が推奨されてきたが，近年では外側深部眼窩減圧術でも同程度の治療効果が望めると報告されている．非活動期の

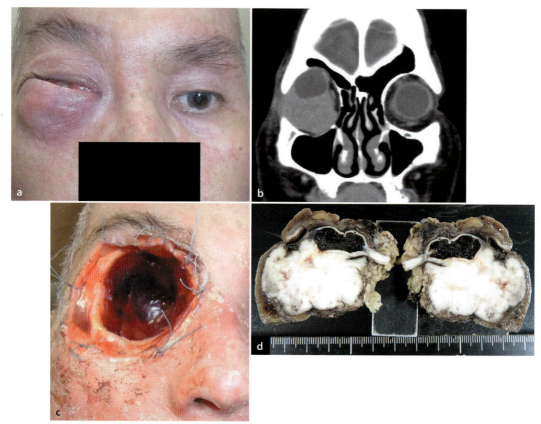

図3 右下眼瞼原発脂腺癌の眼窩内浸潤例（60歳代男性）
a：徐々に増大する下眼瞼腫瘤を主訴に眼科を受診された．
b：眼窩部造影CT冠状断．巨大な腫瘍が眼窩内へ進展している．耳介リンパ節転移も認められたため眼窩内容除去術に加え，頸部郭清術を同時に施行した．
c：眼窩内容除去術後5日目．眼窩骨露出部位は人工真皮で被覆している．
d：摘出検体の割面写真．腫瘍が眼窩内を占拠し，眼球を圧排している．

　眼球突出に対する眼窩減圧術では外側深部眼窩減圧術，および内側壁減圧術を併施した balanced decompression が選択される．また，これらに眼窩脂肪除去を併用することもある．1壁の除去で3mm，1mLの眼窩脂肪除去で1mmの眼球陥凹効果が期待できるとされ，眼球突出の重症度に合わせて術式を選択する（図4）．

III. 外傷

　眼窩部の外傷で遭遇する確率の高いのが眼窩壁骨折である．眼窩壁骨折は眼球あるいは眼窩部の打撲によって眼窩の骨折が生じる外傷で，好発部位は篩骨からなる内壁と上顎骨からなる下壁である．内壁と下壁は非常に薄い骨で構成され，眼窩に圧がかかると壁の薄い内壁と下壁に圧が逃げやすいため骨折が生じやすいとされている．

　眼窩壁骨折における手術の適応と時期は閉鎖型骨折と開放型骨折で大きく分かれる．閉鎖型骨折は若年者によくみられる骨折で，いったん折れた骨が折れきらずに元に戻り眼窩内組織を絞扼している状態を指す．外眼筋が骨折部位に絞扼されていれば即日緊急手術の

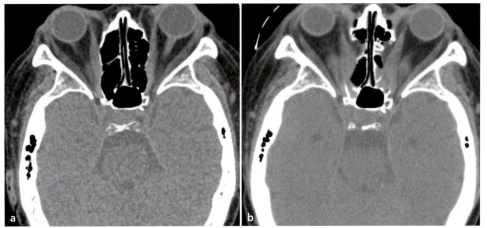

図4 甲状腺眼症に伴う圧迫性視神経症に対し眼窩内壁減圧術を施行した例（60歳代女性）
ステロイドパルス治療と放射線治療を行ったが視力と視野の改善が得られず，両側の眼窩内壁減圧術を施行した．
a：術前眼窩部CT軸位断．このとき，右眼視力指数弁，左眼矯正視力0.07であった．
b：眼窩減圧術後5日目の眼窩部CT軸位断．眼窩内壁が切除され内直筋が篩骨洞側へ偏位している．視力は右眼矯正視力0.4，左眼矯正視力0.8に改善し，視野も改善がみられた．

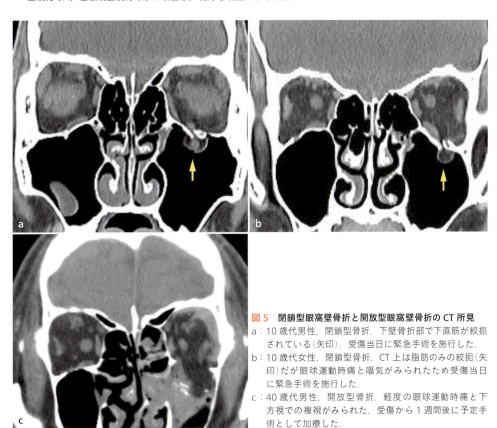

図5 閉鎖型眼窩壁骨折と開放型眼窩壁骨折のCT所見
a：10歳代男性，閉鎖型骨折．下壁骨折部で下直筋が絞扼されている（矢印）．受傷当日に緊急手術を施行した．
b：10歳代女性，閉鎖型骨折．CT上は脂肪のみの絞扼（矢印）だが眼球運動時痛と嘔気がみられたため受傷当日に緊急手術を施行した．
c：40歳代男性，開放型骨折．軽度の眼球運動時痛と下方視での複視がみられた．受傷から1週間後に予定手術として加療した．

適応となることはいうまでもないが，脂肪組織のみが絞扼されていても嘔気・嘔吐，眼球運動時痛は生じるため，可及的速やかな加療が必要である．成人によくみられる開放型骨折では外力により骨が広い範囲で欠損し，骨欠損部位に眼窩内組織がはまり込む．しか

し，組織の絞扼は生じないので閉鎖型骨折ほど重篤な症状は伴わないことが多い．眼窩内組織の偏位に伴う複視や眼球運動制限，眼球運動時痛がみられれば積極的に手術加療を行う．手術の時期は，受傷に伴う腫れが引いてかつ骨折周囲の癒着がさほど進んでいない時期という観点から，受傷後1～2週間以内がよいと思われる(図5)．

眼窩の上壁と外壁の骨折も時に経験する．上壁と外壁は前頭骨，頬骨，蝶形骨といった強固な骨で構成されているため，交通事故や転落など高エネルギー外傷に伴う骨折が多い．上壁は頭蓋底を構成し外壁は顔面の形を左右するため，これら骨折に遭遇した際は脳外科や形成外科へコンサルトすることが望ましい．

参考文献

1) 尾山徳秀：眼窩腫瘍総論　疫学的事項．大島浩一，後藤浩(編)：眼科臨床エキスパート　知っておきたい眼腫瘍診療．pp83-87, 医学書院，2015
2) Amemiya T, Hayashida H, Dake Y：Metastatic orbital tumors in japan：a review of the literature. Ophthalmic Epidemiol 9：35-47, 2002
3) 舟木智佳，井上吐州：甲状腺眼症．眼科 57：1225-1233, 2015
4) 高橋靖弘，柿﨑裕彦：甲状腺眼症における眼窩減圧術の適応．臨眼 65(増刊)：419-423, 2011
5) 鹿嶋友敬：眼窩壁骨折．眼科 52：1673-1681, 2010

(張　大行，大湊　絢)

B 眼窩の解剖

本項では，実際の眼窩手術の際のメルクマールとなる解剖学的事項や注意すべき血管や神経を中心に記述することに努めた．さらなる眼窩解剖の理解のためには末尾に挙げた参考文献にあたることをお勧めする．

I. 眼窩骨

眼窩は前頭骨，頬骨，上顎骨，篩骨，蝶形骨，涙骨，口蓋骨の7つの骨からなる．眼窩の前面は四角形の形をしているが，眼窩先端部に向かって三角錐の形になる．成人の眼窩の高さは入り口の部分で約35 mm，幅は40 mm程度であるが，人種差や性差がある．内壁は後方に向かいほぼ垂直をなし，外壁は内壁に対してほぼ45度である．したがって眼窩外側同士の角度は90度になる．左右の外側壁の前面を結ぶ平面はおおよそ眼球の赤道面にあたる（図1）．

眼窩骨の要は蝶形骨であり，視神経管，上眼窩裂，下眼窩裂，正円孔などの構造をもち，視神経，動眼神経，滑車神経，外転神経，三叉神経など重要な神経や血管はおよそ蝶形骨を通る．視神経管は上眼窩裂の内側やや上方で蝶形骨の小翼にある．視神経，眼動脈がここを通る．上眼窩裂は蝶形骨の小翼と大翼の間にあり，総腱輪によって3つのスペースに分けられる．上のスペースには三叉神経の涙腺枝と前頭枝，滑車神経，上眼静脈，真ん中のスペース（総腱輪内）には動眼神経の上枝と下枝，三叉神経の鼻毛様枝，外転神経，下のスペースには下眼静脈が通る（図2）．下眼窩裂は眼窩下神経と眼窩下静脈が通る．

実際の手術の際には，腫瘍の局在や骨折の部位により眼窩壁ごとあるいはそれらの組み合わせで最適なアプローチを検討することになる．以下，眼窩壁ごとに解説する（図3）．

1. 上壁

眼窩上方の腫瘍や涙腺腫瘍などでは上壁へのアプローチが必要になる．眼窩上壁は蝶形骨の小翼と前頭骨からなり，眼窩先端部に向かい先細りの三角形の形をしている．上壁の縁はひさしのようにやや張りだしているため，眼窩上縁を顕微鏡下で確認するためには，鏡筒を手前側に煽るか，患者の頭位をchin upさせるとよい．上壁の前面の内側約1/3の部位に眼窩上切痕があり（図3），眼窩上神経，眼窩上動脈および静脈が通る．眼窩上切痕のさらに内側，後方4 mm程度の位置に滑車があり，上斜筋が通っているが，滑車を挟

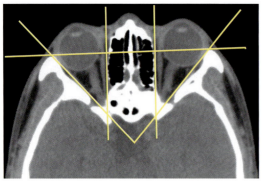

図1 正常眼窩の構造
両側の外壁縁を結ぶ線はおおよそ眼球赤道部を通る．左右の内壁は平行で，それぞれの外壁との角度は約45度になる．左右の外壁同士の作る角度は約90度である．視神経はS字状に走行している．

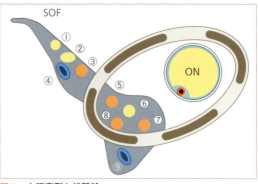

図2 上眼窩裂と総腱輪
①涙腺神経，②前頭神経，③滑車神経，④上眼静脈，⑤動眼神経上枝，⑥鼻毛様体神経，⑦動眼神経下枝，⑧外転神経，⑨下眼静脈
SOF：上眼窩裂，ON：視神経
（Rootman J, et al：Orbital Surgery, a conceptual approach second edition. pp51-116, Lippincott Williams & Wilkins, Philadelphia, 2014）

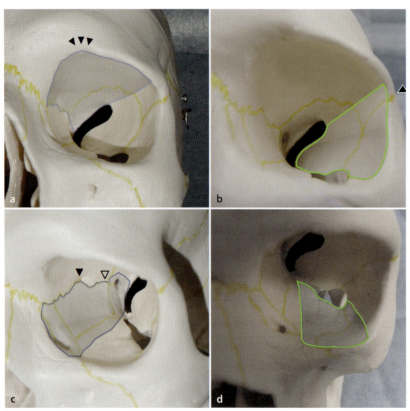

図3 眼窩の模型
a：上壁（青線で囲まれた部分）．▼は眼窩上切痕．
b：外壁（緑線で囲まれた部分）．△は前頭頬骨縫合．
c：内壁（青線で囲まれた部分）．▼は前篩骨孔，▽は後篩骨孔．
d：下壁（緑線で囲まれた部分）．

んで上に滑車上神経，下に滑車下神経が走る．ともに三叉神経第1枝（眼神経）の分枝であるが，前者は前頭神経からの分枝であり，後者は鼻毛様神経からの分枝である．また上壁外側から外壁にかけて涙腺窩があり，涙腺が収まっている．この部位は眼窩外側深部減圧術の際に削骨する部位である．

2. 外壁

眼窩外側の腫瘍や甲状腺眼症の外側壁減圧術やlateral orbitotomy（いわゆるKrönlein手術）の際に眼窩外側壁へのアプローチが必要になる．眼窩外壁は蝶形骨大翼，頬骨，前頭骨からなり，その後端は上眼窩裂と下眼窩裂で終わる．前頭頬骨縫合はlateral orbitotomyの際，骨切りのメルクマールになり，これよりやや上方から頬骨弓の直上までが骨切りの範囲となる．蝶形骨の大翼の三角形の形をした骨髄の部分（sphenoid door jamb）は容積が大きく，眼窩外側深部減圧術の際の削骨を行う部分であるが，その後方は中頭蓋窩にあたり，また個人差も大きいため，髄液漏などの合併症を避けるためにも必ず術前にCTによる十分な評価が必要になる（図4）．

3. 内壁

眼窩内側の腫瘍や眼窩内側壁減圧術の際に眼窩内壁へのアプローチが必要になる．眼窩内壁は蝶形骨，篩骨，涙骨，上顎骨からなり，上壁との境界は前頭篩骨縫合で，下方はゆるやかに下壁に移行する．上顎前頭突起と涙骨からなる涙嚢窩があり，その前方端は前涙嚢稜，後端は後涙嚢稜とよばれる．後涙嚢稜に眼輪筋の起始部のうちHorner筋の付着部があり，眼瞼裂創などの外傷などでこの部位を損傷した場合は，これを再建しないと眼瞼外反や涙点外反となる．通常，前頭篩骨縫合上に前篩骨孔，後篩骨孔があり（図3），それぞれ前篩骨神経と前篩骨動脈，後篩骨神経と後篩骨動脈が通る．前篩骨孔と後篩骨孔が篩骨前頭縫合より上方に位置する場合もある．前頭篩骨縫合と前後の篩骨孔は手術の際の重要なメルクマールになる．アジア人では後篩骨孔から視神経孔までの距離が欧米人に比較し短く，約2mmとされ，注意が必要である．眼窩内壁骨折などの手術では，これより先は無理な操作は禁物であり，細心の注意を払った慎重な操作が必要である．また甲状腺眼症の眼窩減圧術の際には，これより先の骨除去は行わない．前頭篩骨縫合より上方の篩骨蜂巣の骨除去を行うと頭蓋底の損傷から髄液漏を起こす危険性が高いため，注意が必要である．もっとも，頭蓋底の構造にはバリエーションがあり，術前の冠状断CTでの十分な評価が必要である（図4）．

4. 下壁

眼窩下方に存在する腫瘍や眼窩底骨折では眼窩下壁へのアプローチが必要になる．眼窩下壁は上顎骨，頬骨，口蓋骨からなり，外壁とは下眼窩裂で境界される．眼窩下溝には眼窩下神経（三叉神経第2枝：上顎神経の分枝），眼窩下動脈，眼窩下静脈がバンドル状に一体（infraorbital neurovascular bundle：眼窩下神経血管束）となり通っているが，この眼窩下溝および眼窩下溝の内側で骨折が起こりやすい．手術の際はこのバンドルと眼窩骨膜および眼窩組織との間を十分に剥離しないとプレートの留置が難しくなる．剥離の際は出血をしやす

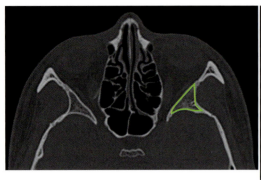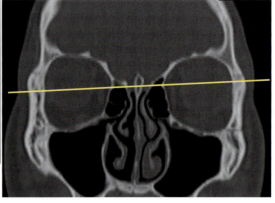

図4　眼窩減圧術のメルクマール
Sphenoid door jamb は図の緑線で囲まれた三角形の部分．術前にこの三角形の底辺の長さを測っておき目安とするとよい．
術前に頭蓋底の位置を必ず確認する．本症例は正常症例だが，左右の前頭篩骨縫合の高さを結んだ線が頭蓋底とほぼ一致する．
内側壁の手術の際には注意が必要である．

いため，十分に注意したうえでバイポーラなどで焼灼する．また下壁骨膜の剥離の際は内側の下斜筋の付着部にも注意が必要である．通常，必要がなければ下斜筋の付着部より内側では骨膜の剥離は行わない．それより内側の骨膜の剥離が必要な場合は十分に注意したうえで，下斜筋付着部を骨膜ごと剥離し，閉創の際にしっかりと骨膜を縫い合わせ，再建する必要がある．

II.　眼窩の血管系

1. 動脈（図5）

　眼球および眼窩内組織はほとんどは内頸動脈から分枝する眼動脈およびその分枝から栄養される．眼動脈は眼窩内に入った後に網膜中心動脈，涙腺動脈，長後毛様体動脈，短後毛様体動脈，眼窩上動脈，後篩骨動脈，前篩骨動脈，滑車上動脈，鼻背動脈，内側眼瞼動脈と分枝する．眼瞼レベルでは外頸動脈の分枝と吻合し動脈輪を形成している．外頸動脈系では，内側で顔面動脈，外側で浅側頭動脈，深部で上顎動脈が眼窩内に血液を供給し，内頸動脈系の血管と吻合する．顔面動脈は鼻背動脈と吻合し眼角動脈となるが，この眼角動脈およびその分枝は眼窩内壁の経皮膚アプローチ（Lynch 切開）の際に損傷しないように注意が必要である．

2. 静脈

　主に上眼静脈，下眼静脈に集まり海綿静脈洞へ流れる．網膜中心静脈は海綿静脈洞に直接合流する場合と上眼静脈に合流した後に海綿静脈洞に合流する場合とがある．眼窩下静脈は眼窩内を通るが，主に顔面を還流したのちの静脈が集まり眼窩下孔に眼窩下神経，眼窩下動脈とバンドルをなして入り，眼窩下溝を走行し下眼窩裂を抜けて翼突静脈叢へ還流する．

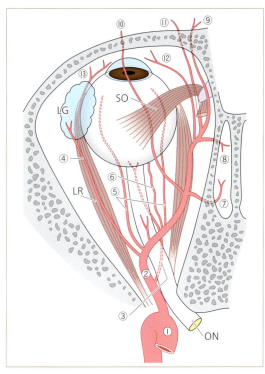

図5 眼窩の動脈
① 内頸動脈, ② 眼動脈, ③ 網膜中心動脈, ④ 涙腺動脈, ⑤ 長後毛様体動脈, ⑥ 短後毛様体動脈, ⑦ 後篩骨動脈, ⑧ 前篩骨動脈, ⑨ 滑車上動脈, ⑩ 眼窩上動脈, ⑪ 鼻背動脈, ⑫ 内側眼瞼動脈, ⑬ 外側眼瞼動脈
ON:視神経, LG:涙腺, SO:上斜筋, LR:外直筋
〔矢部比呂夫:眼窩手術に必要な局所解剖. 小口芳久(編):眼科診療プラクティス 24 眼窩疾患と画像診断. p16, 文光堂, 1996〕

3. リンパ管

眼瞼皮下, 結膜にはリンパ管が存在し, 耳前リンパ節, 顎下リンパ節につながるが, 一般的に眼窩隔膜内にリンパ管は存在しないのが特徴である. 例外として, 涙腺と視神経鞘にのみリンパ管が存在する.

III. 眼窩の神経(図6)

眼窩内を通る神経は, 視神経, 動眼神経, 滑車神経, 三叉神経(第1枝, 第2枝), 外転神経である. 視神経は視束管を通って眼窩内に入る. 視神経は眼球内, 眼窩内, 視束管内, 頭蓋内の4つの部分に分けられる. 眼球内の視神経はやや1mmで篩状板までは無髄線維であり, 篩状板を越えると有髄線維になる. 眼窩内視神経は約30mmであるが, 眼球後端から視神経管までの距離は20mm程度なので, 眼窩内の視神経の長さに余分があり, ゆるやかにS状に走行している. この余分のおかげで激しい眼球運動やある程度の眼球突出に耐えうる. 視束管部の視神経は5〜8mm程度で, この部位から骨膜に続く硬膜に包まれる. 頭蓋内での視神経は10mm程度走行した後, 視交叉へ入る.

動眼神経は海綿静脈洞を通り上眼窩裂の総腱輪の中を通って眼窩内に入る. 動眼神経は上枝と下枝に分枝し, 上枝は上直筋枝と眼瞼挙筋枝を, 下枝は内直筋枝, 下直筋枝, 下斜筋枝を出し, 筋の後方1/3の部位で内側からそれぞれの筋へ入る. また副交感神経枝を毛様体神経節に出し, 瞳孔収縮を支配する.

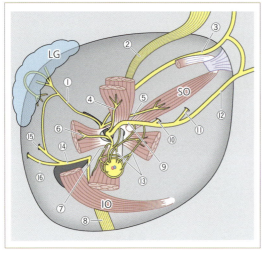

図 6　眼窩の神経
① 涙腺神経，② 眼窩上神経，③ 滑車上神経，④ 動眼神経上枝，⑤ 滑車神経，⑥ 外転神経，⑦ 動眼神経下枝，⑧ 眼窩下神経，⑨ 鼻毛様体神経，⑩ 後篩骨神経，⑪ 前篩骨神経，⑫ 滑車下神経，⑬ 後毛様体神経，⑭ 頬骨神経，⑮ 頬骨側頭神経，⑯ 頬骨顔面神経
LG：涙腺，SO：上斜筋，IO：下斜筋
(Rootman J, et al：Orbital Surgery, a conceptual approach second edition. pp76, Lippincott Williams & Wilkins, Philadelphia, 2014 より改変)

　滑車神経は頭蓋内の経路が長く，頭部外傷の際に傷害されやすい．海綿静脈洞から動眼神経の下を通り，総腱輪の上方から上眼窩裂を通り眼窩内に入る．外転神経は海綿静脈洞から滑車神経の下を通り，上眼窩裂を総腱輪内を通って眼窩内に入る．
　三叉神経は第 1 枝（眼神経），第 2 枝（上顎神経）に分かれて海綿静脈洞を通り，眼神経はさらに涙腺神経，前頭神経，鼻毛様体神経に分枝し，前 2 者は総腱輪の上，後者は総腱輪内を通り眼窩内に入る．前頭神経はさらに眼窩上神経，滑車上神経と分枝し，鼻毛様体神経は短長の後毛様体神経の枝を出しながら内方に向かい後篩骨神経，前篩骨神経を分枝し，滑車下神経につながる．
　上顎神経は正円孔より翼口蓋窩に入り眼窩下神経，頬骨神経を分枝する．眼窩下神経は下眼窩裂から眼窩内に入り，眼窩下神経溝を通り下眼窩神経孔から眼窩外に出る．

IV. 眼窩隔膜と眼窩骨膜

　眼窩骨膜は眼窩骨を覆うとともに眼窩組織を包んでいるが，眼窩の前面では眼窩隔膜が眼窩組織を覆っている．眼窩内に到達するためにはこれらの膜を切開し眼窩内に入る必要がある．逆に，手術の際にこれらの膜を不用意に損傷すると，眼窩内組織（主に眼窩脂肪）が脱出し，術野の展開が困難になるため注意する．閉創の際には切開した骨膜および眼窩隔膜をしっかりと縫合する．一方，眼窩減圧術の際は削骨し減圧できるスペースを確保しただけでは減圧にはならず，骨膜をしっかりと切開し眼窩内組織を眼窩外に脱出させる必要がある．

V. 外眼筋と眼窩脂肪と connective tissue septa

　眼窩内の組織（外眼筋，神経，血管）と眼窩脂肪は connective tissue septa によって支持され連続性をもっている（図 7）．そのため，眼窩壁骨折の際は筋の損傷がなくても connective

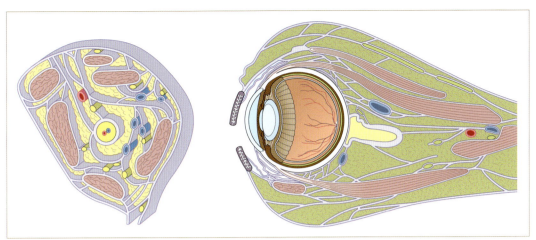

図7 Connective tissue septa
眼窩内の組織（外眼筋，神経，血管）と眼窩脂肪は connective tissue septa によって支持され連続性をもっている．
（Jonathan J, Dutton, et al：Atlas of Clinical and Surgical Orbital Anatomy second edition. pp124, 125, Elsevier Saunders, Philadelphia, 2011 より改変）

tissue septa の傷害があれば，眼球運動障害を起こすことになる．また，手術の際の非愛護的操作により connective tissue septa を損傷すると，眼球運動障害や神経障害，血流障害の原因となることがある．甲状腺眼症の眼窩脂肪摘出術の際に眼窩脂肪を不用意に牽引することで血流障害を起こし，失明することもあるため注意が必要である．

参考文献

1) Jonathan J, Dutton, et al：Atlas of Clinical and Surgical Orbital Anatomy second edition. pp15-128, Elsevier Saunders, Philadelphia, 2011
2) Rootman J, et al：Orbital Surgery, a conceptual approach second edition. pp51-116, Lippincott Williams & Wilkins, Philadelphia, 2014
3) Zide BM, et al．岩田和夫（監訳）：カラーアトラス眼窩手術解剖．pp1-19．西村書店，1990
4) Tyers AG, et al：Colour Atlas of Ophthalmic Plastic Surgery third edition, pp1-28, Butterworth Heinemann Elsevier, Oxford, 2008
5) Kakizaki H, et al：Anatomy of the superior border of the lateral orbital wall：surgical implications in deep lateral wall decompression surgery. Ophthal Plast Reconstr Surg 27：60-63, 2011

（張　大行，大湊　絢）

C 初診時の外来診察 ―どう診てどう考えるか

I. 頻度

　眼窩疾患には炎症，外傷，甲状腺眼症などがあるが，画像検査から眼窩腫瘍が疑われたら，その頻度を熟知しておくことは非常に重要なことで，診断過程の第一歩となる．病理所見が得られた原発性眼窩腫瘍のうち，わが国で最多はリンパ増殖性疾患である．続いて，涙腺多形腺腫，皮様嚢腫・表皮様嚢腫，血管腫，髄膜腫である．

II. 年齢・性差

　眼窩疾患のうち，特に，眼窩腫瘍の鑑別に際しては年齢・性差が有益な情報となる．高齢者の眼窩腫瘍では，悪性リンパ腫，転移性・浸潤性腫瘍，涙腺癌などの悪性腫瘍の頻度が高く，近年は悪性リンパ腫や転移性腫瘍が増えている．小児では，皮様嚢腫，血管腫，視神経膠腫などの良性腫瘍が多いが，悪性腫瘍（横紋筋肉腫，神経芽細胞腫，網膜芽細胞腫の眼球外進展など）では非常に急激な増悪を示すので注意を要する．

　そのほかにも，年齢や性差の情報が診断に有益である．例えば，視神経鞘髄膜腫は中年女性に多い．

III. 問診

1. 臨床経過

　発症が急激か緩徐か，進行性か不変か，変動があるか，一過性かの聴取は重要である．腫瘍や甲状腺眼症における圧迫性視神経症は進行は緩徐であるが，白血病や悪性リンパ腫に代表される浸潤性視神経症では急激，かつ重篤な視力障害をきたす．眼窩先端部腫瘍では眼球運動に伴う一過性視力障害がみられることがある．外傷性視神経症では受傷形態（顔面打撲，頭部打撲，頸部損傷―いわゆるむち打ち）を必ず確認する．

2. 疼痛の有無

　問診では神経症状に加えて，疼痛の有無，その性状や部位を必ず確認する．

1）有痛性視神経疾患

　視神経炎では眼球運動時痛，動脈炎性虚血性視神経症では頭痛，浅側頭部痛，頸部痛，関節痛，筋肉痛，うっ血乳頭では頭蓋内圧亢進による頭痛を呈する．鼻性視神経症では急激な視力低下と蝶形骨洞・篩骨洞の副鼻腔炎（粘液嚢胞，膿性嚢胞）による球後痛，眼周囲痛を訴える．

2）有痛性眼球運動障害

　眼窩内病変（眼窩蜂巣炎，外眼筋炎，後部強膜炎）をまず考える．眼窩滑車部炎は滑車または上斜筋鞘の炎症で，頻度は高くはないが，まれではない．前頭部・眼窩周囲に限局した痛みで，滑車部の圧痛，上斜筋麻痺，上斜筋作動方向での痛みの誘発がみられる．

　糖尿病などによる虚血性動眼神経麻痺も急性の球後痛を訴えることも多い．動脈瘤による動眼神経麻痺は緊急疾患であるが，頭痛を伴っていたら，すでに微小な血液漏出が起こっている可能性があり，さらに緊急度が増す．

　Tolosa-Hunt症候群は眼窩先端部や上眼窩裂より海綿静脈洞部にかけての肉芽腫性炎症で，有痛性の複合眼球運動神経麻痺を呈する．三叉神経障害を伴う眼球運動神経麻痺をきたす症候群（Gradenigo症候群，海綿静脈洞症候群，上眼窩裂症候群，眼窩先端部症候群）も考慮する（後述）．再発性有痛性眼筋麻痺性ニューロパチー（旧名：眼筋麻痺性片頭痛）でも一過性の痛みを伴う眼球運動障害を呈する．

3）有痛性瞳孔異常

　内頸-後交通動脈瘤による散瞳を伴う動眼神経麻痺，急性緑内障発作，内頸動脈解離（Horner症候群を伴う頭痛や頸部痛）は緊急性疾患である．鑑別に反復発作性片側性散瞳が挙がるが，この疾患は健康な若年女性に多く，一過性の片側性の散瞳と調節障害のため羞明，霧視をきたし，同側の頭痛を合併する．

4）有痛性眼球突出

　有痛性眼球突出がみられたら，眼窩蜂巣炎，外眼筋炎，眼窩出血（眼窩静脈奇形による非外傷性もある）を考える．眼窩蜂巣炎は強い痛みを伴うのに対して，特発性眼窩炎症は無痛性ないし軽度の疼痛である．特に，IgG4関連眼疾患では涙腺腫大，外眼筋腫大，眼窩上・下神経腫大をきたすが，疼痛は軽微である．特発性外眼筋炎では強い痛みをきたすのと対照的である．

　悪性リンパ腫も含め眼窩腫瘍は一般に無痛性かあっても痛みは軽度であるが，腺様嚢胞癌は神経周囲に沿って浸潤発育するため疼痛をきたすことがある．

IV. 異常所見の解釈と鑑別疾患

　眼窩疾患の診断には画像検査が必須であるが，その前の神経眼科的な診断過程も重要な位置を占める．

1. 視力障害

視力低下の程度は鑑別疾患に有用である．視神経乳頭腫脹がみられるものの視力が良好な視神経疾患には，うっ血乳頭の初期，偽乳頭浮腫，乳頭血管炎，糖尿病乳頭症，Leber遺伝性視神経症の前症状期などがある．反対に，光覚弁消失まで至るものには，多発性硬化症による脱髄性視神経症，小児視神経炎，抗アクアポリン4抗体陽性視神経炎，外傷性視神経症，鼻性視神経症，浸潤性視神経症などがある．Leber遺伝性視神経症では極期でも光覚弁までは落ちない．外傷性視神経症では受傷直後より低下を示すが，その程度は光覚なしから良好なものまでさまざまである．通常はその後進行しない．

2. 視野異常

原則として，視野異常のタイプから視神経炎や虚血性視神経症などの視神経疾患の原因診断は不可能である．

外傷性視神経症では視野異常は必発で，広範な視野欠損を生じやすいが，視野異常の型は不規則な視野欠損，暗点，水平半盲などさまざまである．

眼窩内病変と視交叉以降の頭蓋内病変の視野異常による鑑別は，垂直経線に着目することであるが，この判定には静的自動視野計が優れており，垂直経線をはさみ4dB以上の差が連続3点並んでいる際は垂直経線を反映しているとみなす．

蝶形骨腫瘍や眼窩腫瘍の頭蓋内進展において，頭蓋内視神経と視交叉前方の接合部で障害されると，接合部暗点をきたす．この異常は健側の上耳側半盲を伴う中心暗点で，対側の下鼻側線維が視神経内へ前方進入（Wilbrand knee）しているために起こると考えられている．

3. 眼球運動障害

炎症，悪性腫瘍は外眼筋周囲のTenon嚢の癒着が強いため眼球運動制限をきたしやすい．一方で，眼球は常に動いているため，進行が遅い良性腫瘍や被膜を有する場合，眼球運動障害はきたしにくい．

1）複合神経麻痺

眼窩内疾患で鑑別を要するのは複合神経麻痺である．単独の眼球運動神経麻痺ではなく複合眼球運動神経麻痺を診たら，全身疾患によるものか局在徴候によるものかを見極める．全身性の神経疾患としてFisher症候群，帯状疱疹の可能性があるが，重症筋無力症，甲状腺眼症，外眼筋炎，ミオパチー（Kearns-Sayre症候群）も考えなくてはならない．局在診断としては3つの眼球運動神経が近接する部位，すなわち頭蓋底，海綿静脈洞，上眼窩裂での病変を意味している．さまざまな神経徴候の組み合わせは以下のような症候群として，画像診断とともに正確な病巣局在の情報をわれわれに提供してくれる．

（1）錐体尖端症候群（Gradenigo症候群）

海綿静脈洞後方の側頭骨錐体尖端部の障害で，三叉神経痛と外転神経麻痺を生じる．

(2) Raeder 症候群

　三叉神経痛と節後性 Horner 症候群を呈す．内頸動脈解離，中頭蓋窩病変の精査が必要である．

(3) 海綿静脈洞症候群

　三叉神経症状と複合神経麻痺が合併するもので，三叉神経分枝の障害範囲から前方型（三叉神経第1枝と眼球運動神経麻痺），中間型（三叉神経第1枝・第2枝と眼球運動神経麻痺），後方型（三叉神経すべての障害と眼球運動神経麻痺）に分けられる．眼球運動障害は全眼球運動神経麻痺のときも単独神経麻痺のときもある．Horner 症候群を伴うこともある．

(4) 上眼窩裂症候群

　臨床的に前述の前方型海綿静脈洞症候群とは区別ができず，実際に病変がまたがることも多く，Tolosa-Hunt 症候群，悪性リンパ腫，転移性腫瘍，浸潤性腫瘍などがある．

(5) 眼窩先端症候群

　上眼窩裂症候群に視神経障害が加わったものである．

2) MLF 症候群の鑑別

　内転障害のみを診た場合，動眼神経部分麻痺よりも外眼筋疾患，重症筋無力症，内側縦束（MLF）症候群を考える．MLF 症候群は内転障害，対側外転眼の単眼性眼振（解離性眼振），輻湊正常が3徴で，核下性障害との差異は輻湊の可否である．輻湊が可能かをみるには，内転不可の限界からさらに輻湊をさせて内転するかをみるとよい．ただし，内転障害が強いと輻湊を評価するのは難しいので，内転のみの障害，対側の単眼性眼振をみたらまずMLF 症候群を考える．

4. 瞳孔異常

　眼窩内病変で急激な視力低下を併発したら眼窩先端部への病巣波及を考える．片側視神経障害では瞳孔不同をきたさないので，相対的瞳孔求心路障害（RAPD）のチェックが重要である（次項参照）．眼窩先端部や海綿静脈洞部での動眼神経麻痺は瞳孔異常を伴いにくいが，海綿静脈洞病変では Horner 症候群を伴うことがある．眼球運動障害を伴わない突然の散瞳は瞳孔緊張症を考える．

5. 眼球突出

　眼窩腫瘍を疑う出発点で，開瞼して上方からの視診がわかりやすい（図1）．涙腺上皮性腫瘍では内下方への眼球偏位をきたすが，前方への眼球突出が主体で眼球偏位が少ない場合は筋円錐内腫瘍が疑われる．急激な眼球突出は眼窩蜂巣炎，副鼻腔嚢胞，外眼筋炎，血液・リンパ系腫瘍，涙腺癌，転移性腫瘍が考えられる．

　触診も重要で，硬度，拍動性（頸動脈海綿静脈洞瘻，神経線維腫症での脳髄膜瘤），可動性を診る．腫瘍を圧迫して後退する場合は，眼窩隔膜より後方で，隔膜との癒着がないもので

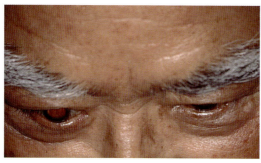

図1 眼球突出の評価
正面からより上方からのほうが眼球突出は判定しやすい．

ある．反対に，後退しない場合は眼窩隔膜より前方，もしくは，隔膜と癒着している場合である．

参考文献

1) Shikishima K, Kawai K, Kitahara K：Pathological evaluation of orbital tumours in Japan：analysis of a large case series and 1379 cases reported in the Japanese literature. Clin Experiment Ophthalmol 34：239-244, 2006
2) 敷島敬悟：緊急を要する乳頭腫脹—病歴と一般眼科検査から疑う．敷島敬悟（編）：神経眼科診断クローズアップ．pp2-5，メジカルビュー社，2014

（敷島敬悟）

D 診断・治療に必要な検査

I. 眼科一般検査

1. 前眼部検査

結膜充血・浮腫は炎症性疾患を示す徴候であるが，悪性リンパ腫，転移性腫瘍，涙腺悪性腫瘍では無痛性の強い結膜充血や結膜浮腫を呈す．また，頸動脈海綿静脈洞瘻でみられる上強膜血管の怒張は鑑別として重要で，corkscrew 状に角膜輪部まで血管が拡張しており(caput Medusae)，MRI で上眼静脈の拡張が特徴的である．

2. 眼底検査

視神経鞘髄膜腫，眼窩炎性，甲状腺視神経症などによる圧迫性視神経症では乳頭腫脹をきたすことがある．そのほか，眼窩腫瘍に関連して，視神経萎縮，脈絡膜皺襞，網膜静脈のうっ滞，血管奇形(Wyburn-Mason 症候群)，optociliary shunt vessel をチェックする．

Optociliary shunt vessel は視神経乳頭上にみられる拡張した血管で，慢性的な網膜中心静脈の圧迫による網膜静脈から脈絡膜静脈系への側副路の拡張である．Optociliary shunt vessel は視神経鞘髄膜腫に特徴的な所見ではあるが，特異的なものではなく，視神経膠腫などの他の病変でも出現する．頻度も決して多くはなく，視神経後方の視神経鞘髄膜腫では shunt vessel は出現しない．

II. 眼球運動検査

制限が作動筋の麻痺によるものか拮抗筋の伸展制限(眼窩吹き抜け骨折，甲状腺眼症，外眼筋の癒着)によるかを見極める必要がある．斜筋の異常は Bielschowsky 頭部傾斜試験や Parks 3 段階法で診断していくが，眼底写真で回旋偏位を確認するのも有用である．

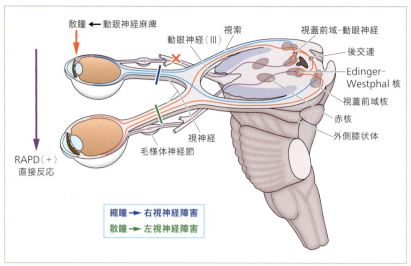

図1 散瞳時のRAPD
右が散瞳している場合，右眼から左眼への光入射で，左眼が縮瞳すれば右眼の視神経障害の合併，左眼の散瞳が観察されれば左眼の視神経障害の存在が疑われる．

III. 瞳孔検査

1）一般的検査

暗所と明所それぞれで，瞳孔の大きさ，形，偏位，瞳孔不同を診ていく．次いで，対光反射，近見反応を検査する．両反応の解離(light-near dissociation)も重要な所見である．

2）RAPD（relative afferent pupillary defect：相対的瞳孔求心路障害）

視神経障害など対光反射の求心路障害の際にみられる，感度の左右差を示す所見で，視神経疾患の診断には欠かせない．RAPDは交互点滅試験で検出する．感度の左右差があれば，健眼から患眼への移動で散瞳，患眼から健眼の移動で縮瞳をきたす．前者は対光反射の逆の現象(散瞳)のためわかりやすいが，わずかな左右差の際は後者のほうがわかりやすい．

なお，動眼神経麻痺や虹彩異常などの遠心路障害が合併し，片側が散瞳していてもRAPDの検出は可能である．この際は，散瞳側から正常瞳孔側へ光を動かし一方通行で判定する(図1)．

IV. 画像検査

1. CT

通常はMRIが情報量も多く，第一選択ではあるが，以下の場合はCT検査が有用である．オーダーは頭部CTではなく，眼窩CTが望ましい．

1）外傷

外傷性視神経症，眼窩外傷における骨折の診断には必須で，この評価には冠状断 bone window による撮影が優れている．

しかしながら，外傷性視神経症において，視神経管骨折を認めることは少なく，外傷性視神経症において視神経管骨折の有無は診断根拠とはならない．たとえ認められたとしても，骨折線が視神経管部に限局するものはまれで，通常は周囲の頭蓋底骨折や顔面骨骨折に伴う場合が多い．大きな骨折片が生じれば CT 検査でも検出されうるが，このような例は少ない．

眼窩吹き抜け骨折の診断では閉鎖型に注意しなくてはならない．一見，骨折範囲は軽度にみえるが，筋肉の嵌頓壊死に対して緊急手術が要求される．

2）骨破壊，骨硬化の評価

（1）破壊性変化

一般に，涙腺多形腺腫や髄膜腫などの良性腫瘍は緩徐に発育し，周囲の骨を圧排し，骨の菲薄化や変形をきたすが骨破壊は起こさない．骨破壊をきたすものには，囊胞性疾患（皮様囊腫，副鼻腔囊腫，血性囊腫），血液・網内系腫瘍（Langerhans 細胞組織球症，多発性骨髄腫），悪性上皮性腫瘍（涙腺原発，副鼻腔からの浸潤，転移性），肉腫（神経芽細胞腫）がある．しかし，眼窩に多い MALT リンパ腫では通常骨破壊は生じない．神経線維腫症では，蝶形骨欠損を合併し，脳髄膜瘤で拍動性眼球突出をきたす．

（2）硬化性変化

眼窩や副鼻腔の骨腫，線維性骨異形成症などの骨性腫瘍の診断には CT は最適である．腫瘍内部の石灰化は，骨性腫瘍のほか，髄膜腫，皮様囊腫，海綿状血管腫，涙腺多形腺腫，網膜芽細胞腫などでみられる．髄膜腫では周囲の骨に反応性の骨硬化像を呈す．転移性腫瘍ではほとんどは骨破壊性であるが，前立腺癌，神経芽細胞腫など一部のものは骨硬化性病変をとることもある．

3）MRI 禁忌症例

心臓ペースメーカー，体内の磁性金属，閉所恐怖症，入れ墨などでは MRI は禁忌である．

2. MRI

基本的撮影法には T1 強調画像，T2 強調画像，拡散強調画像（DWI），MRA（MR angiography）がある．DWI は超急性期脳梗塞，MRA は脳動脈瘤の診断に有用である．ガドリニウム静注による造影 T1 強調画像は腫瘍や炎症の評価に適しており，急性期視神経炎の評価にも有用である．造影が診断の決め手となるものに，視神経鞘髄膜腫や肥厚性硬膜炎（図2）がある．さらに，STIR（脂肪抑制法で，眼窩内の視神経炎の評価に有用），FLAIR（水信号を抑制した T2 強調画像で，脱髄病巣の検出によい）なども有用である．

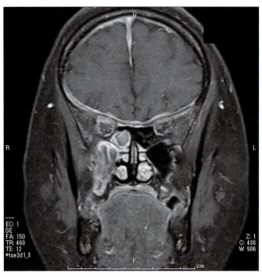
図2　肥厚性硬膜炎
造影MRIで脳硬膜の肥厚が明瞭に判定できる．

　MRIのオーダーは漫然と頭部MRIで行うのではなく，予想される病変部位や病態を考えてオーダーする必要がある．眼窩内病変が疑われたら，頭部ではなく眼窩MRIでオーダーし，冠状断による撮影が病変の描出に優れている．

　眼窩内腫瘍がMRIでみられた場合，以下のポイントに着目し，読影していくが，骨破壊，浸潤性，多房性，辺縁が不整で不明瞭，内部が不均一，強い造影効果，T2強調画像での高信号は悪性腫瘍を疑う所見である．加えて，高齢，急激な悪化，無痛性結膜浮腫も悪性のサインである．

1) 局在部位

　筋円錐外では涙腺上皮性腫瘍，血管腫，リンパ増殖性疾患，皮様嚢腫，副鼻腔嚢腫が多く，筋円錐内では血管腫，神経鞘腫，視神経膠腫，髄膜腫を考える．両側涙腺腫大をみた場合はIgG4関連眼疾患を念頭におく．IgG4関連眼疾患では外眼筋腫大，三叉神経腫大もみられる．

　外眼筋の腫大をみたら，まず外眼筋炎もしくは甲状腺眼症を考えるが，転移性腫瘍，脂肪肉腫もまれではあるが鑑別疾患として挙げておく．甲状腺眼症は腱の腫大を含まない紡錘型，外眼筋炎は腱まで腫大するといわれているが，重症の甲状腺眼症では腱も腫脹してくる．両者の鑑別はむしろ障害筋の分布で，甲状腺眼症は下直筋，内直筋に多く，一方，外直筋単独は外眼筋炎を考える．

2) T1強調画像とT2強調画像の対比

　細胞成分に富む腫瘍性病変ではT1で眼窩脂肪より低信号，T2で等信号から高信号を呈する．水分に富む腫瘍（血管腫，嚢腫，神経鞘腫の粘液腫病巣）ではT2で著明な高信号となる．

3）内部の信号強度の均一性

均一性を示すのは血管腫，囊胞性疾患，リンパ増殖性疾患で，不均一では神経鞘腫，神経線維腫，涙腺上皮性腫瘍，悪性腫瘍を疑う．

4）造影効果

造影されやすい腫瘍は血管腫，神経鞘腫，髄膜腫，悪性腫瘍である．毛細血管腫は早期より顕著な造影効果を示す．

5）腫瘍辺縁の状態

囊胞性腫瘍，血管腫，涙腺上皮性良性腫瘍，神経鞘腫は被膜を有し，辺縁明瞭である．時に悪性リンパ腫も明瞭である．辺縁不鮮明で不整，びまん性浸潤をきたす腫瘍はリンパ増殖性疾患，髄膜腫，悪性腫瘍である．

V. バイオマーカー検査

甲状腺眼症ではホルモン値は正常の場合が多く，診断には甲状腺刺激抗体が有用である．涙腺腫脹がみられたら，血中 IgG4 の定量は必須である（基準値 135 mg/dL 未満）．また，ACE，c-ANCA（PR3-ANCA），抗 SS-A/SS-B 抗体も涙腺腫脹，眼窩内炎症，視神経疾患の診断の参考になる．そのほか，視神経疾患の診断には抗アクアポリン 4 抗体，抗 MOG 抗体，抗核抗体，抗カルジオリピン抗体，p-ANCA（MPO-ANCA），抗 TPO 抗体など，眼球運動障害では抗アセチルコリン受容体抗体，抗 GQ1b 抗体などが有用なマーカーとなる．

参考文献

1) 敷島敬悟：視神経疾患の診断総論．三村治，谷原秀信（編）：眼科臨床エキスパート　知っておきたい神経眼科診療．pp12-27，医学書院，2016
2) 敷島敬悟：眼窩腫瘍．眼科 42：1385-1389，2000
3) Goto H, Takahira M, Azumi A：Japanese study group for IgG4-related ophthalmic disease：Diagnostic criteria for IgG4-related ophthalmic disease. Jpn J Ophthalmol 59：1-7, 2015

〔敷島敬悟〕

E 眼窩の形成手術概説

I. 眼窩の手術機器，手術材料

1. 眼窩手術器具

　眼窩手術に必要な手術器具は眼科手術とは大きく異なる．通常眼科手術で使用している器具は小さく，短いものが多い．眼窩手術では，切開や展開，骨切り，吸引，止血，摘出，復位，縫合などの手技があるため，通常眼科手術で使用する器具に追加して，専用の器具を準備する必要がある．あらかじめ手術器具のセットを準備し，眼瞼など浅い術野では眼瞼手術器具セットを，眼窩など深い術野では眼窩手術器具セットを使い分けると便利である．

1）眼瞼手術器具セット（図1）

（1）メス（図1a）

　眼形成手術で使用する替え刃には，主にNo.15C，No.11があり，メスホルダーに装着し使用する．

　No.15Cは，刃先が丸みを帯びた形状で，No.15を小型化したもので，小回りが利くため，より繊細な手技が可能である．主に刃を寝かせて，引くと切れるようになっており，刃の腹の部分を使用する．通常の皮膚切開や骨膜切開などで使用する．

　一方，No.11は，刃先が直線的で細く鋭利な形状である．主に刃を立てて，刃を押したり引いたりすると切れるようになっており，主に刃の先端部分を使用する．さまざまな小切開や穿刺で使用する．

（2）バイポーラ鑷子（図1b）

　眼窩手術では術野が深く狭く，器具や術者自身の手で術野を妨げやすいため，バイポーラ鑷子は膝状型のものが必要である．

　バイポーラは2つの先端部の間に通電することで凝固止血を行うため，鑷子の先端はやや開いた状態のままで出血点上に置くようにすると止血しやすい．

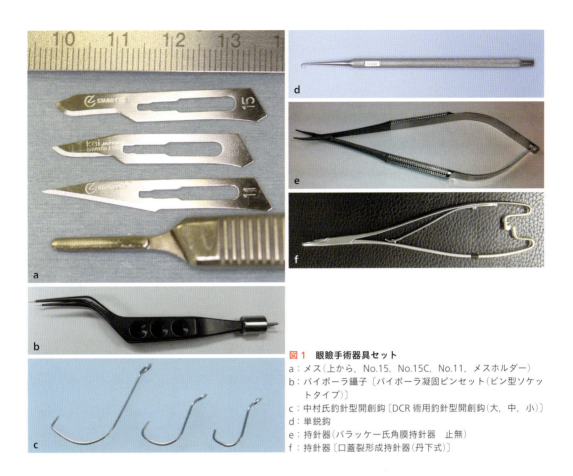

図1　眼瞼手術器具セット
a：メス（上から，No.15，No.15C，No.11，メスホルダー）
b：バイポーラ鑷子〔バイポーラ凝固ピンセット（ピン型ソケットタイプ）〕
c：中村氏釣針型開創鉤〔DCR術用釣針型開創鉤（大，中，小）〕
d：単鋭鉤
e：持針器（バラッケー氏角膜持針器　止無）
f：持針器〔口蓋裂形成持針器（丹下式）〕

（3）中村氏釣針型開創鉤（図 1c）

　中村氏釣針型開創鉤を使用すれば，助手の手を煩わすことなく，術野の展開ができるため，術者一人でも手術が可能になる．大，中，小の3サイズの大きさがあり，術野の深さに合わせて適宜使い分けるとよい．

　まずは，釣針型開創鉤の輪に1-0絹糸を結紮しておく．結紮した絹糸を牽引しながら，眼科用コッヘル止血鉗子でドレープに固定する．術野の範囲や深さの変化に応じて，容易に掛け直すことできるので，非常に有用である．また，牽引部分の止血効果も期待できる．

（4）有鉤鑷子，単鋭鉤（図 1d）

　不要な組織の損傷を最小限にとどめて操作を行うこと（atraumatic technique）で，術後の瘢痕が強くなり創が汚くなることを防ぐことができる．無鉤鑷子は鑷子の接触面全体で組織を把持するが，有鉤鑷子や単鋭鉤は点で組織を把持するため，組織の挫滅範囲が小さく済む．しかし，どんな鑷子でも必要以上に強い力でつかんでしまえば挫滅が生じるので，極力皮膚以外の眼輪筋などの組織を愛護的に把持するよう心がける．

（5）持針器（図 1e, f）

　眼窩手術ではさまざまな大きさの針を使用するため，把持する針の大きさで持針器を使い分ける．小さな持針器で大きな針を把持すると，持針器を損傷し，噛み合わせがおかしくなる．

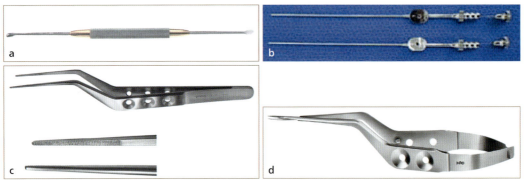

図2 眼窩手術器具セット
a：骨膜剥離子（テベッツ）
b：吸引嘴管〔吸引管フレイザー型　直　脳外用（上から No.1，No.0）〕
c：マイクロ鑷子（福島医大式オルビタ用万能鑷子）
d：マイクロ剪刀（ヤサーギルバイオネット型マイクロ剪刀　直）

（6）その他

剪刀，鉗子，鋭匙，角板，直尺，硝子棒などを用いる．

2）眼窩手術器具セット（図2）

（1）骨膜剥離子（図2a）

眼窩骨膜を骨より剥離するときに使用する．骨表面の血管（細い穿通枝）を認めた場合には，バイポーラで凝固処理してから剥離する．なお，前後篩骨動脈などの太い血管はバイポーラでしっかり凝固した後，マイクロ剪刀で切断する．

（2）吸引嘴管（図2b）

眼窩内組織をいたずらに吸引し，組織の損傷や出血を惹起しないために，調節孔付きのものが適している．

利き手と逆の手で保持し，糸付き小綿と併用することで出血を吸引し，術野の展開を確実なものとする．また，軽く弯曲させ，吸引嘴管の腹で組織を寄せることにより術野を確保することもできる．

（3）マイクロ鑷子（図2c），マイクロ剪刀（図2d）

バイポーラ鑷子と同様に，膝状型のものが必要である．

（4）その他

脳篦などを用いる．

3）その他の手術器具

眼窩骨の骨切りの場合，骨ノミ（鑿），ハンマー（鎚）が必要となる．骨ノミは3～10 mmくらいのもので，ハンマーは小ぶりのものでよい．

その他，開瞼器，手用2爪鉤，手用3爪鉤，骨鉗子（スタンツェ）なども使うことがある．

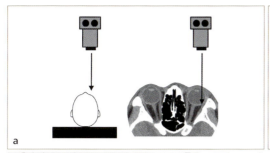
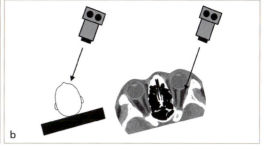
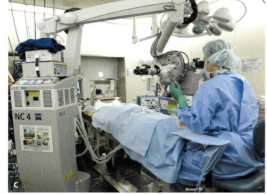

図3　コントラバス型手術用顕微鏡
a：視軸
b：眼窩軸
c：OPMI® Neuro/NC4

2. 眼窩手術機械

1）コントラバス型手術用顕微鏡（OPMI® Neuro NC4）（図3）

　眼科手術用顕微鏡は術野が狭い内眼手術に適したもので，高倍率で，対物レンズの作業距離が短い特徴を有する．しかし，眼窩手術では内眼手術より術野が広く深いため，安全で確実な手術を行うためには，以下の特徴を有する電磁ロック制御のコントラバス型手術用顕微鏡が必須である．

（1）倍率
　眼窩手術は内眼手術よりも術野が広いため，術野全体を広範囲に見渡せる低倍率から眼科手術用顕微鏡のように細部まで観察できる高倍率の両方が必要である．

（2）作業距離
　対物レンズの作業距離は眼科手術用顕微鏡よりも長い．眼窩手術で使用する手術器械は内眼手術のものより大きく長いため，作業距離が短いと顕微鏡に器械が接触し，清潔を保てず，手術操作の妨げになる．

（3）可動性
　眼科手術ではまっすぐに正面を見たときの眼球の軸である視軸（図3a）が基準となるが，眼窩手術では眼窩内壁と外壁の中央線で，視神経に平行な眼窩軸（図3b）が基準となる．

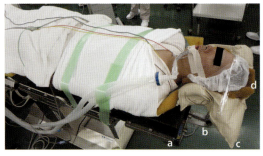

図4 電動手術台
a：アルファマッケ手術台（移動型）
b：馬蹄型マクラ
c：マジック・マット
d：エスケーパット

眼科手術用顕微鏡は眼球の視軸にあわせた二次元の可動域であるのに対し，コントラバス型手術用顕微鏡は角度を三次元で自由に変えられ，視神経に平行な眼窩軸を基準とすることができ，術中眼窩内のイメージをつかみやすく，安全な手術が可能になる．

（4）光源

キセノンランプとハロゲンランプがあるが，専用フィルターを通さないキセノンランプは内眼手術には使用できない．

なお，OPMI® Neuro NC4（図3c）は，電磁ロック制御で，総合倍率は $13.3\times \sim 1.37\times$（接眼レンズ10×使用時），対物レンズの作業距離は200〜420 mm，キセノンランプとハロゲンランプを搭載している．

2）電動手術台（図4）

眼科用に開発されたものはむしろ不便である．上下，左右に回旋できる可動式の手術台（図4a）を用いる必要がある．自由に角度を変えることができるコントラバス型手術用顕微鏡に加え，電動手術台の角度も自由に変えることで，さらに角度をつけて術野を確保することができる．

手術台を回旋させた際に患者の身体が転落しないように，当院では体幹をバスタオルで包んだ後，体幹をテープで，下肢を布帯でそれぞれ手術台へ確実に固定している．また，術中に患者の頭部が動かないように，頭部をマジック・マット（吸引すると固定される）（図4c）とエスケーパット（図4d）で，前額部をテープで固定している．

3）電動油圧スツール（マイクロサージャリースツール）（図5）

眼窩手術では頻繁に顕微鏡を覗き込む角度を変えることがあり，足元の操作で高さを変えることのできる電動式油圧椅子を用いたほうが手術を行いやすい．

例えば，眼窩下壁深部の手術の場合，患者の頭部を低く（ヘッドダウン）なるよう手術台を回旋し，電動油圧スツールを高くして，術者は患者の上へと覆いかぶさるような体勢で，コントラバス型手術用顕微鏡を尾側へ倒し，頭側を覗き込むようにすると眼窩深部まで確実に観察できる．

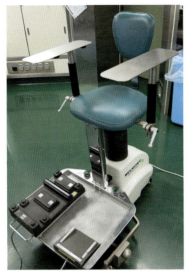

図5 電動油圧スツール（マイクロサージャリースツール）

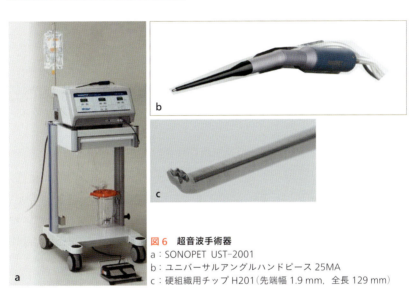

図6 超音波手術器
a：SONOPET UST-2001
b：ユニバーサルアングルハンドピース 25MA
c：硬組織用チップ H201（先端幅 1.9 mm，全長 129 mm）

4）超音波手術器（SONOPET UST-2001）（図6）

　超音波手術器は，破砕・送水・吸引の1台3役で，回転モーメントがないので巻き込みがなく，LT振動で効率的な骨切削が可能な特徴を有し，神経・血管の近傍での安全な骨切削に効果を発揮する．軟部組織の損傷が少なく，骨だけを削れ，削骨部からの出血も少なく便利である．ただし，皮膚の熱傷には十分な注意が必要である．

5）眼科用冷凍手術ユニット（クライオマチック MKⅡ）（図7）

　鑷子や牽引糸で腫瘍を把持すると表面を挫滅させ，腫瘍細胞を播種させる危険がある．眼科用冷凍手術ユニットは，高圧ガスを使用してのJoule-Thomson効果を応用してプローブの先端（冷凍チップ）を冷凍することにより，腫瘍に接触させるだけで腫瘍を傷つけるこ

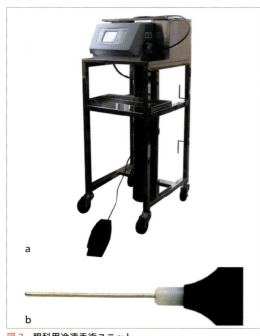

図7 眼科用冷凍手術ユニット
a：クライオマチック MKII
b：硝子体用プローブ（0.89 mm）

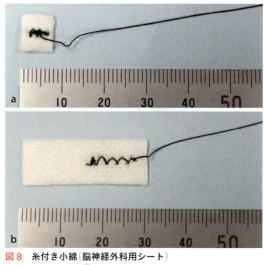

図8 糸付き小綿（脳神経外科用シート）
a：滅菌ベンシーツ®No.1（0.7×0.7 cm）
b：滅菌ベンシーツ®No.3（1.0×3.0 cm）

となく把持することができ，眼窩腫瘍摘出術には必須である．

6）電動骨鋸

眼窩骨の骨切りで使用する．刃は小ぶりで薄いものが望ましい．刃が薄いものであれば，削りシロが少ないため，閉創時に骨を直接固定しなくても，骨切りした骨片を元に戻して，骨膜縫合を行うだけで固定性は十分であり，経過とともに骨は癒合する．

3. 眼窩手術材料

1）糸付き小綿（脳神経外科用シート：滅菌ベンシーツ®）（図8）

術野の中で組織の圧排，術野の確保，止血の補助など重要な役割を果たす．生理食塩水で湿らせて使用する．吸引嘴管のみでは出血をうまく吸引できないだけでなく，眼窩脂肪などの眼窩内組織を誤って吸引し組織を傷つけるおそれがあるため，必ず糸付き小綿を介して吸引する．眼窩の深い術野であっても，長い糸がついているため，術野で紛失することはなく確実に体外へ取り除くことができる．

2）シリコーンプレート（眼球下垂抑止用埋入材）（図9）

眼窩骨折などで眼窩内組織の脱出を防ぐために使用する．固定孔なしの 0.5 mm または 1.0 mm を使用している．眼窩内に挿入したシリコーンプレートは被膜を形成し，術後眼窩内血腫を発生することがあるため，術後3か月目に抜去している．

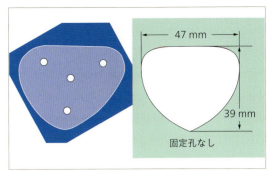
図9 シリコーンプレート（眼球下垂抑止用埋入材）

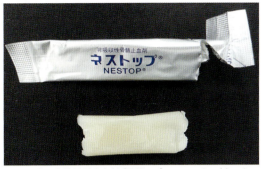
図10 非吸収性骨髄止血剤〔骨蝋，ボーンワックス（ネストップ®）〕

3）吸収性骨接合材〔人工骨（スーパーフィクソーブ® MX シート型プレート）〕

ポリ-L-乳酸（PLLA）に吸収性の非焼成ハイドロキシアパタイト（u-HA）の微粒子 40 wt％を混合した全吸収性の骨接合材である．比較的やわらかく，形成しやすい 0.5 mm または 0.3 mm を使用している．数年で分解代謝され，二酸化炭素と水になり，体外へ排出される．CT 画像上では，術後数年でスーパーフィクソーブ®MX シート型プレートと自家骨は一体化する．

4）ペンローズドレーン

眼窩内血腫は最悪失明を生じうるので，術後出血が予想される場合にはドレーンを挿入しておく．

5）非吸収性骨髄止血剤〔骨蝋，ボーンワックス（ネストップ®）〕（図10）

骨切り面など骨髄からのしみ出し状の出血時に小さく丸めて出血部位に使用し，止血する．

6）可吸収性局所止血剤（サージセル・アブソーバブル・ヘモスタット）

木材パルプから得られたセルロース繊維を酸化処理した植物由来の安全性と赤血球との塩形成による止血効果がある．副鼻腔粘膜からの出血時などに小さく切って出血部位に使用し，止血する．多くの場合，体内に吸収される．

II. 眼窩手術の麻酔

麻酔は方法により，その侵襲，合併症のリスク，時間的・経済的コストが大きく異なる．手術侵襲，患者の状態，術者の技量などを考え，合理的な方法を患者へ推薦するのが望ましい．

1. 全身麻酔

1）全身麻酔の目的

全身麻酔の目的は，①鎮静，②鎮痛（疼痛抑制，無痛化），③筋弛緩（運動抑制，無動化），④交感神経系抑制である．

麻酔深度が浅くなると交感神経系緊張により，頻脈，発汗，流涙，散瞳，血圧上昇，体動（筋弛緩を併用していないとき）などが生じる．

2）気道確保

術中は気管挿管あるいはラリンジアルマスクで気道確保して人工呼吸を行う．気道確保の利点は，長時間安定した全身麻酔を可能にすることで，欠点は歯牙損傷，食道挿管，片肺換気，バッキングなどである．特にバッキングは手術操作を妨げるだけでなく，眼窩内出血の誘因になりうる．

3）局所麻酔の併用

以下の利点があるため，全身麻酔時には局所麻酔を併用するべきである．
① エピネフリン添加局所麻酔薬により出血予防ができ，手術が容易になること．
② 全身麻酔の深度を浅くできること．
③ 全身麻酔中は意識を失っているが，術中も末梢神経は興奮しており，痛み刺激は中枢に届き，相応の反応を引き起こしうる．術後疼痛の原因とされる中枢の感作を抑えることで，覚醒後の神経興奮を低下させ，疼痛を軽減する可能性があること（先取り鎮痛，先制鎮痛）．
④ 覚醒後も局所麻酔の効果が若干残り，鎮痛効果が期待できること．

4）全身麻酔の適応

手術侵襲が大きく，所要時間が長い手術，例えば骨切り併用の眼窩腫瘍摘出術や眼窩内容除去術などが全身麻酔の適応となる．当然，小児や精神疾患など局所麻酔での手術に協力を得られない症例は適応である．

2. 局所麻酔

1）局所麻酔の目的

局所麻酔の目的は，①鎮痛（疼痛抑制，無痛化），②筋弛緩（運動抑制，無動化）である．

患者に突然生じる疼痛を経験させないことが鉄則である．突然の疼痛経験は，恐怖から疼痛の閾値自体を下げ，軽度な刺激でも疼痛を感じるようになる．

疼痛を感じる主な組織として皮膚，筋膜，骨膜がある．眼窩手術では，三叉神経第1枝や第2枝の支配領域をブロックする必要がある．

また，可能な限り患者の不安や恐怖を術者との会話で取り除く工夫も大切である（oral

anesthesia).

2）エピネフリン（アドレナリン）の添加

　エピネフリンの添加は，浸潤部位の血管収縮を起こし，ある程度の止血効果が得られ，局所麻酔薬の組織への吸収速度を遅らせることで，作用時間の延長や急性中毒の予防効果も期待できる．

　なお，エピネフリン添加製剤はリドカインに限られる．

3）局所麻酔の方法

（1）表面麻酔（点眼麻酔）

　短時間作用型の 0.4％オキシブプロカイン（ベノキシール®）点眼を初回に使用し，以降中間作用型の 4％リドカイン（キシロカイン®）点眼を用いることが多い．0.4％オキシブプロカイン（ベノキシール®）点眼の使い過ぎは角膜上皮障害を起こす．

（2）浸潤麻酔

　皮下麻酔，結膜下麻酔，Tenon 嚢麻酔，球後麻酔などがある．

　浸潤麻酔の疼痛を軽減するために，以下の点を工夫するとよい．

- ・知覚神経は眼窩内から眼窩縁を経て眼瞼内に入り，眼窩隔膜と眼輪筋の間を走行し，眼瞼縁に分布している．知覚神経の走行を考慮して，神経の中枢側から末梢側に向かって注入すると，末梢側の神経をブロックしながら行える．
- ・局所麻酔薬は注入前に冷蔵庫から出し，温度を室温以上にしておくことで，温痛覚刺激を減らす．
- ・針を刺入するときにはできるだけ刺入点の皮膚を伸ばすようにすることで，皮膚の痛点密度を小さくする．さらに，27 G 針や 30 G 針などできるだけ細い針を用い，刺入速度をゆっくりとすることで，刺入時痛を軽減する．
- ・局所麻酔薬の注入速度をゆっくりと行うことで，薬剤注入痛を軽減する．

　局所麻酔薬はデザイン線上の数か所に注入しておくとよい．万が一，デザイン線が消えてしまっても，デザイン線上に針穴が残るため，デザインを推測するのに役立つ．

　局所麻酔薬の鎮痛効果，エピネフリンの血管収縮効果が最高に発現するには 5 分以上を要する．手術は少なくとも 3 分は待って開始すべきである．

（3）伝達麻酔（神経ブロック）

　浸潤麻酔とは異なり，神経幹に対して麻酔を行うため，少量で麻酔効果が得られる．

　三叉神経第 1 枝（眼神経）の末梢枝である前頭神経（眼窩上神経，滑車上神経），鼻毛様神経（後篩骨神経，前篩骨神経，滑車下神経），涙腺神経や三叉神経第 2 枝（上顎神経）の末梢枝である眼窩下神経，頬骨神経（頬骨側頭神経，頬骨顔面神経）などをブロックする．眼窩上切痕（孔）や眼窩下孔は神経ブロックの有効なポイントである．

4) 局所麻酔の合併症

(1) 局所麻酔薬中毒(急性中毒)

アミド型局所麻酔薬に多い.

局所麻酔薬が血管内に吸収され,血中濃度が上昇するために生じる急性の全身症状(中毒性ショック)である.

　　a) 軽症(初期症状):注入後5～30分以内に中枢神経刺激症状が先行.興奮,不安,あくび,口唇のしびれ,めまい,多弁,動悸,呼吸数増加など.
　　b) 中等症:不穏状態,筋痙攣,頻脈,血圧上昇,チアノーゼ,悪心,嘔吐,腹痛など.
　　c) 重症:意識消失(昏睡),全身痙攣,徐脈,血圧低下,呼吸停止,心停止など.

局所麻酔薬は総量が同じでも低濃度で用いるほうが安全である.

(2) アナフィラキシーショック

エステル型局所麻酔薬に多い.

アミド型局所麻酔薬自体に抗原性はないが,麻酔用製剤には防腐剤(メチルパラベンなど)が含まれているため,アナフィラキシーショックが起こりうる.薬物アレルギーが心配な場合は,防腐剤の含まれていない不整脈治療用のアンプル入りの静注用製剤を用いるとよい.

局所麻酔の既往を必ず確認することが,アナフィラキシーショックの予防には重要である.

(3) 添加エピネフリン中毒

吸収の遅れで蓄積し,血圧上昇,頻脈,不整脈などを生じる.

(4) 神経損傷

神経鞘内への局所麻酔薬注入は神経線維の永続的な障害を生じる可能性がある.

(5) 血管損傷

少量の出血は圧迫止血で対応する.大量の出血では,眼窩内血腫により視神経障害や眼球運動障害を引き起こしたり,まれに眼心臓反射から心停止を生じたりすることがある.

5) 局所麻酔の適応

手術侵襲が小さく,所要時間が短い手術,例えば前方アプローチによる眼窩腫瘍摘出術などが局所麻酔の適応となる.当然,患者の協力を得られる症例に限られる.

3. 眼窩手術における麻酔の特徴

眼窩手術は麻酔科医には比較的安心できる術式である.

しかし,外眼筋付近を処理すると三叉神経第1枝(眼神経)を求心路,迷走神経を遠心路とする眼心臓反射により,徐脈となることがあるため,注意を要する.麻酔科医と相談

表1 眼窩手術における主なアプローチ法

アプローチ		眼窩への進入方向	デザイン・切開	利点	欠点
1 経眼窩	1) 経皮	上方，外側	重瞼線切開，眉毛下切開，Wright 切開	術野が広い．	皮膚に手術痕が残る．皮下出血，眼瞼腫脹
		下方	睫毛下切開		
		内側	Lynch 切開		
	2) 経結膜	上方	結膜円蓋部切開	皮膚に手術痕が残らない．	術野が狭い．結膜下出血，瞼球癒着による眼球運動障害
		下方，外側	swinging eyelid		
		内側	涙丘切開		
2 経副鼻腔		上方（前頭洞）	前頭洞切開	皮膚に手術痕が残らない．	術野が狭い．術後耳鼻科的管理が必要．副鼻腔の発育異常では困難．鼻出血
		下方（上顎洞）	歯肉粘膜（歯齦部）切開，上顎洞切開		
		上方（前頭洞），下方（上顎洞），内側（篩骨洞）	鼻内視鏡下鼻粘膜切開		
3 経頭蓋		上方（頭蓋底）	冠状切開	術野が見やすい．皮膚の手術痕が毛髪で隠れる．	手術侵襲が大きい．術後 ICU 管理が必要．頭蓋内出血，髄液漏（低髄液圧症候群）

し，硫酸アトロピンを適宜静注する．

III. 眼窩解剖と眼窩手術の手術合併症

　眼窩は眼窩骨および眼窩骨膜，眼窩隔膜に囲まれ，眼球，外眼筋，脳神経，血管などが密集し，眼窩脂肪，connective tissue septa で保護されている．

　眼窩手術に際しては，狭い術野にこれらの重要な組織が密集しているため，眼窩解剖を習熟したうえで，術野で正常組織を見極め，損傷しないように注意しなければならない．やみくもに眼窩内を操作すれば，これらを損傷し，重篤な手術合併症を引き起こすため，決して盲目的な手術操作を行ってはならない．

IV. 眼窩手術における主なアプローチ法（表1）

　広い視野で，より安全，確実に眼窩手術を行うためには，適切なアプローチ法を選択することが大切である．そのためには，術前の画像検査で眼窩の構造物と病変部の位置関係を十分に確認しておく．

　眼窩手術のアプローチ法には大きく分けると，① 経眼窩アプローチ（経皮アプローチおよび経結膜アプローチ），② 経副鼻腔アプローチ，③ 経頭蓋アプローチなどがある．

1. 経眼窩アプローチ

1) 経皮アプローチ

　経皮アプローチの利点は，術野が広いことであり，欠点は皮膚に手術痕が残る，皮下出

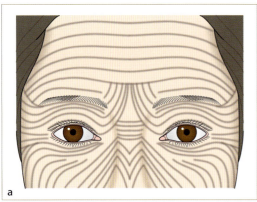
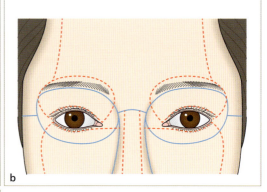
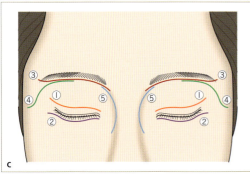

図11 経皮アプローチにおける皮膚切開
a：皺線．皺線は表情筋により作られ，筋肉の作用方向と直角をなし，張力がかかりにくいため，この線に沿うと創の瘢痕が目立ちにくい．
b：aesthetic unit および subunit．aesthetic unit と subunit は，凹凸や溝，輪郭により区画され，一致させると色調や質感の違いが目立ちにくい．
c：経皮アプローチにおける主なデザイン．デザインはある程度定型的になる．① 重瞼線切開，② 睫毛下切開，③ 眉毛下切開，④ Wright 切開，⑤ Lynch 切開などアプローチに合わせて選択する．

血，眼瞼腫脹などを生じることである．

2）経結膜アプローチ

経結膜アプローチの利点は，皮膚に手術痕が残らないことであり，欠点は，術野が狭い，結膜下出血や眼球癒着による眼球運動障害などが生じることである．

2. 経副鼻腔アプローチ

経副鼻腔アプローチの利点は，皮膚に手術痕が残らないことであり，欠点は，術野が狭い，術後耳鼻科的管理が必要，副鼻腔の発育異常では困難，鼻出血などを生じることである．

3. 経頭蓋アプローチ

経頭蓋アプローチの利点は，術野が見やすい，皮膚の手術痕が毛髪で隠れることであり，欠点は，手術侵襲が大きい，術後 ICU 管理が必要，頭蓋内出血，髄液漏（低髄液圧症候群）などが生じることである．

V. 経皮アプローチにおけるデザイン・切開（図11）

皮膚には，手術創の瘢痕を目立ちにくく，色調や質感などもより自然に近い状態にするための重要な指標がいくつかあり，顔面では可能な限りこれらの方向に一致させて切開す

ることが基本である．顔面には表情筋によって作られる皺があり，皺線と呼ばれる（図11a）．皺線は背後にある筋肉の作用方向と直角をなしており，張力がかかりにくくなっている．この線は，日常生活で蓄積された加齢とともに増加する皺として，また弛緩させた皮膚への軽い圧迫や筋肉の収縮運動によって確認できる．この線に沿って皮膚切開を行えば，手術創の瘢痕が目立ちにくくなる．さらに，顔面には前額や眼瞼，鼻，頬，口唇といった自然の凹凸や溝，輪郭などによってある程度の大きさに仕切られた aesthetic unit（整容区画）と，さらに分節した subunit がある（図11b）．デザインをこれらの区画に一致させることで，色調や質感の違いが目立ちにくくなる．具体的には，まず全体的な皮膚の色調や質感を観察し，aesthetic unit および subunit を確認する．次に，顕微鏡の拡大率をあげて，皺線や産毛の有無，毛並みの方向などを詳細に観察して，デザイン線を決めるとよい．

　眼瞼の形態を意識すると，デザイン線はある程度定型的になる（図11c）．主な皮膚切開には，①重瞼線切開，②睫毛下切開，③眉毛下切開，④Wright切開，⑤Lynch切開などがある．これらを基本にしてデザインを行うとよい．

VI. 主な眼窩手術術式のアプローチ法

1. 眼窩骨折整復術

　眼窩骨折整復術のアプローチ法には大きく分けると，①経眼窩アプローチ（経皮アプローチおよび経結膜アプローチ），②経副鼻腔アプローチなどがある．

1）経眼窩アプローチ（経皮アプローチ）

　経皮アプローチの利点はすべての工程を直視下で行えるので，確実に眼窩内組織を復位させることができることである．経皮アプローチには，①骨膜下アプローチ，②骨膜上アプローチがある．

（1）骨膜下アプローチ

　骨膜下アプローチは，眼窩縁上の骨膜を切開し，眼窩骨と眼窩骨膜の間を通る．眼窩内組織を復位し，眼窩壁を再建する際に用いる．

（2）骨膜上アプローチ

　骨膜上アプローチは，眼窩縁の眼窩隔膜を切開し，眼窩脂肪と眼窩骨膜の間を通る．眼窩内の癒着を剝離し，perifascial areolar soft tissue（PAT）付き脂肪を移植する際に用いられる．

2）経副鼻腔アプローチ

　経副鼻腔アプローチには歯肉粘膜（歯齦部）切開，上顎洞切開を行う方法と鼻内視鏡下鼻粘膜切開の方法がある．上顎洞に専用のバルーンを挿入し，眼窩内組織をバルーンで押し上げ，復位させ，一定期間留置することで，線維性被膜を作り，支持組織とする．経副鼻

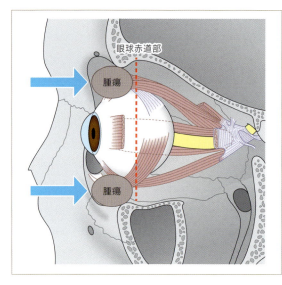

図 12　前方アプローチ
腫瘍が皮膚から触知され眼球赤道部（赤色の点線）よりも前方（眼窩の比較的浅い部位）にある場合や眼球赤道部より後方（眼窩の深い部位）でも海綿状血管腫など術中に脱血して腫瘍の容積を減量しながら摘出できる場合などに用いる．前方（青色の矢印）より眼窩内へ進入する．

腔アプローチの欠点は，すべての工程を直視下に行えないこと，眼球陥凹が生じる可能性があることである．

2. 眼窩減圧術

眼窩減圧術のアプローチ法には大きく分けると，① 経眼窩アプローチ（経皮アプローチおよび経結膜アプローチ），② 経副鼻腔アプローチなどがある．

減圧の対象とされてきた眼窩壁は主に下壁，内壁，外壁である．下壁の減圧は効果が大きいが，術後眼球運動障害や斜視をきたしやすい．内壁の減圧も術後運動障害をきたす可能性がある．一方，外壁の減圧は効果が小さいが，術後眼球運動障害をきたしにくい．そこで，病状によっては，1壁の減圧のみでなく，2壁の減圧を同時に行う．特に外壁と内壁を同時に減圧する方法は balanced decompression と呼ばれ，眼球運動障害を軽減しつつ，減圧効果が得られ有用である．

3. 眼窩腫瘍摘出術

眼窩腫瘍摘出術のアプローチ法には大きく分けると，① 経眼窩アプローチ（経皮アプローチおよび経結膜アプローチ），② 経副鼻腔アプローチ，③ 経頭蓋アプローチなどがある．

まずは，腫瘍の眼窩内での局在および腫瘍により圧排された視神経の方向を十分に把握しなければならない．次に，視神経にストレスがかかりにくいと考えられる視神経から最も遠く離れた対側で，かつ腫瘍が眼窩骨膜下に存在し，腫瘍への距離が最短である進入方向を選択する．

1) 経眼窩アプローチ（経皮アプローチ）

経皮アプローチには，① 前方アプローチおよび ② 骨切りアプローチ，③ 涙嚢切断アプローチがある．

（1）前方アプローチ（図12）

腫瘍が皮膚から触知され眼球赤道部よりも前方（眼窩の比較的浅い部位）にある場合や眼球赤道部より後方（眼窩の深い部位）でも静脈奇形（海綿状血管腫）など術中に脱血して腫瘍の容積を減量しながら摘出できる場合などに用いる．

重瞼線切開，睫毛下切開，眉毛下切開，Wright切開，Lynch切開など腫瘍の局在に合わせて選択する（図11c）．

前方より眼窩内へ進入する．

（2）骨切りアプローチ（図13）

腫瘍が眼球赤道部より後方（眼窩の深い部位）に存在する場合や筋円錐内に存在する場合，腫瘍が大きい場合などに用いられる．

これらの場合には，腫瘍摘出の際に眼窩縁の骨がひさしとなり邪魔になるため，一時的に眼窩骨を骨切りし，術野を広くする必要がある．

骨膜を骨から丁寧に剥離しておけば，骨切りした骨片を元に戻して，骨膜縫合を行うだけで固定性は十分であり，経過とともに骨は癒合する．

腫瘍が視神経の内側に存在する症例では，一般に広く行われている側方アプローチでは対応が困難な場合がある．そこで我々は，a）側方（外上方）アプローチ，b）外下方アプローチ，c）内側アプローチの3種類の骨切り経眼窩アプローチから症例ごとに適した方法を選択している．

a）側方（外上方）アプローチ（図13a）

腫瘍が眼球赤道部より後方（眼窩の深い部位）かつ外上方に局在し，腫瘍により視神経が内側または下方へ圧排されている場合に用いる．

Wright切開で行う（図11c）．顔面神経側頭枝は耳珠の下縁と眉毛外側端の1横指上方を結ぶライン上の脂肪層の下を走行する．眼窩上切痕（まれに眼窩上孔）には眼窩上動脈や眼窩上神経が走行している．それぞれ損傷しないように注意する．

従来のクレーンライン法よりもさらに上方へ延長したデザインで行うほうが，術野が広く，眼窩内操作が容易になるため，我々は好んで用いている．上方は前頭骨の眼窩上切痕（まれに眼窩上孔）の外側から，下方は頬骨の頬骨弓上縁まで，腫瘍の局在や大きさに応じて骨切りする．外上方より眼窩内へ進入する．

b）外下方アプローチ（図13b）

腫瘍が眼球赤道部より後方（眼窩の深い部位）かつ外下方に局在し，腫瘍により視神経が上方へ圧排されている場合に用いる．

睫毛下切開で行う（図11c）．外側は下眼窩裂の外側縁から，内側は眼窩下（神経）溝の内側までの頬骨を骨切りする．外下方より眼窩内へ進入する．

c）内側アプローチ（図13c）

腫瘍が眼球赤道部より後方（眼窩の深い部位）かつ内側に局在し，腫瘍により視神経が外側へ圧排されている場合に用いる．

Lynch切開で行う（図11c）．上方は前篩骨動脈下方から，下方は涙嚢窩下方までの上顎骨および涙骨，篩骨を骨切りする．内側より眼窩内へ進入する．

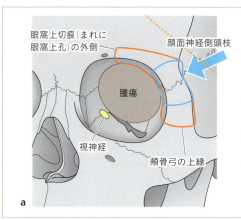 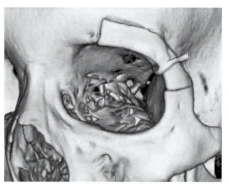

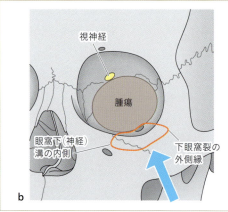 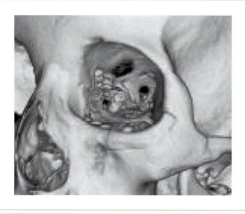

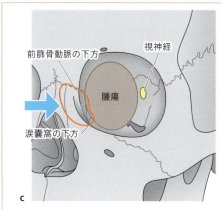 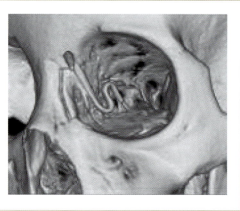

図13　骨切りアプローチ

a：側方(外上方)アプローチ．腫瘍が眼球赤道部より後方(眼窩の深い部位)かつ外上方に局在し，腫瘍により視神経が内側または下方へ圧排されている場合に用いる．従来のクレーンライン法(青色の実線)よりもさらに上方へ延長したデザインで行う．上方は前頭骨の眼窩上切痕(まれに眼窩上孔)の外側から，下方は頬骨の頬骨弓上縁まで(赤色の実線)，腫瘍の局在や大きさに応じて骨切りする．外上方(青色の矢印)より眼窩内へ進入する．
　眼窩3D CT(術後1日目)．側方(外上方)アプローチを選択し，前頭骨および頬骨を骨切りし，骨片を戻した．

b：外下方アプローチ．腫瘍が眼球赤道部より後方(眼窩の深い部位)かつ外下方に局在し，腫瘍により視神経が上方へ圧排されている場合に用いる．外側は下眼窩裂の外側縁から，内側は眼窩下(神経)溝の内側までの頬骨(赤色の実線)を骨切りする．外下方(青色の矢印)より眼窩内へ進入する．
　眼窩3D CT(術後1日目)．外下方アプローチを選択し，頬骨を骨切りし，骨片を戻した．

c：内側アプローチ．腫瘍が眼球赤道部より後方(眼窩の深い部位)かつ内側に局在し，腫瘍により視神経が外側へ圧排されている場合に用いる．上方は前篩骨動脈下方から，下方は涙嚢窩下方までの上顎骨および涙骨，篩骨(赤色の実線)を骨切りする．内側(青色の矢印)より眼窩内へ進入する．
　眼窩3D CT(術後1日目)．内側アプローチを選択し，上顎骨および涙骨，篩骨を骨切りし，骨片を戻した．

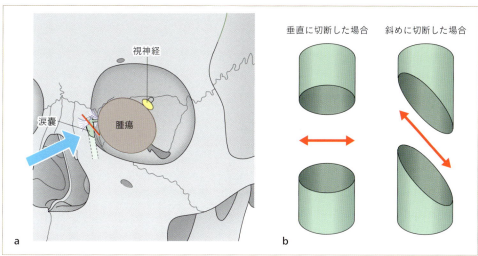

図14 涙嚢切断アプローチ
a：腫瘍が眼球赤道部より後方（眼窩の深い部位）かつ内下方に局在し，腫瘍により視神経が外上方へ圧排されている場合に用いる．内下方（青色の矢印）より眼窩内へ進入する．
b：涙嚢切断の角度．涙嚢を切断する際は，涙嚢壁に対し垂直ではなく斜めに切断する．これは，斜めに切断し管腔の断面積を広くすることで，術後の涙道閉塞を予防している．

（3）涙嚢切断アプローチ（図14）

　腫瘍が眼球赤道部より後方（眼窩の深い部位）かつ内下方に局在し，腫瘍により視神経が外上方へ圧排されている場合に用いる（図14a）．

　睫毛下切開およびLynch切開で行う（図11c）．涙嚢を切断した場合，術後の涙道閉塞が懸念される．そのため，涙嚢を切断する際は，涙嚢壁に対し垂直ではなく斜めに切断する（図14b）．これは，斜めに切断し管腔の断面積を広くすることで，術後の涙道閉塞を予防している．また，眼窩縁の角度に合わせて切断しておくと，吻合時に眼窩縁が邪魔にならず縫合しやすい．さらに，閉塞予防として涙道チューブを留置し，9-0ナイロン糸などの非吸収糸で涙嚢壁を縫合し，涙嚢を吻合する．内下方より眼窩内へ進入する．

2）経副鼻腔アプローチ（図15）

　腫瘍が内側（篩骨洞）または下方（上顎洞），上方（前頭洞）など副鼻腔付近に存在する場合に用いる．多くは副鼻腔発生の続発性眼窩腫瘍に該当する．

　耳鼻咽喉科医の協力の下，鼻粘膜切開で行う．内側または下方，上方などより眼窩内へ進入する．

3）経頭蓋アプローチ（図16）

　腫瘍が眼窩先端部に局在し，腫瘍により視神経が下方へ圧排されている場合や経眼窩アプローチでは摘出が困難な場合に用いる（図16a）．

　脳神経外科医の協力の下，冠状切開で行う．前頭骨および側頭骨を骨切りし，開頭する（前頭側頭開頭）（図16b）．上方より眼窩内へ進入する．

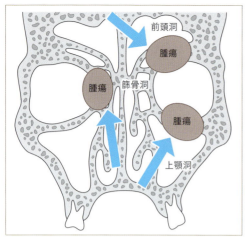

図15 経副鼻腔アプローチ
腫瘍が内側(篩骨洞)または下方(上顎洞),上方(前頭洞)など副鼻腔付近に存在する場合に用いる.内側または下方,上方など(青色の矢印)より眼窩内へ進入する.

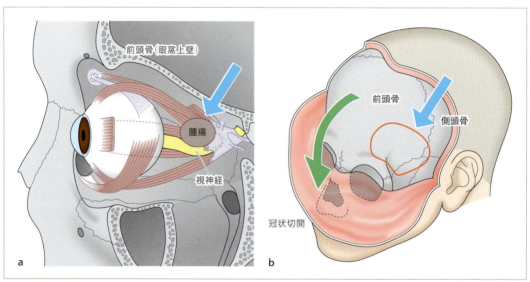

図16 経頭蓋アプローチ
a:腫瘍が眼窩先端部に局在し,腫瘍により視神経が下方へ圧排されている場合や経眼窩アプローチでは摘出が困難な場合に用いる.上方(青色の矢印)より眼窩内へ進入する.
b:冠状切開(緑色の矢印)し,前頭骨および側頭骨(赤色の実線)を骨切りし,開頭する(前頭側頭開頭).上方(青色の矢印)より眼窩内へ進入する.

参考文献

1) 中村泰久:形成手術.眼科診療プラクティス 64:122-126, 2000
2) 木山秀哉:吸入麻酔と静脈麻酔のメリット,デメリット.JOHNS 28:1731-1735, 2012
3) 笠井健一郎,嘉鳥信忠:デザイン・切開.野田実香(編):眼手術学2 眼瞼.pp88-95, 文光堂, 2013
4) 高橋靖弘,柿﨑裕彦:眼窩減圧術.眼科 53:1835-1842, 2011
5) 笠井健一郎,嘉鳥信忠:良性眼窩腫瘍の治療.大島浩一,後藤浩(編):眼科臨床エキスパート 知っておきたい眼腫瘍診療.pp108-120, 医学書院, 2015

(笠井健一郎,嘉鳥信忠)

III 涙道

A 対象となる疾患概説

　涙道内視鏡，鼻内視鏡の登場によって"見える"手技が増え，涙道手術は魅力的なものへと進歩している．涙道内視鏡・鼻内視鏡を併用することにより，涙管チューブ挿入術はより精度の高い手術となり，鼻内視鏡による涙嚢鼻腔吻合術鼻内法は鼻外法と比較しても遜色のない治癒率が報告されるようになっている．しかしこれらの手術のみですべての涙道疾患に対応できるわけではない．閉塞の位置と程度によってもアプローチの方法，治癒率は異なる．涙道疾患を治療する際，どこに狭窄や閉塞などの病変があるかを診察時に把握しておくことが肝要であり，また手術器具の特性をあらかじめ把握しておき，その特性を生かした手術を行うことが肝要である．

　ここでは治療の対象となる涙道疾患について，最近のトピックを織り交ぜ，また手術を念頭において概説する．

I. 涙点閉鎖

　涙点閉鎖は特発性が多いが，そのほかにも原因として先天異常（形成不全），アレルギー性結膜炎や流行性角結膜炎などによる前眼部炎症の遷延，S-1やドセタキセル投与などが挙げられる．特にS-1投与に伴う涙道障害は近年注目されている．S-1は東アジア人に有効な抗癌剤であり，日本では年間約10万人に投与されている．約10％に涙道障害を伴うとも報告されており，S-1投与患者が流涙症状を訴えた場合，涙管通水検査により涙道内の狭窄・閉塞の有無の評価が必要である．S-1に伴う涙道障害は難治であることが多く，涙点閉鎖を認める場合，さらに涙小管が全長にわたって閉塞していることもある．よって閉塞する前に涙管チューブ挿入術を行うことが望ましく，流涙症状を伴うS-1投与患者は定期的にフォローする必要がある．

　涙点閉鎖の症例では，涙点のみの閉鎖であれば容易に対応できるが，涙小管まで閉塞が

続く場合非常に難治となる．症例によっては結膜涙嚢鼻腔吻合術が必要となるため，術前説明は入念に行う必要がある．

II. 涙嚢皮膚瘻

　涙嚢皮膚瘻には先天性涙嚢皮膚瘻と，涙道閉塞・炎症などに続発する後天性涙嚢皮膚瘻がある．日本では1,000人あたり16.5人程度と比較的高い有病率が報告されている．涙嚢皮膚瘻は自覚症状に乏しい場合，手術適応とはならない．涙道閉塞に伴って認められる場合，涙道閉塞の治療により自然軽快することもあるが，術前の診察時には涙嚢皮膚瘻を見逃さないように診察することが望ましい．涙嚢皮膚瘻は内眼角の皮膚の皺襞に隠れていることがあるため，皮膚表面を観察するだけでは見逃す可能性がある．特に先天鼻涙管閉塞の患児の診察時に体動が激しい場合，診察が簡潔になりがちである．前眼部検査で先天緑内障などの除外が必要であることはいうまでもないが，内眼角の皮膚の皺襞を少し伸ばすようにして涙嚢皮膚瘻の有無をみる必要がある．治療は単に表層を焼灼，縫合するのみでは再発することが多いため，瘻管切除を行う．

III. 涙小管狭窄・閉塞

　涙小管狭窄・閉塞では涙の質的異常を伴わない流涙が生じうる．鼻涙管閉塞とは違い質的異常を伴わないため，流涙の自覚に乏しければ手術の適応はない．もちろん，S-1投与に伴い涙小管狭窄を認めるのであればその限りでなく，手術を検討する必要がある．

　涙小管閉塞は鼻涙管閉塞と比較して涙点からより近位での閉塞となり，涙液メニスカス高が高い傾向にある．よって手術が奏効した場合患者の満足度は高い．

　涙小管閉塞の治療はまず涙管チューブ挿入術から検討することとなるが，症例によっては手術の難易度は高い．閉塞を穿破した際に涙小管壁や涙嚢壁も穿破することがあり，送水しながら涙道内視鏡で穿破した部位を観察すると，涙道周囲の皮下組織が水で腫脹し術中のリカバリーが困難となる．後日再手術に臨むとしても，穿破部位はより強固に閉塞，線維化し，さらに治療は困難となる．閉塞部の穿破は慎重に行うこと，涙道外へと穿破したことが明らかになった場合は無駄に粘らず，閉塞をさらに増悪させないよう，再手術を検討することが重要となる．

　治療方針の参考となる分類としては，矢部・鈴木分類がある（表1）．涙管通水検査と涙点から閉塞部までの距離で分類が可能である．このなかでGrade 1の上下交通のある総涙小管閉塞は涙道内視鏡を使用した涙管チューブ挿入術が奏効しやすい．総涙小管閉塞の閉塞している涙小管の長さが長いほど再疎通が難しくなる．涙道内視鏡は閉塞部の穿破に適

表1　涙小管閉塞の分類（矢部・鈴木分類）

Grade 1	涙管通水検査で上下交通を認めるもの
Grade 2	涙管通水検査で上下交通なく，涙小管遠位端に閉塞を認めるもの
Grade 3	涙管通水検査で上下交通なく，涙小管近位端に閉塞を認めるもの

した手術器具ではなく，強固な閉塞に対してはブジーや涙小管穿刀などを使用する必要がある．最終的に結膜涙囊鼻腔吻合術の適応となる症例もある．

涙小管狭窄は客観的な評価，診断が難しい．一般臨床では涙管通水検査や涙道内視鏡で診断するが，主観的な評価となってしまうことが多い．径の異なるブジー（0.45～0.65 mm）を用いて涙小管径を評価するという試みもあるが，現時点では狭窄に関する標準的な分類はなく，どの程度涙小管が狭窄すれば流涙と関係するかについて答えは出ていない．しかし，狭窄から閉塞へと進行すると前述にある通り難治となる症例がある．よって，適当な時期に手術介入を考慮することとなる．

IV. 涙小管炎

涙小管炎は涙小管内の感染によって炎症が遷延している状態であり，涙点プラグの迷入によっても生じることがよく知られている．中年～高齢の女性に多い傾向があるが，再発は男性に多い．放線菌の感染が代表的と考えられていることが多いが，必ずしもそうではなく，細菌培養検査でレンサ球菌やブドウ球菌，真菌が同定されることも多い．

抗菌薬投与により一時的に症状の改善を認めるため，結膜炎として治療されることも多い．よって，点眼のみの治療では再発してしまう結膜炎の症例においては，必ず涙点の拡張や涙点周囲に発赤がないかを確認して，涙小管炎を鑑別診断に入れて診察する必要がある．点眼のみでは根治する可能性はあまり高くなく，基本的に涙石除去が必要である．涙石は涙小管炎で必ずしも認められるわけではないが，涙石を認める場合，涙石を認めない場合と比較して再発しやすいため，涙石をいかにうまく除去するかが涙小管炎を治癒させるポイントとなる．涙小管炎の病歴が長い症例では涙小管壁に憩室を形成し，憩室内に涙石が存在する症例もある．その場合，涙道内視鏡を使用しても涙石を確認できないため治療に難渋する症例もある．

V. 外傷性涙小管断裂

大部分の涙道疾患は待機手術で対応可能であるが，外傷性涙小管断裂は準緊急疾患である．救急外来で眼瞼裂傷に対し，涙小管の断裂の有無を確認することなく，皮膚縫合のみが行われることはよくある．涙小管の存在する眼瞼内側部は眼瞼縁において最も外力に弱く，直達損傷だけでなく，介達損傷によっても断裂しうる．よって眼瞼に外傷があった場合，必ず涙小管断裂がないかを確認する必要がある．受傷後1か月以上経過すると周囲組織の瘢痕化，涙小管断端の拘縮により，断端同定は難しくなる．また涙小管を再建せずに縫合した場合，内眼角靱帯の断裂を伴っていることが多いため，皮膚縫合のみでは眼瞼は徐々に耳側へと偏位する．

涙小管断裂は涙道専門医でなくとも眼科医が責任をもって診断すべき疾患である．準緊急疾患であること，介達損傷であったとしても眼瞼外傷に伴いうること，断裂した涙小管を再建する必要があることを眼科医は知っておく必要がある．再建できない場合は涙道専門医に紹介すべきである．

VI. 鼻涙管閉塞

　鼻涙管閉塞の原因の大部分は加齢に伴うものであるが，その他の原因として，腫瘍，外傷などが挙げられる．いずれも治療に際して注意を払う必要がある．

　腫瘍は鼻涙管閉塞の原因として決してまれではない．鼻涙管閉塞100例に対し手術を検討した場合，数例腫瘍を疑う症例が混在しうる．腫瘍を疑うポイントとしては炎症とは無関係の不自然な疼痛，易出血性，炎症が引いたあとも腫瘤の弾性が硬であること，内眼角靱帯を越える涙囊の腫脹などが挙げられる．腫瘍を疑った場合，CT検査のみでなく，造影MRI検査で質的診断を行い，鼻外法もしくは涙囊摘出を計画して，アプローチする．直視下で腫瘍が疑われる場合は病理組織検査を行う．

　外傷による鼻涙管閉塞であるが，まず涙小管が断裂していないかの精査が必要である．先ほども述べたように直達損傷だけでなく，介達損傷によっても涙小管断裂は起こりうる．涙小管が閉塞して涙管通水検査で上下交通がない場合，単に涙小管が閉塞しているだけなのか，それとも涙小管が断裂して閉塞しているのかを見極める必要がある．見極めのポイントの1つは眼瞼の耳側偏位である．涙小管が断裂している場合，再建も考慮して手術に臨む必要がある．数十年経過しても断裂した涙小管の再建が可能な症例を筆者らは経験している．次にCT検査を行い，涙囊の位置がずれていないか，骨折した骨の修復過程での骨肥厚がないか，プレートなどが埋め込まれてないかを確認する．涙囊の位置がずれている症例において，涙囊鼻腔吻合術鼻内法で手術に臨む場合，涙囊の位置を示すライトガイドが重要な役割を担う．

　鼻涙管閉塞に対する標準的な治療法は，海外では涙囊鼻腔吻合術である．特に2000年以降，涙囊鼻腔吻合術鼻内法の治癒率は向上し，鼻外法と比較しても見劣りしないものとなっている．一方で日本では涙道内視鏡によって，チューブ挿入を目視下に，より高い精度で施行することが可能であり，鼻涙管閉塞に対する手術としても十分成立する．よって日本では侵襲面，治癒率などを考慮しながら，術式を選択することが可能である．

VII. 先天鼻涙管閉塞

　先天鼻涙管閉塞は生後すぐには70％ほどに認められ，涙液が十分に分泌される生後1か月程度で流涙を自覚する新生児は6〜20％程度と報告されている．自然治癒率は高く，多くは眼科を受診することもない．一方で局所麻酔下でのプロービングによる治癒率も90％程度と高く，自然治癒しない場合でも涙道治療の経験のある病院へと受診すれば経過が問題となることは少ない．

　治療方針は国，地域によって異なる．欧米では1年間は自然治癒を期待して経過観察を行い，自然治癒しない場合，全身麻酔下で鼻内視鏡を併用しプロービングを施行することが多い．一方アジア圏では，地域にもよるが点眼麻酔下でのプロービングが好まれることが多く，その方針下では比較的早期のプロービングの優位性が示されることが多い．

　いずれの方針をとるにしても，一定の確率で難治な患児は存在しうる．現在，ブジーのほかに涙道内視鏡，鼻内視鏡，涙管チューブなど手術器具も増え，これらを組み合わせる

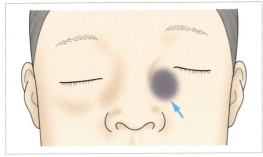

図1 先天涙嚢ヘルニア
内眼角下方に暗青色の腫瘤(矢印)を認め,眼球偏位を伴っている.

ことにより難治な病態にも対応できるようになってきている.

VIII. 先天涙嚢ヘルニア

　先天涙嚢ヘルニアは10万人に1〜2人程度でみられるまれな疾患である.生下時より内眼角下方に暗青色の腫瘤を認め(図1),CT検査で涙嚢・鼻涙管の腫脹,鼻腔へと腫脹する囊胞を認めることで診断できる.鼻涙管遠位部の閉鎖と,内総涙点の機能的閉塞(check valve)によって囊胞が形成される.腫瘤による圧排により眼球偏位を起こす症例もある.

　大部分は先天異常を他に伴わないことが多い.生後1か月以内に涙嚢マッサージを行いながら経過観察することで自然治癒する症例も多いが,涙嚢炎を発症した場合は抗菌薬の投与が必要となり,涙嚢炎が遷延する場合,また鼻道圧迫により呼吸困難をきたすことがCT検査より予想される場合,手術が必要になる.

　プロービングで開放可能な症例もあるが,下鼻道への膨隆が強い場合,プロービングで鼻涙管遠位部閉鎖膜の穿破が困難な症例もある.この場合,全身麻酔下で鼻内からのアプローチにより麦粒鉗子などで穿破,開放を行う.

参考文献

1) 飯田文人:先天性外涙嚢瘻の小学校健診における発現率.臨眼 59:1299-1301, 2005
2) Park J:Sequential probing and dilatation in canalicular stenosis. Graefes Arch Clin Exp Ophthalmol 253:2007-2013, 2015
3) Li SL:Prenatal diagnosis and perinatal outcome of congenital dacryocystocele:a large case series. Prenat Diagn 35:103-107, 2015
4) Wong RK:Presentation and management of congenital dacryocystocele. Pediatrics 122:1108-1112, 2008
5) Kapadia MK:Evaluation and management of congenital nasolacrimal duct obstruction. Otolaryngol Clin North Am 39:959-977, 2006

〈藤本雅大,宮崎千歌〉

B 涙道の解剖

　涙道診療の検査には，涙管通水検査，涙道内視鏡検査，鼻内視鏡検査，画像診断などがある．手術には，プロービング，涙管チューブ挿入術，涙囊鼻腔吻合術(dacryocystorhinostomy：DCR)，涙小管形成手術，全涙道再建術などがある．歴史の長い DCR は最も基本的な術式であるが，眼科医にとってなじみの少ない鼻腔との吻合を形成する術式である．

　涙点から鼻涙管下部開口部までの涙道のなかで，直接見える部分は涙点のみである．涙小管，鼻涙管は皮下に存在する．涙道内視鏡，鼻内視鏡で可視化できる涙道領域が増えてきたが，それぞれの画像は二次元である．

　また，鼻内視鏡や涙道内視鏡が普及し，涙道内腔や鼻腔の観察が可能となり，手の感触だけで盲目的に行うプロービングではなく，涙道内視鏡で涙道内腔を観察しながら行うプロービング，涙管チューブ挿入術，DCR が施行されるようになった．涙道の走行に個人差があることから，涙道に涙道内視鏡を挿入する．鼻内視鏡で鼻腔内鼻涙管下部開口部を観察する．涙管チューブ挿入術で下鼻道にある鼻涙管下部開口部に出てきたシースを麦粒鉗子でつかむ．涙管チューブを挿入する．涙囊鼻腔吻合術で鼻粘膜，骨に侵襲を加える．すべての操作は，三次元の構造を頭のなかで構築しなくてはいけない．

　正しく内視鏡を使用し，所見を理解し最大限に活用して涙道診療をするために，涙道や鼻腔の解剖学的知識の理解が必須である．

I. 涙点から内総涙点

　涙点は眼瞼縁の内側にあり，開口部の大きさは直径 0.1〜0.8 mm といわれている．0.9 mm 径の涙道内視鏡を挿入するには，涙点を拡張する必要のある症例が多い．涙小管の長さ約 1 cm であり，約 2.5 mm の涙小管垂直部から水平部に移行する．涙小管水平部が眼瞼に平行に内眼角に向かい，上下涙小管が合流し総涙小管となり内総涙点から涙囊に入る(図 1a)．涙小管水平部の内腔表面は平滑であるが，総涙小管では粘膜隆起がある(図 1b)．涙道内視鏡で観察すると，涙小管は白く血管組織が少ない(図 2)．

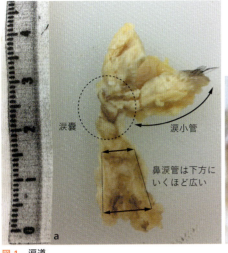
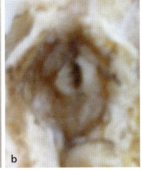
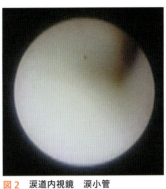

図1 涙道
a：涙点から涙小管，鼻涙管を切開し内腔を露出．
涙小管の長さ，涙嚢の大きさ，鼻涙管の下方への広がりに注目．
b：涙嚢側からみた総涙小管．

図2 涙道内視鏡　涙小管

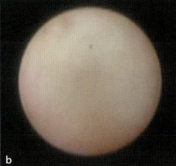
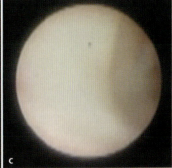

図3 涙道内視鏡（涙嚢から鼻涙管）
a：涙小管から涙嚢
b：涙嚢
c：涙嚢から鼻涙管

II. 涙嚢

　涙嚢の長さは約1 cmで，鼻涙管と連続している．組織的には，はっきりとした境界線はない．上記涙小管と同程度の長さであることをイメージすることが大切である．

　内総涙点は厚くしっかりとした涙嚢耳側壁のやや前方に開口している．涙嚢の多くは内腔の左右径が狭く前後に深い管で，涙嚢窩に張りつくように位置する．涙嚢炎のない涙嚢は意外に小さい（図1a）ので，涙道内視鏡を操作の際の注意が必要である．涙道内視鏡で観察すると，涙小管から総涙小管，涙嚢に移行すると，血管組織が多いために，赤く見える．これが，涙小管を涙道内視鏡が通過した指標となる（図3）．

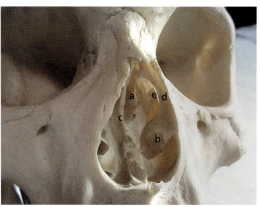

図4 涙道周辺の骨を鼻腔から（右）
a：中鼻甲介
b：下鼻甲介
c：鼻中隔
d：上顎骨
e：涙骨

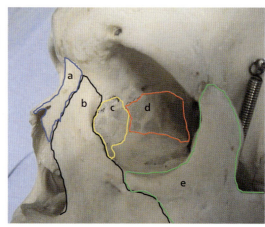

図5 涙道周辺の骨（左眼窩から）
a：鼻骨
b：上顎骨
c：涙骨
d：篩骨
e：頬骨

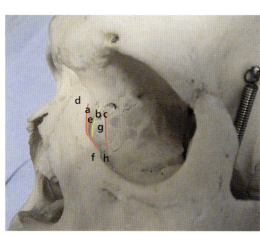

図6 涙嚢窩を構成する縫合線および稜線（左眼窩）
a：上顎骨前涙嚢稜
b：涙骨上顎骨縫合
c：涙骨後涙嚢稜
d：上顎骨前頭突起
e：涙嚢溝（上顎骨前頭突起）
f：涙嚢結節
g：涙嚢溝（涙骨）
h：涙骨鉤

III. 鼻涙管

　鼻涙管の長さは，約17 mmである．骨性鼻涙管のなかの膜性鼻涙管は，多くは腹側に屈曲し下鼻道外側壁の粘膜下を外方に向かう．背側方向に向かう場合もあり，涙道内視鏡で管腔を確認しながら，検査，手術をすることは大変理にかなったことである．膜性鼻涙管の方向，形態はさまざまである．

　骨性鼻涙管は，いくつかの骨から形成されている．顔面正面では鼻骨（nasal bone），上顎骨（maxilla）が存在する．鼻腔内では中鼻甲介（middle nasal concha），下鼻甲介（inferior nasal concha），鼻中隔（nasal septum）が観察される（図4）．眼窩右側方から涙道周辺を観察すると，前方から鼻骨，上顎骨，前頭骨（frontal bone），涙骨（lacrimal bone），篩骨（ethmoidal bone），頬骨（zygomatic bone）（図5）から構成されている．涙道前方の上顎骨のふくらみを上顎骨前涙嚢稜（anterior lacrimal crest），涙道後方の涙骨のふくらみを涙骨後涙嚢稜（posterior lacrimal

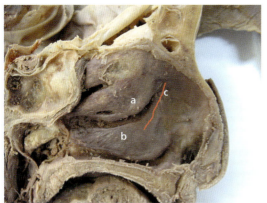

図7 鼻腔（左）
a：中鼻甲介
b：下鼻甲介
c：涙道の走行（赤線）

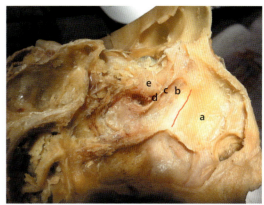

図8 鼻腔（左）
中鼻甲介，下鼻甲介，篩骨を摘出
a：上顎骨
b：涙骨
c：鉤状突起
d：半月裂孔
e：篩骨板（篩骨胞の眼窩側）
赤線：涙道の走行

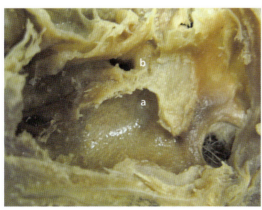

図9 鼻腔（左）
a：鼻涙管下部開口部
b：副鼻腔自然開口部

crest）といい，涙道鼻中隔側は，涙骨上顎骨縫合（図6）である．骨性涙道を構成する骨は，上顎骨前頭突起（frontal process）〔涙嚢溝（lacrimal groove），涙嚢結節（lacrimal tubercle）を有する〕，涙骨〔涙嚢溝，涙骨鉤（lacrimal hamulus），下行突起（descending process）を有する〕，下鼻甲介〔涙骨突起（lacrimal process）を有する〕からなる．上顎骨前頭突起と涙骨にDCRの骨窓を作成する．涙骨上顎骨縫合（maxillary line とよばれ手術の際の目印となる）より後方の涙骨は大変薄い．涙骨から後方には鉤状突起（uncinate process of ethmoid bone），半月裂孔（semilunar hiatus），篩骨胞（ethmoid bulla）がある（図7〜9）．涙骨も含め大変薄い骨になっている．副鼻腔の内視鏡手術の際に，注意すべき部位ではある．本来の位置関係から考えるとDCRの手技で篩骨眼窩板（orbital plate of ethmoid bone）まで手術操作が及ぶことはないと思われるが，器械が鼻涙管から背側に挿入しないように注意する必要がある．

（宮崎千歌，藤本雅大）

C 初診時の外来診察
―どう診てどう考えるか

　涙道疾患の主症状は流涙または眼脂であるが，異物感や眼周囲の腫れぼったさ，圧迫感，霧視などさまざまな症状で外来を受診することが多い．一方で，流涙の原因は多岐にわたり，流涙症の患者を診たときには原因の鑑別診断が重要である．涙液は涙腺から分泌され，瞬目により眼表面に涙液層を形成し，上下の涙液メニスカスを通り，上下涙点から涙小管，涙囊，鼻涙管へと導かれ，最終的に鼻涙管開口部から鼻腔へと排出されるが，この分泌-導涙というバランスが崩れたときに流涙が出現する．流涙は，涙液分泌亢進による分泌性流涙(lacrimation)と，導涙機能の低下による導涙性流涙(epiphora)に分けられるが，その要因はさまざまであり，また両方に関与する要因もあり単純ではない(表1)．その発症原因を突き止めるには，涙腺，眼瞼，眼表面，涙道，鼻腔とすべての部位について丁寧に診察する必要がある．またいくつかの要因が複雑にかかわりあって流涙症状が起こることが多く，包括的に発症原因を考える必要がある．

I. 成人の流涙症

　例えば高齢者の流涙では，結膜弛緩(眼表面疾患)と眼瞼外反(眼瞼疾患)，涙道狭窄(涙道疾患)が合併していることが多い．この場合，結膜弛緩による涙液メニスカスの遮断，眼瞼外反による眼瞼の緊張低下，そして涙道狭窄の3要素の導涙性流涙，結膜弛緩と眼瞼外反による涙液安定性低下による涙液分泌亢進が合併している．流涙症状の治療にあたっては，その発症に関与している要因を可能な限り見つけだし，涙道疾患が発症に関与していると考えられる場合に涙道治療を行う．

II. 小児の流涙症

　小児の流涙症も基本的には成人と同様である(表2)．流涙の要因となる異常を看破するため，涙腺，眼瞼，眼表面，涙道，鼻腔のすべての部位について可能な限り検査を行うことが望ましい．しかしながら，患児が非協力的で検査が難しいことも多く，1回ですべての検査を網羅するのではなく，数回に分けて少しずつ検査を行うくらいの気持ちをもっておくとよい．最も重要なことは患児を泣かせないようにすることである．泣いてしまうと本来の涙液量がわからなくなるからである．そのため患児が嫌がらない低侵襲な検査から

表1 成人の流涙の原因

流涙			
	眼表面疾患	結膜炎	分泌性流涙
		角結膜上皮障害	
		角結膜異物	
		ドライアイ	
		結膜弛緩	分泌性流涙 導涙性流涙
	眼瞼疾患	睫毛乱生	分泌性流涙
		眼瞼内反	分泌性流涙 導涙性流涙
		眼瞼外反	
		兎眼	
	涙道疾患	涙道閉塞・狭窄	導涙性流涙
	鼻腔疾患	鼻炎	導涙性流涙
		副鼻腔炎, 腫瘍	

表2 小児の流涙の原因

流涙			
	眼表面疾患	結膜炎	分泌性流涙
		角結膜上皮障害	
		角結膜異物	
		発達(先天)緑内障	
	眼瞼疾患	睫毛内反	分泌性流涙
		眼瞼形成不全 (内反・外反・閉瞼不全)	分泌性流涙 導涙性流涙
	涙道疾患	先天鼻涙管閉塞 涙嚢ヘルニア 後天鼻涙管閉塞・狭窄 涙点・涙小管形成不全 涙嚢皮膚瘻	導涙性流涙
	鼻腔疾患	鼻炎	導涙性流涙
		副鼻腔炎	

素早く行う．鎮静が必要な場合は，可能な環境下であれば迷わず行う．その場合は必要な検査すべてを1回でできるように，検査器具や検査の手順について事前の準備を入念に行う．小児の流涙症の原因の多くは先天鼻涙管閉塞，睫毛内反，結膜炎である．まれではあるが，発達緑内障も流涙の原因となるので，前眼部や眼底の注意深い観察も怠ってはならない．

(鎌尾知行，白石 敦)

D 診断・治療に必要な検査

　涙道疾患を診療するにあたって最も注意すべきポイントは，侵襲性の低い検査から行うことである．診察時のさまざまな操作により涙液や角結膜が修飾や刺激を受けると涙液量が変化し，涙液量の評価や治療効果判定など，正確な涙道診療が困難となる．そのため，検査の順番には細心の注意を払う必要がある（図1）．

I. 問診

　涙道疾患の診療ではまず詳細な問診を行うことが重要である．自覚症状は何か，いつからか，片眼性か両眼性かなどである．また，アレルギー性疾患やドライアイの既往も聴取しておく．そして涙道閉塞のリスクファクターである薬剤使用（点眼，内服）や結膜炎，副鼻腔炎の既往，耳鼻科治療歴，顔外傷，プール通所なども尋ねておく．サルコイドーシスやWegener肉芽腫症などの肉芽腫性疾患の既往についても確認しておくとよい．涙道診療の問診票を準備しておくと効率的である．

II. 視診

　明室で，外眼部の形態異常や外傷，涙囊部の発赤腫脹の有無を観察する．流涙症の患者が診察室に入室する際には，部屋の電灯をつけて顔を観察する癖をつけておくとよい．

III. 細隙灯顕微鏡検査

　細隙灯顕微鏡検査ではなるべく光量を抑えて，光刺激による涙液分泌を起こさないように心がける．まずディフューザーを使って弱拡大で眼瞼から観察するが，流涙症をきたす眼瞼内反，外反，眼瞼下垂，睫毛乱生などの有無をみて，マイボーム腺の開口部も一緒にチェックする．次に，眼瞼を翻転して眼瞼結膜を見たいところであるが，その操作は眼表面への侵襲が強いので，先に角結膜を観察する．角膜の上皮障害や浸潤病巣の有無，結膜の炎症や弛緩，翼状片，隆起性病変の有無をみる．そしてフルオレセインで涙液を染色するが，投与する色素・液量を最小量に抑え，染色時の侵襲が最小限になるよう工夫する．具体的な方法は，フルオレセイン試験紙に生理食塩液または人工涙液などを1〜2滴滴下

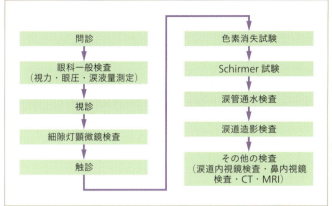

図1 涙道診療の検査の流れ
Schirmer 試験までは，角結膜や涙液への侵襲を最小限にするよう心がけ，眼表面の涙液量への影響を極力小さくする．触診と Schirmer 試験の間は 15 分程度間隔をあけることが望ましい．

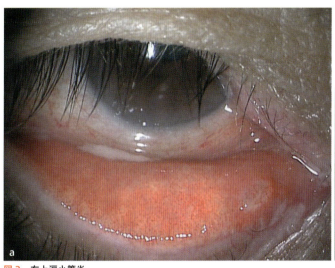
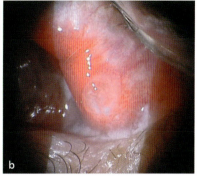

図2 右上涙小管炎
a：右下眼瞼翻転後の写真．b：右上涙点の拡大写真．
83 歳女性．左眼の流涙，眼脂を主訴に他院受診するも結膜炎と診断され抗菌薬点眼で 1 年半経過観察された．改善しないため当院受診．右眼瞼球結膜の充血と白色眼脂，上下涙点の発赤，腫脹，拡大を認めた．

し，試験紙をよく振って水分を十分に除去し，下眼瞼を軽く翻転した後，耳側の下眼瞼縁に試験紙を軽く接触させて投与する．そして涙液メニスカスの高さや涙液層破壊時間の測定，角結膜上皮障害，結膜弛緩症の有無をみる．次に眼瞼を十分に翻転して，眼瞼結膜の乳頭増殖，濾胞形成，異物，結石の有無を観察する．結膜炎による流涙症状は頻度が高いため，結膜の炎症の評価は非常に重要である．また，涙点の観察も忘れてはならない．4 涙点を必ず観察し，閉塞や狭窄，発赤，腫脹，拡大（図2），外反などがないか確認する．最後に眼瞼の水平方向の弛緩がないか確認する．眼瞼は眼表面と適度な圧力をもって接触し，瞬目による涙液の眼表面への分配とともに涙道への排出機能をもつ．そのため，眼瞼の水平方向への弛緩があると涙液排出機能が障害され，機能性流涙の原因となる．評価方法は snap back test，pinch test，lateral/medial distraction test がある．

IV. 触診

　眼瞼水平方向の弛緩の評価を行った後に引き続いて，涙小管部や涙嚢部を圧迫し，逆流物があるかを確認する．触診は分類上別項目を立てて記載しているが，逆流物の観察のために細隙灯顕微鏡を用いることになるため，細隙灯顕微鏡検査の延長上の検査である．先の検査でフルオレセイン染色を行っているので，このときに涙点からフルオレセイン色素が逆流してくれば micro reflux test 陽性となる．逆流してくる色素を見落とさないために細隙灯顕微鏡の青色光(コバルトブルーフィルタ)で観察するとよい．Micro reflux test の鼻涙管閉塞の感度は97％，特異度は95％と報告されている．さらに涙嚢部の圧迫で逆流物がある場合，その性状が膿性か粘液性か血性かを確認する．膿性であれば涙道内の炎症，粘液性であれば涙嚢以降の閉塞，血性であれば涙小管炎や涙道内の腫瘍が疑われる．また結石であれば涙小管炎を診断できる．涙嚢部を触診時に涙嚢の腫脹，硬結，圧痛の有無も確認する．急性涙嚢炎で涙嚢が高度に腫脹している場合，総涙小管が圧迫されて，涙嚢を押しても逆流物がみられないことがあるが，無理に圧迫して涙道を損傷しないように注意する．

V. 色素消失試験

　色素消失試験はフルオレセインで涙液を染色5分後に涙液メニスカスの色素残留状態を観察する検査である(図3)．あくまで導涙機能を評価するもので，涙道閉塞を診断するものではない．しかしながら，この検査での先天鼻涙管閉塞の診断感度が90％，特異度が100％と報告されており，涙管通水検査が施行困難な乳幼児や認知症患者でも簡便に施行できる有用な検査である．

VI. Schirmer 試験

　治療に際しては，術後合併症についても考慮する必要がある．術後ドライアイは涙管チューブ挿入術施行後，約20％に起こる比較的頻度の高い合併症である．涙道閉塞によりマスクされていたドライアイが，治療により顕在化すると考えられる．潜在的なドライアイを術前に看破するのは困難であるが，術前の Schirmer 試験は，術後ドライアイの予測にある程度有効である(図4)．術前 Schirmer 値の低い患者には，術後ドライアイ顕在化のリスクについて説明をしておくことが肝要である．

VII. 涙管通水検査

　涙管通水検査は涙点から涙道内に生理食塩液を注入し，通過障害の有無や閉塞の位置情報を調べる重要な検査である．使用する涙管洗浄針は，その形状により直針，曲針，弯曲針があり，太さが均一の1段針と，途中から細くなっている2段針があるが，検者の使いやすいものを選べばよい．涙点を拡張しなければならないことが比較的多く，やや煩雑

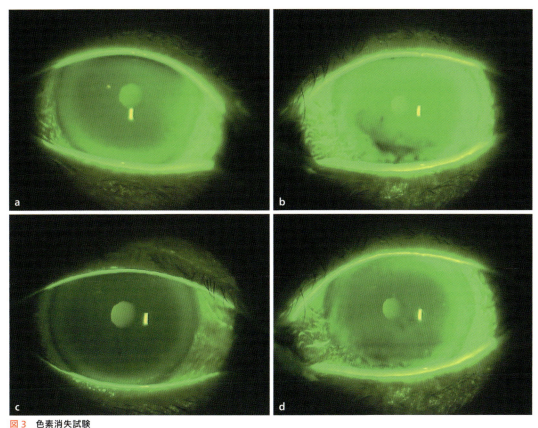

図3 色素消失試験
a, b：フルオレセイン染色直後．c, d：染色5分後の写真．a, cが右眼．b, dが左眼．
70歳女性．鼻涙管閉塞．20年来の左眼の流涙を主訴に受診された．染色直後は両眼とも涙液メニスカス高が同程度であったが，5分後には右眼は色素が減少しており，導涙機能障害はない．一方，左眼は色素が残留してほとんど変化しておらず，涙液クリアランスが低下していた．その後の検査で鼻涙管閉塞と診断された．

であるが，通水時の抵抗を感じやすいので筆者は好んで1段針を使用している．通水に使用する生理食塩液は少量で十分であるため，通水時の抵抗を容易に感じることのできる2.5 mLか5.0 mLの注射シリンジを使用することが望ましい．

　注入時の通過・抵抗・逆流の有無や性状，状態で大まかな病態の診断が可能である．通水する涙点から逆流を認め，対側涙点から逆流がなければ総涙小管より近位の閉塞である（図5a）．対側涙点から生理食塩液の逆流を認める場合は総涙小管閉塞である（図5b）．涙小管閉塞の場合は注入するとすぐに逆流を認める．対側涙点から粘液の逆流を認める場合，涙囊より遠位の閉塞である（図5c）．注入から逆流まで少しタイムラグがある．膿性逆流物を認める場合，涙囊炎を併発している．血性の逆流を認める場合は涙道腫瘍を考える（図5d）．通過するが膿性逆流物を認める場合，涙道内の結石を疑う（図5e）．涙小管炎の場合，涙小管が拡張しているため，針を挿入時に抵抗を感じないことが多い．涙囊・鼻涙管の結石は膿性逆流を認めない場合，気づかないことも多く，涙道造影や涙道内視鏡検査を行わないとわからないこともある．

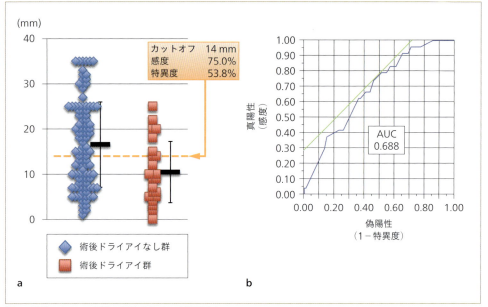

図4 術前 Schirmer 試験の術後ドライアイ診断精度
a：術後ドライアイなし群とあり群の術前 Schirmer 値の分布と平均値のグラフ．カットオフ値を 14 mm にすると，ドライアイ診断の感度は 75.0％，特異度 53.8％であった．
b：術前 Schirmer 値の術後ドライアイ診断の ROC 曲線．ROC 曲線下面積（AUC：area under the curve）は 0.688 であった．

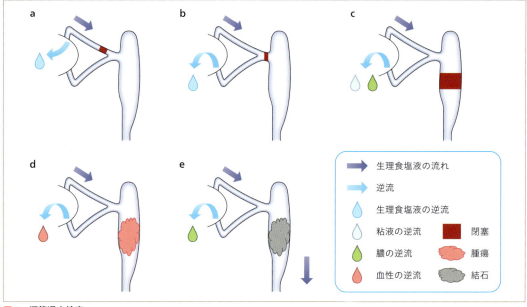

図5 涙管通水検査
a：上涙小管閉塞．通過がなく，通水する涙点から生理食塩液の逆流を認め，対側涙点からの逆流がなければ通水側の涙小管閉塞である．
b：通過がなく，対側涙点から生理食塩液の逆流を認める場合，総涙小管閉塞である．
c：通過がなく，対側涙点から粘液の逆流を認める場合，涙囊または鼻涙管閉塞である．膿性逆流物を認める場合，涙囊炎を併発している．
d：血性の逆流を認める場合は涙道腫瘍の可能性がある．
e：通過するが膿性逆流物を認める場合，涙道内の結石の可能性がある．

VIII. 涙道造影検査

　　涙道造影検査は1909年Ewingによって初めて報告された検査であるが，近年，涙道内視鏡が涙道診療に導入され，涙道内を直接観察が可能となり，この検査を行う機会は減っている．しかし涙道造影検査は内視鏡検査では観察できない涙道や副鼻腔の骨の情報を得ることができるため有用な検査である．

　　検査前に生理食塩液で十分涙道内を洗浄する．涙道内に粘液や膿が貯留している場合，造影剤が閉塞部の下端まで充填されず，精度が乏しくなる．涙道内に注入する造影剤はイオパミロン®，ウログラフイン®などの水溶性造影剤を用いる．患者を仰臥位にし，1段針をつけた5.0 mLの注射シリンジを用いて，涙道内に造影剤が十分満たされるよう1～2 mLは注入する．片側の涙道疾患であっても両側造影することが望ましい．閉塞や狭窄が片側の場合は，まず患側に，次に健常側に注入すると造影剤が残留しやすく，両側の涙道を描出しやすい．注入後は軽く閉瞼させ，なるべく瞬目しないように説明する．あふれた造影剤は十分に拭きとるが，涙道を圧迫しないように注意する．撮影はCaldwell法および両側面から行う．撮影終了後は涙道内の造影剤を除去するため，十分に洗浄する．

　　造影剤が充盈されている下端が閉塞部位である．途中に充盈欠損を認める場合，結石や涙道腫瘍を疑う．

IX. 涙道内視鏡検査

　　涙道内視鏡により涙道を，鼻内視鏡により鼻涙管開口部を詳細に観察できるようになり，涙道の観察できない部位はほとんどなくなった．病変部を直接観察できることは診断，治療に非常に有用であり，検査可能な環境であればぜひ取り入れていただきたい検査である．涙道内視鏡では涙道粘膜を観察し，炎症や萎縮を評価，閉塞，狭窄，肉芽，異物（涙点プラグなど），腫瘤の有無や部位を観察する．また閉塞があれば内視鏡先端で試験穿破し，硬さを評価することもできる．

X. 鼻内視鏡検査

　　鼻内視鏡では中鼻道，下鼻道を中心に観察する．鼻中隔弯曲や鼻粘膜の腫脹，中・下鼻道の狭窄，鼻涙管開口部を評価する．大野木は開口部の形態を円形開放型，弁状型，袖状型，癒着型の4つに分類している．

XI. CT，MRI

　　涙道疾患には腫瘍や副鼻腔疾患が含まれており，CTやMRIを可能な限り撮影することが望ましい．涙囊鼻腔吻合術施行前には必須であるが，涙道内視鏡下涙管チューブ挿入術の術前検査にも非常に有用である（図6）．検査は，眼科で一般的に依頼する眼窩部撮影では下鼻道周囲が撮影されないため，副鼻腔を指定する．軟部条件と骨条件とで水平断と

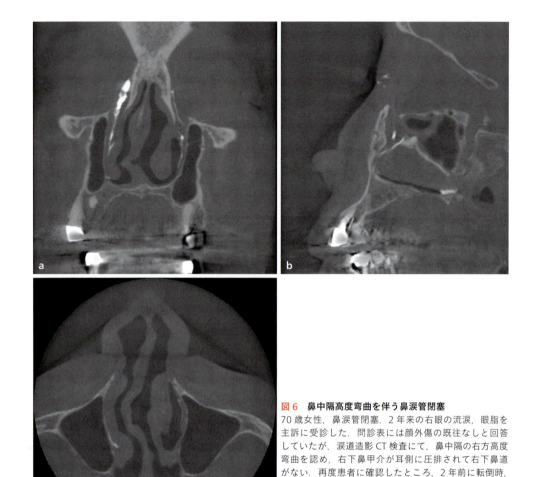

図6　鼻中隔高度弯曲を伴う鼻涙管閉塞
70歳女性．鼻涙管閉塞．2年来の右眼の流涙，眼脂を主訴に受診した．問診表には顔外傷の既往なしと回答していたが，涙道造影CT検査にて，鼻中隔の右方高度弯曲を認め，右下鼻甲介が耳側に圧排されて右下鼻道がない．再度患者に確認したところ，2年前に転倒時，顔面打撲の既往が確認された．当初涙道内視鏡下涙管チューブ挿入術施行予定だったが，涙囊鼻腔吻合術鼻外法に術式変更した．
(a：冠状断，b：矢状断，c：軸位断)

冠状断を撮影する．通常はCTで評価可能であるが，腫瘍が疑われる場合はMRIが望ましい．

XII. 涙液量測定検査

　近年技術の進歩に伴い，さまざまな方法で涙液量測定が行われている．必須の検査ではないが，可能であれば推奨される検査であるため紹介する．
　涙液メニスカスには眼表面の75～90％の涙液が貯留していると報告されており，その高さから眼表面の涙液量を推測することができる．涙液メニスカスの高さは正常者で約0.2 mmであり，涙液メニスカスが高いと流涙症が疑われる．涙液量を測定する機器としては光干渉断層計(OCT，図7)とビデオメニスコメトリーがある．OCTは後眼部疾患の診療に不可欠なものとなり，急速に普及しているが，前眼部アタッチメントを装着することで前眼部の撮影が可能な機種も多数上市されており，今後の普及が期待される．いずれ

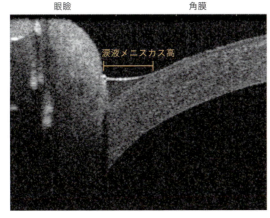

図7 光干渉断層計を用いた涙液メニスカス高の測定
角膜頂点を通る光干渉断層像を撮影し,周辺部角膜と眼瞼の間に貯留する涙液メニスカスの高さや面積などを定量的に測定することができる.

の検査も非侵襲的で定量性,客観性を有する優れた検査である.検査を行うタイミングとしては,視力検査など眼科一般検査を行った後,診察室に入室前に施行することが望ましい.

参考文献

1) Oliver J：Color Atlas of Lacrimal Surgery. Butterworth & Heinemann, Oxford, Boston, 2002
2) Paulsen F：The human nasolacrimal ducts. Adv Anat Embryol Cell Biol 170：III-XI, 2003
3) Weil D, Aldecoa JP, Heidenreich AM：Diseases of the lacrimal drainage system. Curr Opin Ophthalmol 12：352-356, 2001
4) Young JD, Young JO, MacEwen CJ：Managing congenital lacrimal obstruction in general practice. BMJ 315：293-296, 1997
5) Pediatric Eye Disease Investigator Group：Primary treatment of nasolacrimal duct obstruction with probing in children younger than 4 years. Ophthalmology 115：577-584, 2008

〈鎌尾知行,白石　敦〉

E 涙道の形成手術概説

I. 術前評価と準備が重要

　一般眼科医が遭遇する主たる涙道疾患は特発鼻涙管閉塞，総涙小管閉塞(common canalicular obstruction：CCO)および先天鼻涙管閉塞．まれに涙小管炎，涙点閉鎖および涙小管水平部閉塞であろう．おのおのに標準的手術法が存在する．鼻涙管閉塞に対しては涙囊鼻腔吻合術(dacryocystorhinostomy：DCR)，総涙小管閉塞に対しては(涙道内視鏡下)プロービング＋チューブ留置，先天鼻涙管閉塞に対しては経過観察後プロービング，涙小管炎に対しては菌石の搔爬となる．

　涙小管閉塞はやや特殊でその閉塞場所，閉塞長および涙囊以降の状態により治療法が異なってくる．しかも術前には閉塞部以降の状態はわからず，約10％の症例で鼻涙管閉塞や涙囊癒着の合併がある．その場合にはDCRあるいは涙小管鼻腔吻合術(canalicular-DCR：cana-DCR)への術式変更あるいは後日の再手術を要するので，たとえCCOであってもDCRの準備は必要である．

II. 手術機器と材料

　涙道手術の主たる機器は骨切削器具，高周波電気メス(サージトロン®，エルマン社)および涙道/鼻内視鏡で，内視鏡的副鼻腔手術に共通する．その他の鼻内視鏡下に用いる小機器には類似品が多種あり代用できるのも多いので以下の例にとらわれず耳鼻科医や手術部と相談する．

1. 骨切削器具および電気メス

　骨切削器具はDCRの骨窓作成に不可欠である．選択肢としてノミ，ケリソンロンジャー，ドリル，マイクロデブリッダー(IPC®，メドトロニック)および超音波手術器(ソノペット®，ストライカー)があり一長一短がある(表1，図1)．ノミに関しては切削効率がよいが欠点として出血のリスクおよび，衝撃感がある．また数回ごとに研磨の必要がある．ケリソンロンジャーも切削効率はよいが，狭鼻腔例では使い難い点と頭側の骨窓作成が難しくノミと併用しなければならないことがある．

　ドリルは主にDCR鼻外法(ex-DCR)に使用する．整形外科用のドリルは回転数とトル

表1 各種骨切削器具の比較

	適応	切削効率	準備の手間	不快感	出血量
ノミ	ex-DCR, en-DCR	高い	数回に1回は研ぎが必要	ある	ばらつき大かつ予測困難
ケリソンロンジャー	ex-DCR, en-DCR（涙嚢頭部近傍が難しい）	高い	なし	少ない	少ない
ドリル	ex-DCR	高い	要接続	少ない	少ない
IPC	ex-DCR, en-DCR	やや低い	チューブセッティングやプライミングが必要	少ない	少ない
ソノペット	ex-DCR, en-DCR	低い	チューブセッティングやプライミングが必要	きわめて少ない	きわめて少ない

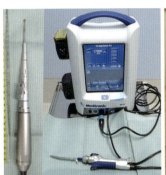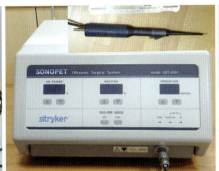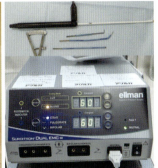

図1 各種骨切削器具と高周波電気メス
左からドリル，IPC®，ソノペット®とハンドピース（inlet），サージトロン®本体と各種先端部

クがあるので高い切削効率をもつ反面，不用意に使用すると組織の巻き込みやドリル先端のぶれで意図しない傷害を生ずることがある．初めてDCRに用いる場合には練習後にすべきである．マイクロデブリッダーは吸引，灌流およびドリルが一体化したもので内視鏡副鼻腔手術やDCR鼻内法（en-DCR）に有用であるが，機械本体とドリルなどの消耗品のコストが高い．

　超音波手術器は整形外科や脳外科用の骨切削機を応用したもので，超音波白内障手術装置と同じ原理で作動する．痛みや出血は極小で，回転部がないので鼻粘膜や涙嚢粘膜を巻き込んで傷害することもない．欠点として切削効率がマイクロデブリッダーと比べてもやや劣ること，使用中に灌流液の飛沫が鼻内視鏡にかかると視認性が低下する点および本体やハンドピースのコストが高いことである．

　抗血小板薬など投与下でのDCRならばマイクロデブリッダーや超音波手術器で出血を大幅に減らすことができる．筆者の場合には通常ノミを用い，出血傾向があればマイクロデブリッダーを用いている．

　高周波電気メス（エルマン社製サージトロン®＋鼻内手術用の電極R-7L，バリチップ電極TA8-4）は止血と鼻粘膜切開が可能でen-DCRには必須の機材である．Ex-DCRならば超音波白内障手術器械に付属するダイアサーミーでも止血操作が可能である．高周波電気メスの基本はモノポーラによる電気メスと凝固器であり，周波数が従来機に比して高いので組織の傷害が少ない．オプションのハンドピースでバイポーラ型凝固器や吸引と止血が同

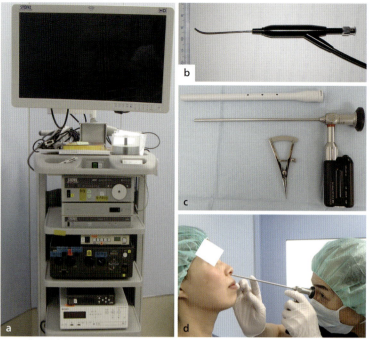

図2　鼻涙道内視鏡システム，涙道内視鏡ハンドピース，鼻内視鏡先端
a：下から順に画像記録装置（HVO-1000MD，ソニー），A/Dコンバーター（VUC-02，IDK），涙道内視鏡（FT-203F，ファイバーテック），画像セレクター（DVS-4，IMAGENICS），鼻内視鏡（TC-200，TC-300，カールストルツ），鼻内視鏡用光源（パワーLED175 SCB，カールストルツ），画像モニター（カールストルツ）
b：涙道内視鏡ハンドピース
c：硬性鼻内視鏡（外径4 mm，光学部長18 cm），携帯式光源およびさや
d：鼻内視鏡＋携帯式光源による中鼻道付近の観察．患者にやや上方を向かせる．

時に可能なハンドピース（吸引止血用電極セットH40）があり，動脈性出血の止血には有用である．同機は耳鼻科，形成外科，皮膚科や婦人科などにあることが多い．ペースメーカー使用患者に用いる場合には患者がもつペースメーカー手帳に記載された製造元に使用可否を問い合わせる．

2. 鼻内視鏡

鼻内視鏡（図2）はex-DCRには必要ではないが，en-DCRや涙道手術後の経過観察などにきわめて有用で本格的な涙道診療には必須である．

鼻内視鏡の種類には手元にCCDがあり光学部を手で曲げて視野方向を決める撓性鏡，硬性鏡および先端にCCDがあるビデオスコープがある．撓性鏡やビデオスコープは両手で操作し主に観察に用いる．涙道診療には硬性鏡が使われることが多く，同装置は光学視管，ライトガイド，CCDおよび光源装置よりなる．

硬性鏡の主たるメーカーはオリンパスとカールストルツであり，両社の光学視管は他メーカーのライトガイドやCCDを使用する場合でもアダプターが入手可能である．これは便利な反面，光源とライトガイドなどのメーカーが互いに異なる場合，光量の減衰を招くことがあり，同じメーカーにそろえると最も性能が発揮される．

機材が十分ない場合には耳鼻科や整形外科などで用いる硬性内視鏡装置の光学視管を鼻内用に交換すれば使用できる．外来で用いるだけならば，光学視管に携帯式光源（11301 D1，カールストルツ）を装着し接眼部より直接観察すれば簡便に導入できる（図2）．光学視管は落下や，無理な力を加えると壊れるので手術中以外はさやに収めロックしておく（図2）．

光学視管は外径，視野方向および光学部長にバリエーションがある．鼻腔が十分広い場合には外径4 mmを，狭鼻腔や小児では外径2.7 mmを用いる．視野方向は30度あるいは0度がen-DCRには使用しやすい．下鼻道観察には視野方向70度が見やすいが30度でも十分可能である．光学部長は術者の好みであるが18 cmあるいは11 cmを用いる．筆者の場合，外径2.7 mmならば11 cm，外径4 mmならば18 cmを用いている．

鼻内視鏡や涙道内視鏡の出力は録画装置も含めデジタル化が進行中である．デジタル化は画質向上や保存検索が容易というメリットの反面，ビデオ，A/Dコンバーターや画像選択スイッチの機種によっては実際の内視鏡操作がモニターに映るまでのタイムラグが出ることがある．購入前にタイムラグのないことを試用確認する（図2）．

3. 涙道内視鏡

涙道内視鏡はCohenらが1979年に発表し，対物レンズとリレーレンズにセルフォックレンズ®（日本製）を用いたものであるが，同軸の光源をもたないなど実用性に難があったため広く普及しなかった．セルフォックレンズ®とは円柱状のレンズ内部に屈折率勾配があり，その勾配によって従来の球面レンズのように光を集光させるものである．その特徴として球面レンズのように表面を高い精度で加工する必要がない，コストが安い，小型化が可能，などの点が挙げられる．また同種のレンズを多数線状に並べたものがスキャナーやコピー機などに用いられている．

涙道内視鏡はステンレスの外筒中に画像ファイバー，灌流チャネルおよび光源ファイバーよりなるハンドピース，ハンドピースからの画像を電気信号に変換する装置と照明，モニターおよび画像記録装置，多くの場合鼻内視鏡もモニターと画像記録装置を共用するのでそれらを切り替えるスイッチなどからなる（図2）．涙道内視鏡の構造的特徴として以下が挙げられる．

① 外径0.9 mmと細いため不用意に力を加えると曲がりやすい．
② 灌流チャネルは0.3 mmと極細で涙道内視鏡直接穿破法（direct dacryoendoscopic probing：DEP）や不十分な洗浄で閉塞しやすい．
③ 視野は約60度で画素数は視野あたり最大1万で画質に限界がある．
④ 被写界深度と光量の限界から内視鏡先端から約6 mm程度までが観察可能範囲となる．

上記への対策として以下のことが考えられる．

㋐ 使用に際しては慣れない間は滑車下神経麻酔を行い，眼瞼のトーヌスを下げて内視鏡への負担を緩和する．
㋑ 観察時にオリエンテーションを失った場合にはモニター画面のみに集中するのでなく，内視鏡を引いて観察あるいは，患者の顔と内視鏡の位置関係から推測する．

- ⓒ 使用後には蒸留水で灌流チャネルをフラッシュし，蛋白分解酵素などで付着した体液を洗浄除去する．洗浄がとりわけ重要である．
- ⓓ 光量は涙小管観察時には弱め，涙嚢鼻涙管ではやや強めにする．灌流は助手が行ってもよいが，術者が行えば灌流抵抗の強弱から疎通性の有無や涙道の伸展性が判断できる．

4. 各種手術器具（図3, 4）

　涙道手術に必要な機材はen-DCRなどの骨の切削が必要な手術，チュービングなどの涙道内視鏡下の手術，および涙小管断裂やex-DCRなどの鼻外から行う手術の4種類に大別される．En-DCR用の手術機材（DCRセット），涙道内視鏡を用いたチュービング用の手術機材（チュービングセット）および涙小管断裂手術用の手術機材（眼瞼セット）にセットを組みモジュラー化しておくと術式の変更（ex-DCRならDCRセット＋眼瞼セットを用意）にも対応しやすい（図3）．消耗品としてはエピネフリン添加1％リドカイン（リドカインE），0.1％エピネフリン，4％リドカイン，22Gカテラン針，涙点拡張針，鼻内視鏡用曇り止め，鼻用ガーゼ30cm数本などである．

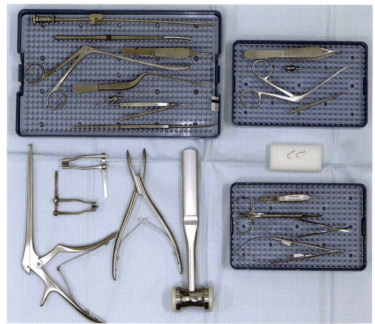

図3　DCRセット（左上ケース），チュービングセット（右上ケース），眼瞼セット（右下ケース），DCR鼻外用オプション（左下）
DCRセット（左上）：上から吸引管（3mm），丸ノミ（幅3mm，曲，長島），Thorpe鑷子，西端氏前頭洞カップ状鉗子（弱弯，長島），無鉤膝状鑷子，23G Bangerter涙管洗浄針，鋭匙，涙点拡張針，エレバトリウム-ラスパロトミー．
チュービングセット（右上ケース）：上からThorpe鑷子，23G Bangerter涙管洗浄針，耳用鉗子：（ギザ有り），涙点拡張針．
釣り針鉤．
眼瞼セット（右下ケース）：上からマイクロ有鉤鑷子，眼科用直鈍剪刀，スプリングハンドル剪刀，ロック付き持針器．
左下ケース外：右からハンマー，リューエル，栗原式開創器，ケリソン彫骨器（幅3mm，90度）．

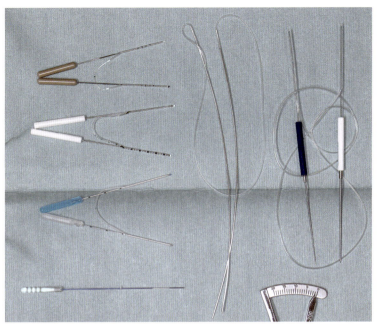

図4　各種の留置用涙管チューブ
左上から時計回りでヌンチャクスタイルシリコーンチューブ(FCI)，涙小管チューブセット(はんだや)，PFカテーテルⅡ(イナミ)，DCRステント(イーグルビジョン)，Lacrifast(カネカ)，PFカテーテル(イナミ)．

表2　各種涙管チューブの比較

名称	材質	コーティング	形態	長さ(mm)	スタンダード型のマーキング部位(先端から，mm)	最大径/最小径(mm)	その他の特徴
FCI ヌンチャク	シリコーン	なし	ヌンチャク型	90/105	10, 15および30	1/0.7	
Lacrifast	ポリウレタン+スチレン-イソブチレン-スチレン共重合体	親水性コーティング	ヌンチャク型	90/105	10および15	1/0.7と1.5/0.8の2種類	先端開放+金属リング
PF カテーテル	ポリウレタン	ヘパリン	ヌンチャク型	110/90/50	片足に先端から5mm刻み	1/0.8	
PF カテーテルⅡ	ポリウレタン	ヘパリン	単一径チューブ	600	なし	1と0.7の2種類	鼻内で要固定
イーグル涙管チューブ	シリコーン	なし	モノキャナリクラー	40	なし	0.79	涙点プラグで涙点に固定
涙小管チューブセット	シリコーン	なし	単一径チューブ	300	なし	1	鼻内で要固定
Masterka	シリコーン	なし	モノキャナリクラー	30-40	イントロデューサーにあり	1	涙点に固定

　術後に留置するステント(図4，表2)は，材質に関してはシリコーン製とポリウレタン製に大別され，長さや形態に関してはヌンチャク型，単一チューブ型およびモノキャナリクラータイプに分類される．ヌンチャク型には太さのバリエーションがある．長さは全長90mmの小児用，105mmの成人用がある．それ以外の形態としてex-DCRに用いる#506G(マイラ社)などのシリコーンスポンジがある．単一チューブ形状のものは価格が安

いが，鼻内で固定を要し，また抜去時は鼻内より抜去する必要がある．モノキャナリクラータイプは固定のためのツバや涙点プラグがチューブに付いた形状になっている．

　シリコーン製とポリウレタン製の違いとして，シリコーンは伸展性がよいのでex-DCRやシースを用いたチューブ留置後にチューブを引きやすく使い勝手がよい．ポリウレタン製には挿入の簡便化や留置後の細菌付着予防などの目的で親水性コーティングがなされているものがあるが，材質の違いに関する術後成績は今後の多症例での検討を要する．

III. 麻酔法の選択と局所麻酔の方法

　成人の涙道手術のほとんどは全身麻酔でも局所麻酔でも可能であるが，全身麻酔のよい適応は小児，認知症例，患者が希望する場合および術者が手術に不慣れである場合などである．全身麻酔であっても以下の局所麻酔を出血予防目的で併用したほうがよい．

　局所麻酔は鼻粘膜表面麻酔，滑車下神経麻酔および浸潤麻酔（鼻粘膜下麻酔，涙囊下麻酔，切開部皮下麻酔）よりなり（図5），術式に応じて組み合わせて施行する．En-DCRならば鼻粘膜表面麻酔，滑車下神経麻酔および浸潤麻酔（鼻粘膜下麻酔，涙囊下麻酔），ex-DCRならばすべて施行，プロービング＋チューブ留置ならば鼻粘膜表面麻酔と滑車下神経麻酔，涙小管炎に対する涙小管搔爬ならば滑車下神経麻酔および涙小管部への浸潤麻酔を行う．

1. 鼻粘膜表面麻酔

　4％リドカインと0.1％エピネフリン液を10：1で混合した液（エピキシ液）を鼻前庭，総鼻道および中鼻道（チューブ留置なら下鼻道）にジャクソンスプレーで噴霧する．数分後には鼻粘膜の収縮と無痛化が得られる．

　ガーゼパッキング：エピキシ液に浸し絞った30 cm×3 cmの鼻ガーゼ1本を鼻内，特に中鼻甲介前方の吻合孔作成予定部（チューブ留置なら下鼻道）と同部に至る鼻腔に軽く詰める．ガーゼ置き忘れ防止のため鼻孔より1 cm程度ガーゼを出しておく．

2. 滑車下神経麻酔

　頭位が左右に傾いていないことを確認し，内眼角靱帯のコリコリした感じを触診する．27 G針（針長19 mm）のベベルを眼球方向に向け，内眼角靱帯直上5 mmの部位から眼窩壁に沿うように垂直に針の根本まで刺入し血液の逆流のないことを確かめ，リドカインE 2 mLを1～2分かけ注入する（図5）．麻酔が効いているかは下眼瞼の蒼白化（図5）と眼瞼トーヌスの低下で確認できる．

3. 浸潤麻酔（鼻粘膜下麻酔）

　涙囊内に入れた涙道内視鏡か光ファイバーの中鼻道への透過光を目印とする．先端から1 cmをベベル方向に10度程度曲げた22 Gカテラン針で，ベベルを骨側に向けリドカインE 1 mLを中鼻甲介付け根の鼻腔側壁（透過光部）の骨膜下へ注入する．骨と骨膜の間を浸潤した薬液で前，後篩骨神経麻酔と同動脈の収縮が得られる（図5）．針孔から漏れないように注入して鼻粘膜を蒼白化させるのがポイントである．

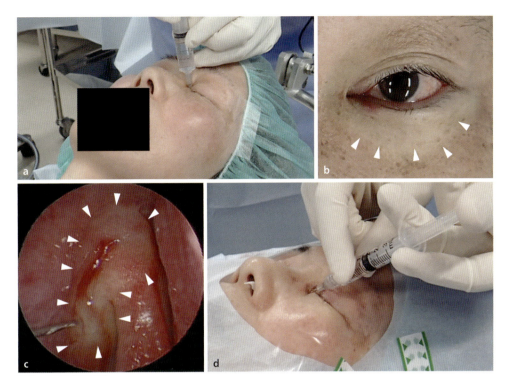

図5　局所麻酔の手技
a：滑車下神経麻酔．27 G 針（針長 19 mm）のベベルを眼球方向に向け内眼角靱帯直上 5 mm に眼窩壁に沿うように垂直に針の根本まで刺入し血液の逆流のないことを確かめ，リドカイン E 2 mL を 1〜2 分かけ注入．
b：滑車下神経麻酔後の眼瞼．下眼瞼周囲の蒼白（矢頭）は麻酔が効いているサイン．
c：浸潤麻酔（鼻内）．先端から 1 cm をベベル方向に 10 度程度曲げた 22 G カテラン針で，ベベルを骨側に向け中鼻甲介付け根の鼻粘膜下にリドカイン E 1 mL を注入．骨と骨膜の間を浸潤した薬液で鼻粘膜が膨隆し蒼白化（矢頭）するのがポイント．
d：涙囊窩への浸潤麻酔．涙囊窩に向かいリドカイン E 0.5 mL を涙囊と骨の間に入れるように注入．鼻孔より表面麻酔のガーゼが出ていることに注意．

4. 浸潤麻酔（涙囊下麻酔）

　皮膚面からも涙囊窩に向かい 0.5 mL のリドカイン E を涙囊と骨の間に入れるように注入する．Ex-DCR ならば皮膚切開予定部の皮下と仮性縫合部にも同剤各 0.5 mL を注入する．

IV. 鼻涙管閉塞に対する術式，アプローチ法およびその特徴

　鼻涙管閉塞に対する治療法には DCR，DEP およびシース誘導内視鏡下穿破法（sheath-guided endoscopic probing：SEP），鼻涙管鼻腔吻合術下鼻道法（inferior meatal dacryorhinotomy：IDR）などがある．DEP および SEP はきわめて低侵襲に治療可能であり，涙道のみの操作で治療できるので一般眼科医にも普及しつつある．ゴールドスタンダードである DCR は 90％以上の成績があるが術野が通常の眼科手術と異なるので "必要と思うが経験のない手術" となっているのが実情であろう．

　DCR の広い適応と高い治癒率は最大のメリットであり，その点で涙道診療に DCR は不可欠である．DCR にはアプローチ法により ex-DCR，en-DCR がある．特殊型として

下鼻道法よりアプローチする骨切削の不要な IDR がある．

1. ex-DCR

Ex-DCR は涙道/鼻内視鏡機材および内視鏡手術の習得が不要であり，en-DCR と比較すればマスターしやすく，通常の内眼術者ならば約 10 例の ex-DCR を行えばほぼマスターできる．また総涙小管部の強固な閉塞にも対応できるメリットがある．しかしながら顔面皮膚を切開するため若年女性や小児では施行しづらい．

Ex-DCR の適応は特発鼻涙管閉塞，流涙や涙嚢炎を併発する特発鼻涙管狭窄および総涙小管閉塞であるが，以下は特によい適応である．

① 涙嚢内腫瘍疑い例(適応だが悪性度に応じて拡大手術が必要)．
② 狭鼻腔など鼻内操作が困難な例(絶対的適応)．
③ 総涙小管閉塞(狭窄)例(en-DCR では涙道内視鏡による透過光マーキングが難しい)．
④ 外傷性鼻涙管閉塞．
⑤ 小涙嚢例．骨窓作成部の骨が厚くなり，吻合部の距離が長くなる．粘膜弁同士を縫合でき，骨窓作成が容易な ex-DCR が有利である．
⑥ 大きな涙石例．
⑦ 急性涙嚢炎例．散瞳など神経眼科的症状がなければ抗菌薬全身投与を 2～3 日行い，涙嚢部の腫脹が軽減した後に手術を行う．神経眼科的症状があれば感染が球後に波及したことを示すので可及的速やかに手術を行う．

2. en-DCR

En-DCR は整容的に優れ，骨切除量が少なく手術時間も短い長所をもち，成功率は 90～95％と ex-DCR に遜色ないが，初心者の場合には動脈性出血などの合併症に対応しにくいこと，鼻腔の解剖学的知識および鼻内視鏡など眼科にない機器が必要なので，広く普及しなかった．しかしながら成人涙道疾患の男女比は 1：3 であり，整容上優れた en-DCR の必要性は高い．

また書籍やビデオによる学習だけで en-DCR および IDR をすぐ行えるわけではなく，hand-eye coordination の修得が欠かせない．これはモニター画面を見ながら鉗子などを操作する内視鏡手術特有の技術である．涙道手術の見学や ex-DCR 施行時に鼻内視鏡下処置などを行うことで hand-eye coordination を修得し，耳鼻科医に指導を仰ぎ，健康な高齢女性で広鼻腔などの低リスク症例から始めるのが合併症を減らすポイントである．

・適応：腫瘍を除くほぼすべての鼻涙管閉塞が対象となりうるが，以下の症例はよい適応である．
① 若年の特発鼻涙管閉塞や，プロービングで治らない年長の先天鼻涙管閉塞
② ex-DCR 再閉塞例(術野が異なるので瘢痕形成による術野確保の障害が少ない)
・以下の例は相対的な非適応である．
① 総涙小管閉塞(狭窄)例あるいは上下涙小管閉塞例．
② 鼻涙管開口部が閉塞し，下部鼻涙管が拡張している例．むしろ IDR のよい適応である．
③ 外傷性鼻涙管閉塞例．

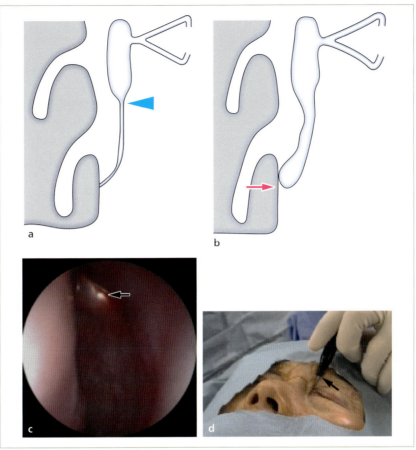

図6 鼻涙管閉塞のサブタイプと分類法
a：左涙囊鼻涙管移行部閉塞（矢頭）．特発鼻涙管閉塞で最も多いタイプ．En-DCR や ex-DCR の適応．
b：左下部鼻涙管閉塞（矢印）．鼻涙管開口部で膜様に閉塞．鼻涙管鼻腔吻合術下鼻道法の適応．
c：左下部鼻涙管閉塞例の鼻内像．下鼻道耳側壁に涙道内視鏡の透過光（矢印）を認める．
d：下部鼻涙管閉塞例の鼻外像．眉毛よりも足側に涙道内視鏡のメタルシース基部（矢印）が位置する．

④ 鼻内視鏡が入らないか，かろうじて入るくらいの狭鼻腔例（鼻中隔弯曲などによる狭鼻腔ならば耳鼻科と合同で手術可能）

3. IDR

　特発鼻涙管閉塞の数％は鼻涙管開口部で閉塞する．それに対して涙道内視鏡と鼻内視鏡を併用し，下鼻道よりアプローチする IDR は，骨切削不要で低侵襲，術後早期から治癒し涙囊炎例でも成功率約 90％という長所と，狭い下鼻道が術野となる短所がある．
　・適応：適応は鼻涙管開口部付近の膜様鼻涙管閉塞/狭窄または口腔よりアプローチされた副鼻腔炎手術後のいわゆる下部鼻涙管閉塞である（図6）．症例選択が成否を決める．

　下部鼻涙管閉塞は涙道内視鏡の透過光の位置で診断する方法と，涙道内視鏡と眉毛との位置関係で診断する方法がある．前者では涙道内視鏡を閉塞部付近に保持させたまま鼻内視鏡を鼻孔の耳背側にある下鼻道側壁の透過光を探す（図6）．涙道内視鏡の透過光はピン

ポイントに見え，涙道内視鏡で鼻粘膜がテンティングできる．後者の方法では涙道内視鏡のメタルシース基部が眉毛よりも足側にあれば（図6），涙道内視鏡先端は下鼻道の高さにある．

4. DEP および SEP

DEP および SEP は涙道内視鏡あるいは涙道内視鏡にサーフロー針の外筒を装着し，シースで内視鏡下に鼻涙管閉塞部を穿破しそのままチューブ留置するものである．特徴は鼻内操作がほとんど不要である点と，その侵襲が低いことにある．適応が発症3年以内あるいは涙囊炎のない膜様鼻涙管閉塞に限定される．硬い閉塞例や涙囊炎合併例に対しては仮に穿破できても再閉塞することが多い．

V. 涙小管閉塞および涙小管炎に対する術式およびその特徴

1. 治療方針の立て方

涙小管閉塞のパターンに応じた術式を選択する．涙管通水検査，プロービングおよび涙道内視鏡検査で上下涙小管のうちより長く開放している涙小管に応じた術式を選択する．重症ドライアイ合併例には術後にドライアイの症状が顕在化する可能性も高いので涙道手術をしない選択肢も考慮する．

涙小管炎の場合には涙小管切開術と涙石を搔爬し完全に除去する．涙石の圧出のみでは治癒率が低い．

2. CCO

CCO（図7a）は涙小管閉塞のなかで最も頻度が多い．治療法はプロービング＋チューブ留置，SEP，DEP，涙小管トレパンやレーザーによる閉塞の穿破＋チューブ留置，DCRを行い逆行性に涙囊から涙小管を開放する術式（cana-DCR）および涙道内視鏡下涙小管切開（EI）などがある．盲目的プロービング＋チューブ留置，SEP や DEP は低侵襲であるが，開放できない例もある．涙小管トレパンやレーザーでは穿破できても術後成功率が約50％とやや低い．Cana-DCR は顕微鏡や鼻内視鏡下に閉塞部を開放でき，成績も80～90％と良好であるが DCR を要する．EI は涙道内視鏡下に涙小管剪刀で切開しチューブ留置するので習得にやや時間を要するが，閉塞が強固でも約90％の成功率がある．

3. 上下涙小管のいずれかが8mm以上開放している涙小管閉塞の場合 （図7b）

Cana-DCR を行う．これは ex-DCR あるいは en-DCR を行い，鼻粘膜弁を長く作成し閉塞を解除した涙小管と吻合する．

4. 遠位近位問わず上下涙小管のいずれかが7mm以下しか開放していない重度涙小管閉塞の場合 （図7c）

結膜涙囊鼻腔吻合術〔conjunctivo-DCR（CDCR）〕を行う．CDCR は ex-DCR か en-DCR

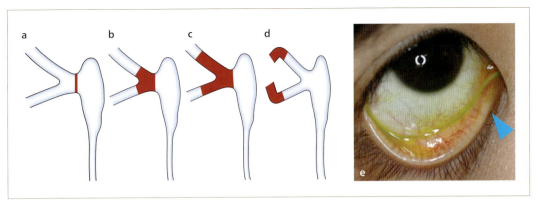

図7 涙小管閉塞パターン
a：総涙小管閉塞．
b：上下涙小管のいずれかが 8 mm 以上開放している涙小管閉塞．
c：遠位近位問わず上下涙小管のいずれかが 7 mm 以下しか開放していない涙小管閉塞．
d：近位涙小管閉塞．
e：涙乳頭ありの下涙点閉鎖（矢頭）．

を行い，涙丘より吻合孔まで切開を入れてパイレックスガラス製の Jones チューブ（JT）を留置するものである．経口抗癌剤 S-1 による涙小管水平部閉塞にも有効である．CDCR は重度涙小管閉塞には最も確実性の高い手術であるが，欠点として JT がわが国では未認可で個人輸入せざるをえないこと，狭鼻腔例には困難であり，術後に JT の位置ずれや目詰まりなどの不具合が約半数に生じ，JT 交換など調整のための再手術を要する点が挙げられる．

5. 近位涙小管閉塞（図 7d）

涙小管造袋術を行う．涙小管造袋術とは涙小管近位部の閉塞部を廃し，健常な涙小管より新涙点を作成するものである．涙点近傍の眼瞼を試験切開し涙小管閉塞の有無を調べ，それ以降の涙小管に疎通性があれば涙小管造袋術を，疎通性がなければ CDCR を行う．

6. 涙乳頭がわかるような涙点の膜様閉鎖（図 7e）

涙点を顕微鏡下に 25 G 針などで切開し 3 snip procedure とチューブ留置を行う．乳頭のある先天涙点閉鎖も同様であるがチューブ留置は不要である．

参考文献

1) Olver J, et al：Color atlas of lacrimal surgery 1st ed. pp104-143, Butterworth-Heinemann, Oxford, 2002
2) Massaro BM：Endonasal laser dacryocystorhinostomy. Arch Ophthalmol 108：1172-1176, 1990
3) Kapadia MK, Freitag SK, Woog JJ：Evaluation and management of congenital nasolacrimal duct obstruction. Otolaryngol Clin North Am 39：959-977, 2006
4) Sasaki T, Sounou T, Sugiyama K：Dacryoendoscopic surgery and tube insertion in patients with common canalicular obstruction and ductal stenosis as a frequent complication. Jpn J Ophthalmol 53：145-150, 2009
5) Jones LT：Conjunctivodacryocystorhinostomy. Am J Ophthalmol 59：773-783, 1965

（佐々木次壽）

Topics

眼窩壁骨折に用いる留置物

　眼窩壁骨折治療の目標は眼球運動制限の改善である．そのためには骨折部位から脱出した眼窩内組織を愛護的に眼窩内へ返納し，骨折部位と眼窩内組織の癒着防止のために，あるいは広範囲な骨折例では眼窩壁の硬性再建を目的として再建材料を留置する必要がある．眼窩壁骨折の際に使用される再建材料はこれまでに自家材料・人工材料とも多数の報告があるが，近年大きく変わった点として生体内吸収性素材が再建材料として使用可能になったことが挙げられる．本項では，近年眼窩壁骨折に対して使用可能となった2種類の生体内吸収性素材の特徴を述べる．

❶ SuperFIXSORB® MX　タキロン(株)，大阪

　わが国において生体内吸収性の骨接合剤として開発・製品化された素材で，整形外科や形成外科において骨折の接合や骨片の固定の際に用いられ，顔面骨骨折や眼窩壁骨折の整復にも利用されている．ポリ-L-乳酸(poly-L-lactic acid：PLLA)と非焼成ハイドロキシアパタイト(unburned-hydroxyapatite：u-HA)の複合体からなり，生体内で分解吸収される過程で周囲に新生骨が伝導され(骨伝導性)，最終的に新生骨によって置換される．また，周囲の生体骨と直接結合する(骨結合性)ため安定した固定力が得られることが特徴であり，広範囲骨折例の硬性再建に有用な素材といえる．常温でプレートを曲げたり成型したりすることが可能であるが，その強度ゆえに少し力を要する．吸収スピードは緩やかで3～5年かけて吸収されるため，長期の経過観察が推奨されている．

　固定孔のないシート状プレートと固定孔を有するメッシュ状プレートがあるが，骨折縁にonlayで留置する場合は厚さ0.5 mmのシート状プレートを当科では使用している．実際の使用例を図1に示す．骨折範囲が広くonlayでの留置が困難な場合はメッシュ状プレートを用いて眼窩下縁にスクリュー固定を行う．メッシュ状プレートを用いる際は，固定孔を介した線維性結合組織による眼窩内組織の癒着を防止する目的で，シリコーンプレートなどを眼窩内組織との隔壁として同時に留置することが望ましい．シリコーンプレートを併用した際は，術後安定した時期にシリコーンプレートのみを抜去する必要がある．

❷ Lactosorb®　メディカルユーアンドエイ(株)，大阪

　欧米では1990年代から顔面骨骨折に対して使用されており，わが国では2009年から固定孔を有するメッシュ状プレートが，2013年から固定孔のないシート状プレートがそれぞれ眼窩壁骨折に対して使用可能となった．生体内で加水分解を受けるプラスチックであるポリ-L-乳酸(PLLA)とポリグリコール酸(poly-glycolic acid：PGA)の複合体からなり，骨接合剤として十分な強度と組織反応性の少なさを備えている．熱可塑性を有し，80℃以上の温水で加熱すると形状を自由に変えることができる．生体内での吸収スピードは1年程度である．初期はチタン製品と同等の強度を有するが術後2か月で70％の強度となり4～5か月で支持力が失われる．プレートの支持力が失

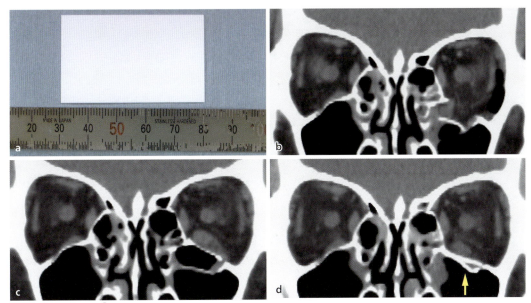

図1　SuperFIXSORB® MX 使用例
a：SuperFIXSORB® MX．白色のシート状プレート，大きさ 50×30 mm，厚さ 0.5 mm．
b：左眼窩下壁骨折症例の CT 画像．骨片の落下と下直筋ならびに周囲組織の下方変位を認める．
c：術後 5 日目の CT 画像．高輝度のプレートで骨折部位は覆われ，眼窩内組織の位置は整復されている．
d：術後 8 か月の CT 画像．プレートは骨化に伴いやや厚みを増し，下方には新生骨もみられる（矢印）．眼窩内組織の保持は良好である．

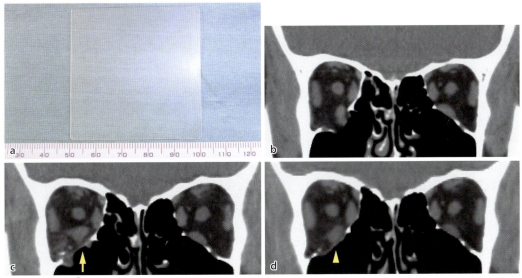

図2　Lactosorb® 使用例
a：Lactosorb®．半透明のシート状プレート，大きさ 50×50 mm，厚さ 0.5 mm．
b：右眼窩下壁骨折症例の CT 画像．下直筋と周囲組織の下方変位を認める．
c：術後 5 日目の CT 画像．眼窩内組織は整復され，薄いプレートで骨折部位が覆われている（矢印）．
d：術後 6 か月の CT 画像．プレートはほぼ吸収され，膜状の線維性結合組織が眼窩内組織を保持している．下方へ少したわみが生じている（矢頭）が，眼球運動は正常で眼球陥凹や複視も認められなかった．

われた後，あるいは完全吸収された後の長期予後に関しては現在のところ知見が少ない．大きな骨欠損に対しての支持力不足を懸念する意見もあるが，線状骨折や小さな骨欠損の被覆材としてはよい適応であると考えられる．

　Lactosorb® も SuperFIXSORB® MX と同様に固

定孔のないシート状プレートと固定孔を有するメッシュ状プレートがあり，onlay で留置する場合は厚さ 0.5 mm のシート状プレートを用いる（図2）．onlay での留置が困難な場合はメッシュ状プレートを眼窩下縁にスクリュー固定して使用する．メッシュ状プレートを使用する際は眼窩内組織の癒着防止目的でシリコーンプレートなどを Lactosorb® の上に同時に留置し，術後安定した時期にシリコーンプレートのみを抜去する．

　生体内吸収性素材は眼窩壁骨折において有用な再建材料となりうる．一方で吸収段階での副反応や長期予後について，まだ十分に解明されていない点もある．また本項では述べなかったが，自家材料や以前から使用されている人工材料であるアパタイトセラミクスやシリコーンプレート，チタンメッシュプレートなどもそれぞれに優れた点があると思われる．どの素材をどういう症例に使用するか，各素材の特徴を十分理解し適材適所で使用する心がけが必要である．

参考文献

1) 尾山徳秀，張大行，大湊絢，他：眼窩壁骨折の硬性再建に対する固定孔なしシート状吸収性プレート（LactoSorb®）の使用経験．日形会誌 34：726-735, 2014
2) 尾山徳秀，張大行，江口功一，他：眼窩壁骨折の硬性再建に対するメッシュ状吸収性プレート（LactoSorb®）の使用経験．眼科手術 25：456-460, 2012
3) 酒井昭典：生体内吸収性プレート Super Fixsorb®．臨整外 47：72-75, 2012
4) 古田実：再建材料を用いた眼窩骨折の手術療法．眼科 53：1381-1386, 2011
5) 尾山徳秀：眼窩骨折の整復材料．眼科手術 24：468-473, 2011

（大湊　絢）

Topics

抗がん剤の涙小管閉塞

　涙小管は直径 0.7 mm，長さ 10 mm の重層扁平上皮からなる組織である(図1)．その内腔の狭さから狭窄や閉塞を起こしやすく(図2)，流涙症状を起こす原因となる．原因となる抗癌剤としては，以前よりフルオロウラシル(5-FU)，カペシタビン，タキサン系(ドセタキセル，パクリタキセル)などが知られていた．経口抗がん剤ティーエスワン®(TS-1：以下 S-1)の登場により，その頻度が急増した．流涙の発生頻度は，10～25％と報告されている．

❶閉塞と狭窄の原因と頻度

　涙液中に移行した抗がん剤が涙道壁に接し，涙道内腔上皮の肥厚と間質の線維化をきたし，狭窄や閉塞をきたすと以前より考えられている．しかし血行性の影響や腎機能低下などの影響も示唆されている．自験例や過去の報告より S-1 の流涙症状のなかで，涙小管閉塞は 60％程度と考える．また，S-1 単独療法，S-1＋シスプラチン(CDDP)療法，他剤から S-1 に変更した 3 パターンを念頭に置かなければならない．当院 4 年間(2008～2012 年)における S-1 による涙道通過障害約 200 例中，約 50％が S-1 単独療法であり，他剤から S-1 に変更した症例も約 30％占めていた．

❷診断

　Tear meniscus height(TMH：涙液メニスカス高)の測定，Schirmer 試験はもとより，通水検査やブジーなどで涙道通過障害の程度の初期診断が必要である．涙小管閉塞は，その閉塞部位によりグレード 1～3 に分類される(矢部鈴木涙小管閉塞分類改変版)．

❸治療

　閉塞や強い狭窄が考えられる場合には，涙道内視鏡併用涙管チューブ挿入術を行う．閉塞部位は，内視鏡的直接穿破法(direct endoscopic probing：DEP)やシース誘導内視鏡下穿破法(sheath-guided endoscopic probing：SEP)で対応する．涙管チューブは，ヌンチャク型(シリコーン製やアクリル製)のチューブを使用するが，その閉塞の状況によって PF カテーテル 5 mm®(ポリウレタン製：東レ)や単管涙管チューブ(Eagle 製，カールツァイッツ製)を用いる．PF カテーテル 5 mm は自然脱落することがあるものの，涙小管の確保には有効性があると考える．また単管チューブは埋没や突出することがあるのでストッパーを 8-0 ナイロン糸などで眼瞼に縫合することが必要である．シースは 7 種類ほどあるが，操作中に脱落する問題点がある．ウイング付きのもの(BD Instyle-W 388547®)が脱落の危険がなく，安心して使用できる．矢部鈴木涙小管閉塞分類 grade 3(涙点から 5 mm 未満の部位で閉塞)と考えた症例では，涙小管形成術でも開通することは皆無である．その場合 Jones チューブ(図3)を使用した結膜涙囊鼻腔吻合術(CDCR)が必要となる．CDCR 実施可能な施設は，その手技の難易度より限られる．

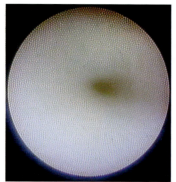 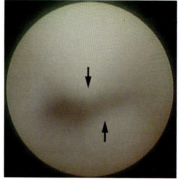 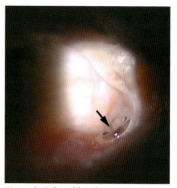

図1 正常の涙小管内視鏡所見

図2 涙道内視鏡で観察できたS-1による総涙小管狭窄
上下の壁が肥厚して(矢印)，通水圧をかけても内腔が広がらない状態(左上涙小管より観察)．

図3 内眼角に挿入されているJonesチューブ
この症例では涙小管がすべて閉塞していた．手術後，流涙症状は著明に改善した．

❹治療後の問題

　当院における涙管チューブ挿入による流涙改善率は，S-1 単独治療(90％)に比べ，多剤から変更された症例の改善率は60％程度と高くはない．この理由として，過去の抗がん剤使用による粘膜障害などの影響が示唆される．胃がん術後 S-1 補助療法以外では，S-1 終了後新たな抗がん剤を投与する症例も多い．また，涙管チューブ抜去後に涙小管が再閉塞することも数％頻度で認められる．なお涙小管がすべて閉塞しているのにかかわらず，流涙症状が改善した例もある．この症例ではSchirmer 試験1 mmと減少しており，涙腺障害が考えられた．

❺対策と今後

　抗がん剤を処方する医師が流涙患者を，速やかに眼科医に診療依頼すること，防腐剤非添加の人工涙液点眼薬の使用，頻回の通水処置，涙管チューブ挿入術という対処法がここ数年続いている．さらに流涙症は涙道通過障害だけが原因なのか．結膜障害，涙液の性状変化などの原因も考えねばならない．さらなる臨床研究と予防法の確立が必要とされ，涙液，血液の5-FU濃度測定や涙道の組織学変化などの基礎的研究の結果も待たれるところである．

参考文献

1) Tabuse H：Excessive watering eyes in gastric cancer patients receiving S-1 chemotherapy. Gastric cancer 19：894-901, 2016
2) Sasaki T：Dacryoendoscopic observation and incidence of canalicular obstruction/stenosis associated with S-1, an oral anticancer drug. Jpn J Ophthalmol 56：214-218, 2012
3) 坂井譲：TS-1 による涙道障害の多施設研究．臨眼 66：271-274, 2012
4) 加瀬諭：FU 系薬剤による眼症状の病態とその予防・対策．日本臨牀 73：633-636, 2015
5) 柏木広哉：抗癌剤 S-1 による涙道閉塞・狭窄．あたらしい眼科 30：915-921, 2013

（柏木広哉）

Topics

睫毛内反,睫毛乱生に対する表層 U 字縫合

　睫毛内反,睫毛乱生においては,睫毛を毛根ごと切除するのが最終の手段であるが,整容上の観点からも特に上眼瞼においては,なるべく睫毛を温存したい.いわゆる Hotz 法(Hotz 変法)は睫毛列を含む眼瞼前葉を外反させる手術法の代表であるが(図 1a),抜糸を行うので,その効果が減弱しやすい.通常の睫毛内反症手術においては,眼瞼前葉を皮下で通糸して瞼板に固定する縫合法(図 1b)を選択することが多いと思われる.しかし,前葉皮下組織(主に眼輪筋)は軟らかく伸展しやすいので結紮後に十分に睫毛が外反しないために結紮をやり直す場合もあるし,またその矯正効果にはやはり限界がある.この問題から,筆者らは難治性の上眼瞼睫毛乱生症への対処法として,眼瞼前葉を皮膚ごと瞼板に縫合する「埋没 U 字縫合」を考案した.その原法では瞼板内側に V 字溝を作成し,睫毛を含む眼瞼前葉を外反させて瞼板に固定する.V 字溝は高周波メスを用いると作りやすい.縫合糸は皮膚面に U 字のループを作るように通糸し,瞼板内側(眼輪筋下)で結紮するのが特徴である.瞼板の V 字溝を作成しない同様の縫合法のみでも眼瞼縁の外反効果は強く,下眼瞼の睫毛内反,睫毛乱生にも適用できる.通常の小児の先天睫毛内反の手術においては,瞼板が狭く最も再発しやすい鼻側(涙点近傍)の通糸に用いることが多い.通糸した糸は皮膚面に露出するので,ここでは誤解を避けるため「表層 U 字縫合」(図 1c)と呼称する.

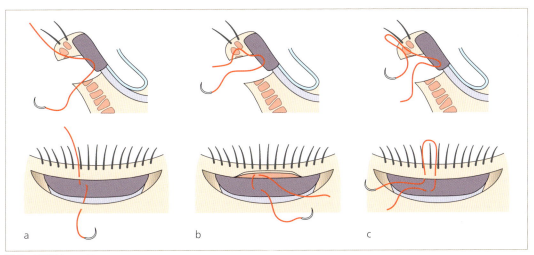

図 1　手術のシェーマ
a:Hotz 変法.b:皮下で縫合する術式.c:表層 U 字縫合.縫合糸が皮膚面におよそ 1 mm 幅で露出するが,結び目は皮下の瞼板上である.

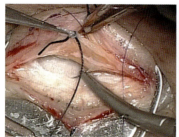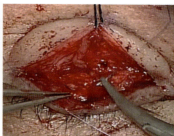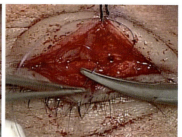
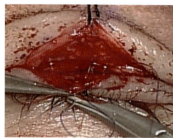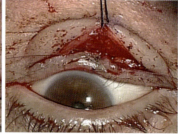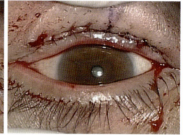

a：瞼板の露出　　b：瞼板にアンカーの通糸　　c：眼瞼前葉・皮膚を貫通
d：Uターンして瞼板上に戻る　　e：瞼板上で結紮　　f：終了時

図2　睫毛乱生に対する表層U字縫合法
術中の画像（surgeon's view）．下眼瞼の瞼縁前葉を睫毛根部が見えるまで瞼板から剝離し，瞼板を露出した（a）．本症例では先に牽引筋腱膜短縮を行った（a）．まず瞼板の下縁付近にアンカーとなる通糸を行い（b），次いで瞼瞼前葉全層を貫いて皮膚面に出し（c），Uターンして先の皮膚通糸点より1mmほど横から再び皮膚・眼輪筋を貫いて（d），瞼板上で結紮した（e）．すべての表層U字縫合の終了時（f），瞼縁の外反効果は強い．

手術では，皮膚切開は睫毛列から3〜4mm程度中枢側で行い，その後瞼縁側の眼瞼前葉を最も瞼縁に近い睫毛の毛根が見えるまで一端瞼板から剝離する（図2a）．7-0モノフィラメント縫合糸（ナイロンかPDS®Ⅱ）でアンカーとなる瞼板の結膜移行部に近い付近に通糸（図2b）したあと，瞼縁前葉の全層を貫いて睫毛の生え際の皮膚面に一端出し（図2c），Uターンして先の皮膚通糸点から約1mm水平に移動した点から刺入し再度前葉を貫いて（図2d），皮下で結紮する（図2e）．つまり縫合糸の一部は1mm幅ほど皮膚面にループ状に露出してめり込むが（図2f），結び目は瞼板前面（眼輪筋に接する面）にある．瞼板に通糸する位置が瞼縁から離れるほど，また皮膚貫通位置が瞼縁に近いほど，眼瞼前葉の外反効果は強くなる．筆者はアンカーとなる瞼板の通糸は水平方向に行っている．皮膚面に糸が露出することになるが，1週間ほどで埋没してわからなくなる．筆者らはこれまでに皮膚に露出した糸による感染の問題は経験していないが，術後には抗菌薬眼軟膏を長めに塗布するよう指導している．

参考文献

1) 小出美穂子，星野彰宏，田邊吉彦，他：難治性の上眼瞼睫毛乱生に対する埋没U字縫合法．臨眼63：1791-1795, 2009

（高比良雅之，田邊吉彦）

第3章

各論

I 眼瞼の形成手術

A 先天眼瞼下垂：吊り上げ術

I. 疾患概念と臨床上の特徴

　小児の上眼瞼下垂の大半は先天性であり，原因として単純先天眼瞼下垂(狭義の先天眼瞼下垂．以下，先天眼瞼下垂とする)，先天性外眼筋線維化症候群，眼瞼狭小症候群，重症筋無力症，Marcus Gunn現象，動眼神経麻痺，Horner症候群などがある．本項では，狭義の先天眼瞼下垂である単純先天眼瞼下垂について述べ，その他の疾患については鑑別疾患の個所に記載する．

　先天眼瞼下垂の発生頻度は0.12～0.18％(Griepentrog GJ, 2011)であり，片側性が65～74％(Skaat A, 2013)である．上眼瞼挙筋の形成不全(線維化，骨格筋線維の減少など)が原因とされており(Berke RN, 1955)，上眼瞼挙筋の収縮も伸展も不良であるため，上方視で眼瞼下垂が著明になり下方視ではむしろ健側より瞼裂幅が大きくみえるのが特徴的である．

　先天眼瞼下垂では34.2％が弱視(視力1.0以下または左右差0.2以上と定義)となり，一般的な弱視の発症率(3.2～4.6％)と比較し，弱視になる確率が10倍といえる．その弱視の内訳は屈折異常弱視が29.8％，形態覚遮断弱視10.5％，斜視弱視が4.3％である．また瞳孔領が露出している軽度～中等度の下垂の22.5％が弱視であることから，必ず屈折異常や視力などの視機能の精査が大切である．

II. 診断ならびに鑑別診断と手術適応

1. 診断

　生下時より上眼瞼下垂があり，以下の疾患を除外することで，先天眼瞼下垂と診断できる．上眼瞼の高さの評価は，角膜反射と上眼瞼縁の距離である margin reflex distance

(MRD)-1を用いて行う．MRD-1が3.5 mmから瞳孔上縁までを軽度，瞳孔上縁から−0.5 mmまでを中等度，それ以下を重度とする．

中等度〜重度の眼瞼下垂では，生後直後から「(患側の)目が閉じている」「(患側のみ)目を開けない」などの症状に親が気付き眼科を受診することが多い．

先天眼瞼下垂の12％に家族歴があるとする報告があり，家族歴の聴取も重要である．

2. 鑑別診断

1) 瞼裂狭小症候群

瞼裂狭小症候群(blepharophimosis, ptosis and epicanthus inversus syndrome)は，瞼裂狭小，眼瞼下垂，逆内眼角贅皮などの眼症状を主徴とする常染色体優性遺伝疾患である．3q23上の*FOXL2*変異(シーケンス変異陽性率：70％)により発症し性差はない．家族歴と典型的な顔貌から診断は容易である．

2) 重症筋無力症(myasthenia gravis：MG)

わが国の発症年齢は5歳以下にピークがあり，眼筋型が多い．その70％が女性とされる．通常，一側優位の眼瞼下垂から発症し，眼位異常，眼球運動障害を生じる．下垂の日内変動からMGが疑われる場合は上方注視負荷テスト(上方視による下垂の増悪があれば陽性)や，アイステスト(アイスパック2分間接触後，MRD-1が2 mm以上上昇で陽性)を行い，診断する．小児では抗アセチルコリン受容体抗体は陰性であることが多い．

3) Marcus Gunn現象

上眼瞼挙筋と外側翼突筋の異常連合で，口を開けると上眼瞼が同時に挙上する異常である．三叉神経が眼瞼挙筋に迷入していると考えられている．片側性が多いが，まれに両側性もある．Marcus Gunn現象に眼瞼下垂が合併している場合，噛む動作や哺乳時などに下垂が軽快することから診断できる．年齢とともに軽快する傾向にある．

4) 動眼神経麻痺

上眼瞼下垂に加え，外転以外の眼球運動障害，瞳孔散大などの症状があることから診断される．多くは片側性だが両側性もある．頭蓋内病変の精査が必須である．近年，B群溶連菌髄膜炎による新生児動眼神経麻痺の症例報告が散見される．また，眼筋麻痺性片頭痛の多くは小児期に発症し，一側の頭痛に続いて同側の神経麻痺が生じ，何度も繰り返すことが特徴である．

5) Horner症候群

交感神経麻痺による眼瞼下垂であり，通常片側性で軽度下垂が多い．瞳孔縮瞳がみられ，フェニレフリン塩酸塩点眼後に改善することで診断される．先天性では出生時の外傷によるものが多いとされている．

3. 手術適応

　眉毛を挙上しても瞳孔領が見えない症例，眼瞼下垂のために弱視の発症が懸念される症例が手術適応となる．術式については，上眼瞼挙筋機能が4mm以下の症例が吊り上げ術の適応になる．眉毛を上げ下げすることで開閉瞼を得られるようにする術式であり，眉毛挙上の努力がない症例は適応にならない．

III. 手術手技の実際

　吊り上げ術に用いる吊り上げ材料には，自家筋膜，人工硬膜（ゴアテックス®），縫合糸などがある．自家筋膜は大腿筋膜や側頭筋膜を用いることが多いが，眼科医に採取は困難であり，また長期的に見て移植筋膜は瘢痕拘縮を生じる傾向にあることから，ここでは縫合糸とゴアテックス®による吊り上げ術について述べる．

1. 糸を用いた吊り上げ術

　眉毛上部の皮下と上眼瞼の瞼板にループ状に通糸することで眉毛の動きを眼瞼に伝える術式．最も簡便で侵襲の少ない術式であり，術後の糸の露出や感染も少ない利点がある一方，長期的にみると程度の差はあれ，吊り上げ効果が減弱してくるというデメリットがある．

　縫合糸を何本用いるか（1本または2本），どのように通糸するか（三角形，菱形，五角形）によって術式が分類されるが，ここでは筆者が通常行っている single rhomboid loop (Friedenwald–Guyton法)について述べる．

1）使用器材

- 5-0 ナイロンまたは 5-0 ポリプロピレン（吊り上げ材料）
- 皮膚縫合用の糸（必要時）
- 角板
- 持針器
- No.11 メス
- 腸用丸針（大：3～4号，小：0～1号）
- エピネフリン含有キシロカイン®（1%または2%）

2）手術手技

　予定重瞼線は健側の二重瞼の形態を観察し，挙上した際に同じくらいの重瞼幅になるようにデザインしブジーや鑷子などでシミュレーションを行い決定する．エピネフリン含有キシロカインを切開線皮下に注入する．麻酔の量は計1～2mL程度の少量でよい．予定重瞼線上の，瞳孔を中心とし角膜径の幅で2か所にマーキングし，No.11メスで小切開を行う（図1）．眉毛上部に角膜径の幅で2か所に平行に2か所デザインし，やや深めに皮膚切開を行う．

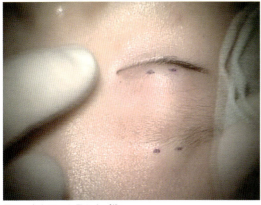

図 1　糸を用いた吊り上げ術
Single rhomboid loop（Friedenwald-Guyton 法）のデザイン．予定重瞼線上と眉毛上に，瞳孔を中心として角膜径の幅で 2 か所ずつ計 4 か所にマーキングする．

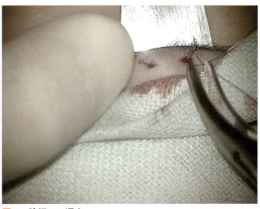

図 2　瞼板への通糸
針を刺入する際，皮膚に対して直角に刺入し確実に瞼板に通糸するよう心がける．

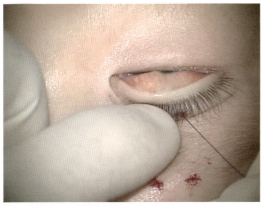

図 3　通糸後，上眼瞼を翻転
翻転した状態で糸を牽引すると確実に通糸できていれば瞼板が陥凹するのが確認できる．また糸が瞼板を貫通して露出していないかも確認する．

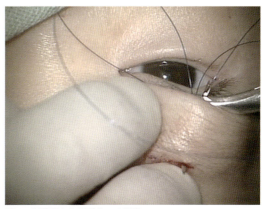

図 4　眼瞼部から眉毛上への通糸
3～4 号の腸丸針を伸ばし（弯曲をゆるやかにして）通糸している．

　　ナイロン糸に丸針をつけて 1 つの穴に刺入し，瞼板に通糸しもう 1 つの穴から出す（図2）．このとき，角板を眼瞼と眼球の間に挿入し眼球を保護しながら行う．早期に再発させないためのポイントは確実に瞼板に通糸することであり，その確認のために上眼瞼を翻転した状態で糸を牽引し，瞼板に確実に通糸できていることを確認する（図3）．次に大きめの丸針を伸ばして，眼瞼部から眉毛上部にそれぞれ通糸する（図4）．刺入の深さは眼輪筋と眼窩隔膜の間を通糸する．浅すぎて眼輪筋に通糸している場合には皮膚がひきつれることでわかる．眉毛上部に通糸した糸を，もう一点に小さめの針で通糸し（図5），1 か所にまとめ，糸を引きながら上眼瞼の高さとカーブを調整する（図6）．眉毛を上げ下げすることで開閉瞼を可能とする術式であり，前頭部の骨膜に通糸してしまうと高さが固定され可動性がなくなるため決して骨膜に通糸してはいけない．糸での吊り上げ術では術後にゆるみが出て，下がってくるため，角膜の瞳孔上縁が十分露出する程度の高さで固定する（図7）．糸を 2-1-1 で結紮し，短く糸きりを行う．結紮部を皮下へ埋没する．結紮した糸が

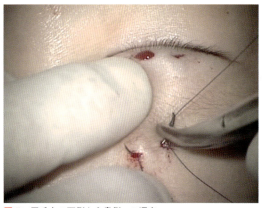

図5 眉毛上の耳側から鼻側への通糸
0〜1号の小さい腸丸針に持ち直し，骨膜にかけないように通糸している．

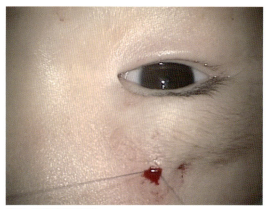

図6 開瞼状態の確認
1か所に集めたナイロン糸を牽引し，開瞼状態を確認している．

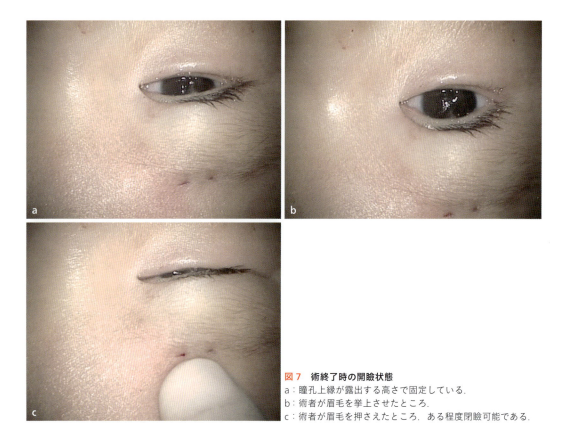

図7 術終了時の開瞼状態
a：瞳孔上縁が露出する高さで固定している．
b：術者が眉毛を挙上させたところ．
c：術者が眉毛を押さえたところ．ある程度閉瞼可能である．

　露出すると感染の原因となるので深い位置に埋没できるように皮膚切開の際に前頭筋が露出する程度まで切開することが大切である．通常は小切開のため皮膚縫合は不要だが，創が開き縫合糸の露出が懸念される場合は（小児の場合，8-0バイクリルなどで）皮膚縫合を行う．

2. 人工硬膜を用いた吊り上げ術

人工硬膜（ゴアテックス®）を瞼板と前頭筋に縫着することにより，眉毛を上下させることで開閉瞼を可能とする術式．

1）使用器材

- ゴアテックス®シート（厚さ 0.3 mm）幅 7 mm×長さ 50 mm
- No.15 メス
- 眼科用剪刀
- スプリングハンドル剪刀
- 有鈎鑷子
- モスキートペアン
- 持針器
- 6-0 ナイロン，またはポリプロピレン（ゴアテックス®固定用）
- 皮膚縫合用の縫合糸（抜糸ができない小児では 8-0 バイクリルなど．抜糸可能な場合は 7-0 ナイロン，ポリプロピレンなど）
- 中村式釣り針鈎
- エピネフリン含有キシロカイン®（1％または 2％）

2）手術手技

まず厚さ 0.3 mm のゴアテックス®シートを 7 mm 幅で長さが 45 mm 程度になるように切り出し，片方の端を Y 字状に 2 つに裂き，股下の長さを 17 mm にしておく．

予定重瞼線は健側の二重瞼の形態を観察し，挙上した際に同じくらいの重瞼幅になるようにデザインしブジーや鑷子などでシミュレーションを行いデザインする．小児では瞼縁から 4〜5 mm の部位に，大人では瞼縁から 7〜8 mm 程度が目安となる．眉毛上の切開線は瞳孔直上の眉毛上部の皮膚に約 10 mm 幅でデザインする（図 8）．エピネフリン含有キシロカイン®を眼瞼および眉毛上のデザインした線から皮下に注入し，さらに針の向きを変えて眼瞼から眉毛上に向かってトンネルを作成する位置に麻酔し，眼瞼全体に浸潤させる．最初に眼瞼部の展開を行うが，これは挙筋短縮術時と同様に皮膚にテンションをかけながら 15 番メスで皮膚を切開し，眼科用セーレで眼輪筋を分けて瞼板を露出する（図 9）．眉毛上部の皮膚切開の際は，皮膚が厚いため皮下まで確実に切開する．眼輪筋下の深さで，眼瞼部から眉毛上部までモスキートペアンや鈍セーレでトンネルを作成し（図 10），ゴアテックス®を通す（図 11）．ゴアテックス®シートの Y 字状側を，瞼板上方の鼻側と耳側に 6-0 ナイロンまたはポリプロピレンで固定する（図 12）．通常，ゴアテックス®は 2 か所ずつ計 4 か所を瞼板に固定し，異物反応を最小限にするためゴアテックス®の角を落として縫着する．ゴアテックス®を上方（頭側）に牽引し瞼縁のカーブを確認し，問題なければ，瞼板上に留置したゴアテックス®を瞼板前組織で覆い，術後の睫毛内反予防に皮下-瞼板前組織の縫合を追加する．抜糸困難な小児の場合，8-0 バイクリルなどで皮膚縫合を行う．眉毛上部のゴアテックス®を牽引し開瞼の幅を決定し（図 13），眉毛上部のシートを

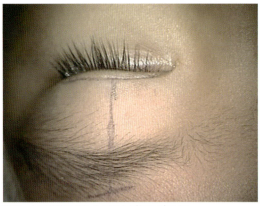

図 8　人工硬膜を用いた吊り上げ術のデザイン
眉毛上の切開線は瞳孔直上の眉毛上部の皮膚に約 10 mm 幅でデザインする．

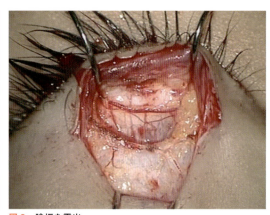

図 9　瞼板を露出
中村式釣り針鉤を用いて術野を確保している．

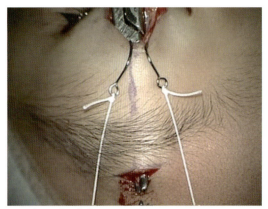

図 10　トンネル作成
眼瞼部から眉毛上部まで眼輪筋下にトンネルを作成している．

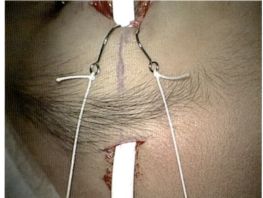

図 11　ゴアテックス®挿入
作成したトンネルにゴアテックス®を挿入している．

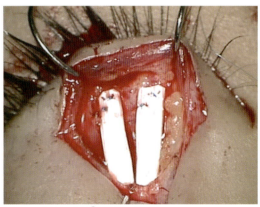

図 12　ゴアテックス®の瞼板への固定
ゴアテックス®シートの Y 字状側を，瞼板上方の鼻側と耳側に 6-0 ナイロンまたはポリプロピレンで固定する．

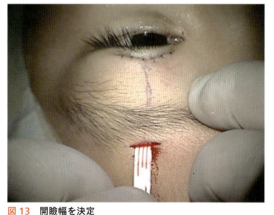

図 13　開瞼幅を決定
眉毛上部のゴアテックス®を牽引し開瞼の幅を決定するとともに，上眼瞼のカーブ，瞳孔中央に開瞼のピークがきているか確認する．

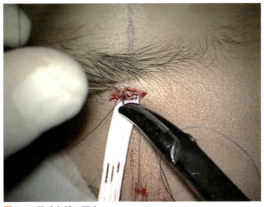

図 14　眉毛上部の固定
眉毛上部のシートを 5-0 ナイロンでゴアテックス®-前頭筋-ゴアテックス®-眉毛下皮下と通糸し固定する．

5-0 ナイロンでゴアテックス®-前頭筋-ゴアテックス®-眉毛下皮下と通糸し固定する(図14)．眉毛部のシートは固定した部分で切離するのではなく，術後に微調整が可能なように 5 mm 程度余分に残して切離し皮下に埋入する．眉毛部の皮下縫合，皮膚縫合を行い終了となる．

IV. 術中・術後合併症とその対処法

1. 吊り上げ材料による感染，肉芽腫形成

　吊り上げ材料が露出し感染を起こす場合がある．また異物反応から肉芽形成を生じることがある．ゴアテックス®シートを用いた場合，感染や肉芽形成は約 5％ にみられる．感染が生じた場合，まず抗菌薬の全身投与および局所投与(軟膏など)を行い，それでも改善がなければ，吊り上げ材料を摘出しなければならない．通常，移植したゴアテックス®シートの周囲には線維性被膜が形成されており，ゴアテックス®と周囲組織との癒着は少ないため摘出は容易に行え，摘出後も線維性被膜のため吊り上げ効果が持続する場合がある．

2. 低矯正

　術直後から術後 1 週間程度は創傷治癒の炎症期にあたり，手術侵襲による腫脹や発赤が強く現れるため，術中定量より低矯正にみえることが多い(図15)．術後 1～2 週間経過した時点で，前頭筋を使用しても上眼瞼の挙上が十分でない場合は，眉毛上部の創を開けて，ゴアテックス®を上方に牽引し再固定する．

3. 過矯正

　強閉瞼だけでなく，瞬目時や就寝時の閉瞼状態を診察・問診することが大切である．必

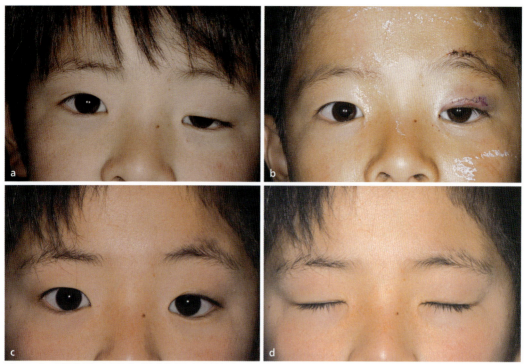

図 15 人工硬膜を用いた吊り上げ術を施行した症例（9 歳，男児）
a：術前．左眼の MRD-1 は－1 mm 程度で瞳孔反射がみられない．
b：術翌日．眼瞼腫脹のため，術中より低矯正にみえる．
c：術後 5 か月（開瞼時）．開瞼良好で左右差はない．
d：術後 5 か月（閉瞼時）．閉瞼良好で兎眼はない．

ず細隙灯顕微鏡で角膜障害の有無を確認し，兎眼による角膜傷害があれば点眼や眼軟膏を処方する．夜間の兎眼は術後時間とともに改善することが多い．明らかに過矯正な場合は，低矯正のときと同様に眉毛上部の創を開けて，ゴアテックス®を下方に牽引し再固定する．

4. 眼瞼下垂の再発

　ナイロン糸を用いた吊り上げ術では程度の差はあれ術後 5 年後に 8 割が再発するのに対し，人工硬膜を用いた吊り上げ術では 5 年後の再発は 1 割で長期予後が良好である．ナイロン糸は人工硬膜や自家筋膜を用いるには顔が小さいけれども，視機能のために眼瞼挙上が必要な乳幼児（3 歳以下）などに対して，一期的に行う手術として適しているといえる．ナイロン糸の吊り上げ術で再発した場合，再発時年齢が 3 歳以上であればゴアテックス®を用いる方法に変更し，再手術を行う．

V. 術後管理と経過観察

　術後管理におけるポイントは，眼瞼下垂の程度と視機能の評価を正確に行うことである．MRD-1 の測定が基本だが，乳幼児では測定困難なこともあり，写真判定が有効であ

る．前述したように先天眼瞼下垂には斜視や弱視を伴うことが多いため，3歳以上では視力検査，眼位検査(Krimsky法，APCTなど)，立体視検査(Titmus stereo test, Lang stereo testなど)を行い，視力障害や斜視があればその治療を行う．1%サイプレジン®点眼を用いた屈折検査は初診時(術前)に行い，その後は1年ごとに再検する．

ナイロン糸を用いた吊り上げ術では程度の差はあれ術後5年後に8割が再発するのに対し，人工硬膜を用いた吊り上げ術では術後半年の矯正効果が5年後も維持されており，再発は1割程度である(Hayashi K, 2013)．いずれの術式も術後5年は経過をみるのが理想的だが，特にナイロン糸を用いて行った場合には高率に再発するため，可能な限り長期経過観察が望ましい．

▶ **一般眼科医へのアドバイス**

眼科医にとって眉毛部の手術は抵抗があると思われるが，手技的にはシンプルであり，取得しておくと守備範囲が広がるよい術式である．小児の先天眼瞼下垂の手術は全身麻酔下で行われるため，限られた施設でしか行えないが，大人に対してもこれらの吊り上げ術は有効で，局所麻酔で可能である．

糸を用いた吊り上げ術で早期に再発しないための注意点は確実に瞼板に通糸することである．人工硬膜を用いた吊り上げ術では，術後に材料の露出や感染が起きないように，眼瞼部では瞼板前組織で材料を覆い，また眉毛部では皮下深くに埋入することがポイントである．

参考文献

1) Hu DN：Prevalence and mode of inheritance of major genetic eye diseases in China. J Med Genet 24：584-588, 1987
2) El Essawy R, Elsada MA：Clinical and demographic characteristics of ptosis in children：a national tertiary hospital study. Eur J Ophthalmol 23：356-360, 2013
3) Lemagne JM, Colonval S, Moens B, et al：Anatomical modification of the levator muscle of the eyelid in congenital ptosis. Bull Soc Belge Ophtalmol 243：23-27, 1922
4) Kasaee A, Yazdani-Abyaneh A, et al：Assessing amblyogenic factors in 100 patients with congenital ptosis. Int J Ophthalmol 3：328-330, 2010
5) 柿﨑裕彦：上眼瞼下垂(吊り上げ術)．眼形成手術―虎の巻―．pp25-32，メディカル葵出版，2009

(田邉美香)

B　先天眼瞼下垂：挙筋短縮術

I.　疾患概念と臨床上の特徴

　先天眼瞼下垂(congenital blepharoptosis)は，生来から瞼裂の垂直径が小さい状態である．男性にやや多く，片側性，両側性いずれもある．物を明視するために，眉毛や顎を挙上する代償動作をとる．程度が強い場合，乱視や斜視などを伴う場合など，弱視に至ることもある．下眼瞼内反を合併することも多い．

　原因としては，眼瞼挙筋の線維化や形成不全が多い．これに属するものとしては，上眼瞼挙筋(挙筋)単独の障害(単純下垂)が最多(先天下垂全体の90％以上)で，まれに，眼瞼全体に及ぶもの(眼瞼縮小症候群)，外眼筋まで及ぶもの(先天外眼筋線維化症候群)などが挙げられる．他の原因としては，動眼神経麻痺，挙筋の異常神経支配(Marcus Gunn現象など)，抗アセチルコリン受容体抗体による神経-筋接合部障害(重症筋無力症)，鉗子分娩などの外傷性下垂などがまれにみられる．

II.　診断ならびに鑑別診断と手術適応

　先天眼瞼下垂は，下垂であることを診断することは容易であるが，原因の診断，さらに視機能異常の状態(固視・追視，眼位・眼球運動検査)なども判定する必要がある．

1. 下垂の診断と程度判定

　座位で，正面視時の上眼瞼瞼縁と角膜・瞳孔の関係で判定する(図1)．検査に協力的な患児であれば，成人と同じように挙筋機能を計測することもできる．

2. 原因の診断

　単純下垂を図2, 3に，その他のまれな下垂を図4に示す．下垂程度の変動の有無で大別し，眼位，眼球運動障害，瞳孔に注目して診断する．

1) 下垂程度が変動しないもの

　眼瞼挙筋の線維化や形成不全による下垂，動眼神経麻痺などが挙げられる．
　単純下垂は，片側性(図2)と両側性(図3)がある．眼球運動障害，瞳孔異常はない．片

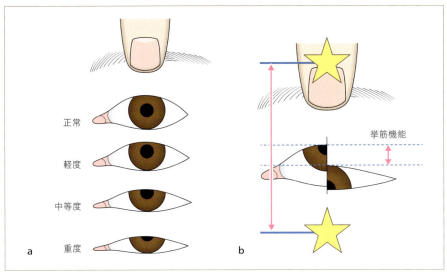

図1 下垂程度と挙筋機能の判定法
a：下垂程度は，代償動作を生じないよう指で眉毛を抑え，正面視させる．正常では，上眼瞼瞼縁中央は角膜上部のみを覆う．軽度では，瞳孔より上部を覆うが，角膜反射は丸い．中等度では，瞳孔上半分を覆い，角膜反射は欠ける．重度では，瞳孔下半分を覆い，角膜反射は生じない．
b：挙筋機能は，指標を上下して追視させたときの上眼瞼瞼縁中央移動距離を計測する．

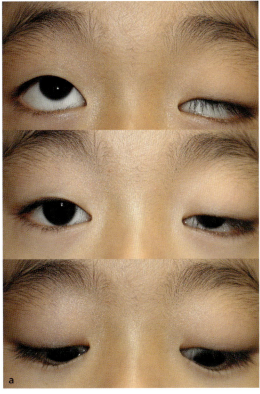

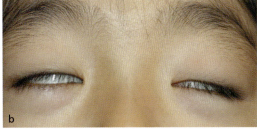

図2 単純眼瞼下垂（左側）
術前の状態．
a：上方視，正面視，下方視時．瞼裂垂直径右9 mm，左4 mmの重度下垂で，眼瞼挙筋機能は右12 mmに対し，左2 mmとほとんどない．上方視時では下垂が目立つが，下方視時では目立たなくなる．
b：閉瞼時，両側に兎眼がある．

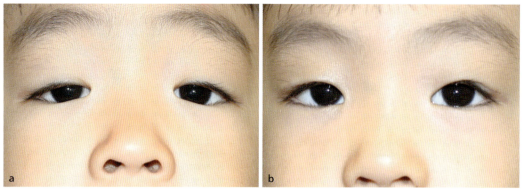

図3 単純眼瞼下垂(両側)
a：術前，b：術後1週の状態．「いじめ(眼が変だ，幼稚園に来るな)」解消を目的に手術希望．術前では，両側下垂と眉毛挙上があり，顎挙上で鼻孔が見える．両側挙筋短縮(短縮量各15 mm，Whitnall 靱帯下縁)を行った．術後，眉毛挙上と顎挙上は改善している．その後，「いじめ」もなくなった．

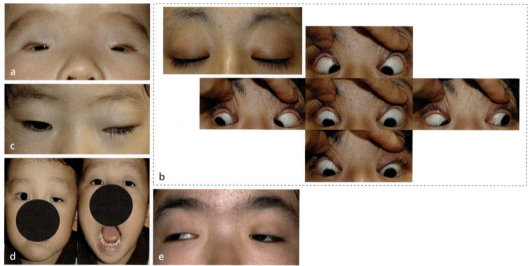

図4 まれな眼瞼下垂
a：眼瞼縮小症候群．瞼裂は垂直方向・水平方向とも狭小，逆内眼角贅皮による偽内斜視を呈する．広い眉尻，下涙点の耳側偏位などもこの特徴である．
b：外眼筋線維化症候群．両側重度下垂で，眼瞼挙筋機能はほとんどない．両眼は下方固定で，上転企図時には，逆説的輻輳様運動(paradoxical convergence movement)を生じる．外転も軽度障害されており，general fibrosis symdrome に該当する．
c：動眼神経麻痺(左側)．重度下垂で，左眼は外転位をとる．
d：Marcus Gunn 現象(左側)．左は閉口時，右は開口時の状態．重度下垂であるが，開口時には軽減する．
e：重症筋無力症．両側の眼瞼下垂と右眼外斜視．

側性での瞼裂の左右差は，上方視時に目立つが，下方視時に目立たなくなる(眼瞼後退)．兎眼もよくみられる．このように，筋線維化による下垂は，下垂があるにもかかわらず，眼瞼が伸展しにくい特徴がある．両側性の場合，代償動作が強い．

眼瞼縮小症候群(図4a)は，両側性で，眼瞼全体が小さく，逆内眼角贅皮，偽内斜視を示す．強い乱視を合併することが多い．

外眼筋線維化症候群(図4b)は，眼位と眼球運動の障害が特徴である．眼位は下斜視や眼球下方固定を示すことが多い．眼球運動障害の程度はさまざまであり，上転企図時の逆説的輻輳様運動(perverted convergence movement)がみられることもある．片側性と両側性が

あり，特に両側性で外眼筋3筋以上罹患したものを general fibrosis syndrome とよぶ．

動眼神経麻痺（図4c）は，重度の下垂のほか，患側の麻痺性外斜視，時に散瞳を伴う．

2）眼瞼下垂の程度が変動するもの

Marcus Gunn 現象（図4d）は，口部運動（開口，哺乳，咀嚼など）に伴い異常開瞼をする．

重症筋無力症（図4e）は，疲労時や入浴時など温かい環境での悪化が特徴的で，眼球運動障害を伴うことが多い．アイステストやエドロホニウム静注で改善，アセチルコリン受容体（acetylcholine receptor：AChR）抗体が陽性であることが多い．

3. 鑑別診断

下斜視に伴う眼瞼挙上不良，斜視・弱視などに伴う片眼つぶり，眼瞼部腫瘍などが挙げられる．健側眼を遮蔽したときの患側眼の開瞼状況や画像検査などで鑑別する．

4. 手術適応

原因により異なる．

単純下垂は基本的にはすべて適応があるが，手術時期についてはさまざまな意見がある．筆者は，眼瞼下垂による視機能の発達障害や，「いじめ」などの社会生活上の障害がみられた場合には可及的早期に行う（図3）が，これらの問題がなければ，本人の希望による局所麻酔手術が可能になる時期まで待機すべきだと考える．

眼瞼縮小症候群も基本的にはすべて適応であり，内眼角形成術を併施することが多い．

外眼筋線維化症候群は基本的にはすべて適応であり，斜視手術を併施することが多い．

動眼神経麻痺も同様であるが，挙筋の発達がきわめて悪いので，吊り上げ術のほうがよいと考える．斜視手術を併施することが多い．

Marcus Gunn 現象は自然軽快することがある．すなわち，術後，時間経過とともに過矯正となる可能性がある．したがって，筆者は，視機能障害を発生しており，かつ，将来追加手術になりうることを了承した場合に限り，適応としている．

重症筋無力症も下垂程度に変動があるため，眼瞼挙上目標が一定しない．筆者は，しばらく内服薬で経過観察し，下垂程度が安定してから判断すべきだと考える．

III. 手術手技の実際

本項では，経皮的挙筋短縮術の手技を，模式図（図5，6）と実際の術中図（図7）を用いて解説する．

① デザイン（図7a）：健側の重瞼線と同様の予定重瞼線をデザインする．全身麻酔下兎眼の状態にも注目する．
② 皮膚切開（図6a）：予定重瞼線から皮膚切開する（赤矢印）．
③ 眼輪筋剝離（図6b）：開創糸（白）を皮膚切開創の上下にかけて牽引開創し，眼輪筋の瞼縁側周囲を剝離しながら，瞼板前面に達する（赤矢印）．
④ 眼瞼挙筋停止部の確認（図7b）：挙筋線維が瞼板前面に停止していることを確認する．

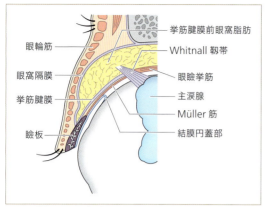

図5　手術に関する構造

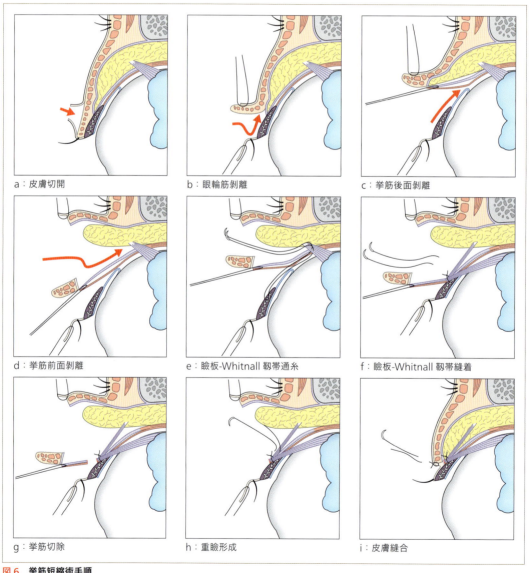

図6　挙筋短縮術手順

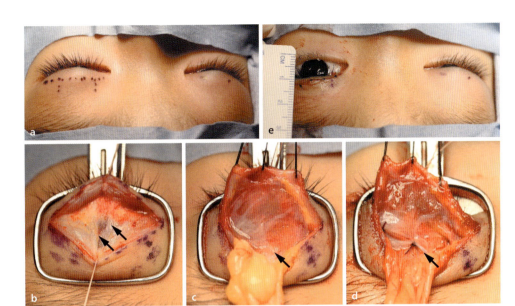

図7 挙筋短縮術の実際
図2の症例.
a：右側の重瞼線と同様の予定重瞼線を左側にデザインする．全身麻酔下左側兎眼は2mm幅である．
b：挙筋線維（矢印）は垂直方向に走行，瞼板前面に停止していることを確認する．
c：挙筋の後面・前面剥離が終了したところ．挙筋は牽引糸（黒糸）により下方に引き出されている．反転された挙筋
　　腱膜前眼窩脂肪との間に，白色のWhitnall靱帯の一部（矢印）を確認できる．
d：Whitnall靱帯中央（矢印）への縫着を3針行ったところ．短縮は18mmである．
e：終了時．兎眼は術前より4mm多く，6mm幅となった．

⑤ 挙筋後面剥離（**図6c**）：挙筋停止部を瞼板から剥離，Müller筋を瞼板上縁および結膜から剥離，牽引糸（黒）を挙筋先端に掛けて，引き出しながら剥離を進め，結膜円蓋部に至る．

⑥ 挙筋前面剥離（**図6d**）：眼窩隔膜を切開，挙筋腱膜前眼窩脂肪と挙筋前面との間を剥離し，Whitnall靱帯に至る．

⑦ Whitnall靱帯の状態の確認（**図7c**）：挙筋腱膜前眼窩脂肪を反転し，Whitnall靱帯の状態を確認する．滑車-主涙腺被膜に横走している白い線維がWhitnall靱帯である．小児単純下垂の場合，ここに瞼板を縫着する．

⑧ 瞼板-Whitnall靱帯通糸（**図6e**）：瞼板中央部の上1/3からWhitnall靱帯に両端針吸収糸（紫）で通糸する．

⑨ 瞼板-Whitnall靱帯縫着（**図6f, 図7d**）：下の開創糸をゆるめ，瞼板とWhitnall靱帯の通糸を結紮縫着する．この縫着作業を瞼板中央部のほか，鼻側端，耳側端の3か所行う．

⑩ 挙筋先端部の切除（**図6g**）：縫着した部より末端を切除，眼瞼の挙上状態を確認する．兎眼が4mm幅程度あるのがよい．挙上不足ならばさらに縫着作業を追加する．

⑪ 重瞼形成（**図6h**）：瞼縁側の皮膚と，瞼板または挙筋断端とを吸収糸（紫）で埋没縫着する．

⑫ 皮膚縫合（**図6i**）：挙筋腱膜前眼窩脂肪の脱出が重瞼線より下の先端部を切除する．非吸収糸（青）で皮膚を閉創する．

⑬ 終了時の兎眼の計測（**図7e**）：少なくとも4mm幅は必要である．

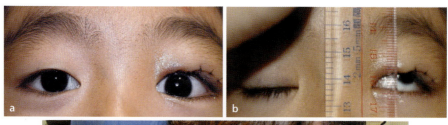

図 8　術後の管理
図 2 の症例で術後翌日.
a：開瞼時の挙上は十分である.
b：閉瞼時左側兎眼は 6 mm 幅である.
c：保護者に眼軟膏点入法を指導する.この症例では術後 9 か月間,眼軟膏点入を行った.

IV.　術中・術後の合併症とその対処法

　術中出血や術後兎眼・角膜びらんなどがある.

　挙筋後面剝離時,上眼瞼の血管支配は,瞼板前面を横走する内側瞼板動脈弓と,瞼板上方を横走する外側瞼板動脈弓で主に行われている.挙筋短縮術では,これらを切断するので,鼻側断端,耳側断端とも,十分に止血をしておくとよい.

　術後兎眼は,挙筋短縮が大量の際は必発であるが,時間とともに軽減する.管理法については次項参照.

V.　術後管理と経過観察

　術後兎眼と管理法(図 8, 9).兎眼が強い場合は,眠前の抗菌薬眼軟膏点入が必要であるが,筆者の経験では,睡眠時兎眼が 2 mm 以下まで軽減すると,軟膏点入が不要になる.自宅管理できるよう,保護者に眼軟膏点入方法と睡眠時兎眼計測法を十分指導しておく.

　術後は,通常,1 週後,2 週後,6 週後,12 週後,以下 3〜6 か月ごとの経過観察をする.保護者からの睡眠時兎眼の状況,瞼裂垂直径計測,視機能,角膜の状況などを確認しつつ,眼軟膏を中止していく.術後 6 週前後に皮膚肥厚性瘢痕の有無を確認,必要があれば,ステロイド軟膏塗布やトラニラスト内服を行う.再下垂があった場合は,片眼つぶりを否定したうえで,初回手術 3 か月後以後に再手術を検討する.

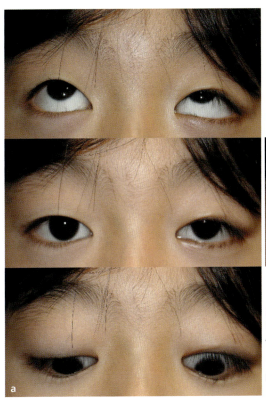
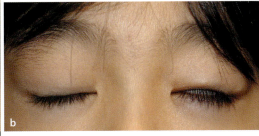

図9 挙筋短縮術後2年
図2の症例.
a：上方視, 正面視, 下方視時. 瞼裂垂直径右9mm, 左9mmで, 上方視時の左右差は軽減, 下方視時の左側眼瞼後退は強くなっている.
b：閉瞼時, 左側兎眼は2mm幅と, 手術直後（図8b）より軽減している. 角膜上皮障害はない.

▶一般眼科医へのアドバイス

先天眼瞼下垂は, 下垂であることを診断することは容易であるが, 手術適応決定には, 座位での下垂程度判定, 原因の診断, さらに視機能異常の状態なども判定する必要がある. したがって, 瞳孔領を完全に覆うような重度な眼瞼下垂を除けば, 患児がこれらの検査が可能な時期まで観察してから専門医へ紹介することが重要である.

参考文献

1) 丸尾敏夫, 他：眼瞼下垂に対する眼瞼挙筋前転法. 眼臨医報 63：1-13, 1969
2) 根本裕次：眼瞼下垂. 野田実香（編）：専門医のための眼科診療クオリファイ 10 眼付属器疾患とその病理. pp61-74, 中山書店, 2012

（根本裕次）

C 退行性眼瞼下垂：挙筋群短縮術

I. 手術適応

　挙筋短縮術には上眼瞼挙筋腱膜(aponeurosis)単独の前転術(aponeurotic advancement)や挙筋腱膜とMüller筋の両者の短縮術：挙筋群短縮術(levator resection)，Müller筋タッキングなどがあるが，挙筋群短縮術は，これらの手術の中でも適応は広く，挙筋機能があるすべての眼瞼下垂に対して適応できる．

　また，挙筋腱膜前転術を施行中に，挙筋腱膜が薄くしっかりとした前転固定ができない場合や，挙筋腱膜の前転量が多くなり，兎眼が著明になってしまうような場合，挙筋腱膜とMüller筋間の脂肪変性が強く，挙筋腱膜のみの前転では眼瞼の挙上が不十分な場合は，Müller筋と結膜間を剝離して，挙筋群短縮術にコンバートすることで対応できるため，眼瞼下垂手術を施行するすべての術者は，挙筋腱膜前転術だけではなく，必ず挙筋群短縮術をマスターしておく必要がある．

II. 使用する器具

　眼瞼下垂手術に使用する器具についての詳細は「第2章 総論 E-II. 眼瞼形成手術に必要な器具」(p.51)を参照して頂きたい．デザインは竹串でピオクタニンエタノールを用いて行うか，マーカーペンを使用する．太い皮膚マーカーペンでは切開ラインが意図する線からずれてしまう可能性があるため，できるだけ細いものを用いるほうがよい．メスはNo.15Cが小振りで使いやすい．鑷子および剪刀類は，スプリング剪刀，有鈎鑷子，Castroviejo持針器など把持しやすいものを用いる．釣り針フックは創を展開する際に使用するが，シルク糸を釣り針フックにつけてモスキート鉗子などでシーツに固定し，創を愛護的に展開するのに有用である．創が深くなっても深さを変えてかけ直すだけでよいため非常に便利である．挟瞼器は基本的に不要であるが，使用する場合はネジ式のものが使用しやすく，外す際には徐々にネジを緩めながら出血点を確認し止血する．バイポーラは必ず鑷子型バイポーラを用いる．眼瞼下垂の手術の際にはあまり大きめのものでなくてもよい．

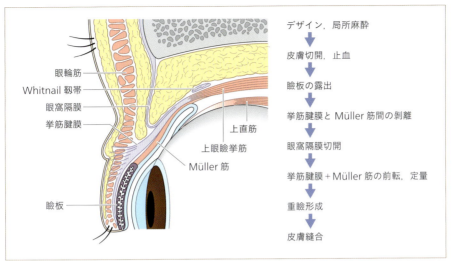

図1 挙筋群短縮術の術式理解のための解剖と手術の流れ

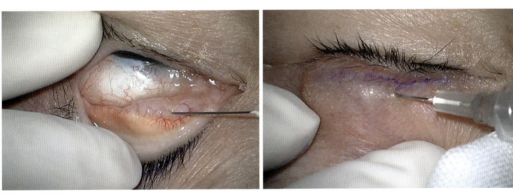

図2 局所麻酔
結膜下と皮膚側へ注入する.

III. 手術手技の実際

　　挙筋群短縮術の術式理解のための解剖と手術の流れを図1に示す.
① 重瞼線に沿ったデザイン,結膜下注射,皮膚側からの眼輪筋下麻酔を行う(図2).
② 皮膚切開(図3)は,皮膚に指でテンションをかけて切開することがポイントである.
③ 止血(図4)は,左手の指で創を上下に開き,創の傍らに置いたガーゼで拭いてから出血点を確認し,バイポーラの先を少し開いたまま創に置くようなイメージで止血するとよい.
④ 瞼板の露出(図5)は,有鈎鑷子で瞼縁側の眼輪筋を把持し,天井方向へ引き上げ,左手の薬指で創の頭側を引くようにテンションをかける.眼輪筋下の瞼板へ向かってスプリング剪刀で組織を切開する.瞼板が見えるまで一気に切開するのがポイントである.
⑤ Müller筋は瞼板上縁に付着しているので,スプリング剪刀を用いて結膜とMüller筋間

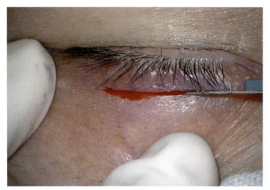

図3 皮膚切開
指でテンションをかけて切開する．

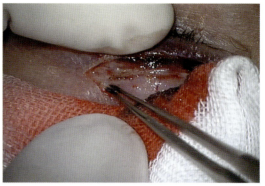

図4 止血
創を開いた状態で止血する．バイポーラの先は少し開いて使用する．

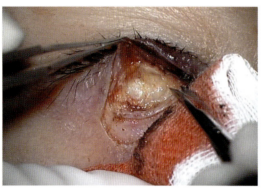

図5 瞼板の露出
眼輪筋を把持する鑷子は上にして，薬指で皮膚を頭側へ引きテンションをかけて瞼板を露出する．

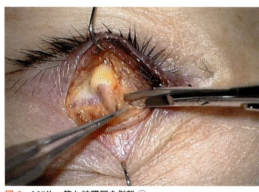
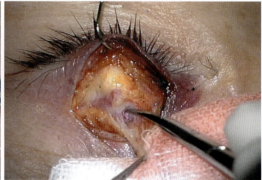

図6 Müller筋と結膜間を剥離①
スプリング剪刀の先で鈍的に結膜とMüller筋間を剥離してからMüller筋を横方向に切開する．

　の剥離を始めるきっかけを作る．Müller筋を結膜から剥離し，横方向に切開する（図6）．血管があればバイポーラで焼灼してから切開する（図7）．

⑥釣り針フックを瞼板にかけて引くと結膜とMüller筋は剥離しやすくなる（図8）．

⑦挙筋腱膜の先端を下方へ引き，光沢のある挙筋腱膜の表面が出てくるまで眼窩隔膜を

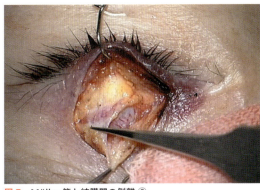
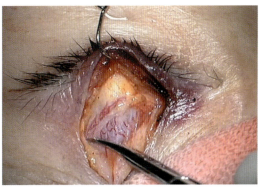

図7 Müller筋と結膜間の剝離②
バイポーラであらかじめ焼灼してからスプリング剪刀で切開を進める．

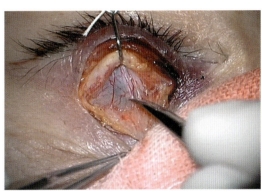
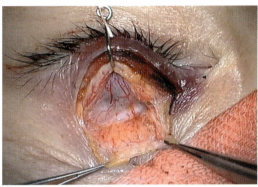

図8 Müller筋と結膜間を剝離③
瞼板ごと釣り針フックで牽引すると結膜とMüller筋間が剝離しやすい．

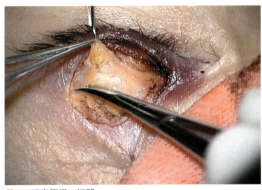
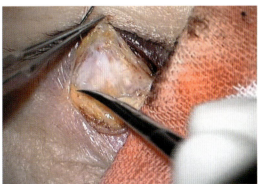

図9 眼窩隔膜の切開
光沢のある挙筋腱膜の表面が露出するまで切開する．

　　　　横方向へ切開する（図9）．
⑧ 6-0ナイロンなどで挙筋腱膜とMüller筋を前転する（図10）．瞼板への通糸は瞳孔上の瞼板上1/3の部位である．
⑨ 一度糸を仮留めして術中定量を行う（図11）．瞳孔上縁より上，角膜輪部より1〜2 mm下が基本であるが，片側の状態や患者の希望に応じて挙上量はあらかじめ決めておく．挙上が足りなければ前転量を増やし，過剰であれば減らす．瞼縁の形，カーブがよけ

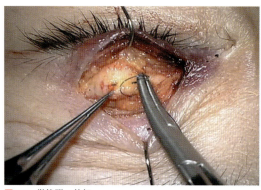 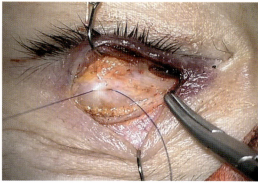

図 10 挙筋群の前転
瞳孔直上の瞼板上 1/3 へ通糸．

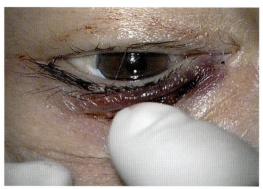

図 11 術中定量
術中の開瞼程度で中央の通糸部位を適宜変更する．

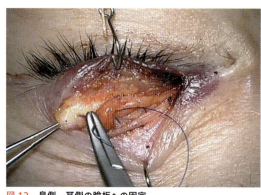 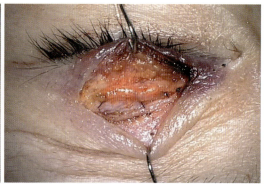

図 12 鼻側，耳側の瞼板への固定
中央部が決まったら，耳側，鼻側の瞼板へ固定する．

　　　れば内側，外側にも通糸し，3 点固定とする（図 12）．
⑩ 再度挙上量，瞼縁のカーブを確認する（図 13）．過不足や変形があれば瞼板の固定位置を適宜変更する．
⑪ 余剰の挙筋腱膜および Müller 筋を切除し，挙筋腱膜の先端と眼輪筋を 7-0 ナイロンで 3 点通糸固定し重瞼形成する（図 14）．睫毛内反の予防のためでもある．
⑫ 皮膚を 7-0 ナイロンで縫合し手術終了となる（図 15）．

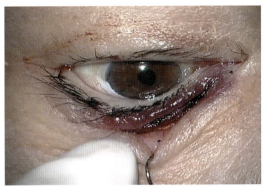

図13　術中定量②
3点固定後に再度開瞼を確認し，必要に応じて固定位置を変更する．

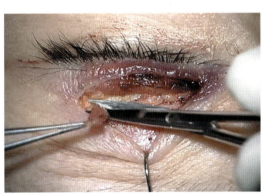
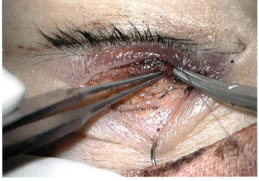

図14　重瞼形成
余剰の挙筋腱膜＋Müller筋を切除し，先端部と眼輪筋を固定する．

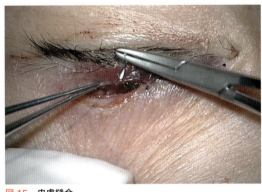
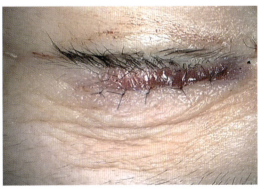

図15　皮膚縫合
瞼縁よりを少し浅く，上を少し深く拾って縫合する．

▶一般眼科医へのアドバイス

　　眼瞼下垂手術のなかでも，挙筋群短縮術は挙筋機能があるすべての症例に適応でき，挙筋腱膜前転術やMüller筋タッキングなどの術式の前に是非マスターしたい術式である．

参考文献

1) 渡辺彰英，荒木美治（編著）：顕微鏡下眼形成手術．メジカルビュー社，2013

（渡辺彰英）

D 退行性眼瞼下垂：Müller Tuck 法（西條原法）

　眼瞼は前頭筋や表情筋と関連する顔面の一部であり，多様な形態と機能をもつ繊細な器官である．また人種差，個体差，経年的変化など個別性に富んでいる．眼瞼下垂はこれらさまざまな要因が関連する開瞼の機能不全であるため，診断，手術適応，術後評価など標準化が難しい．下垂を扱うに当たってはこのことを念頭に術式の技術論に終始することなく，綿密な診察のもと個々の症例に則した的格な診断を行うことが肝要であり，手術結果の評価にも直結する．

I. 概念と特徴

　下垂の手術は，下がった瞼板 "を挙げる" ことにより "下垂した瞼縁を上げ，開瞼不全を正常化することにある．この目的で眼瞼挙筋の力源を瞼板に伝える挙筋腱膜と Müller 筋の短縮にターゲットをしぼった術式が一般に行われているが，その1つとして筆者は Müller 筋の選択的短縮術として Müller 筋の瞼板へのタッキング法（図1）を開発し20年来行っている．その原理は，Müller 筋は薄く，脆弱な平滑筋であるが瞼板上縁に停止し眼瞼挙筋の収縮力を瞼板に伝える主体をなしていると考えられること，また，挙筋腱膜と Müller 筋の間（post-aponeurotic space）には疎性結合組織（以後もやもや組織）があり Müller 筋を

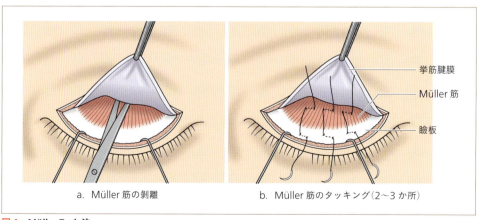

a. Müller 筋の剥離　　b. Müller 筋のタッキング（2〜3か所）

挙筋腱膜
Müller 筋
瞼板

図1　Müller Tuck 法

剝離しやすい層（surgical plane）になっている，という解剖学的考察（図2）に基づくものである．これまで多くの症例で本法によって十分な瞼板挙上効果が得られ，また下垂の随伴症状であるMüller筋の伸展負荷に起因する交感神経症状の改善も認められている．最近では術後8〜10年以上の長期改善例が増えている．

本法の特徴はMüller筋の単独短縮術であるため，解剖がわかりやすく手技がシンプル（4ステップの手順）で（図3），眼窩隔膜，挙筋腱膜，その他複雑な眼瞼組織には侵襲を加えないことにある．

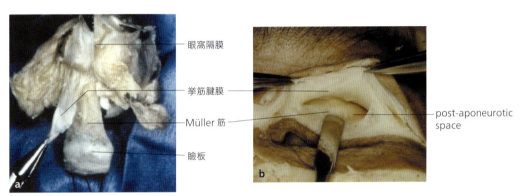

図2　眼瞼の解剖
a：挙筋腱膜は瞼板前面の付着部から剝離できるがMüller筋は瞼板上縁に停止し剝離できない．
b：post-aponeurotic space．挙筋腱膜とMüller筋の間にはpost-aponeurotic spaceがあり，手術の際にMüller筋を容易に剝離できるsurgical plane（"Peeling away" tissue layer）となっている．
〔西條正城：Müller tuck（ミューラータック）法，西條原法．専門医のための眼科診療クオリファイ29．眼形成手術．pp109-118，中山書店，2016〕

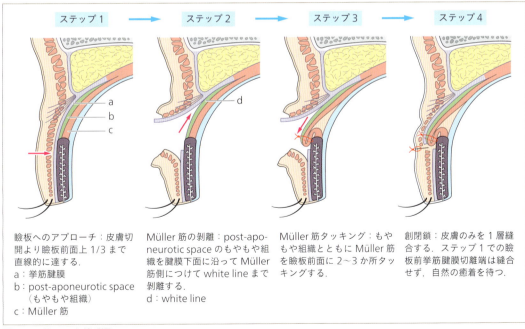

図3　Müller tuck法手順
（西條正城：Müller tuck法〈原法〉．超アトラス眼瞼手術―眼科・形成外科の考えるポイント―．pp155-162，全日本病院出版会，2014）

なお，命名については，挙筋腱膜を瞼板にタッキングする方法を Aponeurotic Tuck とする報告がありこれに対比して Müller Tuck 法とする．

II. 手術手技の実際（図4）

1. デザインと局所麻酔（図4a）

　瞼板の上縁に相当する皮膚面の位置（瞼縁より 7〜8 mm）に 2 cm 前後の切開線をデザインする．本法では切開線が術後に重瞼線になることはなく，元来の重瞼または一重が保たれるので，重瞼線は無視して瞼板上縁への直線的アプローチを意図してデザインする．

　局所麻酔は最小量で最大の効果（低侵襲麻酔）を目指して麻酔液はエピネフリン入り 2% リドカインを使い，1 mL シリンジ，極細の 32 G 針を用い一側約 0.5 mL を皮下水平方向に一点注入する．薬液を注入しながら針を進めることで血管損傷を避け，また複数箇所の刺入を避けることが注射針による皮下血腫を作らないコツである．麻酔液の注入量も最小限とし，本法では通常両側 1 mL 以下で十分な効果が得られる．注入部はすぐに揉みほぐし麻酔液の浸透を早める．皮下への少量注入であれば眼瞼挙筋，Müller 筋への影響はほとんどない．

2. 牽引制御糸と皮膚切開（図4b, c）

　7-0 ナイロン糸を瞼縁中央やや内側で水平方向に瞼板を通して牽引制御糸を掛けモスキートで保持する．一箇所の牽引では瞼板にたわみが起こりやすいので 2 箇所掛けるとバランスがとれる．この牽引糸を適時引いたり緩めたりすることで皮膚切開とその後の術野の展開や制御操作が容易となりフックや鈎類に比べて創損傷は少ない．皮膚切開は牽引糸を下方に引き拇指と示指で皮膚を上方に緊張をかけ，No.15 メスで皮膚を切開する．出血は確実に止め術野は常に dry field にする．出血点は真皮下血管網からの水平方向の出血が主であるのでここを狙ってピンポイントにバイポーラ鑷子電気凝固するのが確実で，術後の後出血の防止にもなる．

3. 眼輪筋の切開（図4d, e）

　瞼板前眼輪筋を切開，または部分切除し上下に剥離すると瞼板前挙筋腱膜が露われ縦に走る数本の血管（瞼縁動脈弓）がみられる．この血管を止血するとその後の操作での出血はほとんどない．

4. 瞼板前面の操作（図4f, g）

　鋏刀の先で瞼板上縁の位置を触診で確認し瞼板上 1/3 の位置で瞼板前挙筋腱膜横方向に切開，瞼板を露出する．

5. post-aponeurotic space の剥離と Müller 筋の展開（図4h〜j）

　瞼板から切離した挙筋腱膜断端を鑷子で垂直方向に牽引し緊張を掛けて post-

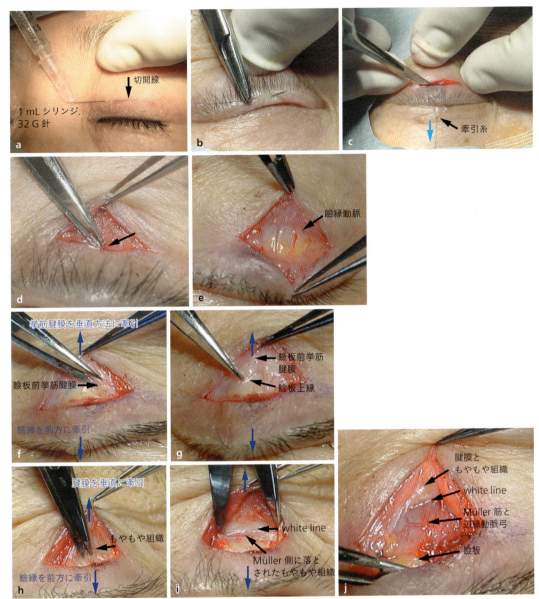

図4 手術手技の実際
a：デザインと局所麻酔.
b：牽引制御糸.
c：皮膚切開.
d, e：眼輪筋の切開.
f：眼輪筋を切離後, 瞼板前腱膜を瞼板より切離, 瞼板上縁を露出.
g：瞼板前腱膜断端を垂直に牽引し緊張をかけて挙筋腱膜下（post-aponeurotic space）に入る.
h：post-aponeurotic space の剥離.
i：white line の確認.
j：最終的な Müller 筋層の展開所見.
（つづく）

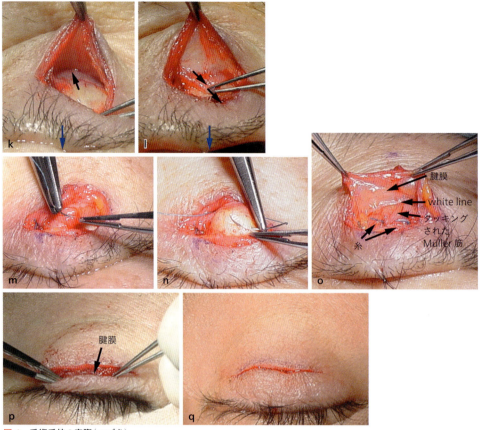

図4 手術手技の実際(つづき)
k:上方視でMüller筋が近位方向に引きこまれ角膜が透過する(矢印).
l:下方視でMüller筋は鑷子でつまみ抵抗なく引き出せる(矢印).
m, n:Müller筋の瞼板へのタッキング.
o:2か所タッキング終了時の術野の展開(jと比較.white lineも前転されている).
p:創閉鎖.
q:皮膚縫合前.

aponeurotic spaceの挙筋腱膜側に入り疎性結合組織(もやもや組織)をMüller筋側に付けて鋏刀でそぐように近位方向に剥がしwhite lineを確認する(図4i).この操作で腱膜とMüller筋が完全にfreeになり,瞼板上縁でMüller筋前面を横走する血管(peripheral arcade artery)が温存される.

6. Müller筋の可動性の確認 (図4k, l)

牽引糸を引いて瞼縁を制御した状態で患者に上方視,下方視をさせMüller筋に十分な動きがあることを確認する.上方視では眼球の動きに連動しMüller筋が引き込まれ伸展して薄くなり角膜が透過して見える.下方視ではMüller筋は弛緩し筋腹が厚くなり,鑷子でつまみ抵抗なく引き出すことができる.通常10〜15 mmの可動量があるが,少ない例ではタッキング効果も少なく術後低矯正になりやすい.また,引き出しに抵抗が強い場合はMüller筋の変性,あるいは挙筋自体の線維化が考えられ静的タッキング効果しか得られない.

7. Müller 筋の瞼板タッキング縫着（図 4m～o）

牽引糸を引いて Müller 筋層全体に緊張をかけ white line より 3～4 mm 瞼縁側を鑷子でつまみ上げて保持し結膜に通糸しないように Müller 筋を横にすくうように糸をかける．瞼板へのタッキングは横方向に瞼板の半層以上深く角針で編糸をしっかりと通糸する．術後 3～6 か月以内の早期再発は瞼板縫着糸のはずれや緩みが原因となるので糸は組織癒着性のある 7-0 ポリエチレン編糸を使っている．

8. 矯正位の確認

タッキング糸は瞼板内側縁から始め約 1 cm 幅で 2 か所掛け，座位にて開瞼状態（正面視，上方視）の改善を確認し必要により追加矯正を加える．矯正位の基準について筆者は ① MRD-1（標準：2～3）と ② 上方視での角膜縦径露出度（標準：4/5）の 2 つを基準にしている．正面視と同時に上方視の開瞼状態を診ることは眼瞼下垂の診断，術後の評価に欠かせない．

9. 創閉鎖（図 4p, q）

Müller 筋タッキングの終了時解剖展開（図 4o）を確認し創閉鎖するが，瞼板前挙筋腱膜の切断端は元の位置に戻すだけで自然の癒着を待ち皮膚のみを縫合する．Müller 筋の瞼板へのタッキングに随伴して挙筋腱膜も前転され（図 4j, o），タッキング後に上方視開瞼させても瞼板前挙筋腱膜切離端の収縮は観察されないこと，また本法では瞼板前挙筋膜の切離は中央部のみで両端は温存されていることから再縫着は不要と考えている．

III. 術後管理と経過観察

1. 術後管理（図 5）

術直後に生理的食塩水ガーゼによる創部の圧迫を患者に約 20 分行ってもらい（図 5），その後出血のないのを確認して適時アイスパックで冷やしながら帰宅させる．術直後は腫れも目立たず視界もよくなっているので視界を遮る眼帯やガーゼの包帯固定などの創部ドレッシングは不要である．また創ケアの基本として当日よりの入浴，洗髪，洗顔を許可し術創の洗浄を積極的に勧めている．このための出血，感染などの問題はなく手術創の積極的入浴洗浄は創治癒にもよく，また本人にとっても快適である．

2. 追加修正手術

手術侵襲が少ない本法では術直後の修正を含めて再手術が容易である．特に，術後早期（1 か月以内）であれば癒着も軽度でメスを使わず鈍的に術野全体を再開創することができ，短時間でタッキングの追加修正ができる．初回手術に比べて術後の痛みや腫れもほとんどなく創治癒も早いので患者への負担も少ない．また，数年後の長期再発例でも瘢痕は少なく，初回手術時のタッキング糸を目印にすることで Müller 筋層の剥離同定ができ，2 回以上の再手術例にも再現性がある（図 6）．

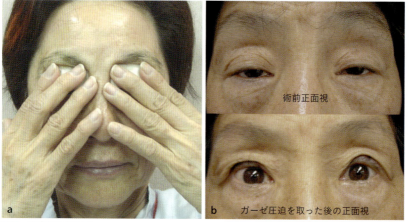

図5 術直後の創ケア
a：術後本人に両手の指（片側例では片手）で生食ガーゼ圧迫を10～20分行ってもらい後出血を防止する．
b-上：術前の下垂状態，b-下：圧迫ガーゼを取った術直後：出血もなく，腫れも少なく開瞼も良好である．視界を遮る眼帯やガーゼドレッシングは不要でこのまま直接創部をアイスパックで適時冷やしながら帰宅させている（このために感染が起こる心配はない）．

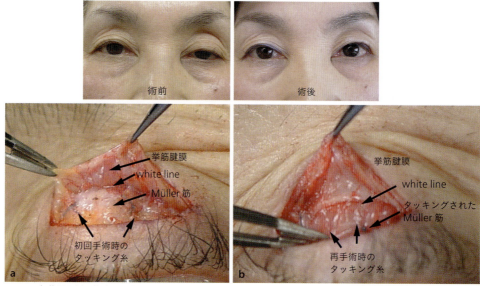

図6 6年後再発例の術中所見（左）
a：再手術時のpost-aponeurotic spaceの剥離後の展開．
瞼板に残った初回瞼板縫着糸を目印に剥離すると容易．このため初回手術時に非吸収性7-0ネスポーレン縫い糸を使う．
b：Müller筋タッキング終了時の術野展開．
初回手術と同じ解剖展開（図4-o）が得られ再現性がある．white lineもMüller筋とともに前転されている．

IV. 症例（図7～9）

退行性眼瞼下垂のなかには軽い先天性下垂があり経年的に顕著になるもの，元来，眉毛をあげない一重の人によくみられる皮膚の重力負荷が原因となるものなど一様ではないが，ここでは本法のよい適応となる加齢性眼瞼下垂，コンタクト性眼瞼下垂の術後7年以上の経過症例を供覧する．

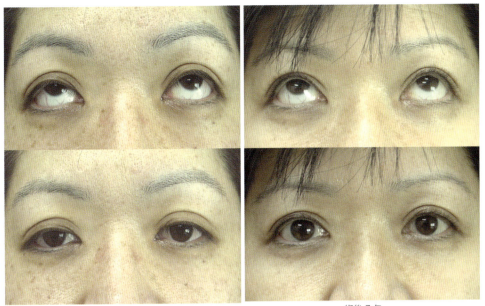

術前   術後7年

図7　43歳，女性，コンタクト性下垂，術後7年経過

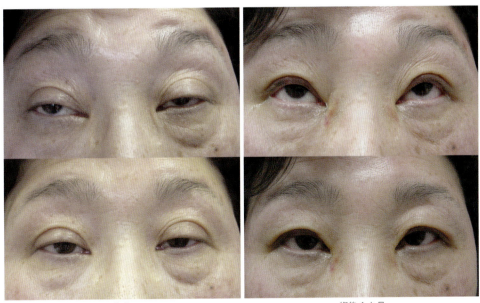

術前   術後1か月

図8　65歳女性，ハードコンタクト性（両側），術後9年，再発なし

I　眼瞼の形成手術　D　退行性眼瞼下垂：Müller Tuck 法（西條原法）

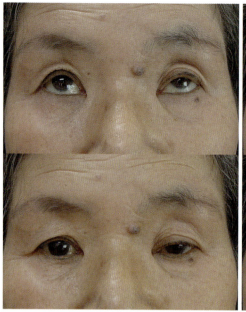
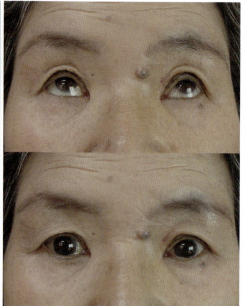

再手術術前　　　　　　　　　　　　　　　術後1か月

図9 72歳女性．左退行性下垂，14年後再手術例

▶一般眼科医へのアドバイス

　眼瞼下垂は高齢化に伴い飛躍的に増加し，生理学的病態の解明も進みこれからは"患者を診たらまぶたを診る"ことが広く総合診療面でも求められる．しかし，手術術式の選択についてはマニュアルも正解もない．局所解剖に精通し，手術原理に納得できる方法を選択し熟達することである．手術結果については，重篤な unfavourable result となる過矯正を避けること，また広範な剥離侵襲や血腫形成などによる癒着によって開瞼運動障害を悪化させないことにくれぐれも留意する．

参考文献

1) Liu D：Ptosis Repair by Single Suture Aponeurotic Tuck. Surgical Technique and Long Term Result. Ophthalmology 100：251-259, 1993
2) Beard C：Müller's Superior Tarsal Muscle：Anatomy, Physiology, and Clinical Significance. Ann Plast Surg 14：324-333, 1985
3) 西條智博，他：眼瞼下垂手術のために必要な局所解剖について．眼科手術 18：443-447, 2005
4) 西條正城：Müller tuck 法（原法）．超アトラス眼瞼手術―眼科，形成外科の考えるポイント―．pp155-162, 全日本出版協，2014
5) 西條正城：Müller tuck（ミュラータック）法，西條原法．専門医のための眼科診療クオリファイ 29，眼形成手術．pp109-118, 中山書店，2016

（西條正城）

E 退行性眼瞼下垂：挙筋短縮術

I. 疾患概念と臨床上の特徴

　　眼瞼挙筋の働きは正常であるが，挙筋腱膜の断裂や弛緩に伴う下垂を腱膜性眼瞼下垂という．ほとんどの場合が数年間かけて少しずつ瞼が下がり，瞳孔にかぶさってくる．

II. 診断ならびに鑑別診断と手術適応

　　挙筋機能検査を行い診断する．挙筋機能(levator function)が正常で，上下斜視や機械的下垂などの問題がない症例は，腱膜性と考えてよいであろう．高齢，手術・外傷の既往，コンタクトレンズ装用経験があればさらに疑わしい．非常に高度に進行した例では挙筋機能が低下することがあるため，発症時期と進行の様子をよく問診して判断する．原因は何であれ，治療は手術である．

III. 手術手技の実際

　　挙筋腱膜を瞼板に縫着する手術である(図1)．特に一番上の層で折り返し，眼窩隔膜に連なる部分を伸ばしてきて瞼板に縫着する術式をAnderson法とよぶ．

1. 術前準備

1) 重瞼線，眉毛の位置の観察

　　眉毛挙上，前額部のシワ，上眼瞼陥凹，重瞼線の位置，上眼瞼瞼縁と角膜反射との位置関係，下眼瞼瞼縁と角膜との位置関係を観察する．患者に手鏡を持たせて，現状を確認させながら説明するのが望ましい．眼瞼下垂術後には，眉毛が下がることによって上眼瞼皮膚に余剰が生じ，眉間や目尻にシワができることが多い．そのため眉毛を下げるシミュレーションも行う．

2. 手術手順

① 切開線のデザイン：開瞼時の瞳孔にあたる部分の瞼縁をマークする．予定する重瞼線

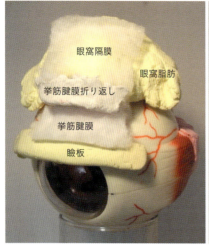
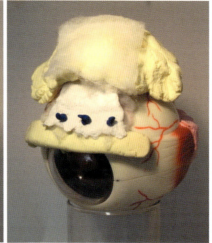

図1 挙筋腱膜縫着術の解剖

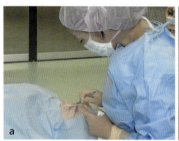
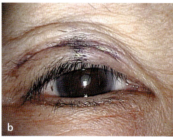
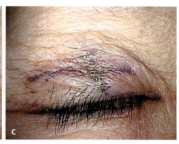

図2 瞳孔にあたる部分へのマーク
a：仰臥位で，開瞼状態でデザインを行う．b：デザイン後．c：閉瞼．

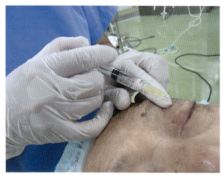

図3 マクロでの局所麻酔
消毒やドレーピングより先に行う．

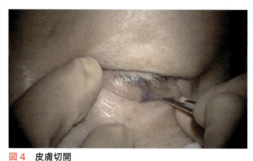

図4 皮膚切開
始めはメスを寝かせて入り，最後は立て気味にしている．

　の位置に切開線をデザインする．重瞼線の高さは患者の希望と現存する線で判断する．開瞼時に中心に見えた瞼縁の瞳孔マークは，閉瞼時には鼻側に変位する（図2）．
② 麻酔：麻酔は消毒やドレーピングより先に行い，十分時間を置いてから施術を始めるとよい（図3）．注射針は切開予定線に刺しておけば，腫れた後でもデザインの際に助けになる．初心者の場合，または挟瞼器を用いる場合には，円蓋部麻酔も行う．
③ 皮膚切開：皮膚にテンションをかけつつ，No.15メスで切開する．左手の2本の指と右手の薬指か小指で放射状にテンションをかける（図4）．

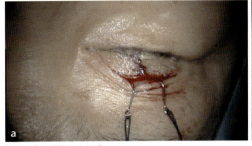 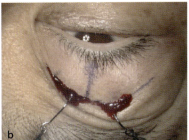

図5 釣り針鉤のかけ方
a：左はよい例．b：強くかけ過ぎた悪い例である．

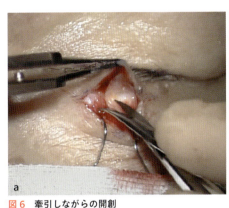 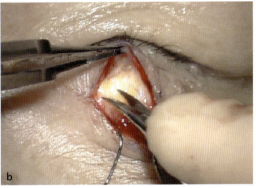

図6 牽引しながらの開創
a：索状組織を剪刀の先で切開する．b：瞼板直前の組織へ到達するまでに，一度鑷子を深い組織に持ち直している．

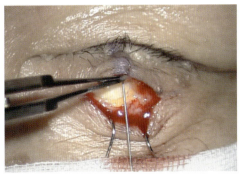

図7 麻酔を追加する箇所
瞼板直上に3〜4か所注射する．

④上方に釣り針鉤をかける：かける強さはごく軽く，強く引き過ぎると，創が瞼板より上方に展開されることとなり，瞼板に到達しにくいばかりか挙筋腱膜を切開してしまう（図5）．上方の釣り針鉤は，挙筋腱膜前面を同定するまでかけ替えてはいけない．途中でかけ替えると，腱膜に引っかけてしまう可能性があるからである．

⑤瞼板の露出：スプリング剪刀で組織を切開し，瞼板上縁を含む前面を露出する（図6）．

⑥麻酔の追加：瞼板が露出されたタイミングで麻酔を追加する．ここまでは皮下だけに麻酔が入っていたため，このまま施術を進めれば瞼板への通糸などで痛みが生じることになる．追加の麻酔は皮膚表面から深いほど意味があるため，瞼板直上に注射する（図7）．一部でも瞼板が露出したら，その層を開くように下方に釣り針鉤をかける．そ

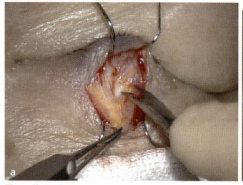
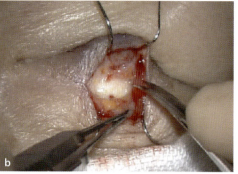

図8 剪刀で切開
下方には釣り針鉤をかけ，鑷子で上方へテンションをかける．

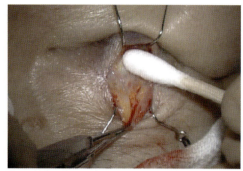
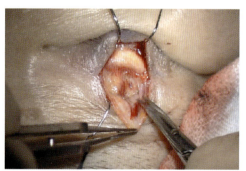

図9 綿棒で擦り上げる
瞼板上縁からすべての組織を上方へ擦り上げる．

図10 鈍的な展開
白い組織（腱膜が露出されているところ）を把持する．

の後，瞼板表面にある組織を剪刀で切開していく（図8）．

⑦挙筋腱膜を裏から剝離：瞼板の上縁を露出して上下に開創する．次に瞼板上縁からすべての組織を綿棒で上方へ擦り上げると，移動した組織の裏側に白くしっかりした組織を見つけることができる（図9）．これは非常にしっかりとした組織で，縫着に適している．ある程度剝離を終えたら，綿棒を剪刀に持ち替えて白い組織を裸にするように組織を削ぎ落す．

⑧挙筋腱膜を表から剝離：しっかりと白い組織を把持し，そのまま下方に引っ張る（図10）．続いて手前の面からアプローチする．鑷子の少し手前側から切開を開始すると，ほどなく腱膜の前面が露出される（図11）．腱膜の表面を最も簡単に露出するためには，白い組織のしっかりしたところを裏から把持することが非常に重要である．

⑨腱膜を瞼板に1針縫着：下方に強く引いていた牽引を弱め，術野を上方に移動させる．腱膜の「折り返し」の位置から2mm近位寄りに通糸する．さらに瞼板の上縁から2mmの位置にマットレス縫合で片蝶結び仮縫着する．針糸は，6-0ポリプロピレン糸が10～13mm程度の強弯の丸針についたものを用いる．

⑩座位で確認：中央の1針を縫合した際に，患者を座位にさせ，希望に応じて鏡を持たせて一緒に確認する（図12）．術中の腫脹によりも術翌日はさらに腫れるため，術中に確認をさせたほうが患者も心の準備ができる．低矯正や過矯正であった場合は，瞼板

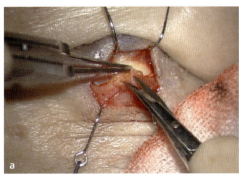
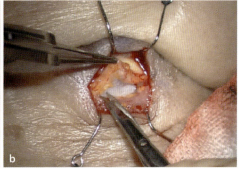

図11 手前からのアプローチ
鑷子でしっかりと牽引し，眼輪筋の切開を行う．切開前と腱膜前面が露出されたところ．

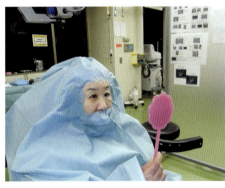

図12 確認
開瞼の高さを決定するためにその場で手鏡を渡すことで，術後のクレームも激減する．

の通糸位置はそのままに腱膜の通糸位置を変え，望ましい高さになるよう調節する．
⑪ 3針通糸：仮結紮の糸を本結紮する．腱膜の位置を合わせ，その左右に1針ずつ通糸する．これらは補助的に置く糸であり，開瞼高を調節する段階ではない．
⑫ 重瞼形成：瞼板に縫着した眼瞼挙筋の端の組織と皮膚直下の組織を，6-0バイクリルで縫合する．重瞼線は切開線ではなくここで糸を通した位置に形成されるため，皮下への通糸の位置は瞼縁寄りにならないよう注意する．組織が豊かな症例では，重瞼形成の縫合前に切開創瞼縁側の皮膚直下の眼輪筋を幅2mm程度で除去する．切除量によって重瞼の雰囲気が変わるため，取り方に注意する．
⑬ 皮膚縫合：皮膚は通常3～5針縫合する．針糸は7-0モノフィラメント糸がベストだと思われる．

IV. 術後管理と経過観察

1. 術後のケア

1）ドレッシング（図13）

軟膏を塗布し，ガーゼを当てて終了．希望者は当日2～3時間後か翌日診察する．抜糸

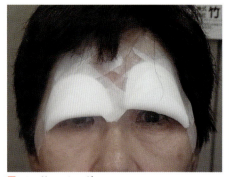

図 13　ドレッシング
自分で翌日ガーゼを外し固まった血を拭けるという患者の場合は，そのまま帰宅させる．

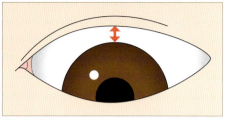

図 14　兎眼
下方視時に強膜露出があったら閉瞼不全となるため，直ちに縫合糸を解除する．

は 5〜7 日後を目安に行う．

2）処方

全例に抗菌薬入り眼軟膏を処方し，抜糸までの期間使用するように指示する．希望者にのみ痛み止めの内服を処方する．麻酔が切れるときに少し痛みがあるようである．

V. 術中・術後の合併症とその対処法

1. 閉瞼不全

局所麻酔のため眼輪筋の機能が下がり，術直後は多くの症例が閉瞼不全のようにみえる．徒手的に閉瞼できたら問題ないという説もあるが，定量性のある基準は特にない．

まず正面視で角膜の上に強膜が露出している場合，過矯正である．注意したいのは下方視をさせた際に，角膜上の強膜が目立つ場合である．挙筋腱膜縫着術では，もし Whitnall 靱帯など関連する組織に通糸してしまった場合に，下方視時の強膜露出を伴う兎眼となる可能性がある（図 14）．閉瞼時に兎眼かどうかの判断に自信がなければ，下方視をさせるとよいであろう．

2. 下垂の再発

2 種類ある．比較的若い人に多いのが，術 1 か月後から片眼に生じる「脱力」である．おそらく術前に過剰に力を入れていたのが術中の定量でも続き，術後に力を抜いたので下がってきたと思われるケースである．再手術で確認すると，縫合糸と腱膜は手術と同じ状態にあり，はずれてはいないことが多い．

もう 1 つは縫合糸の問題である．結紮がゆるんだり腱膜が切れることはあまりなく，むしろ瞼板が裂けてはずれることが多く下垂を再発する．

▶**一般眼科医へのアドバイス**

皮膚切開のデザイン

　若年者では瞳孔を中心に最低 16 mm の切開線をデザインする．若年の症例に対して美容外科のように目頭目尻まで切開を入れてコントロールしようとすると，特に目尻の重瞼線に切開の痕が残り「いかにも何かした印象」となる．中心だけ切開し，端はフォロースルーにさせたほうが自然である．高齢者の場合は，皮膚がかぶさってくる．特に目尻の皮膚が降りてくるのを防ぐため，耳側まで大きくデザインする．

参考文献

1) Moesen I, van den Bosch W, Wubbels R, et al：Is dry eye associated with acquired aponeurogenic blepharoptosis? Orbit 33：173-177, 2014
2) Watanabe A, Araki B, Noso K, et al：Histopathology of blepharoptosis induced by prolonged hard contact lens wear. Am J Ophthalmol 141：1092-1096, 2006
3) van den Bosch WA, Lemij HG：Blepharoptosis induced by prolonged hard contact lens wear. Ophthalmology 99：1759-1765, 1992
4) Kersten RC, de Conciliis C, Kulwin DR：Acquired ptosis in the young and middle-aged adult population. Ophthalmology 102：924-928, 1995

〔野田実香〕

F 先天睫毛内反：通糸法

I. 疾患概念と臨床上の特徴

　　瞼板自体の方向性には問題がなくとも，毛根周囲組織の関係で睫毛が内反するのが先天内反である（図1）．毛根より前にある組織（前葉組織）の余剰により内反が生じる．眼周囲の組織余剰や下眼瞼牽引筋腱膜の枝の未発達が原因といわれる．成長とともに自然軽快することが多い．

II. 診断ならびに鑑別診断と手術適応

　　診察では上方視時，下方視時の睫毛の運動もチェックする．下眼瞼内側 1/3 に好発する．
　　他覚所見：内反，SPK，角膜混濁
　　自覚症状：眼脂，まぶしさ，異物感（角膜に接触することによる角膜傷害）
　　小児ではいくらか自然寛解が見込める．手術適応は，年齢に関係なく角膜混濁がある例や自覚症状が強い例，3歳以上の視力不良例などであり，所見や症状に応じて検討する．

III. 手術手技の実際

　　通糸法は深部組織まで処置せず細い糸を通糸するだけの術式であるため，効果は持続せず，数年しかもたない手術であることを認識しておくべきである．

1. 術前準備

- テフデッサー（7-0ナイロンの編み糸）（図2）
- ループ針（図2）
- No.11 メス
- スプリング剪刀
- 鑷子

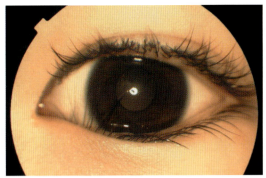

図1　先天内反症

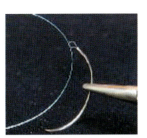

図2　テフデッサーとループ針

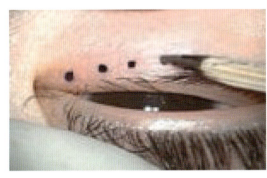

図3　通糸点のマーク
鑷子で内眼角に入るラインに通糸点をマークする．

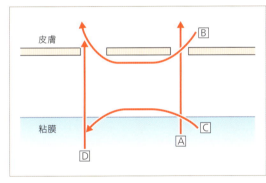

図4　運針
A：結膜側の瞼縁より5mm程度離し，両端針で小さいほうの穿刺点へ通糸する．イメージ的には斜めに通糸されているはずである．
B：皮膚側で右の穿刺点から左の穿刺点へ通糸し埋没させる．
C：次に結膜側に戻り，針を付け替える．始めの刺入点より再度侵入し，大きく広げた穴の結膜位置に相当するところで出す．
D：Cで入れた個所と同じ穴より出して皮膚側に通糸する．この時点で結紮部位以外は埋没している．

2. 手術手順

① マーキング：消毒後，マーキングする（図3）．穿刺点は5mm間隔で2点で1組．2組程度でよい．できるだけ睫毛に近い重瞼線を選択するが，通糸位置が睫毛列の中に入ってはいけない．

② 穿刺点の拡大：局所麻酔薬注入後，穿刺点をメスや18G注射針を用いて拡大させる．術者が右利きの場合は，結紮が左にくるため，2つで1組の穿刺点の左側を大きくする．結び目を埋没するために穿刺点を拡大させるため，結び目が埋没しやすいように，皮下組織をつまみ出して切除する．その際，切開した穴より出てくる量を切除する程度でよい．

③ 通糸：運針は図4の通り．A→B→C→Dの順である（図5a～d）．

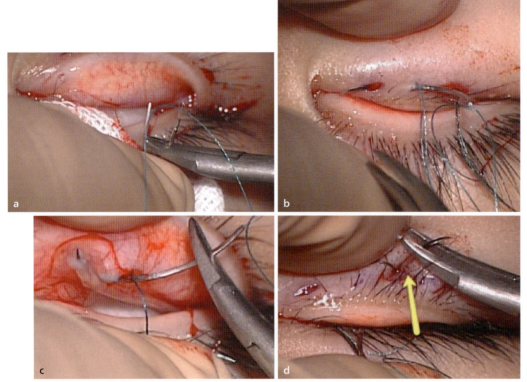

図5 運針（A〜D：図4参照）
a：運針A．結膜側の円蓋部より通糸．
b：運針B．Aから皮膚側右の穿刺点に出て，同じ右の穿刺点から2針目が出ている．
c：運針C．結膜側の運針．
d：運針D．結膜側より皮膚側へまっすぐ刺す．

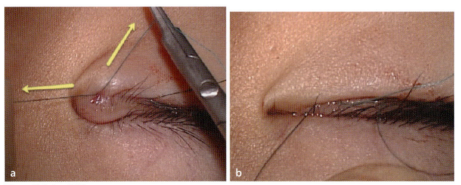

図6 縫合糸の埋没
皮膚側の縫合糸を結び目側に牽引し（a），押し込んで埋没させる（b）．

④糸の埋没：もう1本を同じように通糸する．通糸の終了後に1本ずつ結紮する（図6）．
⑤眼軟膏を塗布して術終了となる．

IV. 術後管理と経過観察

　結膜側に通糸した糸が残っているので抗菌薬点眼を処方する．1か月間で眼脂が多い場合に使用していただく．

V. 術中・術後の合併症とその対処法

1) 同じ穴から通糸できなかった場合

　同じ穴から通糸できなければ，埋没できないばかりか感染源となる．無理矢理埋没させようとしても無理なため，皮膚を少し切開するか，糸を切って通糸しなおす．

> ▶一般眼科医へのアドバイス
> 　先天睫毛内反の原因の多くは「顔つき」である．顔の似ている親子であれば，親も幼少時に内反を患っていたことが少なくない．同じような経過をたどることが多いため，その当時の状況を親に問診し，治療方針を決定するのもよい方法である．親も自分がどの程度辛かったかを思い起こし，経験から子どもの手術適応を考えるであろう．

（野田実香）

G 先天睫毛内反：皮膚切開法

I. 疾患概念と臨床上の特徴

　先天睫毛内反の多くは下眼瞼の睫毛内反であり，下眼瞼単独および上下眼瞼の睫毛内反が全体の90％以上を占める．本項では日常臨床で遭遇することが多い，下眼瞼の先天睫毛内反に対する皮膚切開法について解説する．

1. 先天睫毛内反の病因

　睫毛を外反させるためには，下直筋から連続する下眼瞼牽引筋腱膜(lower eyelid retractors)の皮膚穿通枝が睫毛根付近の皮下を牽引している必要がある（図1）．先天睫毛内反の病因はいまだ論争中であるが，睫毛内反の患児は皮膚穿通枝に異常があるために睫毛が外反せず，さらに皮膚・眼輪筋からなるシワによって睫毛が押し上げられることで睫毛が眼表面に接触すると考えられている（図2）．

2. 知っておきたい臨床上の特徴

1）自然治癒傾向について

　先天睫毛内反は成長に伴って改善する傾向があることはよく知られている．日本人の0歳児の有病率は約46％と報告されており，その後成長に伴って有病率は減少する．しかし10歳を過ぎると有病率に変化がなくなり，2％程度で横ばいになる．すなわち，10歳を過ぎると自然治癒は期待しづらくなると考えることができる．

2）先天睫毛内反と乱視の関係

　先天睫毛内反は乱視を惹起すると考えられている．はっきりとした原因は解明されていないが，角膜に対する眼瞼圧の影響や患児が目をこすることが原因と推測されている．乱視によって弱視に至る可能性もあるため，先天睫毛内反の診察では常に視力と屈折の状態に注意しておかなければならない．

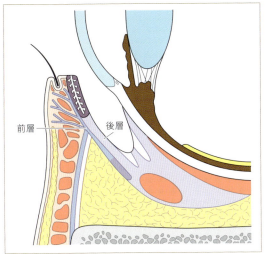

図1　Lower eyelid retractors の解剖
Lower eyelid retractors は2層構造であり，前層が瞼板前面から睫毛根付近の皮下へ至る皮膚穿通枝を形成する．

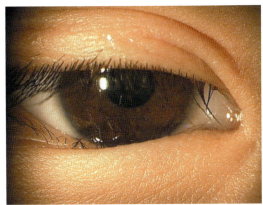

図2　右下眼瞼の先天睫毛内反
睫毛が外反せず，さらに皮膚・眼輪筋からなるシワによって押し上げられる．

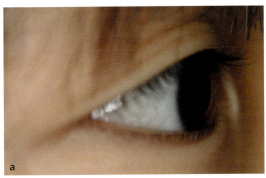

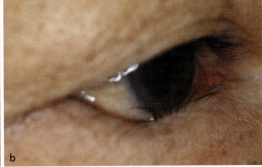

図3　睫毛内反と眼瞼内反
a：睫毛内反は下眼瞼の回転がない．
b：眼瞼内反は下眼瞼が回転する．

II. 診断ならびに鑑別診断と手術適応

1. 診断と鑑別診断

　小児にみられるいわゆる「逆さまつげ」のほとんどは先天睫毛内反であり，診断に迷うことは少ない．ただし，非常にまれに先天眼瞼内反があることは知っておかねばならない．
　睫毛内反と眼瞼内反は同一疾患と思われがちであるが，それぞれ異なる疾患であり治療法も異なる．いずれも睫毛が眼表面と接触していることに変わりはないが，睫毛内反では睫毛を外反させることができないために睫毛と眼表面が接触するのに対し，眼瞼内反では睫毛を外反させる力に問題はないものの，下眼瞼自体が眼表面に向かって回転するために睫毛と眼表面が接触する（図3）．いわゆる老人性眼瞼内反症と同様の状態であり，下眼瞼の回転の有無が両者を鑑別するポイントになる．

2. 手術適応

　厳密に定められた手術適応はないが，基本的には，①自覚症状，②角膜上皮障害の状態，③視機能の状態を考慮して総合的に判断する．施設によって差はあると思われるが，参考までに筆者のおおよその手術適応を記す．
- 点眼治療を行っても異物感や眼痛，流涙といった自覚症状が強い場合
- 自覚症状が乏しくても点眼治療に抵抗して角膜上皮障害が遷延する場合（ただし角膜上皮障害が軽度の場合は家族と相談）
- 乱視や角膜上皮障害によって視力が不安定な場合，もしくは視力が出にくい場合

　また自然治癒傾向があるため，どの時点で手術に踏み切るかも判断しなくてはならない．先述した理由から，10歳を過ぎていれば手術のタイミングは可及的早期でよいと考えている．10歳以下の場合は家族の意向によるところが大きいが，重度の角膜障害や弱視の危険がなければ家族の希望時を手術のタイミングとしている．

III. 手術手技の実際

　先天睫毛内反に対する皮膚切開法はHotz変法ともよばれるが，Hotz変法にはさまざまなバリエーションがある．本項では最も一般的に行われているであろうHotz変法と，筆者が有用と考えているバリエーションについて解説する．

1. デザイン

　切開が瞼縁に近すぎると再発しやすく，逆に遠すぎると術後に形成される下眼瞼の重瞼が目立つ（図4）．デザインは症例によって調節しなくてはならないが，おおよそ瞼縁から3〜4 mmの範囲でマーキングすれば大きな失敗はない（図5）．内側端は涙小管を損傷しないよう，下涙点の外側から開始する．外側端は一般的に睫毛内反がある範囲までとされているが，最低外側1/3までは切開したほうが術後の仕上がりがきれいである．余剰皮膚は切除すべきという考えもあるが，過剰切除は不自然な重瞼や外反の原因になるため，手術に慣れるまでは無理に切除しないほうがよい．

2. 皮膚切開

　デザインに沿って皮膚および眼輪筋全層を切開する．デザイン通りに切開するためには，予定切開線にしっかりと緊張をかけながら切開することが重要である（図6）．No.15メスはデザインに対して刃が大きすぎるため，No.15を小型化したNo.15Cを使用したほうが切開しやすい．

3. 創の展開と瞼板の同定

　ここからの作業は挟瞼器を使用したほうが組織を同定しやすいため，皮膚切開後に挟瞼器を装着する．切開した瞼縁側の眼輪筋下を瞼縁に向かって剥離していくと，lower eyelid retractorsに覆われた瞼板を確認することができる（図7）．この際，足側の眼輪筋を釣り針

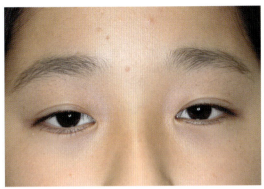

図4　下眼瞼の重瞼
切開が瞼縁から遠すぎると術後に形成される下眼瞼の重瞼が目立つ.

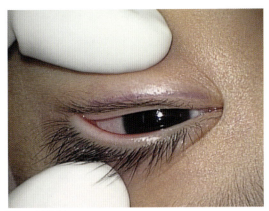

図5　デザイン
瞼縁から3〜4 mmの範囲で瞼縁と平行にマーキングする.
(図5〜9は左下眼瞼のsurgeon's view)

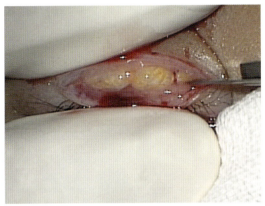

図6　皮膚切開
予定切開線に緊張をかけながら, 皮膚および眼輪筋全層を切開する.

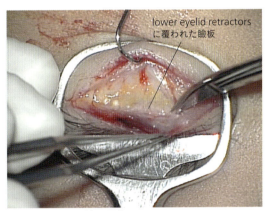

図7　創の展開と瞼板の同定
瞼縁側眼輪筋を瞼縁に向かって剥離すると, lower eyelid retractorsに覆われた瞼板が現れる.

鈎で牽引しておくと剥離しやすい. 眼輪筋は睫毛根が見える程度まで剥離しておく.

4. 瞼縁側眼輪筋の切除

挟瞼器を外した後に, 剥離した余剰となっている瞼縁側眼輪筋を適量切除する(図8). 眼輪筋は切除するほど睫毛を外反させる効果が強くなるが, 切除し過ぎると瞼板と固定する際に通糸しづらくなるため, 過度に切除し過ぎないよう注意する.

5. 瞼縁側眼輪筋を瞼板下縁に縫着

瞼縁側眼輪筋, 瞼板下縁の順に6-0ナイロン糸を通糸し, 瞼縁側眼輪筋を瞼板下縁に縫着する(図9). 眼輪筋への通糸は浅くなり過ぎないよう, わずかに真皮をすくうイメージで通糸する程度がよい. 瞼板下縁はlower eyelid retractorsに覆われているため直視下に確認することはできないが, シルエットを頼りにlower eyelid retractors越しに通糸する. 縫着は内側, 中央, 外側の最低3か所で固定し, 睫毛の向きを確認して過不足があれば

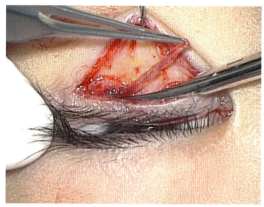

図8　瞼縁側眼輪筋の切除
剝離した余剰となっている眼輪筋を適量切除する．

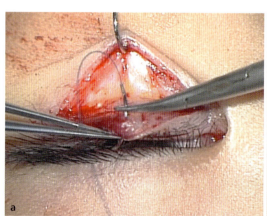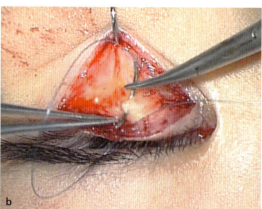

図9　瞼縁側眼輪筋を瞼板下縁に縫着
a：眼輪筋への通糸，b：瞼板下縁への通糸．

適宜追加，調整する．この際，しっかり外反させようとして糸をきつく結び過ぎると術後に組織が裂けて糸が外れることがあるため，縫合は過度にきつくならないよう心がける．

6. 閉創

抜糸できる小児であれば7-0ナイロン糸を用いて単結節縫合で閉創する．抜糸できない小児をどのように閉創するかは議論があるが，筆者は抜糸する必要がないよう8-0吸収糸を用いて単結節縫合で閉創している．

7. 再発予防に有用なバリエーション

1) lid margin splitting

本法は瞼縁に切開を入れてから瞼縁側眼輪筋を瞼板下縁に縫着することで，より強く睫毛を外反させる方法である．実際には，皮膚切開後に涙点の外側から下眼瞼内側1/3～1/2の幅をgray lineに沿って切開する．切開の深さはおおよそ1～2 mm程度とし，眼瞼前葉に睫毛根を付けた状態で前葉と後葉をsplitする（図10）．

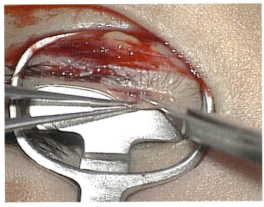

図 10 lid margin splitting
涙点外側から下眼瞼内側 1/3〜1/2 の幅を gray line に沿って切開する．

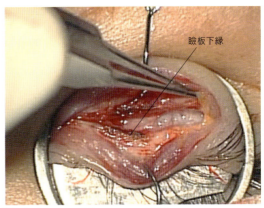

図 11 lower eyelid retractors の剝離
瞼板下縁に通糸する前に，lower eyelid retractors を瞼板下縁が確認できる程度剝離する．

2）lower eyelid retractors の剝離

　瞼縁側眼輪筋を瞼板下縁に縫着する際，瞼板が lower eyelid retractors に覆われた状態で正確に通糸することは意外に難しい．本法は lower eyelid retractors を一時的に瞼板から剝離することで，正確に瞼板下縁へ通糸することを目的としている．実際には，瞼板下縁に通糸する前に lower eyelid retractors を瞼板下縁が確認できる程度剝離する（図 11）．剝離した lower eyelid retractors は再度元の位置へ戻すため，瞼縁側眼輪筋，lower eyelid retractors の断端，瞼板下縁の順に通糸して瞼縁側眼輪筋を瞼板下縁へ縫着する．

IV. 術中・術後の合併症とその対処法

　術中・術後の合併症は少ないが，術後は次の 2 点が臨床上問題となることが多い．

1. 下眼瞼の重瞼形成

　本法は重瞼形成術と同様の手術を下眼瞼に行っているため，術後は必ず下眼瞼に重瞼が形成される．デザインミスや過剰な皮膚切除がなければ継時的に重瞼は目立たなくなるが，術後早期は重瞼が目立つことが多い．不要な心配を家族に与えないよう，一時的に重瞼が形成されることは術前に説明しておく必要がある．

2. 再発

　通糸法と比較して再発は少ないが，それでも再発率は 5〜10% 程度と報告されている．内眼角贅皮が目立つ場合はさらに再発しやすくなる．正確な手術を行っても再発は必ず起こりうることは術前に伝えておかなければならない．

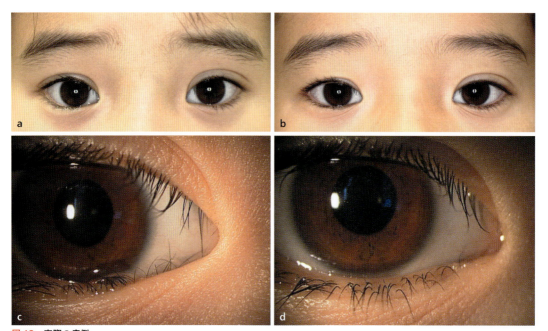

図12 実際の症例
両下眼瞼の先天睫毛内反に対する Hotz 変法（術後 2 年）．
a：術前の正面視，b：術後の正面視，c：術前の右側，d：術後の右側．

V. 術後管理と経過観察

　抜糸までは創部への軟膏塗布を継続し，術後約 1 週間で抜糸する．その後は睫毛の向きに「戻り」がないか，定期的に確認する．最低でも睫毛の向きに変化がなくなるまでは経過観察すべきであり，できれば術後 2 年間は再発がないことを確認しておくことが望ましい．実際の症例の術前術後を図 12 に示す．

> ▶一般眼科医へのアドバイス
>
> 　術後に再発することは残念だが，未来ある子どもに不自然な顔貌を作ってしまうことはそれ以上に残念なことである．再発させないことに集中し過ぎると，往々にして過剰な皮膚切除などによって不自然な結果を招くことになる．先天睫毛内反の手術は視機能の改善を主な目的としているが，眼瞼下垂症の手術と同様，術後の外観にも留意して手術するよう心がけねばならない．

参考文献

1) Noda S, Hayasaka S, Setogawa T：Epiblepharon with inverted eyelashes in Japanese children. I. Incidence and symptoms. Br J Ophthalmol 73：126-127, 1989
2) Kakizaki H, Zhao J, Nakano T, et al：The lower eyelid retractor consists of definite double layers. Ophthalmology 113：2346-2350, 2006

3) Preechawai P, Amrith S, Wong I, et al：Refractive changes in epiblepharon. Am J Ophthalmol 143：835-839, 2007
4) Hwang SW, Khwarg SI, Kim JH, et al：Lid margin split in the surgical correction of epiblepharon. Acta Ophthalmol 86：87-90, 2008
5) Kakizaki H, Selva D, Leibovitch I：Cilial entropion：surgical outcome with a new modification of the Hotz procedure. Ophthalmology 116：2224-2229, 2009

〔今川幸宏〕

H 退行性眼瞼内反:Jones法,柿﨑法

I. 疾患概念と臨床上の特徴

　Jonesらが退行性眼瞼内反の治療法として,下眼瞼牽引靱帯(lower eyelid retractors:LER)を縫縮する方法を報告したのが,半世紀前であるが,単純皮膚切除法,Hotz変法やWheeler法の陰に隠れてあまり広まっていなかったと思われる.しかし最近,眼形成的な手術法が広まってくるにつれてJones変法という呼び方で施行される機会が増えている.この方法には,上眼瞼挙筋の手術に,挙筋短縮,挙筋腱膜前転,Müller筋タッキングなどがあるのと同じで数パターンある.すべてを紹介することは難しいが,ここでは,初心者でも施行できる方法を紹介する.

II. 診断ならびに鑑別診断と手術適応

1. 診断

　退行性眼瞼内反の症例(図1)は,基本的に高齢者が多い.症状が発現してくる原因には,垂直方向のゆるみだけでなく,水平方向のゆるみも関与してくるので,垂直方向のゆるみに効く手術,水平方向のゆるみに効く手術のどちらを選択するかを決めなければならない.このとき,筆者が必ず行っているのが,「あっかんべーテスト」である(図2).患者の下眼瞼を下方に引っ張って,赤目の出方を確認する.正常ならば,上に凸な結膜が現れるはずであるが,患者の場合は,下に凸な結膜の凹みとなって,きちんとした「あっかんべー」ができない(図2右眼瞼).非常に簡単であるが,ほぼ間違いなく,垂直方向のゆるみを見つけることができるので,重宝している.

2. 手術

　下眼瞼牽引靱帯群縫縮には主に2つの方法があり,上眼瞼の手術と同じように区別すると,LERの前転(Jones法)と,LERの短縮(柿﨑法)ということになる.簡単にいえば,前者はLERの後面を見ずに前面(膜様組織)をすくい上げて前転する.手術時間は短いが,効果はやや弱く,再発率が高い.後者はLERの後面の平滑筋組織を確認して,それも含めて上方に引き上げる(短縮する).手術時間はやや長いが,効果は強い.

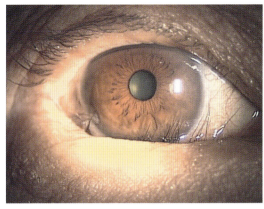

図1 加齢性内反症の写真（右眼）
下眼瞼が眼球側に倒れこんでいるので，全幅で睫毛が当たっている．発症初期は，部分的な内反のこともある．

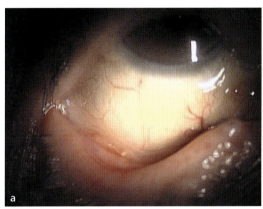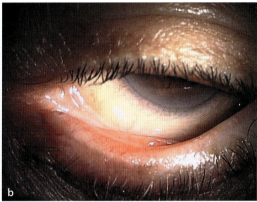

図2 あっかんべーテスト
a：右眼，b：左眼
右眼の内反症の患者を示す．右眼外側は，眼瞼結膜が見えているが，内側は見えていない．引っ張りが足りないのではなく，結膜が凹になっているので，見えないのである．
左眼は眼瞼結膜が見える．簡便ではあるが，発見率の高いテストである．

1）下眼瞼の解剖

　ここで，下眼瞼の解剖図を見てみよう（図3）．

　下眼瞼内反は，reverse ptosis（リバース・トーシス）ともいわれており，下垂では上眼瞼挙筋腱膜群がゆるむのと同様に，下眼瞼牽引靱帯群がゆるむことによって起こる．LERの前葉は，下眼瞼の眼輪筋の中を通り抜け，下眼瞼皮膚にまで穿通枝を出している．眼輪筋下の眼窩脂肪は，眼窩隔膜に覆われてLERの前に存在しており，注目すべきは，眼窩隔膜の上位端がLERの前面に癒合していることである．これは，睫毛下で皮膚に横切開を入れて，瞼板に水平に創を展開したときに，眼窩脂肪を確認できれば，その上端と瞼板の間に，眼窩隔膜の付着部位およびLERの前面もあるということを意味する．個人的には，顕微鏡下で手術を行うので，まずはメルクマールとなる瞼板を露出することが多く，その過程でLER前面が瞼板から剥がれてしまうため，LER前面のみを前転する方法はかえってやりにくいように思う．逆に低倍率のルーペや目視で手術を行う場合には，LERの前面をつかんで牽引して固さを感じるという作業でその存在を確認することができる．

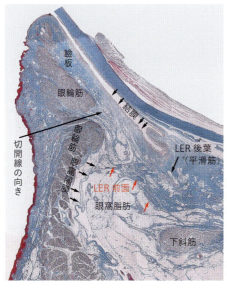

図3　下眼瞼の解剖図
LERの前葉は，下眼瞼の眼輪筋の中を通り抜け，下眼瞼皮膚にまで穿通枝を出している．眼輪筋下の眼窩脂肪は，眼窩隔膜に覆われてLERの前に存在しており，かつ眼窩隔膜の上位端がLERの前面に癒合している．
(Kakizaki H, Zhao J, Nakano T, et al : The Lower eyelid retractor consists of definite double layers. Ophthalmology 113 : 2346-2350, 2006 より)

2) Jones法と柿﨑法

　Jones法が考案された時代には，LERが前葉，後葉に分かれていることがまだわかっておらず，退縮性下眼瞼内反の手術をするにはこれで十分であった．しかし，現在は顕微鏡の進歩もあり，かつ顕微鏡下で後葉を探すのはあまり難しくない．なぜなら，上眼瞼のMüller筋と同様に結膜にへばりついているので，瞼板のきわで垂直方向に結膜ギリギリまで切り込んで，薄い結膜を1枚残すように組織を剥がせば，LER後葉（平滑筋様組織）は分離することができる．これをきっちりと行い，前葉・後葉の二層を一塊として短縮するのが柿﨑法である．経験では，挟瞼器をかけていれば，6 mm短縮までは挟瞼器を外さずに行うことが可能である．さらに下方まで追っていくには，挟瞼器を外さないといけないので，やや出血が多くなることと，手術に時間がかかるということが問題である．

　LERがどれだけの厚みで残っているかは個人差がある．薄い人ではせっかく時間をかけて短縮をしても，その効果は長続きせず，再発につながると考える．筆者は，この手術のジレンマから脱出するために，挟瞼器をかけて出血を少なくした状態で5〜6 mmのLER短縮を行い，そこにHotz変法を組み合わせて，睫毛を返し縫いすることで手術法と手術時間の均一化をはかっている．

III.　手術手技の実際

　以下に術式を紹介する（手術の流れを**図4**に示す）．
① 睫毛下2 mmで内眼角は涙点より2 mm瞳孔側から外眼角手前に達するラインを引く．下眼瞼の切り返し（下眼瞼岬）がある人は，そのラインで切開すると，あとが残りにくい．麻酔はエピネフリン含有1%キシロカイン®を使用している．まず，下眼瞼円蓋部と瞼板の間の結膜に0.5 mL程度打つ（ワンアクション0.25 mL換算）（**図5**）．外側皮膚にもライ

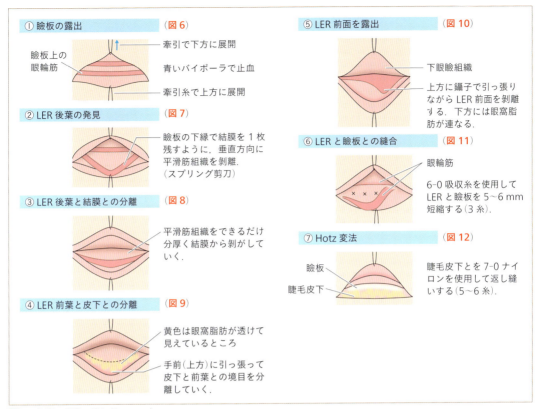

図4 実際の手術の流れ（シェーマ）

ンに沿って1 mL程度打つ．残りは，挟瞼器をかけるときに挟むであろう，内眼角と外眼角の皮膚に0.25 mLずつ追加．最後に，眼窩下縁から1 cmくらい下に位置する三叉神経第二枝の出口に向けて0.5 mLほど打つ．全量で2.5 mL程度使用する．これで，挟瞼器を使っても，あまり痛みがなく手術が進められる．下眼瞼用の挟瞼器も開発されており〔㈱イナミ〕，まぶたの大きさによって使い分けている．

② まず横切開を置く．刃メスでもよいし，電気メスや炭酸ガスレーザーでもよい．皮下眼輪筋を越えて瞼板が出る深さまで切開する．深い切開が怖ければ，まずは真皮下まで切開し，眼輪筋の層を確認して，瞼板方向に垂直に切開を進めればよい（特に重要な構造物はない）．

③ 次に，皮膚を上下に展開する．4-0牽引糸を使用している（図6）．瞼板の深さまで切開していると，LERの前面を探すよりも先に，後葉を探すほうが容易である．瞼板と下方組織との境目を結膜方向に垂直に切開し，結膜に穴をあけないように線維質の平滑筋組織を剥がす（図7）．結膜側からの麻酔で組織が膨れているので，それほど難しくはない．5～6 mmほど下方に剥がす．左右にも同じ深さで広げる（図8）．

④ 次に前面を探す．これは，下方に展開した皮膚についている眼輪筋の中に分け入る必要がある．下眼瞼の皮膚と水平に，皮膚のほうに突き破らないように剪刀で展開すると，血管や神経が走った膜にぶつかる．これが，眼窩脂肪を入れている眼窩隔膜である（図9）．眼窩隔膜をやや下方に5～6 mm追っていく（図10）．眼窩脂肪がたっぷり

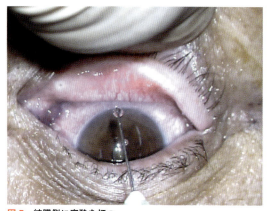

図5　結膜側に麻酔を打つ
瞼板の下方で，円蓋部との間に 0.25 mL を 2 か所ほど打つ．

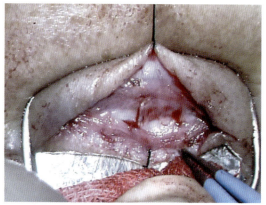

図6　皮膚を上下に展開して，瞼板を探す
挟瞼器をかけた上で，皮膚切開をし，4-0 シルクを使用して，皮膚を展開している．下眼瞼の瞼板は，上眼瞼よりも細いが，眼瞼縁から 5 mm ほどの厚みで存在する．この構造を探すのが一番にすることである．

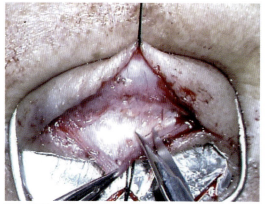

図7　瞼板の下縁で結膜側まで切開して，LER 後葉を探す
瞼板から垂直に結膜側まで切り込み，LER 後葉を探す．Tenon 嚢のような組織で，一部線維質がみられる．厚みには個人差がある．できるだけ結膜に穿孔しないようにする．

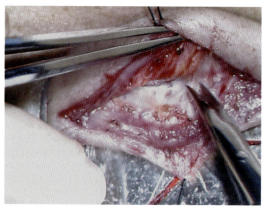

図8　LER 後葉を広範囲に剝離する
一度結膜までの深さがわかれば，あとは，その面を広げていくとよい．瞼板より 5〜6 mm 下方まで広げる．

入っている場合は，さらに脂肪の下の LER を探す必要があるが，高齢の内反を起こしている患者には，眼窩脂肪がたっぷりという人は少ない．LER と眼窩隔膜が合体しているあたりがちょうど瞼板から 3 mm あたりなので，すこし下方の 5 mm 地点を前面から後面にかけて 6-0 バイクリル（またはナイロン）で瞼板の中央からやや下縁とマットレス縫合する（図11）．通糸前にマーキングを行うほうがよい．後葉の平滑筋組織がたっぷりとあると望ましい．真ん中，内側，外側と 3 糸縫合する．出血が少ないと，ここまで約 10 分である．

⑤ 次に，挟瞼器をかけたまま，簡単に止血をして睫毛皮下と瞼板とを返し縫い（Hotz 変法）する（図12）．7-0 ナイロンを約 5 針入れたあと，挟瞼器を外す．ここまででさらに 5 分．ここから本格的に止血をして，最後に皮膚を 7-0 ナイロンで縫合する．手術終了時に開閉瞼させて，内反が解除されているか確認する（図13）．

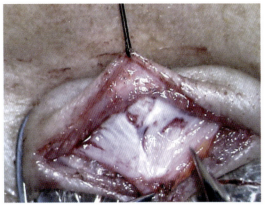

図9　LER 前面を探す
LER 後面を見ることができたならば，次は前面を探す．LER を上方に引き上げて，牽引糸で牽引されている下眼瞼と皮下眼輪筋の間に切り込み，層を探す．写真のように黄色い組織が見えれば，それが眼窩脂肪であるので，手がかりにする．

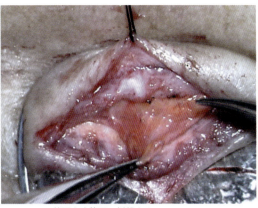

図10　LER 前面を広範囲に剥離する
LER 前面の眼窩脂肪の上には隔膜があり，そこには血管や神経などが走行している．組織がとても厚い場合，眼窩脂肪を外して，LER 前面のみを露出する．逆に薄い場合，単離すると膜のような組織が残るのみのこともある．

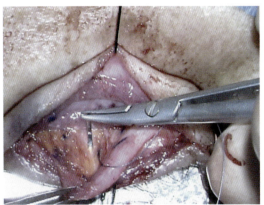

図11　LER を全層で通糸し，瞼板に縫着する
LER にマットレス縫合で通糸して，瞼板と3糸縫着する．このとき，余った組織を切れば，短縮になる．ボリュームが少ない場合は，そのままにしてもよい．

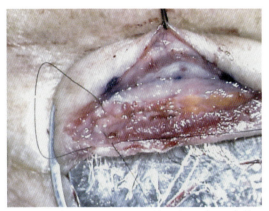

図12　睫毛皮下を返し縫いして，瞼板と留める（Hotz 変法）
LER の手術だけでは，結果が心配な場合は，追加しておいたほうがよい．約5針，睫毛皮下組織と瞼板を 7-0 ナイロンで留める．

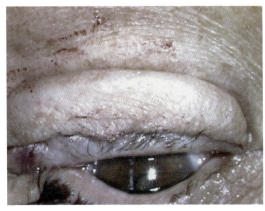

図13　手術終了時の様子
皮膚縫合を 7-0 ナイロンで追加したあと，最後にまぶたをきつく開閉瞼させて，内反が改善しているかを確かめる．この手術方法では，術直後から，ほとんど内反が解除されている．もしまだ当たる場合は，どこかのパートをやり直したほうがよい．

I　眼瞼の形成手術　H　退行性眼瞼内反：Jones 法，柿﨑法　　197

出血の具合にもよるが，止血と縫合で 10 分程で，全体で 25 分程度である．麻酔込みで両眼でも 1 時間以内に終了するので，術者にも患者にも優しい手術と考える．

IV. 術中・術後の合併症とその対処法

他の眼形成手術と同様に，止血が大切である．高齢者の手術では，きっちりと止血がされていても，翌日に診察すると，皮下出血で眼窩下縁まで赤く染まっていたということもある．筆者は経験上，手術後 1 時間のアイスノン®によるクーリングを行っている．抗血栓薬を服用している症例では，できる限り事前に中止して手術を行いたい．

基本的に術後の内服薬は他の眼形成手術と同じものを使う．抗菌薬，鎮痛薬は 2 日分投与．眼帯は長くても，術日の夜のみで翌日から外す．その後は眼軟膏のみ塗布とする．

V. 術後管理と経過観察

手術翌日，眼帯を取ってみると内反は解除されているため，患者の反応はよい．約 10 日後に抜糸のために来院させる．その後は創口のチェックと視力測定を兼ねて，1〜2 か月後に再診させる．問題がなければ，診察終了となる．

長期的な効果も良好である．当初は LER 手術のみを施行していたときは再発率が 3 割程度に及んだが，Hotz 変法を併用するようになって，再発率は 3％程度にまで下がった．

残念ながら，これでも再発する患者には，lateral tarsal strip を加えたり，睫毛電気分解法，あるいは睫毛全体を取り去ってしまう Wojno 法を施行したりするとよい．

▶一般眼科医へのアドバイス

下眼瞼は上眼瞼ほど構造が複雑でないため，眼瞼手術の練習にはもってこいである．ただし，やみくもに下方に追っていくと，下斜筋を損傷したり，大量出血したりとトラブルにも遭遇する．まずは挟瞼器を使って確認できる範囲できちんと手術を行うことが大事である．

参考文献

1) Jones LT, Reeh MJ, Tsujimura JK：Senile entropion. Am J Ophthalmol 55：463-469, 1963
2) 野田実香：眼瞼内反症(1) 理論編．臨眼 60：18-23, 2006
3) Kakizaki H, Zhao J, Nakano T, et al：The Lower eyelid retractor consists of definite double layers. Ophthalmology 113：2346-2350, 2006
4) Nakauchi K, Mimura O：Combination of a modified Hotz procedure with the Jones procedure decreases the recurrence of involutional entropion. Clin Ophthalmology 6：1819-1822, 2012

（中内一揚）

I 退行性眼瞼内反：Wheeler-Hisatomi法

I. 疾患概念と臨床上の特徴

　一般高齢者で眼瞼疾患がみられる割合は，約40％で，その内訳は，上眼瞼皮膚弛緩33.8％，上眼瞼下垂4.1％，眼瞼内反症3.5％といわれている．内反症においては，年齢別に60歳代の1.7％，70歳代の3.2％，80歳代の4.7％にみられるとの報告がある．下眼瞼内反症は，眼科のほかに形成外科，美容外科でも扱われる疾患であるにもかかわらず，いわゆる「逆さまつげ」として，漫然と睫毛抜去術をされている症例も少なくない．睫毛抜去術は，軽度症例に対して有効な方法であるが，中等度以上の症例では外科的処置の対象となり，適切な手術を行うことで，症状の改善のみならず，視機能の向上にもつながる．

II. 診断ならびに鑑別診断と手術適応

　下眼瞼内反症の原因の多くは退行性であるが，なかには外傷や熱傷などによる瘢痕性のものもある．最初に瞬目テスト（下眼瞼を下方に牽引し内反を矯正した後，瞬目するまでの内反の戻りの有無をみる）を行い（図1），瘢痕性か退行性かを判別する．瞬目するまで内反を生じない状態が「退行性」であり，瞬目に関係なく自然に内反してしまう状態が「瘢痕性」である．瘢痕性の場合，退行性のように下瞼板に位置する部位に盛り上がりがみられないことが多く，後葉が瘢痕性収縮を起こしているため耳介軟骨などのgraftが必要となる．この場合は専門医への紹介が望ましい．手術再発例のなかには，この瘢痕性が含まれていることが少なからずある．

　次に細隙灯顕微鏡検査で涙液層を含むocular surfaceの状態を確認し，自覚症状と内反症の程度に相関があるかを確認する．術前のシミュレーションとしてテープテスト（絆創膏を下眼瞼に貼って症状改善の有無をみる）を行う（図2）．

　さらに下眼瞼弛緩（特に横方向）の程度を下記の3つの検査で把握する．

① snap back testは，下眼瞼を前方および下方に牽引し，その戻り方を目視する検査で弛緩した場合はだらんとした状態で返りが遅い．

② pinch test（図2）は，下眼瞼を前方へ牽引し眼球からの距離を測定する検査で，正常なら5mm程度の離れしかなく，8mm以上で陽性とする．

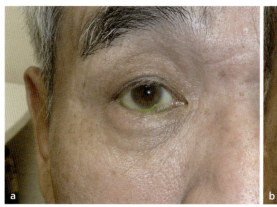
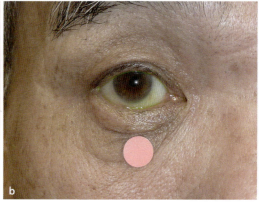

図1 瞬目テスト
a：テスト前，b：テスト後．内反を矯正した後に，瞬目するまで戻りがないのが「退行性」．自然に戻るのが「瘢痕性」．

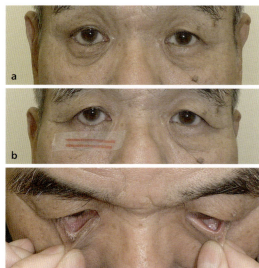

図2 テープテストと pinch test
76歳男性，右下眼瞼内反症．術前のシミュレーションに役立つ．
a：テスト前，b：テープテスト後，c：pinch test.
pinch test では，右は8mm以上で陽性．

③ medial and lateral distraction test は，下眼瞼を水平方向に牽引し，鼻側角膜輪部と下涙点との相対的な位置関係を評価するもので，それぞれ外眥，内眥のサポートシステムの弛緩程度をみる検査である．

　手術目的は，弛緩した眼瞼に緊張を与えて睫毛の向きを改善し，内反症によるさまざまな症状を軽減する事である．

III. 手術手技の実際

1. 皮膚切除デザイン（図3）

　デザイン前に下頰部にテガダーム®を貼り軽く伸展させておくとデザインしやすくなる．睫毛列から3mm離れて，眼瞼縁に平行に20mmの切開線を引き，さらに外角部か

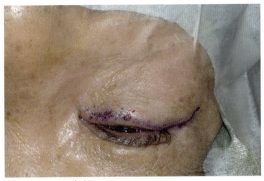

図3　皮膚切除デザイン
下眼瞼下3 mm，眼瞼縁に平行に20 mmで外角部から外下方に向かって10〜15 mmに延長したデザイン．

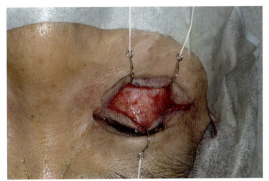

図4　眼輪筋の露出
皮膚と眼輪筋の間を皮下剥離し，術野を展開．

ら外下方に向かって10〜15 mm延長する．この延長デザインが皮膚切除量の目安となる．

2. 眼輪筋を露出（図4）

　皮下浸潤麻酔施行し，約5分待つ．この待ち時間が大事で，急ぐと出血が増え，特に下眼瞼は術野が狭いのですべての操作がしづらくなる．点眼麻酔を追加して宮田氏アイシールドを眼球に挿入し手術を開始する．デザインに沿って一気にNo.15メスで皮膚切開して，続けて皮膚と眼輪筋の間を剥離する．この皮下剥離のときは絶えずメスを寝かし気味にして皮膚を穿孔しないよう注意する．中村式釣り針鈎で術野を展開して眼輪筋を露出させる．止血は，モノポーラを使用（サージトロン®．設定モード，切開：9％，混合：12％，止血：11％）すると効率がよい．

3. 眼輪筋タッキング（Wheeler法）

　瞼縁側から鋭曲剪刀にて眼輪筋下を鈍的剥離する（図5a）．最初は，剪刀を入れて少しずつ拡大する．眼輪筋下で剪刀をブラインドで開閉させると出血の原因となるので注意する．剪刀ですくい上げる要領で行う．眼輪筋縦幅を約8 mmで取り，斜視鈎を挿入して左右に振って拡大し少し持ち上げて横幅を10 mm目安でマイクロ剪刀にて切開拡大していく（図5b）．

　さらに斜視鈎を持ち上げてモスキートペアン鉗子（曲）で眼輪筋を固定しその直下でU字縫合を1本かけ眼輪筋をタッキングする（図5c）．斜視鈎，モスキートペアン鉗子（曲）を外し，瞬目したときに戻りはないか，過剰な外反症になっていないかを確認する．タッキングした眼輪筋は切除しなくてもよい．後日に内反症に戻りがみられたとき，タッキングを強めるためにも切除はせず，そのままにしておく（図5d）．また，術直後に多少の皮膚面が盛り上がることがあるが1か月ほどでなじんできて軽快する．

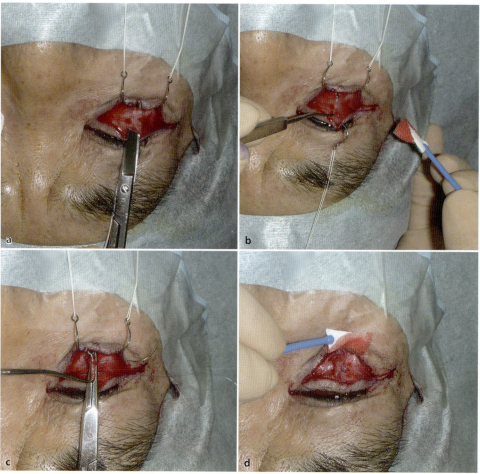

図5　Wheeler 法
a：瞼縁側から鋭曲剪刀にて眼輪筋下を鈍的剥離．
b：眼輪筋縦幅を約 8 mm，斜視鈎を挿入して持ち上げて横幅を 10 mm で作成．
c：モスキートペアン鉗子（曲）で眼輪筋を固定しタッキング．
d：タッキングした眼輪筋は切除しない．

4. 余剰皮膚を切除（Hisatomi 法）

　中村式釣り針鈎と宮田式アイシールドを外し，自然な状態にする．患者に大きく口を開けてもらい，皮膚を伸展させる（患者には「あーっ，と言ってください」と説明）．余剰皮膚を外上方にもってきて下眼瞼縁からはみ出している皮膚を切除する．このとき，まっすぐ上方に引き上げると外反症になりやすいので，外上方に持ち上げる．切除するときは，余剰皮膚を 3 分割ぐらいのパーツに分けるようにして縦切開を入れる．切り込みの先端と瞼縁部を縫合し各々のパーツごとに皮膚を切除，縫合して手術を終了する（図6）．

IV.　術中・術後の合併症とその対処法

　術中・術後の合併症は，眼瞼外反症である．術中は，過剰な皮膚切除を防止するため

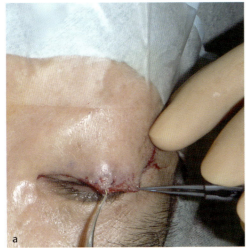
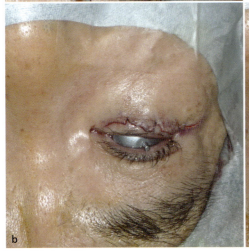
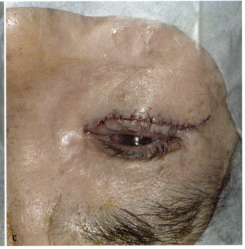

図6 Hisatomi法
a：Hisatomi法に準じた皮膚切除，外上方に伸展させる．
b：皮膚を3分割のパーツに分けて縦切開を入れて縫合．
c：手術終了．

に，皮膚をよく伸展させてから切除を行う．また，眼輪筋をタッキングした際に，外反症が生じるようなら再度やり直してタッキングを行う．眼輪筋を切除していないため術後の外反症と，内反症の再発にもタッキングを再調整することで対応できる．すなわち可逆的な手術方法であることが利点である．

V. 術後管理と経過観察

手術終了後は抗菌薬眼軟膏塗布と抗菌薬点眼し，圧迫ガーゼを行いその上から，アイスノン®などで，一晩冷却（術後3日間は継続して冷却）させる．術翌日からはガーゼを外し，サングラスで対処し，3日間の抗菌薬内服と眼軟膏と点眼を継続させて術後1週間で抜糸する．洗顔，洗髪は術翌日から可としている．抜糸後は，ocular surfaceの改善を確認し，術後の視機能（特に乱視の変化）をみていく．

> ▶一般眼科医へのアドバイス
>
> 　退行性下眼瞼内反症の代表的手術方法として，前葉を短縮するWheeler-Hisatomi法と後葉を短縮するKakizaki法の2通りがある．目指している標的組織を確実に把握するためにも止血を層ごとに丁寧に行うことが重要である．術前に自覚症状をよく把握して，テープテストで症状の改善がみられるなら手術効果が期待出来る．術前のシミュレーションと術後腫脹をクーリングで早期に軽快させることが満足度アップにつながる．

参考文献

1) 西本浩之，向野和雄，春日井絋子，他：加齢性下眼瞼内反症手術における視機能への影響について．眼科手術 20：423-426, 2007
2) 柿﨑裕彦：Ⅳ. 下眼瞼内反症．眼形成外科—虎の巻—. pp33-35, メディカル葵出版，2009
3) Nishimoto H, Takahashi Y, Kakizaki H：Relationship of horizontal lower eyelid laxity, involutional entropion occurrence, and age of Asian patients. Ophthal Plast Reconstr Surg 29：492-496, 2013
4) 久冨潮：下眼瞼内反症．眼瞼の形成手術：形成眼科，pp47-54, 金原出版，1987
5) 西本浩之：下眼瞼内反症—虎の巻！ 臨眼 69：1464-1469, 2015

（西本浩之）

J 睫毛乱生，睫毛重生

I. 疾患概念と臨床上の特徴

1. 睫毛乱生

　睫毛乱生（trichiasis）は，眼表面の慢性炎症が瞼縁から睫毛の毛根部まで波及することにより，毛根周囲の組織が瘢痕化することで生じる．上眼瞼，下眼瞼のどちらにもみられる．かつてはトラホームによるものが多かったが，現在では瞼縁の後端がわずかに内反した marginal entropion が多い（図 1a, b）．眼表面に睫毛が当たるため，びらんをきたし，その結果，強い異物感や眼痛を訴えて患者は来院する．

2. 睫毛重生

　睫毛重生（distichiasis）は，マイボーム腺から異所性睫毛が生える，まれな疾患である（図 2, 図 3a, b）．通常，先天性であり，常染色体優性の遺伝形式をとるが，特発性もある．有病率は不明である．
　睫毛乱生と酷似するが，よく観察すると gray line よりも後方のマイボーム腺開口部から，睫毛がみられる（図 4）．通常，その睫毛は細く，短く，色素の薄い傾向があるとされる．
　全身合併症として，慢性リンパ水腫，脊髄くも膜嚢腫，先天心疾患を伴うことがある．
　治療法は，現時点でも確実なものがなく難治である．電気分解や冷凍凝固は，毛母細胞を完全に破壊するには，数回の施行が必要で，そのため瘢痕性内反などの合併症も問題となる．毛母細胞がある異常な部分の瞼板切除は，術後の眼瞼の変形も問題となる．
　結膜側から毛母細胞の存在する部分のみを切開，搔爬する方法や，マイボーム腺開口部から毛根をすべてくり抜く方法などが，低侵襲で有効かも知れないが，今後も再発がより少ない治療法が望まれるところである．
　以下の各項目においては主に睫毛乱生について述べる．

II. 診断ならびに鑑別診断と手術適応

　睫毛乱生は，主として眼瞼前葉の病変であり，瞼板は瞼縁側を軸に回旋せず，眼表面と平行である．ただし，退行性眼瞼内反症など眼瞼後葉の病変と合併することもあるため，

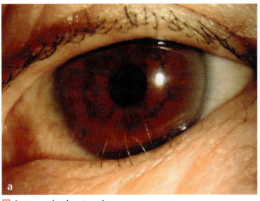 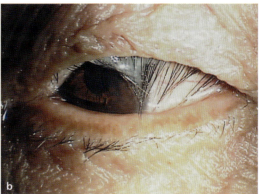

図 1 marginal entropion
a：71 歳，女性．左下 marginal entropion 例．
b：79 歳，男性．左上 marginal entropion 例．

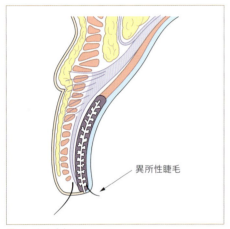

異所性睫毛

図 2 睫毛重生のシェーマ

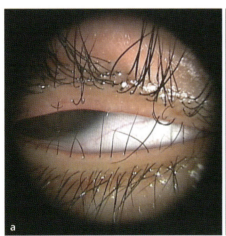 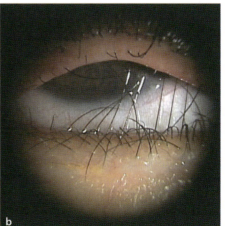

図 3 睫毛重生例（6 歳，女児）
a：右側，b：左側．
（山形済生病院　佐藤さくら先生のご厚意による）

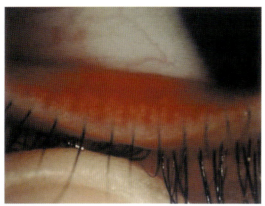

図4 睫毛重生の結膜側の外観

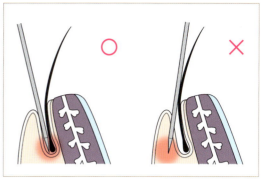

図5 電気分解
睫毛と平行に針を進め，針先が瞼板前辺りになれば通電．弱い電流を5秒くらい流せばOK．しかし，毛球部は強く屈曲することもあり，うまく毛根に沿って針を進めても毛母細胞を凝固できないこともある．

瞼板の変形や支持組織の弛緩がないかも慎重にみる．

眼瞼後葉の影響を除いても，睫毛が眼表面に当たるもののうち，上眼瞼なら挙筋腱膜の皮下への線維，下眼瞼なら下眼瞼牽引靱帯(lower eyelid retractors)の皮下への線維が弛緩している場合は結果として前葉余剰状態となる(睫毛内反；epiblepharon)．この場合はHotz変法で治癒できる．しかし，睫毛内反でなくても，瞼縁から毛根部の瘢痕化により，睫毛根の導管の向きが乱れ，睫毛が眼表面に触れるものが睫毛乱生である．

少量の睫毛乱生例であれば，睫毛根の電気分解法も行われる．電気分解の針を毛根先端まで進めて通電し，毛母細胞を凝固・破壊するが，盲目的な操作であるために毛根の先端が極端に屈曲し，毛母細胞を凝固できないようなこともある(図5)．そのため成功率はせいぜい5割で，数回繰り返して施行しなければならないことが多い．また過剰な凝固で毛根周囲の組織の瘢痕化が生じ，医原性の睫毛乱生が生じるリスクもある．

少量でも根治的に治療したい場合や，多数の睫毛乱生例には手術を行う．手術法は，睫毛を残すか否かに大分される．睫毛乱生部の瞼板を残し，前葉を毛根ごと取り切ってしまうlid splitting with lash resectionと，乱生部睫毛の毛根の向きを外反させるlid margin splitがある．整容的にはlid margin splitのほうが有利と考えられるが，これでも十分に睫毛を外反させることができない場合にはlid splitting with lash resectionが有効である．

III. 手術手技の実際

1. lid splitting with lash resection

根治的な治療としては現時点ではlid splitting with lash resectionが最も確実である．この手技で，ほぼすべての睫毛乱生症が完治するので有用である．

余剰皮膚をデザイン(図6a)の後，局所麻酔を行う．眼瞼の円蓋部結膜下と皮下にエピ

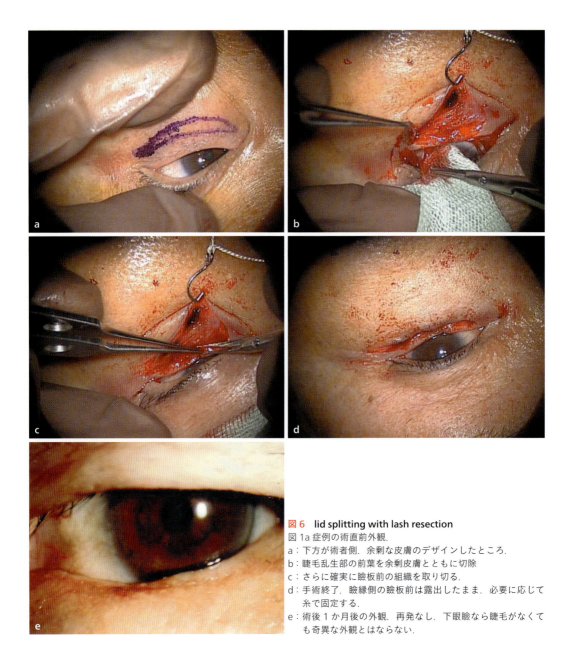

図6 lid splitting with lash resection
図1a 症例の術直前外観.
a：下方が術者側．余剰な皮膚のデザインしたところ．
b：睫毛乱生部の前葉を余剰皮膚とともに切除
c：さらに確実に瞼板前の組織を取り切る．
d：手術終了．瞼縁側の瞼板前は露出したまま．必要に応じて糸で固定する．
e：術後1か月後の外観．再発なし．下眼瞼なら睫毛がなくても奇異な外観とはならない．

ネフリン添加1％キシロカイン®を注入する．

　睫毛乱生部の眼瞼の前葉と後葉を分割し，前葉を睫毛根ごと切除する（図6b）．余剰皮膚があれば，同時に切除する．瞼板前に毛母細胞があることが多いので，瞼板前組織を丁寧に，スプリング剪刀を用いて取り切ることが大切である（図6c）．No.15メスの腹で少し擦り取るのもよい方法である．切除後はそのまま瞼板前面を露出したままとし（図6d），肉芽形成により治癒させる（図6e）．

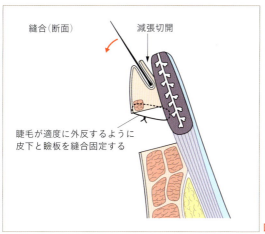

図7 lid margin split（＋Hotz 変法）のシェーマ

2. lid margin split

　一方，lid margin split は，瞼縁の gray line の後端（眼瞼の前葉と後葉の境界）に減張切開を入れ，乱生部の睫毛の毛根の向きを強制的に外反させる方法である（図7）．瞼板はほとんど影響を受けない．Hotz 変法を併用し，確実に睫毛が眼表面に当たらないようにする．

　まず余剰皮膚をデザインし（図8a），局所麻酔ののち，余剰皮膚を切除（図8b）する．そして gray line の後端に約 1 mm の深さの切開を入れる（図8c）．

　次に皮膚切開部から瞼縁に向かって皮下剥離を行い，瞼板に達したらそこから上方に展開し，眼輪筋と瞼板を剥離する（図8d）．瞼板前を露出したら，しっかり睫毛が外反するように瞼板前と皮下を5か所くらい固定する（図8e）．最後に皮膚を縫合し，終了する（図8f）．

IV. 術中・術後の合併症とその対策

　手術の際には必ず手術顕微鏡下で行うかルーペを使って術野を拡大し，確実に施行する．

　Lid splitting with lash resection では，瞼板前に毛母細胞が残らないように，毛根を完全に取り切る操作を確実にする．また，術後に皮膚が roll up して直接眼表面に当たるのを防ぐために，皮下の眼輪筋を約 5 mm 幅で切除しておくこともお勧めである．

　Lid splitting with lash resection はほぼ完治する反面，整容的には不利になることがある．下眼瞼ではあまり問題にならないが，上眼瞼でこの方法を行うと奇異な外観になり，患者の quality of life を下げる可能性があるので，まずは lid margin split を採用する方がよい．

　Lid margin split では，瞼縁の減張切開が過度に深くなると，睫毛根の導管を切断してしまうことがある．そうすると新たな睫毛がまた眼表面に当たってしまう．この導管を確実に外反させることが重要であるため，特に慎重に行う．

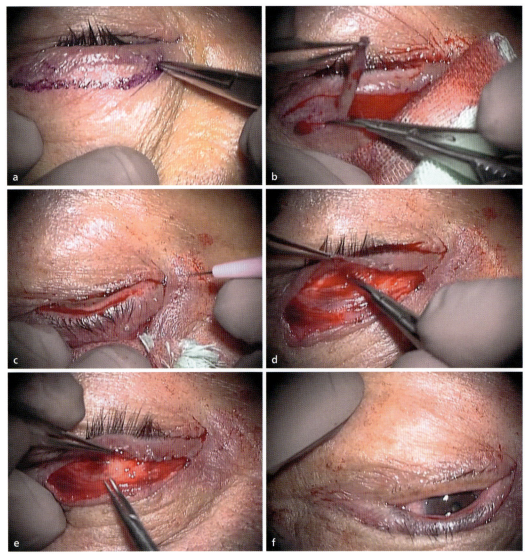

図8　lid margin split
図1b 症例.
a：下方が術者側．余剰皮膚をデザイン．
b：余剰皮膚切除．
c：瞼縁の gray line 後端で，約1 mm の深さの減張切開を入れる（lid margin split）．
d：瞼縁側へ皮下剝離後，瞼板前面を露出する．
e：瞼板前と瞼縁皮下を縫合固定し，睫毛を外反させる．
f：手術終了時．睫毛乱生は改善している．

V. 術後管理と経過観察

　術後は，いずれの方法も上皮が欠損する部分には，上皮化が完了するまで，抗菌薬の眼軟膏を塗布する．創部が湿潤状態のほうが上皮の再生が良好になる．また感染予防となる（図6e, 図9a, b）．

　Lid splitting with lash resection では，少なくとも術後2週間程度は抗菌薬の眼軟膏の塗布が必要である．

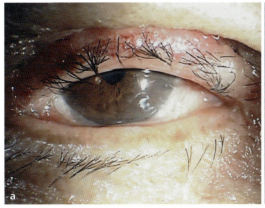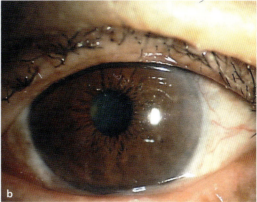

図9 図8の症例の術後写真
a：手術翌日の前眼部写真．瞼縁部も綺麗である．眼痛も劇的改善した．
b：手術後1週間．睫毛の外反は良好で，自然な仕上がりである．

▶**一般眼科医へのアドバイス**

睫毛乱生は，眼瞼内反と合併していることがある．その場合，内反の治療も同時に行わないと完治しない．他項で説明されている，柿﨑法やlateral tarsal stripも併せて習得しておくと，ぐっと治療範囲が広がる．

参考文献

1）Wojno TH：Lid splitting with lash resection. Ophthal Plast Reconstr Surg 8：287-289, 1992
2）木下慎介，柿﨑裕彦，雑喉正泰，他：大部分の睫毛根は瞼板に付着しているため，睫毛乱生手術において瞼板前組織を完全に切除すべきである．眼紀 57：10-13, 2006
3）Hwang SW, Khwarg SI, Kim JH, et al：Lid margin split in the surgical correction of epiblepharon. Acta Ophthalmol 86：87-90, 2008
4）McCracken MS, Kikkawa DO, Vasani SN：Treatment of trichiasis and distichiasis by eyelash trephination. Ophthal Plast Reconstr Surg 22：349-351, 2006

〔三戸秀哲〕

K 内眼角贅皮

I. 疾患概念と臨床上の特徴

　内眼角贅皮(図1)には，上眼瞼から連続した皮膚が内眼角を覆うものと下眼瞼から連続した逆内眼角贅皮がある．逆内眼角贅皮は，特にダウン症に特徴的である．内眼角贅皮の臨床上の問題点は，その解剖学的構造上，睫毛内反症を合併しやすいことである．瞼裂狭小症(図2)は常染色体優性遺伝疾患で，瞼裂狭小，眼瞼下垂，逆内眼角贅皮，内眼角間開大の4つの症状を伴う症候群である．

II. 診断ならびに鑑別診断と手術適応

　正常では正面視で涙丘が観察できるのに対して，内眼角贅皮があれば涙丘が贅皮に隠れて見えない．内眼角贅皮が特徴的である疾患(ダウン症や瞼裂狭小症候群)はぜひ覚えておきたい．内眼角贅皮の眼科的な問題点は内反症の合併につきる．睫毛内反症があり，内眼角贅皮による眼瞼皮膚の緊張が強いために睫毛内反症が引き起こされているような症例では，Hotz変法などの内反症手術のみを施行した場合，内反症の再発に悩むことが多く，手術では内眼角贅皮に対する内眼角の形成手術(Z形成術や内田法など)を同時に行う必要がある．瞼裂狭小症に対しては，内眼角の形成術および眼瞼下垂手術(前頭筋吊り上げ術)，内眥靱帯の短縮を同時に行う必要があり，特に内眼角の形成をどのような方法で行うのかが重要となる．

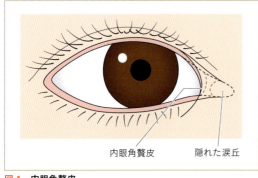

図1　内眼角贅皮

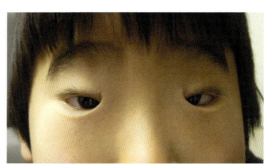

図2　瞼裂狭小症

III. 手術手技の実際

1. Z形成術

内眼角贅皮に対するZ形成術(図3, 4)は,贅皮を含む皮弁の位置を内眼角側に移動する手術である.比較的程度の軽い内眼角贅皮に施行する.

2. 内田法

内田法(図5, 6)は,瞼裂狭小症候群など比較的重度の内眼角贅皮に対して施行する手術で,三角弁の位置をどこに置くかがポイントである.贅皮の位置と,目的の手術が何かによってデザインを変える.まずは三角弁と贅皮の切除部分をデザインし,三角弁を残して皮膚切除する.三角弁の頂点を,涙丘付近へ皮膚を切開した間へ差し込む.デザインの難易度が高い.

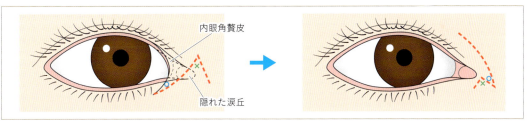

図3　Z形成術

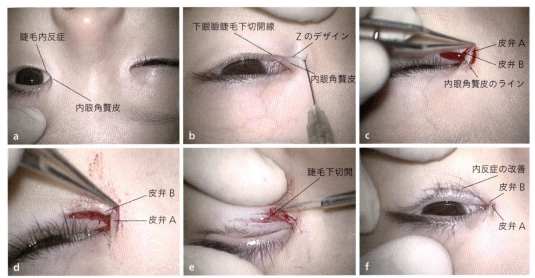

図4　左内眼角Z形成術
a:術前.
b:デザイン.内眼角贅皮を図のようにZの下のラインとし,贅皮の延長線を下眼瞼の切開ラインとする.
c:皮弁の移動.皮弁Aを,皮弁Bの鼻側に移動させているところ.内眼角贅皮を含む皮弁Aを鼻側に移動させることにより,涙丘がみえるようになる.
d:皮弁移動による確認.眼輪筋線維の切断後に皮弁を移動してみる.内眼角が広くなるのがわかる.
e:下眼瞼睫毛下切開.内反症の改善のため,Hotz変法を施行する.
f:手術終了.内眼角は開大し,内反症も改善した.

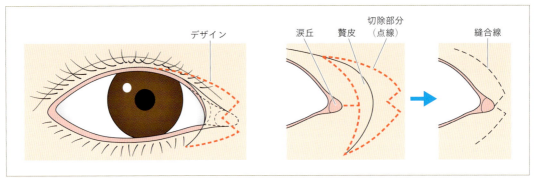

図5 内田法

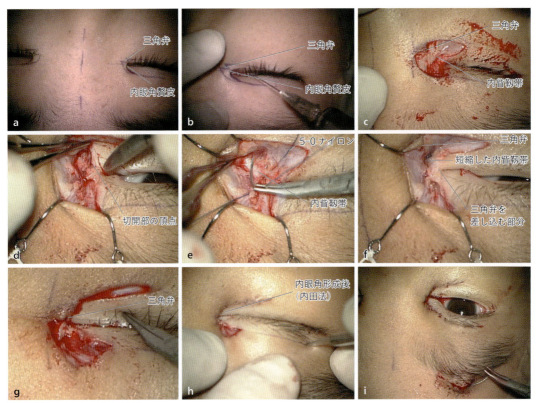

図6 瞼裂狭小症に対する内田法
内眼角贅皮とそれに伴う睫毛内反症の内田法による矯正.
a：術前.
b：デザイン．内田法では，三角弁を内眼角部に差し込む．三角弁を除く贅皮の鼻側部分は切除する.
c：皮膚切除．デザインに沿って皮膚を切開し，三角弁を残して皮膚切除する.
d：内眼角部の切開．三角弁を差し込むための切開を内眼角部におく.
e：内眥靱帯の短縮．瞼裂狭小症候群においては，内眼角間開大の改善のため，内眥靱帯の短縮を同時に行う.
f：5-0ナイロンで内眥靱帯を鼻側へタッキングし，内眼角を移動する.
g：三角弁の縫合．三角弁の頂点を内眼角部に差し込むように縫合する．小児の場合，8-0バイクリルを用いて埋没および皮膚縫合を行う.
h：内眼角縫合終了.
i：手術終了時．ゴアテックス®を用いた吊り上げ術を併用した.

IV. 術後の合併症とその対処法

　Z形成術後の内反症再発があれば，内田法などを考慮して再手術を行う．しかし，内田法は内眥部のデザインを多く伴う手術のため，創部の瘢痕が比較的目立ちやすいというデメリットがある．

▶一般眼科医へのアドバイス

　内眼角贅皮を伴う睫毛内反症は特に小児に多く，内反症術後に再発をきたしやすい．再々発を予防するためにも，まずはZ形成術をマスターして内眼角贅皮の治療にトライしたい．

参考文献

1) 渡辺彰英, 荒木美治(編著)：顕微鏡下眼形成手術．メジカルビュー社，2013

（渡辺彰英）

L　眼瞼外反症：KS法，LTS

I.　疾患概念と臨床上の特徴

　下眼瞼外反症は主に加齢による退行性眼瞼外反症，顔面神経麻痺による麻痺性眼瞼外反症，外傷などよる瘢痕性外反症に分類される．退行性眼瞼外反症と麻痺性眼瞼外反症は下眼瞼後葉の水平方向の弛緩が原因で前葉と後葉のバランスが崩れることによって起こる．弛緩の原因は，退行性では外眥または内眥のゆるみ，麻痺性ではRiolan筋の弛緩による瞼板自体のゆるみが主体となる．一方，瘢痕性眼瞼外反症は外傷や不適切な眼瞼の手術による皮膚の瘢痕が眼瞼縁を前下方に牽引することで後葉が外反することにより生じる．

II.　診断ならびに鑑別診断と手術適応

1. 症状

　下眼瞼と眼球の良好な接触が保たれないため，涙液メニスカスが作られず，角結膜傷害や流涙などの症状が起こる．特に顔面神経麻痺後は兎眼となりやすく，角結膜傷害が重症化しやすい．また整容面での患者の苦痛も大きく，眼瞼外反症が長期間続くと眼瞼結膜が充血，肥厚し，さらに整容を著しく害することがある．眼瞼結膜の肥厚は手術により眼球との良好な接触が保てるようになると比較的短期間で改善する．

2. 術前検査（図1）

　退行性および麻痺性眼瞼外反症は前述の通り下眼瞼後葉の水平方向の弛緩が必ず存在する．水平方向の弛緩が主に内眥にあるのか外眥にあるのか，あるいは瞼板全体なのかを術前に評価する必要がある．評価の方法としては以下の検査がある．
　下眼瞼の水平方向の弛緩の有無を確認する検査にsnap back testとpinch testがある．Snap back testは，瞬目を抑制した状態で，下眼瞼を下方に牽引したのち牽引を解除した際に速やかに正常な位置に戻るかを確認する検査である．Pinch test（図1b）は下眼瞼を前方へ牽引した際の眼球と下眼瞼との距離を計測し，この距離が8mm以上で水平方向の弛緩があると判断する．退行性，麻痺性眼瞼外反症では水平方向の弛緩が前提となるため，snap back test，pinch testともに陽性となる．一方，medial/lateral distraction test（図

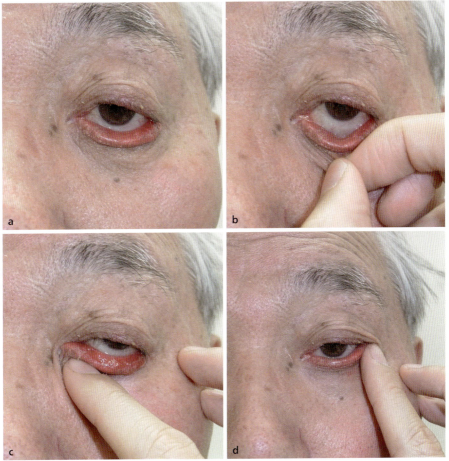

図1 術前検査
a：左眼の退行性眼瞼外反症の症例.
b：pinch test は下眼瞼を前方に牽引し，眼球と眼瞼との距離を計測する．8 mm 以上で水平方向の弛緩ありと診断.
c：medial distraction test は下眼瞼を鼻側を牽引し涙点の位置を確認する．本症例では涙丘の中点を越え，外眥の弛緩を認める（medial distraction test 陽性）.
d：lateral distraction test は下眼瞼を耳側に牽引し涙点の位置を確認する．本症例では半月ひだの外側と角膜輪部鼻側の中点より内側にあり，内眥の弛緩は認めない（lateral distraction test 陰性）.

1c, d）はそれぞれ内眥または外眥の弛緩を評価する検査である．Medial distraction test では，下眼瞼を内側に牽引した際に涙点の位置が涙丘の中心より内側にあれば外眥の弛緩があると判定する．Lateral distraction test では，下眼瞼を外側に牽引した際に涙点の位置が第一眼位での角膜輪部鼻側と半月ひだ外側との中心よりも外側となるときに内眥の弛緩があると判断する．内眥の弛緩が主体である場合は内眥をターゲットとした治療（medial canthoplasty）を行うべきと考えられる．しかし，眼瞼内側から内眥にかけては涙小管が存在するため，外眥をターゲットとした治療（lateral canthoplasty）と比較し手術手技がやや複雑になる．そのため，内眥の弛緩があっても，その程度によっては medial canthoplasty は行わず，下記の術式を選択することも多い．

3. 治療適応

上記の症状がある場合は基本的に手術適応と考えてよい．ただし，末梢性顔面神経麻痺（Bell 麻痺）や顔面神経を温存した耳下腺摘出やリンパ節郭清術直後の麻痺性眼瞼外反症では自然軽快の可能性があるため，6 か月程度は経過観察し，症状の固定を確認してから手術を行う．経過観察中はテープでの外反矯正やヒアルロン酸ナトリウム点眼薬や眠前の眼軟膏などで対症療法を行う．

III. 手術手技の実際

術前に外反症の原因となる病態を把握し，病態に適した術式を選択することが重要である．本項では主に退行性眼瞼外反症と麻痺性眼瞼外反症に対する術式である Kuhnt-Szymanowski Smith 変法（KS 法）と lateral tarsal strip procedure（LTS）について述べる．瘢痕性外反症の治療については瘢痕の解除が必要であるため，術式は個別に考える必要がある．具体的には瘢痕解除の後に Z 形成や皮弁，植皮などを行うことにより，前葉の牽引をなくすことで外反を整復する．

1. Kuhnt–Szymanowski Smith 変法（KS 法）（図 2）

1）デザイン

下眼瞼睫毛下 3 mm 程度の高さで皮膚切開ラインをデザインする．外側は外眼角から下方のシワに沿って 10 mm 程度延長する．前葉および後葉切除量は術中に定量する．

2）麻酔

エピネフリン含有 1％リドカインを下眼瞼皮下，外側の切開ライン周囲までの範囲に 1〜2 mL 程度注入する．点眼用 4％リドカインも適宜使用する．

3）切開，剝離

デザイン線に沿って皮膚を切開し，眼輪筋下で Stevens 剪刀などを用いて下眼瞼前葉と後葉を十分に剝離する（図 2a）．

4）後葉切除

瞼板の外側 1/3 程度の位置で五角形に瞼板および下眼瞼牽引靱帯（LER）を切除する．このとき，まず瞼板外側の 1 辺を切開し，瞼板の内側断端を外側方向に，外側断端を内側方向にそれぞれ鑷子で引っ張り，重なる部分を切除量とする（図 2b, c）．五角形に切除デザインを行うことで術後の瞼縁の notch が起こりにくくなる（図 2d）．

5）瞼板縫合

皮膚粘膜移行部（いわゆる gray line）を合わせるように，6-0 ナイロンで皮膚側から瞼板の

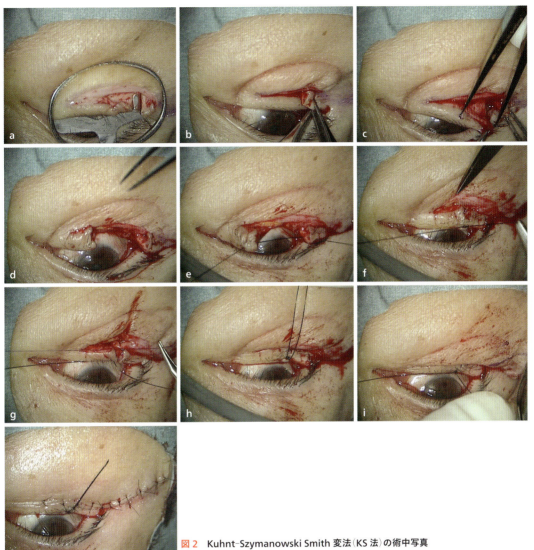

図 2　Kuhnt-Szymanowski Smith 変法（KS 法）の術中写真
詳細は本文を参照.

半層をすくい瞼縁縫合を行う（図 2e, f）.さらに瞼板同士を 6-0 バイクリルで 2 針程度縫合する（図 2g）.瞼板縫合のポイントは眼瞼縁をしっかり合わせることであり，最初の瞼縁縫合を正確に行うことが重要である.また，瞼板の全層に糸をかけると角結膜障害の原因となるため，通糸の際は，結膜側に糸が出ていないか必ず確認する.瞼縁を縫合した 6-0 ナイロンは結び目が眼瞼縁付近にできるため，角結膜との接触が起こりやすくなる.これを防ぐ目的で糸を長めに残し，結び目が眼球に向かないように下方へ向けて皮膚に糸やテープなどで固定する（図 2h）.

6) 前葉切除

　弛緩した皮膚および眼輪筋を外側方向に引っ張り，前葉も適切なテンションを保つように余剰分を切除する（図 2i）.外側の切開部位で眼輪筋同士を 6-0 バイクリルで縫合し，皮

膚は 7-0 ナイロンで縫合し手術終了とする(図 2j).

2. lateral tarsal strip procedure(LTS) (図 3)

1)適応

　瘢痕性眼瞼外反症以外のほとんどの退行性眼瞼外反症や顔面神経麻痺後の外反症に有効であるが,内側の弛緩が強い場合には外側のみの極端な短縮で,涙点の外側偏位を起こすために注意が必要である.その場合は medial canthoplasty の併用も考慮する.

2)デザイン

　外眼角部より耳側に向かって 10 mm 程度の皮膚切開ラインをデザインする(図 3a).このとき,外眼角外側のシワ(いわゆる crow's feet)に沿うようにすることで術後の創部を目立たなくさせることができる.

3)麻酔

　1%エピネフリン含有のリドカインを外眼角周囲の上下眼瞼にそれぞれ 0.5 mL 程度,さらに外眼角部,眼窩外側縁骨膜周囲にもそれぞれ 0.5 mL 程度注入する.結膜側の操作もあるため点眼用 4%リドカインも適宜使用する.

4)切開

　切開デザインに沿って皮膚を切開したのち,外眥切開(canthotomy)を行う(図 3b).この時,Stevens 剪刀の先を眼窩外側縁の骨膜に当てて位置を確認する.さらに,眼窩外側部を下眼瞼方向に cantholysis を行う(図 3c)ことにより,下眼瞼瞼板を lateral canthal band から離断する(図 3d).次に cantholysis の切開創から下眼瞼瞼板上,眼輪筋下を Stevens 剪刀で剝離し下眼瞼瞼板の後端を確認し,下眼瞼瞼板の後端の位置で鼻側に向かって 7 mm 程度切開する(図 3e).これにより,瞼板と結膜および下眼瞼牽引腱膜が切断され,瞼板の外側および下方のテンションがなくなる.これを外側眼窩縁に向かって引っ張ることで,どの程度の短縮が必要かを確認し,tarsal strip(TS)を行う長さを定量する(図 3f).

5)TS

　瞼板を文字通りむき出しにする.まず,短縮が必要な分だけ瞼板上の眼瞼前葉つまり眼瞼皮膚および眼輪筋を除去する(図 3g).さらに瞼板上部の結膜皮膚移行部を切除する(図 3h).眼瞼結膜は No.15 メスなどの円刃刀の腹で擦りながら上皮を剝離する(図 3i).止血も兼ねてバイポーラなどで焼灼することにより確実に結膜上皮を除去する(図 3j).

6)固定

　6-0 または 5-0 の非吸収糸(ナイロンやポリプロピレンなど)で tarsal strip 部を Whitnall 結節部の骨膜に水平マットレス縫合で固定する.Whitnall 結節は眼窩外側縁より 2〜4 mm 程度眼窩先端部側にあるため,縫合部位が確実に視認できるように Stevens 剪刀などで眼

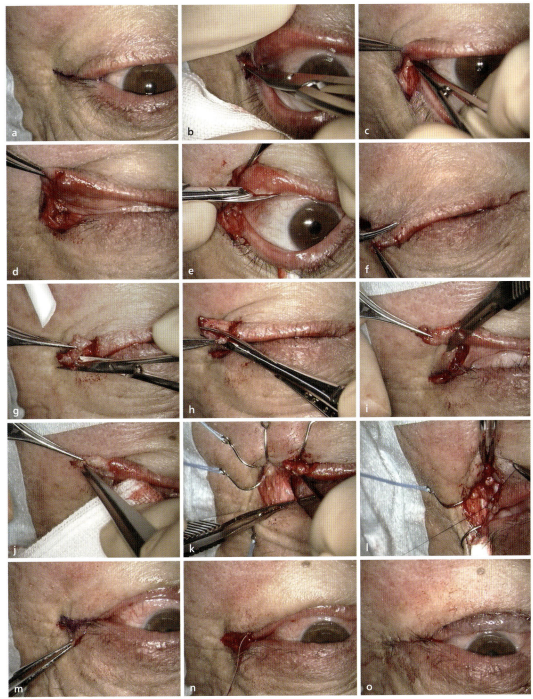

図3 lateral tarsal strip procedure(LTS)の術中写真
詳細は本文を参照.

窩外側縁の骨膜からやや下方に向かって鈍的に剥離する(図 3k)．この部位に固定しないと，下眼瞼外側縁が眼球との良好な接触を保てず，適切な涙液メニスカスが形成できない．縫合の際は強く締めすぎると，瞼板組織の cheese wiring を起こす可能性があるため，強く締めすぎないように注意する．また強く締めすぎることにより，下眼瞼に眼球が乗り上げ三白眼となりうるため，下眼瞼と眼球との適切な接触が得られる位置で固定することが重要である．Whitnall 結節への固定(図 3l)がこの手術のポイントであるが，慣れないと一番難しい手技である．そのコツとして，① 十分な術野の確保と，② 適切な針糸の選択を挙げる．① については，助手がいる場合は筋鈎などで，いない場合は中村式釣り針鈎などで術野を展開する．② について，針は角針では骨膜を破きやすいため，丸針が好ましく，またこの位置の通糸では弱弯より強弯のものが骨膜に針を掛けやすい．

7) 前葉切除

下眼瞼前葉の余剰分を切除する(図 3m)．Tarsal strip を固定することにより，相対的に眼瞼前葉に余剰ができるためである．切除後，外眼角を形成するために，上下の眼瞼外側縁を 6-0 バイクリルで縫合する(図 3n)．この際，結び目が結膜側に出ないように埋没縫合を行う．さらに眼輪筋同士を 6-0 バイクリルで 3 針程度中縫いする．皮膚を 7-0 ナイロンで縫合し手術終了となる(図 3o)．

IV. 術中・術後の合併症とその対処法

術中の合併症としては，特に cantholysis や瞼板切開の際に出血しやすいことが挙げられる．眼形成手術の一般にいえることであるが，しっかりと出血点を確認し，バイポーラで焼灼することで容易に止血できる．出血点がわかりにくいときは創部をガーゼなどで圧迫し，少しずつずらしながら出血点を確かめるとよい．それでも出血が治まらないときは，落ち着いて 1～2 分しっかりと創部の圧迫を行う．眼瞼形成手術の際の出血は，ほとんどの場合，圧迫止血でなんとかなるものである．KS 法，LTS ともに水平方向の短縮量が大きくなると眼球の下に下眼瞼が滑り込みいわゆる三白眼となってしまう．これは術後の腫脹が引いてくると軽減することが多いが，KS 法では瞼板切除量に，LTS では骨膜への縫合の締めすぎにそれぞれ十分な注意が必要である．

V. 術後管理と経過観察

手術終了後は創部のガーゼによる圧迫でバンテージを行い，その上からクーリングを行う．術後は抗菌薬と NSAIDs の内服を 3 日間程度，抗菌薬および低濃度のステロイド点眼を行う．翌日ガーゼを外した後，創部を強くこすらないように指示し，洗顔，洗髪や入浴なども特に制限しない．皮膚の抜糸は 1 週間後に行うが(図 4)，KS 法の瞼板縫合は術後の創部を見ながら 2 週間程度おくこともある．

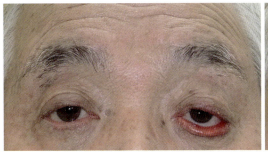
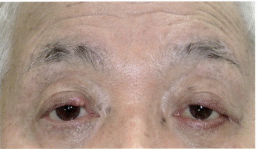

図4 LTSの術前（左）と術後1週間（右）の様子
外反は改善し，下眼瞼の位置に左右差がなくなっている．三白眼にもなっていない（右上眼瞼の腫瘤は霰粒腫）．

▶一般眼科医へのアドバイス

　眼形成を専門としない眼科医にとって，瞼裂幅の狭い症例の白内障手術の際にcanthotomyを行う機会はあっても，cantholysisを行う機会は少ないと思われるが，外傷などによる眼窩内圧上昇時の緊急処置として必ず身につけておくべき手技である．また眼窩骨膜へのアプローチがLTSの難易度を上げていると思われるが，骨膜への通糸自体は決して難しい手技ではない．瞼板の切除を行うKS法に比較し，LTS法は比較的簡便な手技で治療効果も高い手術なのでぜひマスターしておきたい手技である．

参考文献

1) Tyers AG, Collin JRO：Colour Atlas of Ophthalmic Plastic Surgery, third edition. pp121-140, Butterworth Heinemann Elsevier, 2008
2) 柿﨑裕彦：眼形成外科―虎の巻―．pp71-79，メディカル葵出版，2011
3) Fox SA：A modified Kuhnt-Szymanowski procedure for ectropion and lateral canthoplasty. Am J Ophthalmol 62：533-536, 1966
4) Anderson RL, Gordy DD：The tarsal strip procedure. Arch Ophthalmol 97：2192-2196, 1979
5) Jordan DR, Anderson RL：The lateral tarsal strip revisited. The enhanced tarsal strip. Arch Ophthalmol 107：604-606, 1989

（張　大行）

M 眼瞼後退

I. 疾患概念と臨床上の特徴

　　眼瞼後退は，正面視で上方または下方の強膜が見える所見である．健常者の静止時における上眼瞼の下縁は角膜輪部から1～2 mm下方で，下眼瞼の上縁は角膜輪部から1 mm以内に位置する．眼瞼後退とは，眼瞼が通常の位置よりも後退している状態であり，上眼瞼および下眼瞼ともに起こりうる．通常，眼瞼後退は視診で判定するが，定量する場合には瞼裂高（上下の眼瞼縁の距離）や角膜頂点と上眼瞼縁の距離（upper margin reflex distance：UMRD）が用いられる．瞼裂高は人種差や個人差が大きく，正常値は7～11 mm，UMRDは正常値2～3.5 mmであり，それ以上で眼瞼後退の可能性がある．

II. 診断ならびに鑑別診断と手術適応

　　眼瞼後退は，甲状腺眼症でみられることが多く，その他，先天性，麻痺性，術後や外傷後の瘢痕性にみられる場合もある（表1）．ここでは，臨床上最も多い甲状腺眼症の眼瞼後退に対する手術について述べる．

1. 甲状腺眼症における眼瞼後退

　　甲状腺眼症の上眼瞼後退（upper lid retraction）は，正面視で上眼瞼が挙上し，上方強膜が露出する状態で，これをDalrymple徴候といい，眼症の57.7%でみられる．一方，下方

表1　上眼瞼後退の主な原因

Parinaud症候群や中脳疾患
Machado-Joseph病
Marcus Gunn現象
他眼の眼瞼下垂例（Heringの法則）
甲状腺眼症
交感神経刺激症状
肝硬変（筋固縮）
炎症や外傷，眼瞼形成術後
先天異常

〔Wiersinga WM, Kahaly GJ（eds）：Graves' Orbitopathy：A Multidisciplinary Approach-Questions and Answers. pp66-76, KARGER, Basel, 2010より〕

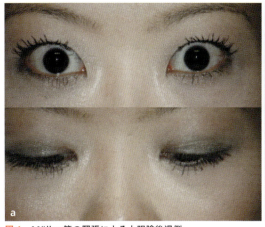
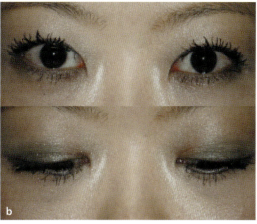

図1 Müller筋の緊張による上眼瞼後退例
a：初診時　外眼部写真　甲状腺機能亢進時
　上：両眼の上眼瞼後退がみられる.
　下：上眼瞼遅滞はみられない.
b：甲状腺機能正常時
　上：甲状腺機能正常化に伴い，眼瞼後退も改善している.
　下：上眼瞼遅滞はみられない.

視で上方強膜が露出する上眼瞼遅滞(upper lid lag)はGraefe徴候とよばれ，それぞれ甲状腺眼症で特徴的な所見である．両眼例では，上眼瞼後退が目立たない場合もあり，下方視させて眼瞼遅滞を確認する必要がある．眼瞼後退や眼瞼遅滞は，兎眼や閉瞼不全による表層角膜炎，結膜充血，上輪部角結膜炎などさまざまな角結膜障害を引き起こす．また，重症化すると角膜潰瘍や角膜穿孔を起こすこともある．

　甲状腺眼症の上眼瞼後退は，Müller筋，上眼瞼挙筋が関与する．Basedow病で甲状腺機能が亢進すると，交感神経作用によりMüller筋が緊張して，上眼瞼が後退し瞼裂が開大する．この場合，甲状腺機能の正常化により眼瞼後退は改善する(図1)．

　甲状腺自己抗体が上昇し，眼窩周囲組織に炎症を起こすと，上眼瞼挙筋肥大が生じ，筋の線維化による伸展障害がみられる(図2)．上眼瞼後退は，Müller筋の緊張，上眼瞼挙筋肥大のどちらでもみられるが，上眼瞼遅滞は上眼瞼挙筋肥大でみられることが多く，鑑別に有用である．

　眼窩内炎症の有無，活動期の判定にはMRI検査が必須であり，特に上眼瞼挙筋の評価には筋の走行に沿った矢状断撮影が有用である(図3)．上眼瞼後退は整容的に問題となるため，炎症がある場合はまず消炎治療を行う．

　甲状腺眼症の下眼瞼後退(lower lid retraction)は，眼球突出による瞼裂開大に伴うもの(図4)，下直筋や下斜筋肥大の牽引によるもの，下直筋後転術後にみられる(図5)．

2. 手術適応

　上眼瞼後退や上眼瞼遅滞による兎眼や閉瞼不全のために角結膜障害を認め，なおかつ点眼薬や眼軟膏で改善しにくい症例が最もよい適応である．また，片眼例や美容上の訴えが強い症例も適応となる．

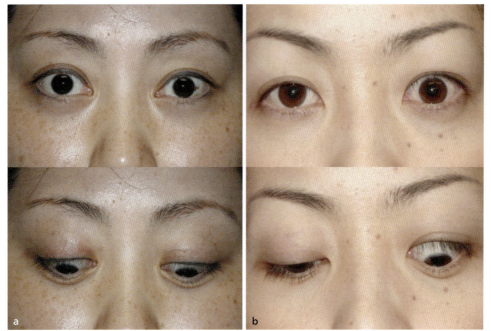

図2　上眼瞼挙筋肥大による上眼瞼後退
a：両眼の上眼瞼後退例
　上：両眼に軽度の上眼瞼後退を認める．
　下：両眼の上眼瞼遅滞がみられる．
b：左眼の上眼瞼後退
　上：左眼の上眼瞼後退を認める．
　下：左眼の上眼瞼遅滞がみられる．

3. 手術時期

　甲状腺機能が亢進している状態では，Müller筋の緊張が関与する上眼瞼後退がみられるため，甲状腺機能が正常な時期に手術を行う．
　また，上眼瞼挙筋に炎症がある場合は眼瞼後退や眼瞼腫脹の症状が変動する．このような時期に手術を行うと，術後に眼瞼後退の悪化や眼瞼下垂を生じる可能性があるため，必ずMRIで炎症の有無を確認する．基本的には眼瞼後退の症状が3か月以上変化のない症例が望ましい．

III. 手術手技の実際

　消炎後に上眼瞼後退が残存した場合は手術治療を行う．眼瞼後退の手術には，Müller筋，上眼瞼挙筋を切開する方法，スペーサーを用い挙筋を延長する方法がある．当院ではスペーサーとしてゴアテックス®を用いた挙筋延長術を行っている．

1. スペーサーの利点と欠点

　上眼瞼挙筋の延長のためにスペーサーを用いる利点としては，Müller筋や上眼瞼挙筋

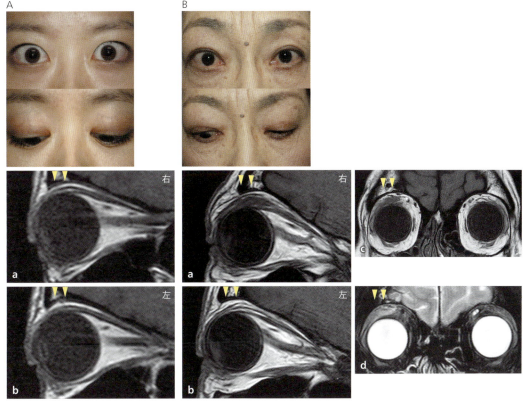

図3　甲状腺眼症の上眼瞼後退のMRI
A：Müller筋の緊張による上眼瞼後退例（図4の症例の初診時MRI）．
　　a, b：両眼ともMRI矢状断にて，上眼瞼挙筋の肥大はみられない（矢頭）．
B：右眼の上眼瞼後退例
　　a：右眼の上眼瞼挙筋の肥大がみられる（矢頭）．
　　b：左眼の上眼瞼挙筋には明らかな肥大はみられない（矢頭）．
　　c：MRI冠状断（T1強調画像）では前方のスライスで左右差を比較すると上眼瞼挙筋の肥大がわかる（矢頭）．この症例のように左右差がある場合には冠状断でも比較的所見がわかりやすいが，上眼瞼挙筋を診る場合はa, bのように矢状断のほうが肥大を判定しやすい．
　　d：MRI冠状断（T2強調画像）では，右眼上眼瞼挙筋が高輝度を示しており，炎症所見がみてとれる（矢頭）．

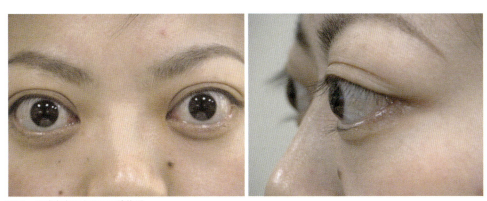

図4　眼球突出による下眼瞼後退
両眼25 mmの眼球突出を認め，下眼瞼が後退（開大）し，強膜が見える．

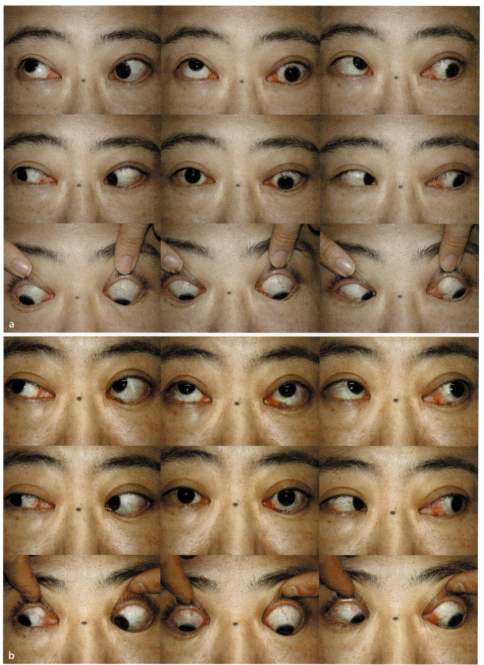

図5 右眼術後の下眼瞼後退
a：左眼の下直筋肥大による眼球の下方偏位を認める．
b：ステロイドによる消炎治療後に下直筋後転術を施行．術後に下眼瞼後退（開大）がみられる．

の切開に比べて，上眼瞼の延長効果が強く，特に定量性がよいことが挙げられる．Müller筋や上眼瞼挙筋の切開では，しばしば術中に座位で切開量が適当であるか眼瞼の位置を確認する必要性がある．また，術後に眼瞼下垂を生じたり，切開部の癒着に伴い上眼瞼後退が再発することがある．

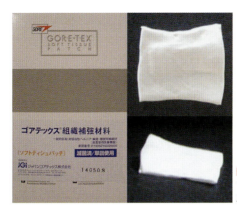

図6 ゴアテックス®（ジャパンゴアテックス）
1 mmの厚さのシート状のものを必要な大きさに整形して使用する．

　スペーサーを用いた手術では，挿入したスペーサーの大きさに比例した幅の延長効果が期待できる．一方で，スペーサーの素材として自家組織の採取の必要性や人工物の使用などの欠点もある．

2. スペーサーの素材

　スペーサーに利用する自家組織には，口蓋粘膜，切離したMüller筋，大腿筋膜，側頭筋膜などがあり，また保存強膜を用いることもある．人工物としてはポリテトラフルオロエチレン（ゴアテックス®）（図6）やmersilene meshなどが利用される．わが国では保存強膜の使用は難しく，われわれは，自家組織の犠牲を払わずに容易に入手できるゴアテックス®を，スペーサーとして使用している．ゴアテックス®の利点として，易整形性でかつ周囲組織との適合性が良好であり，また定量性がよい点も挙げられる．

3. 術前の計測

　角膜頂点を通るようにスケールを眼前に置き，瞼裂高（上下眼瞼の幅）または上眼瞼縁・瞳孔反射間距離（margin reflex distance：MRD）を計測し，上眼瞼を下げる幅を決定する．片眼例は健眼に合わせ，両眼例は上方角膜輪部が隠れる位置を目標とする．下眼瞼後退の左右差がある症例では，MRDによる計測が望ましい．定量を行った後，挿入するゴアテックス®の大きさを決定するが，目安としては上眼瞼後退を2 mm改善したい場合には，4 mm幅にトリミングしたゴアテックス®を挿入する．ゴアテックス®は1 mmの厚さのものを使用している．

4. 術式

　麻酔はエピネフリン含有2％キシロカインE®を使用して眼瞼皮下に浸潤麻酔を行い，その後，眼窩上神経ブロックを行う．次に眼瞼を翻転し，瞼板に2-0絹糸で制御糸をかけ二重翻転する（図7a）．ここで，眼瞼結膜下に2％キシロカインE®を注入し，眼瞼結膜とMüller筋を分離する．

　眼瞼幅の耳側3/4程度を目安に結膜を切開し（図7b），結膜をMüller筋から剝離する．結膜に6-0絹糸で牽引糸をかけ，結膜を円蓋部に向かってさらに剝離し（図7c），上眼瞼

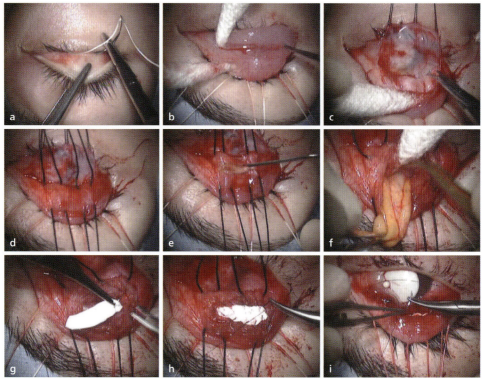

図7 術式の実際
a：瞼板の制御糸：上眼瞼を翻転して瞼板に 2-0 絹糸で制御糸をかける．
b：結膜切開：上眼瞼を二重翻転し，結膜下に麻酔を注入後，結膜を切開する．
c：結膜剝離：結膜に 6-0 絹糸で牽引糸をかけ，円蓋部に向かって剝離する．
d：Müller 筋と上眼瞼挙筋：Müller 筋と上眼瞼挙筋を一塊に露出し，上下 2 列に牽引糸をかける．
e：上眼瞼挙筋切開：2 列の牽引糸の間で上眼瞼挙筋を電気メスで切開する．
f：脂肪除去：挙筋腱膜前眼窩脂肪を挙筋切開部より引き出し，切除する．
g：ゴアテックス®縫合：ゴアテックス®を整形し 7-0 ナイロン糸を角に縫合．
h：ゴアテックス®と上眼瞼挙筋の縫合：上眼瞼挙筋を切開した部位にゴアテックス®を連続縫合する．
i：結膜縫合：結膜を 7-0 ナイロンで連続縫合する．

挙筋を露出する．上眼瞼挙筋の中央と耳側に 3-0 絹糸で牽引糸を上下 2 本ずつかける（図7d）．Müller 筋は上眼瞼挙筋と一塊となった状態である．

上下の牽引糸の間で上眼瞼挙筋を電気メスで切開する（図7e）．このときの切開幅は，上眼瞼後退が起きている横幅を目安とする．電気メスであまり深く切開をすると皮膚側に穿孔してしまうおそれがあるため，挙筋腱膜はスプリング剪刀を用いて丁寧に切断する．また，過矯正による鼻側の下垂（nasal ptosis）の予防として，上眼瞼挙筋の鼻側 1/3 は切開を加えないようにする．眼瞼腫脹が強い場合は，挙筋腱膜前眼窩脂肪を除去することがあり，上眼瞼挙筋切断部から鑷子で脂肪を露出させて切除する（図7f）．

縫着するゴアテックス®のトリミングは，横径を上眼瞼挙筋の切開幅に合わせるが，縦径は耳側と鼻側で幅が異なる．耳側は上眼瞼を下げたい幅の 2 倍（上眼瞼後退を 2 mm 改善したい場合は 4 mm 幅）とし，鼻側は耳側より 1 mm 短くする．結膜に刺激を与えないようにするためゴアテックス®の角は落としておく（図7g）．切開した上眼瞼挙筋の断端にゴアテックス®を 7-0 ナイロン糸で連続縫合する（図7h）．特に鼻側はナイロン糸が緩まないよ

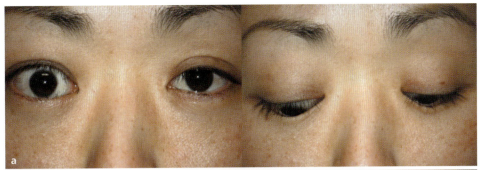
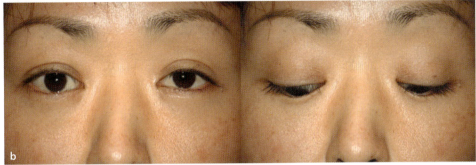

図8 術前後外眼部写真
a：術前の外眼部写真．右眼の上眼瞼後退，眼瞼腫脹，眼瞼遅滞を認める．
b：術後3か月の外眼部写真．右眼に耳側4 mm鼻側3 mm横径12 mmのゴアテックス®を挿入．挙筋腱膜前眼窩脂肪の除去も併用している．上眼瞼後退，眼瞼腫脹，眼瞼遅滞の改善がみられる．

うに注意する．最後に結膜を7-0ナイロン糸で連続縫合する（図7i）．術後1週で結膜のナイロン糸を抜糸するため，球結膜側に断端を縫合しておくと抜糸がしやすくなる．手術前後の外眼部写真を図8に示す．

IV. 術中術後の合併症とその対処法

1. 眼瞼下垂

上眼瞼挙筋の延長が過矯正になった場合に眼瞼下垂となる．手術の際に，上眼瞼挙筋を耳側から鼻側まですべて切開すると眼瞼の鼻側が下がりすぎてnasal ptosisを起こす．外見上よくないため鼻側1/3は切開しないほうがよい．術後に眼瞼下垂となった場合は，挿入したゴアテックス®を小さいサイズのものに入れ替える手術が必要となる．また，術直後ではなく，数年経過してから眼瞼下垂を発症する症例もあり，ゴアテックス®の除去やMüller筋，上眼瞼挙筋のタッキングを行うこともある．

2. ゴアテックス®の露出

術後眼瞼結膜からゴアテックス®が露出する場合がある．術直後ではなく，数か月から数年して起こる．結膜炎症状を繰り返すような場合に疑わしい．通常の細隙灯顕微鏡検査では発見しにくく，創部は二重翻転しないと確認できないため，露出が疑われたら，処置

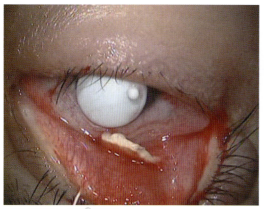

図9 ゴアテックス®の露出
結膜からゴアテックス®が露出している．手術時と同様に瞼板に制御糸をかけている状態である．

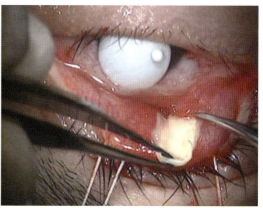

図10 ゴアテックス®の切除
露出したゴアテックス®を鑷子で把持し，残存しているナイロン糸を切断してゴアテックス®を除去する．

用ベッド上での診察が必要である．

　手術と同様に，瞼板に制御糸をかけ二重翻転すると結膜より露出したゴアテックス®が確認できる（図9）．ゴアテックス®の露出部分が少ない場合はその部位のみ切除する．露出部位が多い場合は縫合していたナイロン糸を切断し，ゴアテックス®をすべて除去する（図10）．なお，術後長期間経過して露出した症例は，すでにゴアテックス®挿入部位には結合織の伸展があり，ゴアテックス®の切断や除去を行っても上眼瞼の形状にはあまり変化をきたさない．

V.　術後管理と経過観察

　上記の合併症がなければ眼科的に管理することは特にない．基本的に，Basedow病が寛解するか，甲状腺機能が落ち着いている時期に眼科手術を行うが，まれにBasedow病の悪化や再燃，自己抗体上昇に伴い眼症が再発することもあり内科の治療状況，甲状腺機能，自己抗体には注意する．

> **▶一般眼科医へのアドバイス**
>
> 　甲状腺眼症の上眼瞼後退は，MRIによる早期診断，局所ステロイド治療で改善例が増えており，以前のように重篤な角膜障害の症例は減少傾向にある．しかし，Basedow病は女性に多く，片眼の上眼瞼後退などは整容的に目立つため，手術を希望される方は少なくない．
>
> 　発症早期は，みるみる顔貌が変わるため，眼科を受診し手術を希望する方もいるが，病期，病態に応じた治療法があることを説明し，適切な時期に手術治療を行う必要がある．

参考文献

1) Wiersinga WM, Kahaly GJ(eds)：Graves' Orbitopathy：A Multidisciplinary Approach-Questions and Answers. pp66-76, KARGER, Basel, 2010
2) Kozaki A, Inoue R, Komoto N, et al：Proptosis in dysthyroid ophthalmopathy：a case series of 10,931 Japanese cases. Optom Vis Sci 87：200-204, 2010
3) 井上洋一，他：バセドー眼の上眼瞼後退(lid retraction)に対する手術治療．臨眼 29：111-114, 1975
4) 飯田直哉，他：ゴアテックスを用いた甲状腺性眼瞼後退の治療経験．日形会誌 30：559-563, 2010
5) Fenton S, Kemp EG：A review of the outcome of upper lid lowering for eyelid retraction and complications of spacers at a single unit over five years. Orbit 21：289-294, 2002

〔井上吐州〕

N 眼瞼裂傷

I. 疾患概念と臨床上の特徴

　眼瞼裂傷には，新鮮例と陳旧例があり，またその原因は机の角でぶつけたものや転倒による擦過傷（図1a），交通外傷に伴うガラスが迷入したもの，動物の咬口や引っ掛かれたもの（図1b），倒木などによる鈍的なもの，フックやハンガー，釣り針によるものなど多種多彩である．眼瞼裂傷の範囲や深さもさまざまで（図1c），涙小管断裂，眼球破裂，前頭骨・頬骨・眼窩壁骨折，頭部外傷を伴うものまである（図1b, 1d）．涙小管断裂や骨折などは他項に譲る．

　鈍的外傷か鋭的外傷かの受傷様式，受傷機転の問診，聴取はきわめて重要である．顔面では受傷後12～18時間を超えた例や，創傷部の重大な感染例では細菌増殖の原因となる．

　陳旧例は，瘢痕拘縮による兎眼症や皮膚陥凹，眼瞼外反症など醜形をきたしている（図2a～c）．眼瞼前葉が不足しているものや，初期縫合が不適切に終わっている場合などさまざまであるため，症例に応じて対応しなければならない．

II. 診断ならびに鑑別診断と手術適応

　眼瞼部皺線（図3）に平行な軽症で浅い裂傷であれば，消毒・圧迫止血を行いテープ固定でも十分である．しかし，眼瞼部皺線に平行であっても眼輪筋に達した深い裂傷や眼瞼部皺線，皮膚張力線（図4）に垂直な裂傷は適切な縫合を行わなければ，創傷治癒の過程で眼瞼皮膚部の不整や醜形，開閉瞼不全・兎眼を引き起こす．皮膚は本来備わっている弾性やその下にある筋肉によって静的な張力を受けている．皮膚張力線に垂直な創ほど拡張する力が強く瘢痕形成が起こりやすい．

　比較的大きな眼瞼裂傷では，外傷後の循環障害と組織液の貯留などの浮腫により皮膚欠損を伴っているように見えることがある．しかし，皮膚・眼輪筋欠損を伴うような擦過傷や重度眼瞼裂傷でない限り皮膚欠損例は少ない．創部が寄らないように見えても実際に行うと創部を寄せることができる場合がほとんどである．

　軽症な眼瞼裂傷でない限りは，疼痛や出血のコントロールおよび予想外の手術時間の延長も考慮し全身麻酔下での手術も選択肢に入れるべきである．抗菌薬の投与による感染症のコントロールを行い，創部の洗浄，異物が疑われる場合は術前の単純X線写真やX線

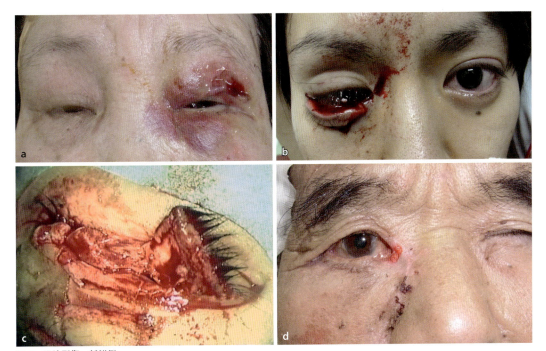

図1 眼瞼裂傷 新鮮例
a：左上眼瞼擦過傷(75歳女性)．約1cmの上眼瞼前層の欠損．
b：右眼球，右下眼瞼を犬に噛まれて受傷(27歳女性)．眼球破裂と下眼瞼外眥腱および内眥腱，涙小管断裂を認めた．
c：交通外傷にて，フック状の金属片に眼瞼が引っかかり受傷．右上眼瞼中央で眼瞼全層の離断を認める．
d：倒木により右眼部を受傷した(70歳男性)．右下眼瞼内眥腱および涙小管の断裂を認める．

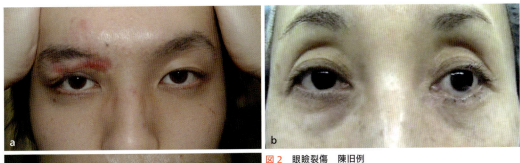

図2 眼瞼裂傷 陳旧例
a：バイク事故により右上眼瞼を受傷した(23歳男性)．湿潤環境にして経過観察されていたが，受傷後数か月で兎眼症の改善のため紹介受診した．眉毛の位置も左右差があり，瘢痕拘縮が強く，右上眼瞼前層の欠損が想定される．
b：転倒でガラス容器にて左下眼瞼を受傷した(48歳女性)．近医で縫合後3か月後に受診．左下眼瞼後退と瘢痕形成を認める．
c：倒木により右眼周囲を受傷した(50歳男性)．近医で縫合および頬骨骨折整復術を施行されたが，眼脂および腫脹が続くため紹介受診．

　CT撮影などを適宜行い，異物などは顕微鏡下で徹底的に除去することが重要である．
　使用できないようにみえる虚血，うっ血に陥った皮膚組織も適切な縫合を行えば，周囲組織からの血流によって安定し生着することが多いため，眼瞼周囲組織はむやみに切除するべきではない．

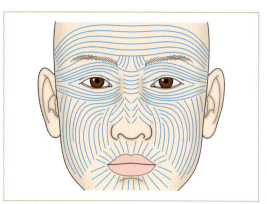

図3 皮膚皺線
皮下にある筋肉の作用方向と垂直な線であり，表情筋によって作られるものである．張力がかかりにくいため，この線に平行に切開することで創の瘢痕が目立ちにくい．

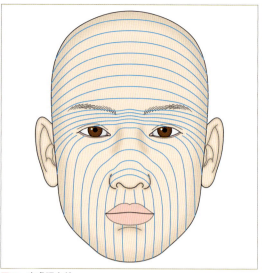

図4 皮膚張力線
皮膚は皮膚自体の弾性および下層の筋肉のために，静的な張力を受ける．瘢痕組織は，隣接する皮膚ほど強度がないので，張力線に垂直方向の力が加わる場合に最大に瘢痕拡張がおきて，創が目立ちやすい．

III. 手術手技の実際

1. 使用器材

　No.15 や No.11 メス，Thorpe 鑷子，有鈎鑷子（直型鈎爪状鑷子），直型ホスキン鑷子（結膜保持に有効である），マイクロ持針器，佐藤氏持針器（ヘガール型持針器などもよい．こしが強いものが使いやすい），スプリングハンドル剪刀，Stevens 剪刀（眼科反剪刀などもよい），眼科直剪刀（主に糸切りに用いる），メジャー，キャリパー，開瞼器，2 爪筋鈎鈍（5 mm），3 爪筋鈎鈍（15 mm），小児用双鈍鈎，フックピンセット，耳鼻咽喉科で用いる鼻用吸引嘴管（細）（太）（出血時の吸引に用いる）

2. 新鮮例の場合

　眼瞼の解剖が理解できていなければ眼瞼外傷に対応することは困難である．解剖の詳細については他項に譲るが，上眼瞼と下眼瞼はミラーイメージである．眼瞼前葉を皮膚および眼輪筋，眼瞼後葉を瞼板および結膜，上眼瞼挙筋腱膜，Müller 筋，下眼瞼牽引筋腱膜と便宜上分類する．眼瞼裂傷に用いる縫合糸の例を**表1**に挙げる．

　局所麻酔は，全身麻酔時下でも必ず行う．出血および疼痛コントロールのためである．エピネフリン含有 1% キシロカインを用いることが多い．

1) 眼瞼前葉損傷のみで，組織欠損がない場合

　前述したように組織はできるだけ温存するが，眼瞼部皺線に平行であっても眼輪筋に達

表1 眼瞼裂傷の縫合糸

瞼板　瞼縁縫合（瞼板は半層のみ）	6-0（モノフィラメント糸）：ナイロン，ポリプロピレン
瞼板縫合（半層のみ）	6-0 バイクリル，7-0（モノフィラメント糸）：ナイロン，ポリプロピレン
皮膚・眼輪筋	7-0（モノフィラメント糸）：ナイロン，ポリプロピレン
上眼瞼挙筋腱膜，Müller 筋，下眼瞼牽引筋腱膜（結膜と一緒に縫合する場合は結膜に準じる）	7-0（モノフィラメント糸）：ナイロン，ポリプロピレン
結膜	8-0 バージンシルク，バイクリル

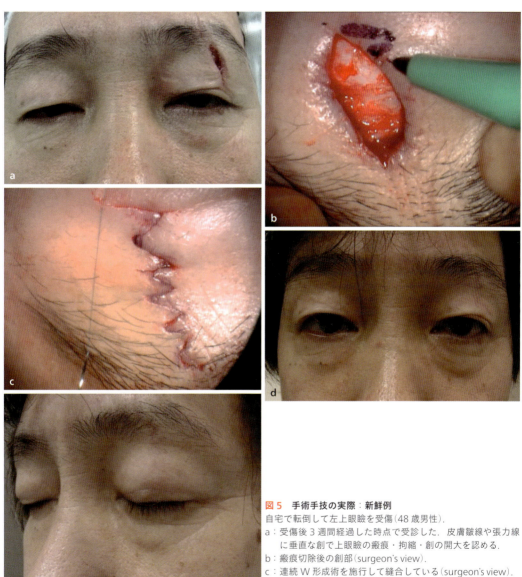

図5　手術手技の実際：新鮮例
自宅で転倒して左上眼瞼を受傷（48 歳男性）．
a：受傷後 3 週間経過した時点で受診した．皮膚皺線や張力線に垂直な創で上眼瞼の瘢痕・拘縮・創の開大を認める．
b：瘢痕切除後の創部（surgeon's view）．
c：連続 W 形成術を施行して縫合している（surgeon's view）．
d，e：術後 3 か月で，創部も綺麗で瘢痕形成はなく治癒した．

した深い裂傷は，瞼縁に近い部分の場合は皮膚縫合のみでよい．眼窩縁に近い部位や眉毛に近い部位は必要に応じて眼輪筋縫合や真皮縫合を行う．

眼瞼部皺線，皮膚張力線に垂直な裂傷（図5, 6）は適切な縫合を行わなければ，創傷治癒の過程で眼瞼皮膚部の不整や醜形，開閉瞼不全・兎眼を引き起こすことがあり，弁状裂傷

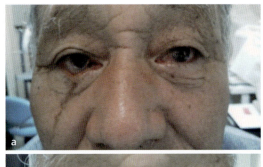
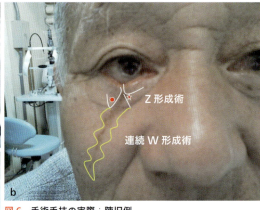
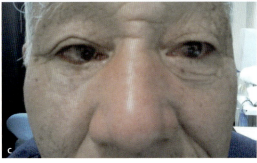

図6　手術手技の実際：陳旧例
戦争中に右下眼瞼を負傷し，兎眼と下眼瞼の瘢痕形成を認める（70歳男性）．
a：下眼瞼周囲はZ形成術を施行し，頬部の瘢痕は連続W形成術で修正した．
b：修正時のデザイン．
c：術後6か月であるが，瘢痕形成はなく綺麗に創部は治癒している．

はそのまま縫合すると盛り上がって醜形を残すことがある．このような場合は，弁状裂傷の弁状部分の下層を切除して厚みを減らして縫合したり（図7），初回縫合時に連続W形成術（図8）を行うこともある．

2）眼瞼前葉損傷のみで，組織欠損がある場合

皮膚欠損しているようでも，腫脹のためにそう見えることがあるので注意が必要である．皮膚欠損は，open treatment（laissez-faire）の範囲内であれば大丈夫なことが多いため（図1a，表2），軟膏やハイドロコロイド材（カラヤヘッシブ®，デュオアクティブ®）などで創傷からの浸出液を保持し湿潤環境にしておくことで治癒を促進するが，感染には注意が必要である．表2の範囲内でなければ，腫脹や浮腫，感染，血流が落ち着いてから二期的に皮弁形成術やZ，W形成術，植皮術を検討する．

3）眼瞼前葉，後葉損傷で，組織欠損がない場合

臨床上最も多いと思われるイメージを図9に示す．鍵となる一針は，眼瞼瞼縁の縫合である．表1のような糸で縫合するが，睫毛の1mm程度頭側の皮膚上から瞼板を半層すくい（図10），瞼縁を確実に正確にあわせて縫合後は長く残し，皮膚縫合時に一緒にとめるか，テープで皮膚に貼って残しておく．外傷による腫脹や浮腫のため，瞼縁は内反気味になるため，糸のknotが角膜に触れないように注意する．助手がいるのであれば，左右に分断された眼瞼を縫合時に寄せてもらうと縫合しやすい．

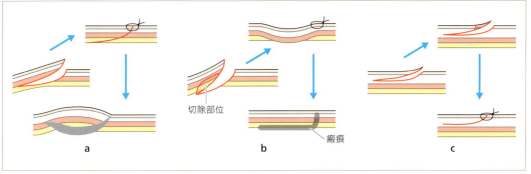

図7　弁状裂傷の縫合法
a：真皮下層に達した弁状裂傷をそのまま縫合すると，縫合後の瘢痕形成により創部が盛り上がり目立ちやすい．
b：真皮下層を削ぐように切除し，縫合することで縫合後の瘢痕形成とともに創部が盛り上がらず創部が目立ちにくい．
c：真皮下層に到らない創では，弁状部先端を切除し，ある程度緊張状態を保つことで創部が盛り上がらず綺麗に治癒する．

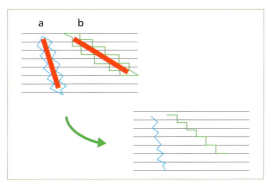

図8　連続W形成術
赤い瘢痕を切除する際に，縫合線を皮膚皺線に一部あわせるようにデザインする．
a：よくないデザインである．縫合後にどの縫合線も皮膚皺線に合致していない．
b：よいデザインである．片方の縫合線が皮膚皺線に一致しており，傷が目立ちにくい．一辺の長さは5mm程度である．

表2　open treatment（Laissez-faire）の範囲内

60歳以上：9mmまで（眼瞼幅の約1/3〜1/4）
40歳以上：7mmまで（眼瞼幅の約1/4〜1/5）
30歳以上：4mmまで（眼瞼幅の約1/8）
20歳以下：3mmまで（眼瞼幅の約1/10）

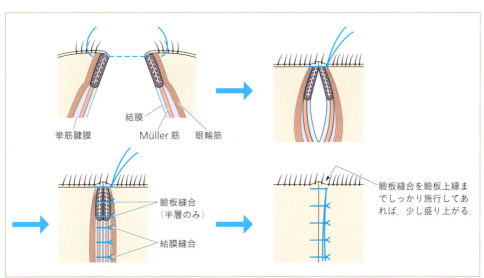

図9　代表的な眼瞼裂傷の縫合のイメージ

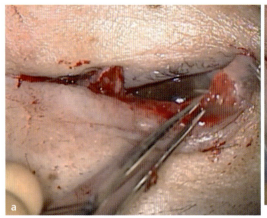
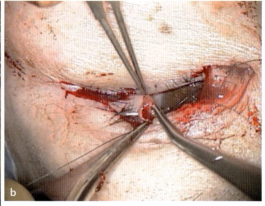
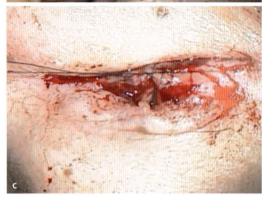

図10　瞼板縫合の実際1
a〜c：6-0モノフィラメント糸で睫毛の1mm程度頭側の皮膚上から瞼板を半層すくい，瞼縁を確実に正確にあわせて縫合後は長く残す．

　次に瞼板を上眼瞼であれば二針程度，下眼瞼であれば一針程度縫合する（図11a〜c）．これも瞼板に半層かけるのみで角膜側に糸を出さない．この瞼板縫合がしっかりできていないと瞼縁の形状に凹凸が生じる．

　次に結膜縫合を行うが，瞼板から結膜円蓋部までの頭側から足側にかけての垂直な結膜裂傷はMüller筋，下眼瞼牽引筋腱膜ごと縫合してもよい．球結膜の縫合はその後，開瞼器をかけて行う．水平方向の上眼瞼挙筋腱膜，Müller筋，下眼瞼牽引筋腱膜の裂傷は各層ごとの丁寧な縫合が重要である．

　基本的に皮膚縫合は1週間程度，瞼縁縫合は2週間以上経過してから抜糸する．

4）眼瞼前葉，後葉損傷で，組織欠損がある場合

　最も重症な眼瞼裂傷であるが，最優先されることは眼球保護ができる状態にすることである．前葉再建には皮弁作成や植皮術（図12），後葉再建には硬口蓋粘膜移植（図13）や耳介軟骨，鼻中隔軟骨移植などを行う．感染症や血流障害，術後の瘢痕拘縮により良好な結果になることは難しいので二期的に行うことが望ましい．皮弁は，lateral orbital flapやmedian forehead flap, dorsal nasal flap, nasolabial flap, lateral cheek flap, V-Y皮弁など症例に応じて検討する．植皮術はカラーマッチやテクスチャーマッチの観点から対側眼瞼や耳介後部から採取することが多い．

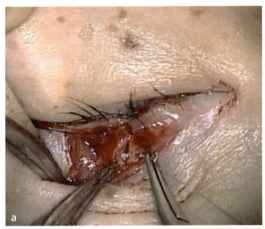
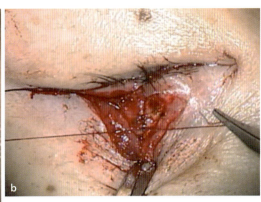
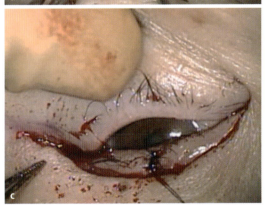

図11　瞼板縫合の実際2
a〜c：表1のような糸で瞼板に半層かけるのみで角膜側に糸を出さない．

3. 陳旧例の場合

　瘢痕拘縮による兎眼症や皮膚陥凹，眼瞼外反症など醜形をきたしているので，眼瞼前葉や後葉が不足しているものか，縫合が不適切なだけなのか，症例に応じて対応しなければならない．その際に必要なことは，健側と比較して何が違うのかを開閉瞼，上方視・下方視で確認することである．また，触診することで瘢痕形成の度合いも確認することができる．瘢痕拘縮の形成手術は，基本的にすべての瘢痕や拘縮の解除，切除を行い不足組織を補う必要がある．そのため，術前の予想よりもはるかに欠損組織の範囲が大きくなることがあるので注意が必要である．

　瘢痕拘縮解除に有効な代表的な手法を示す．Z形成術は二点間の距離の延長に有効な手法である．基本的には2つの三角皮弁を入れ替える有形皮弁の一腫である（図14）．W形成術は拘縮のない線状，帯状瘢痕に対して整容効果が得られる方法である．長い線状瘢痕よりも短いジグザグ瘢痕のほうが目立たないことを利用したものである．三角皮弁の長さは4〜6 mm，先端角は40〜90度がよい（図7, 15）．必要に応じて組み合わせて行うこともある（図5, 6）．皮弁は，lateral orbital flapやmedian forehead flap（図16），dorsal nasal flap，nasolabial flap，lateral cheek flap，V-Y皮弁など症例に応じて検討する．植皮術は対側眼瞼や耳介後部から採取することが多い（図12, 16e）．

　眼瞼はスムーズな開閉瞼という，しなやかな動きが必要な部位である．そのためにも眼

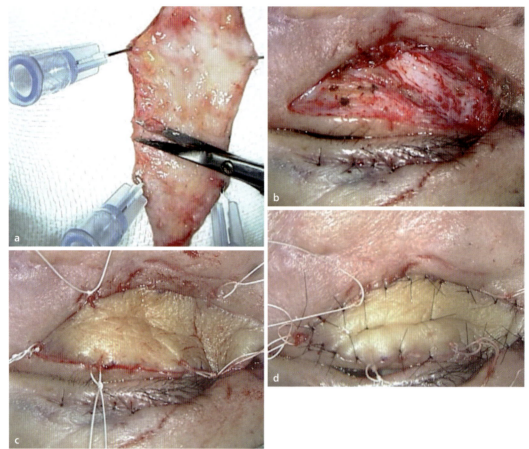

図12 全層植皮
a：耳介後部より採取し，皮下組織を切除する．
b：図2cの症例の下眼瞼前葉欠損部．
c：タイオーバー用の糸で周囲を対称に縫合した．
d：7-0モノフィラメント糸で周囲を縫合して，ドレーン用の穴を数か所あけて終了である．

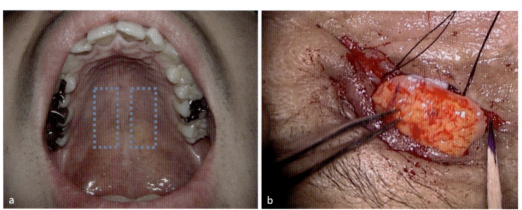

図13 硬口蓋粘膜の採取
a：軟口蓋に切開を入れないように点線部位を切開する．
b：小唾液腺も含めて移植することで，角膜上皮障害を可能な限り防ぐ．

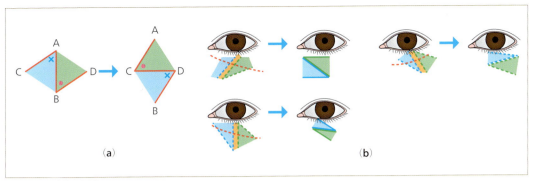

図14 Z形成術の原理
a：最も一般的な三角皮弁の先端部が60度のものである．先端角が60度の場合，縦方向には約1.73倍の延長効果が得られる．しかし，横方向には収縮してしまうので注意が必要である．
b：瘢痕部位（橙色）皮膚皺線（赤点線）
瘢痕切除と皮膚皺線，Z形成術による延長方向を考えてデザインすることが大切である．

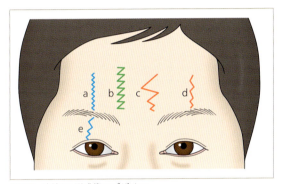

図15 連続W形成術のデザイン
a：一辺の長さが短すぎるため，全体として1本の太い線として見えてしまい，よけい目立つことになる．
b：一辺の長さも適当であり，縫合線が皮膚皺線にも沿っており目立ちにくい瘢痕になる．
c：一辺の長さが長すぎで縫合線が皮膚皺線にも沿っておらず，非常に目立つ瘢痕となる．
d：辺のなす角度が大きすぎるため全体として一本の線状瘢痕となってしまっている．
e：皮膚皺線に沿った縫合線ではないため目立つ瘢痕となる．

瞼皮膚前葉の瘢痕解除だけでなく，眼瞼後葉の瘢痕拘縮解除のために，脂肪移植やperi-fascial areolar soft tissue 移植などもある．

IV. 術中・術後の合併症とその対処法

　術中は出血のコントロールが重要である．ボスミン®ガーゼも有用である．また，仰臥位での手術であるので，処置ベッドの頭部を挙上し足部を下げることで出血が少なくなる．
　顔面は血流が豊富であるため四肢に比べ感染が重篤化することは少ないが，異物などが完全に除去されていない場合などは感染が長期化することがある．この場合は異物除去，デブリードマンを確実に行うことが重要である．

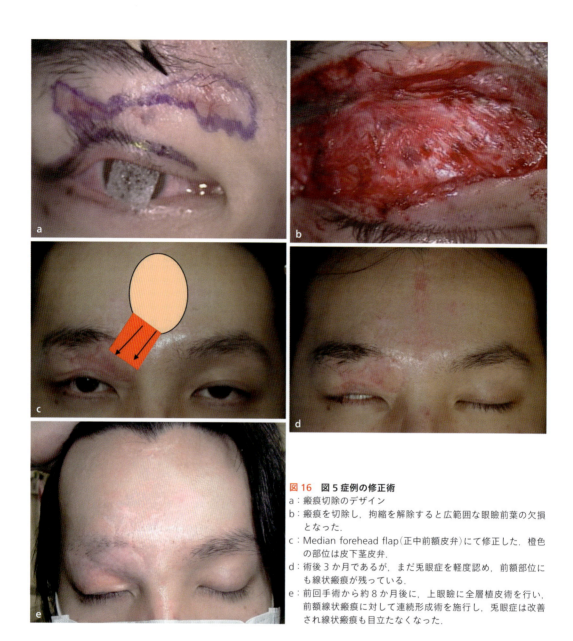

図16 図5症例の修正術
a：瘢痕切除のデザイン
b：瘢痕を切除し，拘縮を解除すると広範囲な眼瞼前葉の欠損となった．
c：Median forehead flap（正中前額皮弁）にて修正した．橙色の部位は皮下茎皮弁．
d：術後3か月であるが，まだ兎眼症を軽度認め，前額部位にも線状瘢痕が残っている．
e：前回手術から約8か月後に，上眼瞼に全層植皮術を行い，前額線状瘢痕に対して連続形成術を施行し，兎眼症は改善され線状瘢痕も目立たなくなった．

V. 術後管理と経過観察

　術後管理は，眼瞼の開閉瞼機能および眼球との関係に注意して経過観察を行う．術後の創傷治癒過程が進むにつれて，炎症や浮腫が落ち着き，腫脹が軽減して閉瞼不全や，眼球と眼瞼の離開が認められることがある．瘢痕拘縮が強くなる予想があれば，術後早期からトラニラスト（リザベン®：TGF-β抑制，PGE_2抑制，ヒスタミン抑制）内服を3〜6か月間，もしくは抗炎症作用，線維芽細胞増殖抑制，線維化抑制作用のある柴苓湯（視床下部・下垂体・副腎皮質経由の内因性コルチゾール増加）の内服も検討するべきである．副作用には排尿時痛，肝機能障害，間質性肺炎などがあるため，上記薬剤には注意してほしい．

術後3〜6か月で創部が安定した段階で瘢痕拘縮による兎眼症や皮膚陥凹,眼瞼外反症など醜形があれば,手術加療を再度行う.

> ▶**一般眼科医へのアドバイス**
> 　外傷は,初期治療がその後の経過を左右するといっても過言ではない.眼瞼下垂や眼瞼内反症の手術時に出血のコントロールや眼瞼の層構造を普段から意識して手術することで外傷にも対応できるようになる.正常を知らなければ異常は理解できないからである.

参考文献

1) 酒井成身:各種局所皮弁による顔面の再建:最近の進歩　形成外科ADVANCEシリーズⅡ-6.小川豊(編):上眼瞼の前葉再建.pp45-52,克誠堂出版,2009
2) 市田正成:スキル外来手術アトラス:瘢痕形成術の基本.pp68-79,文光堂,2006
3) 市田正成:スキル外来手術アトラス:遊離植皮術の基本.pp85-104,文光堂,2006
4) 渡辺彰英,荒木美治:顕微鏡下眼形成術.木下茂(編):眼瞼裂傷.pp186-191,メジカルビュー社,2013
5) Kamisasanuki T, Katori N, Kasai K, et al:Adhesiotomy with grafting of fat and perifascial areolar tissue for adhesions of extraocular muscles after trauma or surgery. Graefes Arch Clin Exp Ophthalmol 252:829-836, 2014

〈尾山徳秀〉

O 上眼瞼皮膚弛緩：瞼縁切開

I. 疾患概念と臨床上の特徴

　上眼瞼皮膚弛緩は，加齢性変化に伴い弾力を失った皮膚が重力の影響で足側に下げられ，瞼縁を越えている状態を指す．弛緩した皮膚が視界にかかるようになると，眼が重い，視野が狭いといった症状につながる．上眼瞼皮膚弛緩は退行性眼瞼下垂に併発することが多いが，時に皮膚弛緩のみであたかも眼瞼下垂を生じているように見える（偽眼瞼下垂）ことがあるため診断には注意を要する．治療法は弛緩した皮膚を切除する皮膚切除術であり，瞼縁切開法と眉毛下切開法があるが，本項では瞼縁切開法について述べる．

II. 診断ならびに鑑別診断と手術適応

　皮膚弛緩がどの程度あるか，眼瞼下垂の合併がないかを診断時に考える必要がある．皮膚弛緩の有無，程度に関しては余剰皮膚をつまみ上げる pinch technique が有用である．皮膚弛緩のみの症例では pinch technique によって余剰皮膚をつまみ上げた際の上眼瞼縁角膜間距離（margin reflex distance-1：MRD-1）が 2 mm 以上となる．眼瞼下垂を合併している眼瞼では余剰皮膚をつまんだときの MRD-1 が 2 mm 未満であることが多い．
　眼瞼皮膚の弛緩が認められ，眼瞼が重い・視野が狭く感じるといった自覚症状を伴うケースでは眼瞼皮膚切除術を検討する．眼瞼下垂を合併しているケースでは，眼瞼下垂手術を行う際に眼瞼皮膚切除を併用する．瞼縁切開法のメリットとしては眼瞼下垂手術を併用する場合に，同一切開創で皮膚の切除ができる点が挙げられる．デメリットとしては，最も薄い瞼縁の皮膚が切除されて眉毛側の厚い皮膚が瞼縁に近づくことになるため，眼瞼の皮膚が厚い症例では術後腫れぼったい印象の眼になることが挙げられる．特に耳側の皮膚が術後に厚くかぶってくることがある．

III. 手術手技の実際

　皮膚切除術で最も重要なポイントは余剰皮膚の定量とデザインである．余剰皮膚の定量には前述の pinch technique を用いる（図 1）．鑷子の先端を瞼縁の皮膚切開線に置いた状態で眉毛側の余剰皮膚をつまむが，このときに睫毛・眉毛を動かさずにつまむことができる

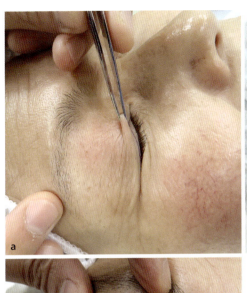
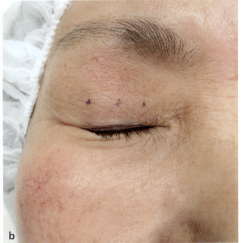
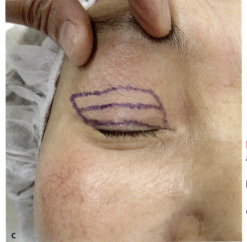

図1　Pinch technique を用いた定量とデザイン
a：鑷子の先端を瞼縁切開予定ラインに置き，睫毛と眉毛が動かない範囲で余剰皮膚をつまむ．
b：数か所で pinch を行い，おおよその最大切除量を定量する．
c：実際のデザイン．最大切除量の半分が実際の切除量となることが多い（図の真ん中のラインが実際の切開ライン）．

最大幅が余剰皮膚の最大切除量となる．これを数か所で行ったうえで最大切除量を定量し，実際の切除量は最大量の半分程度で定量しておくと縫合の際に皮膚が足りなくなることはないので安全である．もし術中に切除量が足りないと感じられるようであればそのつど切り足せばよい．余剰皮膚の定量には pinch technique のほかに，瞼縁から眉毛下までの距離"眼瞼高径"で定量する方法もある（図2）．まず座位で安静閉瞼時の眼瞼高径を測定した後，眉毛を上方に最大限に引き伸ばした状態の最大眼瞼高径を測定する．これら眼瞼高径の差を最大切除量としてデザインすることで安全な皮膚の切除量を定量することができる．眼瞼下垂を合併している症例では代償作用として眉毛挙上をしている症例が多く，余剰皮膚の量が過小評価される可能性がある．このような場合は眉毛を押し下げることで正しい余剰皮膚の量を評価することができる．

　最大切除量の目安がついたところで実際の皮切をデザインする．瞼縁側の皮切ラインは，明らかな重瞼ラインがあればそれを利用して切開するが，そうでない場合は睫毛上5 mm 前後を目安に切開ラインを設定する．瞼縁に平行にデザインし，外側では皮膚のシワに沿うように上方に向けてラインをデザインする．その後，pinch technique で定量し

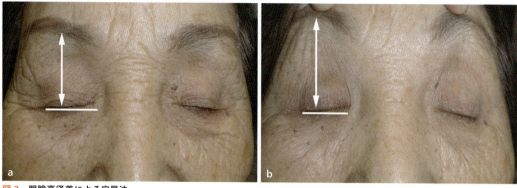

図2 眼瞼高径差による定量法
座位で安静時眼瞼高径を測定し(a. 矢印)，次いで検者が左右の眉毛を指で頭側に持ち上げて眼瞼皮膚が最大に伸展したときの最大眼瞼高径を測定する(b. 矢印)．最大眼瞼高径から安静時眼瞼高径を引いた値が皮膚切除量の目安となる．定量された量以上に切除しなければ閉瞼不全が生じることはない．

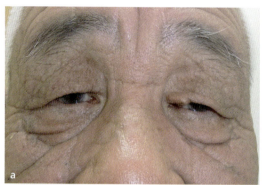
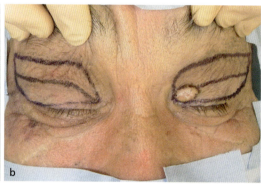
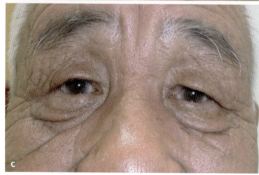

図3 上眼瞼皮膚弛緩症・瞼縁切開皮膚切除術(自験例，70歳代男性)
a：両側とも上眼瞼の皮膚が弛緩して睫毛を越えてきており，角膜反射が確認できない．
b：実際の皮切デザイン．左上眼瞼の腫瘍も同時に切除した．
c：術後1か月．弛緩した皮膚が切除され角膜反射が確認できるようになっている．ただし，左眼耳側の皮膚がややかぶってきている．

た最大切除幅をデザインし，その半分程度を実際の切除量としてデザインする．

　デザインが終了した後にエピネフリン含有1％キシロカイン®を皮下に注射する．No.15メスを用いてデザインしたラインの通りに皮膚切開をした後，尖刀で皮膚を切除していく．この際，皮膚直下の弛緩した眼輪筋も同時に切除することが多い．重瞼ラインを作成するか否かは症例によると思われるが，重瞼ラインを作成することで皮膚の睫毛への圧迫を防ぐことができるため，特別な理由がない限りは作成するケースが多い．重瞼ラインは瞼縁側の皮膚を埋没縫合で瞼板あるいは挙筋腱膜に固定するか，皮膚縫合の際に挙筋腱膜を創部に縫い込む方法で作成することができる．最後に皮膚を縫合して終了する．自験例を図3に示す．

IV. 術中・術後の合併症とその対処法

　眼瞼の手術であるため術後の眼瞼腫脹は避けられない．なるべく腫脹を軽減するため，前述のように術直後から創部の圧迫や冷却に努める．術翌日に皮下血腫を生じた場合は抜糸・開創して血腫除去を行う．血腫除去が遅れると強い瘢痕化を引き起こす可能性があるため，皮下血腫と診断したら速やかに対処することが望ましい．

V. 術後管理と経過観察

　創部は翌日の診察までガーゼで覆う．創部腫脹の軽減，また血腫を防止する目的で少し圧迫気味に固定する．術後早期からの創部冷却も術後の炎症・腫脹を軽減するために重要である．小型の食品用保冷剤は患者が自宅で創部を冷却するのに適している．内服薬は抗菌薬と消炎鎮痛薬を術当日から数日間使用する．術翌日にはガーゼをとり，創部に血餅や眼脂がついている場合は生理食塩水を含ませたコットンで軽く拭く．眼瞼は血流豊富な部位であるため感染を生じることはほとんどなく，消毒の必要はない．術翌日で創部に特にトラブルが生じていなければ洗髪，洗顔を許可する．術後1週間前後で全抜糸する．

> ▶一般眼科医へのアドバイス
>
> 　手技としては切って縫うだけの単純なものであるが，瞼縁という美容面に大きな影響を与える部位であるため，特に皮切デザインと切除量の定量に気を配る必要がある．外来で切開ラインのシミュレーションや最大皮膚切除量の定量を十分にしておくことが成功の鍵となる．

参考文献

1) 柿崎裕彦：眼形成外科―虎の巻―．pp51-57，メディカル葵出版，2011
2) 三島史子，鹿島友敬：重瞼部皮膚切除（眼科的立場から）．村上正行，鹿島友敬（編）：超アトラス眼瞼手術―眼科・形成外科の考えるポイント―．pp212-217，全日本病院出版社，2014
3) 廣冨浩一，前川二郎：重瞼部皮膚切除（形成外科的立場から）．村上正行，鹿島友敬（編）：超アトラス眼瞼手術―眼科・形成外科の考えるポイント―．pp218-222，全日本病院出版社，2014
4) 牧野太郎，前川二郎，醍醐佳代：老人性眼瞼下垂における上眼瞼皮膚切除の検討．日美外報 28：136-141，2006
5) 久保田明子：眼瞼皮膚弛緩．後藤浩（編）：眼科プラクティス 24．見た目が大事！ 眼腫瘍．pp62-63，文光堂，2008

〈大湊　絢〉

P 眼瞼皮膚弛緩：眉毛下皮膚切除

I. 疾患概念と臨床上の特徴

　眼瞼皮膚弛緩症（dermatochalasis）とは，加齢により上眼瞼の余剰皮膚が瞼縁を越えて下垂することで視界が制限されることを主症状とする疾患であり，瞼縁が下垂する眼瞼下垂症とは区別される．両者はともに退行性変化で生じるため合併することが多いが，それらの程度は症例ごとにさまざまである（図1）．

II. 診断ならびに鑑別診断と手術適応

　上眼瞼の皮膚は加齢とともに弛緩するが，30～40歳代ではほとんど症状はない．しかし，高齢になり余剰皮膚が瞼縁を越えて下垂するようになると，徐々にものが見づらくなることに加え，睫毛が眼球へ押し当てられることによる異物感や，外眼角部の余剰皮膚が折り重なることによる皮膚炎など，さまざまな症状が現れる．このような場合，改善には余剰皮膚の切除が必要となる．一方で，若年の頃から腫脹発作を繰り返すことで，眼瞼皮膚が菲薄化するとともに細かい皺や色素沈着を伴いながら弛緩する類似疾患がある．本疾患同様に皮膚弛緩症と記載されるためしばしば混同されるが，blepharochalasisと英語表記される別の疾患である．

III. 手術手技の実際

1. 皮膚切除量

　座位にて上眼瞼の皮膚を眉毛下縁でピンチし，切除量を決定する．その目安は，睫毛根部が露出する程度である．開瞼時に眉毛を挙上している症例では，本来の眉毛の位置である眼窩上縁より若干高い位置まで下げて計測する．これは余剰皮膚が切除されることで前頭筋の使用が不要となり，その結果，眉毛が下がることを見越してのことであるが，自然に閉瞼させても眉毛が下がらない症例では，術後も眉毛挙上が継続するおそれがあるため控えめに作図する考慮も必要である．

　また，作図には眼瞼が一重瞼か二重瞼かも重要である．一重瞼では，しばしば瞼板前面

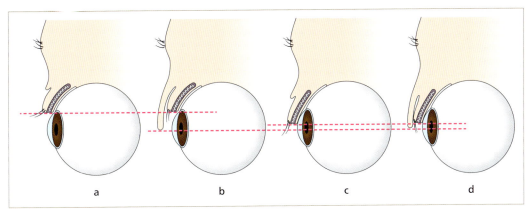

図1　皮膚弛緩症と眼瞼下垂症
a：正常，b：皮膚弛緩症，c：眼瞼下垂症，d：皮膚弛緩症と眼瞼下垂症の合併

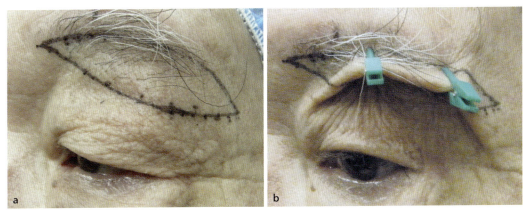

図2　術後形態のシミュレーション
a：術前の臨床像と切開線．
b：クリップを用いたシミュレーション．睫毛が十分に露出するよう調整する．

を覆う皮膚が瞼縁を越えて下垂しているが，睫毛根部を露出させるためにそれを眉毛下から引き上げようとすると，切除量が過剰になりやすい．一方，二重瞼では，眉毛下で余剰皮膚をピンチして二重幅を調整すれば睫毛根部が露出するので，切除量の決定は比較的容易である．

　いずれにしても，本術式では切除範囲の決定が結果に直結するため，慣れるまではクリップやテープを用いたシミュレーションで術後の状態を確認すべきである（図2）．

2. 作図方法

　余剰皮膚の程度は症例ごとに大きく相違するため一律には作図できない．筆者は，まず眉毛下に切開線の上辺を作図するが，その目安は，女性で眉墨を描くのであればその下縁を，描かなければ眉毛下縁から1 mm程度眉毛内に入ったところとする．一方で，男性では眉墨を描かないことに加え，眉毛形態が女性に比べはるかに多様であるため，症例ごとの対応が必要である．そのポイントは，眉毛をよく観察したうえで，切開線の上辺を眉毛が密生している部位の下縁に一致させ，外側下方のまばらな眉毛を温存しないことであ

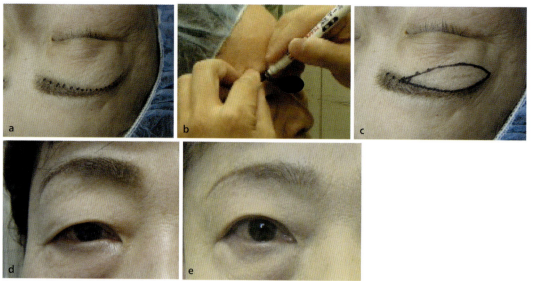

図3 作図方法と術前術後の臨床像
a：臥位で，眉墨を目安に上辺をプロットする(surgeon's view).
b：座位で，余剰皮膚をピンチして下辺をプロットする.
c：臥位で，プロットされた点を結んで切開線を描く(surgeon's view).
d：術前の臨床像.
e：術後1年の臨床像.

る．これは密で長い眉毛で瘢痕を隠す効果を期待するためである．ただし，高齢男性では眉毛がきわめて薄い症例も経験する．特に眉毛外側においてその傾向は強いが，その場合は皮膚の色調や質感をよく観察したうえで以前にあったと思われる眉毛を想像して，眉毛が残る内側からなだらかな曲線で連続させるよう作図する．次いで，下辺は前述のごとく余剰皮膚をピンチし，それを上辺に合わせるようにして設定する．通常では，眉毛外側を越えた範囲までの皮膚切除が必要になる(図3，4)．

3. 皮膚切開，余剰皮膚の切除，剝離

毛根に切り込まないようメスを眉毛の向きと平行に傾けながら皮膚全層を切開したら，眼輪筋を温存しながら余剰皮膚を切除するが，その際，コッヘルなどで皮膚の外側端を把持して剝がし取るように除去すると，眼輪筋のみならずその表面を走行する細い血管や神経までも温存できる．一見乱暴な手技に思えるが，結果的に出血は少なく，最も煩わしい止血操作を軽減することができる(図5)．次いで，眉毛が存在しない部位に最小限の皮下剝離を行う．剝離操作では切開した皮膚辺縁を把持して行うのではなく，露出している眼輪筋を把持するとやりやすい．剝離は真皮縫合をしやすくすることに加え縫合創縁を陥入(invert)させないことが目的であるため，1～2mm程度の幅で十分である．ただし，術後の整容的問題である不自然な皺襞やドッグイヤーの発生を軽減するため，両端ではやや広めに剝離することもある．

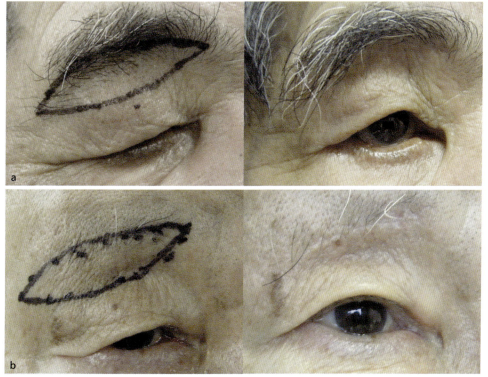

図4 男性症例の切開線と術後の臨床像
a：眉毛が濃い症例．術後3か月．長い眉毛で瘢痕は見えない．
b：眉毛が薄い症例．術後1年．眉毛が薄くとも瘢痕は許容範囲である．

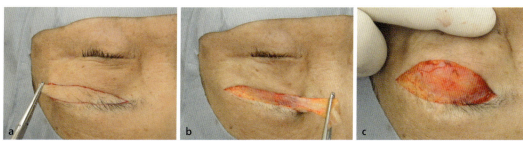

図5 皮膚切除の実際（surgeon's view）
a：切開を皮膚全層に行い，切除する皮膚の外側をコッヘルで把持し剥ぎ取っていく．
b：終了直前の状態．
c：終了後の状態．眼輪筋のみならず，その表面を走行する小血管も温存されるため，出血が少ない．

4. 縫合

　バイポーラを用いて十分に止血した後，縫合に移る．その基本は，吸収糸（5-0 ポリディオキサノン糸など）による8〜10針程度の真皮縫合である（図6）．切開線の上辺は眉毛の形状により，下辺は余剰皮膚量により規定されるため，そもそも両者の長さは一致せず，よって，外側，内側，中央の順で真皮縫合を行いながら細かいギャザーを均等に作るように縫合する．真皮縫合終了後は，いったん座位にして状態を確認し，問題がなければ非吸収糸（6-0 ナイロン糸，ポリプロピレン糸など）による皮膚表層の縫合を行う．筆者の経験では，

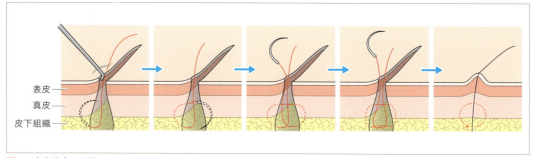

図6 真皮縫合の手順
結び目が深層に収まるように，通常の縫合手順と逆にする．

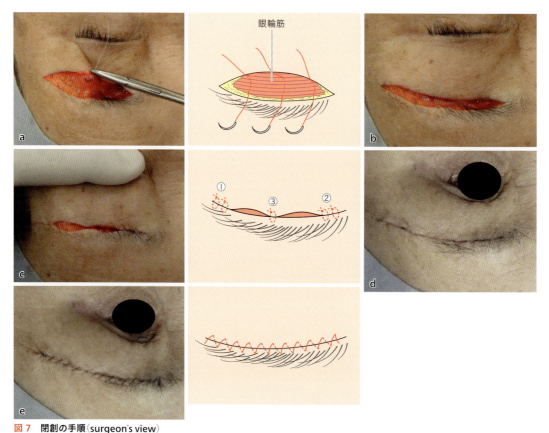

図7 閉創の手順(surgeon's view)
a：眼輪筋・眼窩隔膜のタッキング，b：タッキング終了時，c：真皮縫合の手順．外側①，内側②，中央③の順に行う，d：真皮縫合終了時，e：表層の連続縫合終了時．

　真皮縫合が十分にできているならば，連続縫合と結節縫合の間に瘢痕形成の差はない．なお，多くの症例では眼輪筋および眼窩隔膜にも加齢による弛緩が生じていると考えられるため，真皮縫合に先立ってそれらを吸収糸で3針ほどタッキングするとよい(図7)．以上の手順を対側でも終了したならば，最終確認として患者とともに眼瞼形態を座位にて観察し，了承をもって手術を終了する．
　なお，筆者は以上の手技を形成外科の小手術で用いる最小限のセットで行っている(図8)．

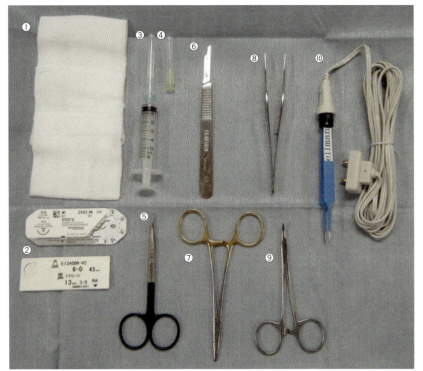

図8 筆者が本法で用いる基本セット
① ガーゼ，② 縫合糸（5-0 吸収糸，6-0 非吸収糸，ともにモノフィラメント，角針），③ シリンジ（5 mL），④ 注射針（23〜30 G），⑤ 形成剪刀，⑥ メスホルダーとメス刃（No.15），⑦ ヘガール型持針器，⑧ 有鈎鑷子（アドソン），⑨ モスキートコッヘル・ペアン（弯曲），⑩ バイポーラ鑷子

IV. 術中・術後の合併症とその対処法

1. 内出血と腫脹

　内出血と腫脹は必発であるが，少しでもダウンタイムを短くするために，術中から術野のクーリングを行うとよい．両側同時に行うことの多い本法では，筆者は終了した側から体温より冷たい生理食塩水ガーゼで創部を被覆するよう努めている．抗凝固・抗血小板薬を内服している患者の休薬は，眼輪筋より浅い層での操作であるため必須ではなく，処方医との相談で判断する．筆者は多くの症例で内服続行のまま手術を行っているが，その場合は術後出血への早期対応と内出血の高度化を防ぐために，1泊程度の入院を勧めている．なお，内出血と腫脹は2週間以内にほぼ消失するが，高齢者ほど長期化する傾向がある．

2. 創部感染

　血流豊富な顔面では，一般的に創感染は少ないとされる．本術式においてもその傾向は認められ，感染のためなんらかの処置を要した症例は，軽度のものまで含めても1％以下と少なく，また，血糖コントロール不良の糖尿病患者に限られていた．

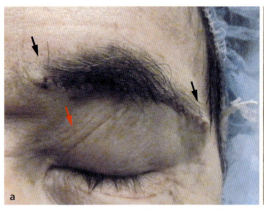 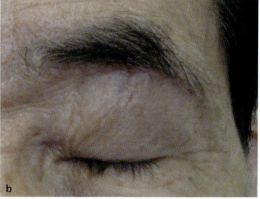

図9 手術終了時にみられるドッグイヤーと不自然な皺襞
a：縫合創両端のドッグイヤー(➡)と眼瞼内側の皺襞(➡)がみられる．
b：術後1か月の時点で両者はほぼ確認できない状態まで改善している．

3. 埋没糸の露出

多くの真皮縫合を行うため，術後しばらくして縫合糸が露出することを経験する．その対処法は真皮縫合を真皮の深い部位で行うことに尽きる．ただし，瞼縁側の皮膚は薄く十分な深さに糸を掛けられないことに加え，眉毛側の皮膚にある毛根の影響で術後に弱い炎症が惹起されやすく，完全には克服できない．露出した糸はいずれ自然に脱落するが，筆者は患者がそれを気にするようならば，そのつど抜糸することで対応している．

4. ドッグイヤー

ドッグイヤーとは，皮膚欠損を縫縮するときに縫合創の両端に生じる凸の変形であり，紡錘形の皮膚切除を行う本法では必発である．その大きさは紡錘形皮膚欠損の短軸と長軸の比で規定され，一般的にそれが1：4程度であれば目立たないとされる．よって，比が1：4より細長い紡錘形の皮膚切除になることが多い本法では，ドッグイヤーが目立つことは少ないと思われるが，仮にドッグイヤーが目立ったとしても，追加の皮膚切除にて修正は容易であることに加え，術後徐々に目立たなくなる傾向があるため，過剰に意識する必要はない(図9)．

5. 不自然な皺襞

眼瞼皮膚を縫い寄せることで生じる不自然な皺襞は，内側で生じやすい．すでに他項で述べたごとく，皮下剝離の範囲を広げることで，発生を多少抑えることはできるが，仮に手術直後に目立ったとしても，比較的早い経過で目立たなくなることが通常であるため，ドッグイヤーと同様に，手術直後の外観を過剰に意識しなくてよい(図9)．

6. 瘢痕形成

　瘢痕が問題となった症例を筆者は経験していない．眉毛が薄く瘢痕が隠せない男性においても同様である(図4)．そのポイントは真皮縫合に尽きるが，多少のトレーニングを必要とするものの決して難しくはなく，加えて全身の体表面を手術する形成外科医である筆者の経験から，眉毛下はきわめて瘢痕がきれいになる部位であるため，神経質になることはない．なお，筆者は複数の真性ケロイド患者にも本法を行ったが，眉毛下の瘢痕は一般患者のそれと大差はなかった．

V.　術後管理と経過観察

　術後2日間は安静とともに患部の冷却を継続する．内出血は重力の影響で内眼角部から頬部に向かって徐々に広がるため，術後早期は可能な限り臥位で過ごすとよい．ドレッシングは2日程度で十分である．術後の皮下出血予防を目的に伸縮性絆創膏で圧迫固定すると，かえって眼瞼の浮腫が強くなるので注意する．術後管理は，翌日の診察で問題なければ抜糸する約1週後まで患者自身で行うよう指導する．抜糸後は，洗顔をはじめ化粧や眉墨などの施術にも制限をつけない．後療法として特別なものはないため，筆者は術後1か月，3か月，6か月時に経過を観察し，問題がなければ終了としている．

VI.　本法の限界

　本法のみでは効果が十分に得られない症例を経験する．その多くは眼瞼下垂症合併症例であるため，時期をみて眼瞼挙筋前転法を追加すればよいが，常に瞼縁側からの皮膚切除と同時に眼瞼挙筋前転法を行う方針との二者択一となる．筆者は，皮膚切除幅が大きくなる症例に対しては，患者が2回の手術を受け入れるのであれば，整容的観点からそれぞれを別の時期に行っている．一方で，本術式の限界により十分な効果が得られない2タイプの症例がある．その1つは瞼板前面を覆う皮膚が瞼縁を越えて下垂した症例で，眉毛下からではその部位の皮膚を十分に引き上げられない．もう1つは眼瞼内側の皮膚が高度に弛緩した症例で，眉毛の範囲を越えて鼻背まで切開線を伸ばさないと十分に切除できない．よって，このような症状を認める場合は，瞼縁からの皮膚切除も考慮すべきである．

　なお，眉毛下皮膚切除と瞼縁からのアプローチによる眼瞼挙筋前転法を同時に行うことも可能であり，筆者は多くの症例で行ってきた．ただし手術時間の延長に加え，皮膚弛緩症と眼瞼下垂症がともに高度の場合は，結果を出しにくい印象をもっている．

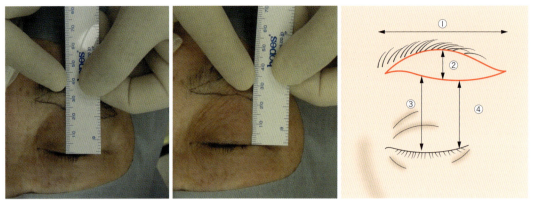

図 10 切開線の作図における目安（70 歳前後，女性の平均的なデザイン）
① 45〜60 mm，② 10〜15 mm，③ 22〜25 mm，④ 20〜23 mm

▶**一般眼科医へのアドバイス**

　これから本法を始めようとするならば，術前に眉毛を挙上している群（眉毛挙上群）とそうでない群（眉毛非挙上群），一重瞼と二重瞼の掛け算でできる 4 タイプに症例を分けて考えるとよい．タイプごとに効果の出しやすさが異なるためである．そのなかで最も容易なタイプは二重瞼の眉毛挙上群であり，特に閉瞼で自然に眉毛が下がる症例では，多少の皮膚切除量不足ならば患者が自然と前頭筋で調整するため結果を出しやすい．一方で，一重瞼の眉毛非挙上群では最適な切除量で手術を行わないと十分な結果が得られない．

　最後に温存する皮膚の目安を筆者の経験から示すと，瞳孔中心部で 22〜25 mm，外眼角部で 20〜23 mm 程度になることが多いので参考にされたい（**図 10**）．

参考文献

1) 村上正洋：退行性上眼瞼皮膚弛緩症に対する眉毛下皮膚切除術．PEPARS 51：52-61, 2011
2) 村上正洋：アトラス形成外科手術手技．pp180-184，中外医学社，2011
3) 村上正洋：眉毛下皮膚切除．新 Eye Surgery Now 9：59-63, 2012
4) 村上正洋：眼手術学 2．眼瞼．pp330-339，文光堂，2013
5) 村上正洋：超アトラス眼瞼手術．pp223-228，全日本病院出版会，2014

（村上正洋）

Q 顔面神経麻痺（眉毛下垂と眼瞼外反）

I. 疾患概念と臨床上の特徴

　顔面神経麻痺には，中枢性と末梢性があるが，主に末梢性が治療対象となることが多い．Bell 麻痺，Ramsay Hunt 症候群，外傷性，糖尿病，サルコイドーシス，Sjögren 症候群などによるものや耳下腺腫瘍による顔面神経の圧迫・浸潤によるもの，耳下腺腫瘍切除時の顔面神経合併切除後によるものなど多岐にわたる．末梢性顔面神経麻痺は，一側性顔面神経麻痺となることがほとんどであり，その 6～7 割が Bell 麻痺であり，性差はなくすべての年代に起こるが 40 歳代にピークがあり 10 歳以下は少ない．

　顔面神経側頭枝の麻痺により，眼輪筋および前頭筋，皺鼻筋などの機能不全が生じる．その結果，閉瞼不全および眉毛下垂，外眼角の沈下が生じる（図 1）．さらに頬骨枝など広範囲に麻痺が及ぶことにより半側の顔面表情筋の機能不全となり，重力の影響もあり下眼瞼外反がさらに高度になる（図 2）．

　顔面神経麻痺による下眼瞼外反症は，眼輪筋（Riolan 筋）の弛緩により外反する．しかし，自然回復の可能性があるため 6 か月以上経過観察することが多い．しかし，非回復症例の多くが片側顔面重力の影響にて lateral canthal band の弛緩や離開によってさらに外反症が悪化している．指で外側に牽引をかけてシミュレーションすると術後の状態が推測できる（図 3）が，眼球から眼瞼がまだ離開していることがわかる．後述するように眼窩側（Whitnall 結節）への牽引が必要だからである．

II. 診断ならびに鑑別診断と手術適応

　眉毛下垂と眼瞼下垂を間違えないことが重要である．眉毛下垂があれば，眼瞼下垂も合併しているように見えるが，眼瞼前葉が下がっているのみであり眉毛を挙上すれば改善するので偽眼瞼下垂である．眉毛挙上しても前葉弛緩があるのでやや眼瞼後葉が上がっているように見える（図 4）．

　眉毛の位置の左右差を確認することや，額の皺寄せができるかどうか，口すぼみの確認では「うー」と発音させたり，口角を挙げる確認では「いー」と発音させて顔面神経麻痺があるかどうか確認する．問診で過去に顔面神経麻痺を発症したかどうか確認することも重要である．しかし，回復例では異常共同運動を伴ったものもあり，上記の発音時に眼輪

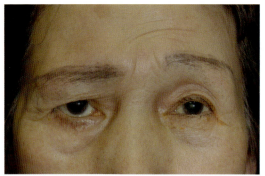

図1 右顔面神経麻痺（主に側頭枝麻痺）
右眼閉瞼不全および眉毛下垂，下眼瞼後退が認められる．

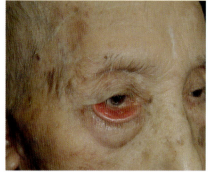

図2 右顔面神経麻痺（頬骨枝の広範囲麻痺）
重力の影響もあり下眼瞼外反がさらに高度になっている．

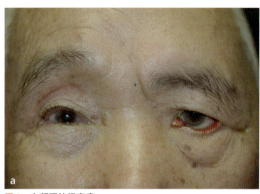

図3 左顔面神経麻痺
a：正面写真
b：指で外側に牽引をかけてシミュレーションする．
〔尾山徳秀：超アトラス眼瞼手術―眼科・形成外科の考えるポイント―．村上正洋，鹿嶋友敬（編）：Lateral tarsal strip. pp230-239，全日本病院出版会，2014 より〕

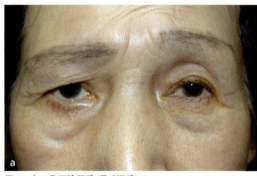
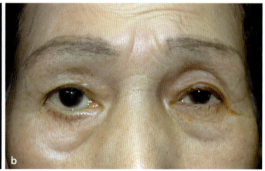

図4 右の偽眼瞼下垂（眉毛下垂）
a：右眼瞼下垂で紹介されたときの正面写真
b：眉毛挙上にて，眼瞼下垂はないことがわかる．

筋収縮による瞼裂の狭小化や左右差が認められることがある．
　手術適応は，腫瘍切除時の顔面神経合併切除以外の麻痺であれば，自然回復の可能性があるので発症後6か月から1年は経過観察をして手術時期を決定する．顔面神経切除後の場合は回復することはないので長期の経過観察は必要なく手術適応となる．

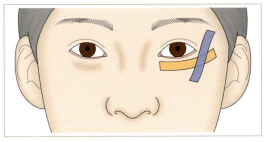

図5　下眼瞼外反症に対するテープ固定
下眼瞼にテープを貼り外側へ引っ張り固定する．次に外上方へ引っ張り挙げるように固定する．

　下眼瞼外反症は，角膜障害が重篤になる前に改善するべきであり，点眼や軟膏処置，テープによる固定(図5)で改善傾向がなければ手術加療を検討する．

III. 手術手技の実際

1. 眉毛下垂

　最もスタンダードな方法で，軽度から高度の眉毛下垂に対応できる direct brow lift が行いやすいと思われるのでこれを紹介する．その他に前髪の生え際からアプローチし，前頭骨にアンカーを打ち，そこから糸で眉毛を吊り上げる anchoring suture や同様なアプローチで内視鏡を用いて眉毛挙上を行う方法などもある．

1) 使用器材

　No.11，No.15 メス，Thorpe 鑷子，佐藤氏持針器〔Hegar(氏)持針器などもよい．こしが強いものが使いやすい〕，スプリングハンドル剪刀，Stevens 剪刀(眼科反剪刀などもよい)．

2) 手術手技

　まず，左右対称にするために必要な眉毛挙上量をデザインする．眉毛直上の眉毛縁に沿って眉毛内側から外側にかけて行い，皮膚皺線に沿うようにする(「眼瞼裂傷」の項の図3参照．⇒p236)．眉毛の正常位置は，眉毛下縁が男性では上眼窩縁付近であり，女性では上眼窩縁より5 mm 程度上である．

　エピネフリン含有1％キシロカイン®を眉毛上の皮下に注入し，前頭骨骨膜にも行う．骨膜に麻酔を行うのは骨膜に眉毛下組織を固定するためである．骨に注射針を当ててから少し針先を戻してから注射液を注入すればよい．

　皮膚切開は眉毛の毛流に注意して行う(図6a)．眉毛は頭側からも足側からも眉毛中心部に向かって毛が生えている．したがって毛根を傷つけないように切開するには，メス刃の角度を皮膚に対して直角ではなく斜めにして切開しなければならない．皮膚およびその皮下脂肪層を切除する際に眼窩上神経を切除したり傷つけないように注意しなければならない．眼窩上切痕の左右5 mm 程度の脂肪層は切除しないほうが賢明である(図6b, c)．出血しやすい部位であるのでこまめに止血を行う．

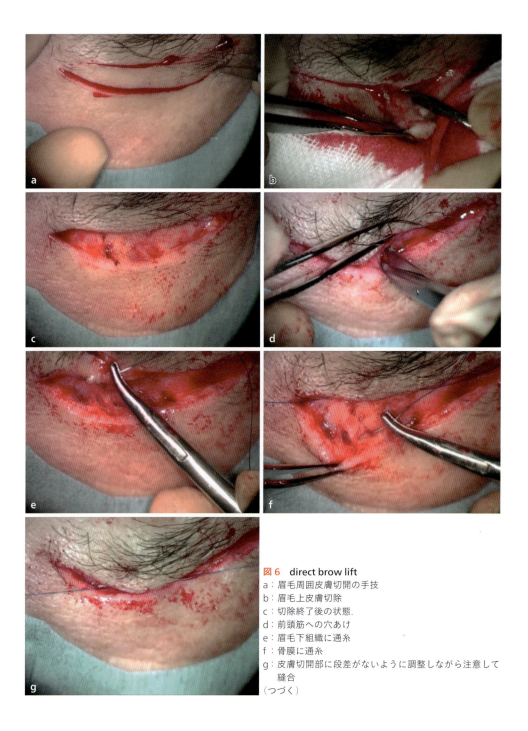

図6 direct brow lift
a：眉毛周囲皮膚切開の手技
b：眉毛上皮膚切除
c：切除終了後の状態．
d：前頭筋への穴あけ
e：眉毛下組織に通糸
f：骨膜に通糸
g：皮膚切開部に段差がないように調整しながら注意して縫合
（つづく）

　完全麻痺の場合は眉毛下垂が高度であるので，眉毛側皮下組織と前頭骨骨膜を縫合するが，Thorpe 鑷子や用手的に眉毛を正常側と同じ位置まで押し上げて固定する位置を確認する．Stevens 剪刀や眼科反剪刀を開くようにして前頭筋に4〜5か所穴をあけて骨膜を露出させる(図6d)．軽度な麻痺の場合は，皮膚およびその皮下脂肪層を切除後に後述するように真皮縫合と皮膚縫合を行う．どちらの場合も術直後の後戻りも考慮し，やや過矯正ぎみに終了する．

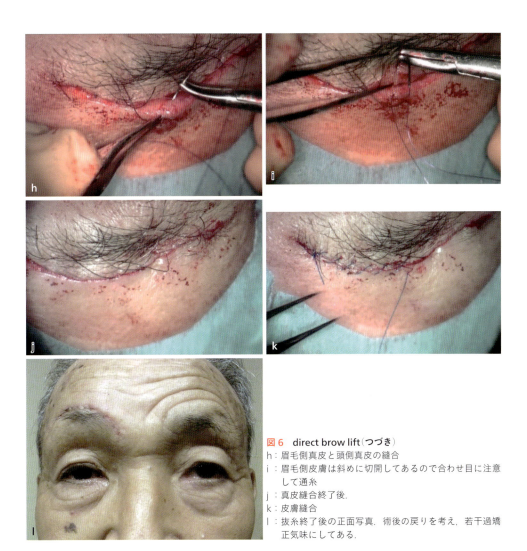

図6 direct brow lift(つづき)
h：眉毛側真皮と頭側皮膚の縫合
i：眉毛側皮膚は斜めに切開してあるので合わせ目に注意して通糸
j：真皮縫合終了後．
k：皮膚縫合
l：抜糸終了後の正面写真．術後の戻りを考え，若干過矯正気味にしてある．

5-0モノフィラメント糸(ナイロン，ポリプロピレン糸)など非吸収糸で眉毛側皮下組織と前頭骨骨膜を縫合する(図6e～g)．縫合したら一度仰臥位から座位になってもらい，眉毛位置を確認するとよい．形態や位置が悪い場合は縫合をやりなおす．

次に眉毛側真皮と頭側真皮縫合を6-0モノフィラメント糸(ナイロン，ポリプロピレン糸)で行い，その後，皮膚縫合を6-0モノフィラメント糸(ナイロン，ポリプロピレン糸)で行う(図6h～l)．

2. 下眼瞼外反症

Lateral tarsal strip procedureやKuhnt-Szymanowski Smith変法がよく知られている手術法である．その他に高度な外反症例の場合は耳介軟骨移植もある．Lateral tarsal strip procedureは，1979年にRichard L Andersonが発表した方法であり，外眥部で前葉も切除短縮することが多い．Kuhnt-Szymanowski Smith変法は，lateral canthal bandを修正することなく，下眼瞼全葉の短縮を行うものである．眼瞼前葉(皮膚と眼輪筋)と後葉(瞼板と瞼結

膜)を分けて，後葉を切除短縮し，その後に前葉を外眥部で切除短縮する．

1）lateral tarsal strip procedure

　エピネフリン含有1％キシロカイン®を上下眼瞼外側皮下と外眼角，さらに眼窩外側骨膜周囲に注入する．次に下眼瞼皮下へ注入し麻酔は終了である．

　睫毛下切開で眼瞼皮膚・眼輪筋切開を行い，外眼角部皮膚も crow's feet に沿うように 1〜1.5 cm 程度切開し皮膚・眼輪筋切開部をつなげる（図 7a）．

　その後，下眼瞼眼輪筋の剝離を行い，下眼瞼切開部外側の瞼板前面を外眥部から 1 cm 程度しっかりと露出させる．次に，外眼角 canthotomy を行うことで外眼角切開部が眼窩外側骨膜に達する．骨膜に達した段階で，今度はその切開部から cantholysis を下眼瞼瞼板下縁に沿って行うことで，下眼瞼瞼板が lateral canthal band から外れる（図 7b）．この際に，下眼瞼の瞼板動脈弓より出血することがあるが，バイポーラにて止血をすればすぐ止まる．

　外眼角切開部より 7〜8 mm 程度の幅で，下眼瞼皮膚切開ラインから瞼縁側の皮膚および眼輪筋，睫毛をすべて切除し，瞼板および瞼結膜のみにする（図 7c）．その後，ブレードメス刃を左右に動かし，この範囲の瞼結膜上皮を除去する．バイポーラで焼灼してもよい．この段階で tarsal strip となる（図 7d, e）．

　外眼角の canthelysis 部から眼科剪刀もしくは Stevens 剪刀を挿入し，先端部を眼窩外側骨膜上に軽くあて上下にゆっくり開き周囲を剝離する（図 7f, g）．これで lateral canthal band や眼窩骨膜が見えるはずである．Tarsal strip を縫合する部位は，眼窩外側縁の 2〜4 mm 眼窩先端部側にある Whitnall 結節である．この位置に縫合するためには，いま眼輪筋を剝離して見えている外側眼窩縁骨膜をさらに小切開した眼窩側を確認する必要がある．糸は 5-0，6-0 モノフィラメント（ナイロン，ポリプロピレン糸）を使用する．

　この手技が困難な場合は，lateral canthal band に縫合する．Lateral canthal band は眼窩外側縁骨膜と連続しており，鑷子で把持して牽引しても眼窩外側壁から動かないので抵抗がありわかりやすい．上記の位置に縫合しないと眼球と下眼瞼が離開してしまい涙液メニスカスが中央から外側にかけて形成しない．

　次に，糸を瞼板の厚みの半層に通糸して，その後 Whitnall 結節もしくは lateral canthal band に通糸結紮する．筆者は，手術中に Whitnall 結節に縫合後，眼窩外側縁骨膜にも一針弱く瞼板と縫合する．合計 2 針であり，こうすることで，瞼板と眼窩外側壁が Y 字に強固に再建できると考えている（図 8）．Whitnall 結節部位の眼窩骨膜が弱い場合や，手技が困難な場合は lateral canthal band に縫合する．この場合は一針でもよいと思われる．

　上記の方法で矯正困難な場合は，Whitnall 結節部位に金属製のアンカー（マイクロクイックアンカープラス®）を打ち込み，糸で固定する方法もある（図 9）．後葉再建がこれで終了であり，今度は前葉（皮膚および眼輪筋）の処理である．

　前葉の弛緩が強い場合は，外眼角部前葉の外側縁を切除して外側方向にテンションがかかるようにする（図 10）．その際は，皮下組織と lateral check ligament を 5-0，6-0 モノフィラメント（ナイロン，ポロプロピレン糸）で埋没縫合しておくと重力に拮抗した長期にわたるテンションが保持できる．皮膚縫合は 7-0 モノフィラメント（ナイロン，ポロプロピレ

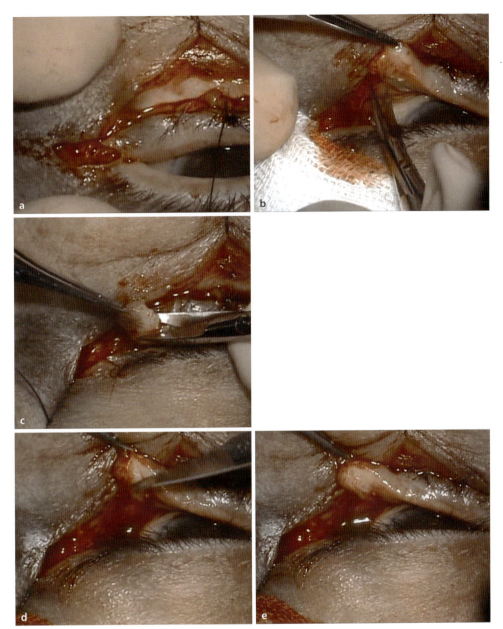

図7 lateral tarsal strip procedure
a：皮膚切開
b：下眼瞼瞼板の処理
c：下眼瞼瞼縁の処理
d：下眼瞼瞼結膜の処理
e：tarsal strip
（つづく）
〔尾山徳秀：Lateral tarsal strip．村上正洋，鹿嶋友敬（編）：超アトラス眼瞼手術—眼科・形成外科の考えるポイント—．pp230-239，全日本病院出版会，2014より〕

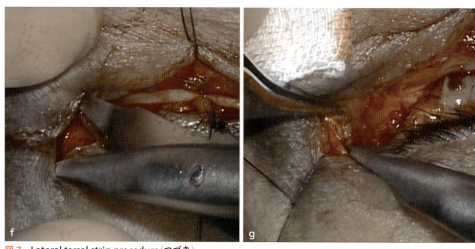

図7 Lateral tarsal strip procedure（つづき）
f：Whitnall 結節へのアプローチ
g：Whitnall 結節を出したところ．
〔尾山徳秀：Lateral tarsal strip．村上正洋，鹿嶋友敬（編）：超アトラス眼瞼手術―眼科・形成外科の考えるポイント―．pp230-239, 全日本病院出版会，2014 より〕

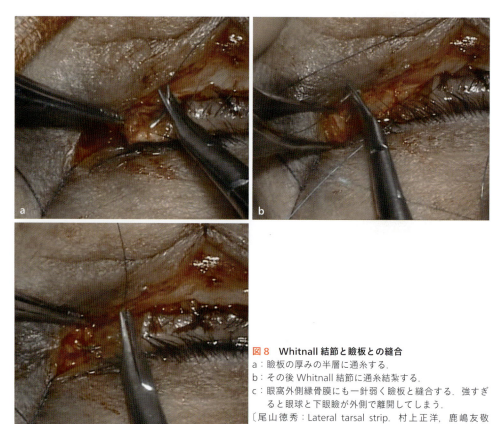

図8 Whitnall 結節と瞼板との縫合
a：瞼板の厚みの半層に通糸する．
b：その後 Whitnall 結節に通糸結紮する．
c：眼窩外側縁骨膜にも一針弱く瞼板と縫合する．強すぎると眼球と下眼瞼が外側で離開してしまう．
〔尾山徳秀：Lateral tarsal strip．村上正洋，鹿嶋友敬（編）：超アトラス眼瞼手術―眼科・形成外科の考えるポイント―．pp230-239, 全日本病院出版会，2014 より〕

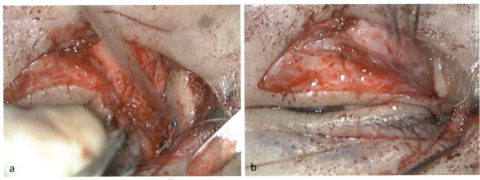

図9 マイクロクイックアンカープラス®の使用方法
a：電動ドリルでWhitnall結節部位に穴をあけてマイクロクイックアンカープラス®を打ち込む．
b：アンカーに付属している縫合糸で，瞼板と縫合．

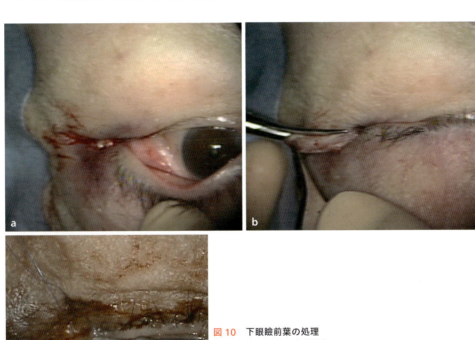

図10 下眼瞼前葉の処理
a：外眼角部前葉の余剰部位．
b：余剰部位を切除し，外側方向へテンションをかけるように縫合する．
c：Tarsal strip部位は瞼縁皮膚が眼球に触らないように，眼瞼前葉を下眼瞼瞼縁の2 mm程度下の位置に縫合する．
〔尾山徳秀：Lateral tarsal strip. pp230-239，村上正洋，鹿嶋友敬（編）：超アトラス眼瞼手術―眼科・形成外科の考えるポイント―．全日本病院出版会，2014より〕

ン糸）で行う．Tarsal strip部位は前葉を下眼瞼瞼縁から下2 mm程度の位置に縫合する．外眼角部の上下眼瞼の瞼縁縫合は，6-0バイクリルか8-0バージンシルクで縫合することもあるが，高齢者の場合は特に行わない．その理由は，高齢者の場合は上眼瞼もある程度弛緩しており，上眼瞼は手術していないため，手術終了時の上眼瞼外眼角部の位置と新たにできた下眼瞼外眼角部の位置が異なるためである．

2）Kuhnt-Szymanowski Smith 変法

　エピネフリン含有1%キシロカイン®を下眼瞼皮下に注入し麻酔する．睫毛下切開で眼瞼皮膚・眼輪筋切開を行い，外眼角部皮膚もcrow's feetに沿うように1〜1.5 cm程度切開し皮膚・眼輪筋切開部をつなげる(図11a〜c)．次に下眼瞼眼輪筋の剝離を行い，瞼板前面を露出させる．露出させたら，瞼結膜および瞼板をNo.11メスで切開し，その後スプリングハンドル剪刀で弛緩・外反の程度に応じて切除する．

　その後6-0モノフィラメント(ナイロン，ポリプロピレン糸)にて瞼縁縫合を行うが，睫毛部付近より糸をかけたほうが糸のknotが角膜に当たらないため安全である．糸は角膜に当たらないように長く残しておく(図11d〜h)．次に瞼板下縁を6-0バイクリルや7-0モノフィラメント(ナイロン，ポロプロピレン糸)で一針程度縫合する．これも瞼板に半層かけるのみで角膜側に糸を出さない．この瞼板縫合がしっかりできていないと瞼縁の形状に凹みが生じる．

　次に眼瞼前葉の処理を行う．外眼角部で皮膚及び眼輪筋を牽引し，余剰な眼瞼前葉を切除する(図11i, j)．その後，7-0モノフィラメント(ナイロン，ポロプロピレン糸)で眼瞼皮膚を縫合する．この時に，皮下組織とlateral check ligamentを5-0，6-0モノフィラメント(ナイロン，ポロプロピレン糸)で埋没縫合しておくと重力に拮抗した長期にわたるテンションが保持できる．

3）耳介軟骨移植

　顔面神経麻痺の罹患期間が長く，下瞼外反の程度が強い場合に用いることがある．強固な支持組織であるため確実な矯正が期待できる．しかし，採取とサイズや形状のフィッティングを合わせるのに多少のコツが必要である．

　サイズ的に舟状窩より採取することが多いが，耳介アーチの頂上部分を越えないように採取しないと耳介変形を招くので注意が必要である．耳介後方から皮膚切開し，メスとスプリングハンドル剪刀で耳介軟骨を採取する(図12a, b)．できる限り周囲の血管を傷つけないように採取し，しっかりと止血を行う．採取後は，採取部前後に当て枕を置き，糸で圧迫縫合して術後血腫を予防する．

　採取後，眼球カーブにフィットしにくい場合は，縦に切開を何本か入れて弯曲しやすいように細工する．5-0モノフィラメント糸(ナイロン，ポリプロピレン糸)など非吸収糸で，内眥腱および外眥腱(もしくは眼窩骨膜面)に縫合するが，内眥および外眥部皮膚に小切開して，内眥腱および外眥腱に耳介軟骨をマットレス縫合する(図12c〜g)．

　その後，7-0モノフィラメント糸(ナイロン，ポリプロピレン糸)などで下眼瞼牽引筋腱膜を耳介軟骨の尾側断端に3〜4針縫合する(図12h, i)．この縫合をしっかりと行うことで，下方視時に下眼瞼が後退する正常な眼瞼運動を再現することができる．

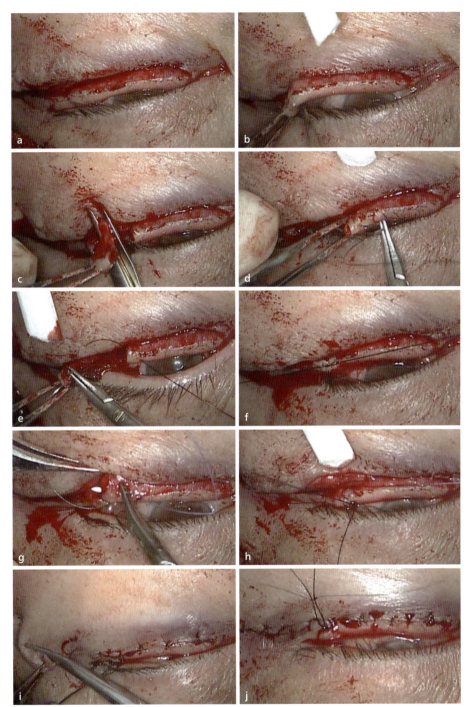

図 11　Kuhnt-Szymanowski Smith 変法
a：睫毛下切開で眼瞼皮膚・眼輪筋切開．
b：瞼結膜および瞼板を No.11 メスで縦に切開．
c：スプリングハンドル剪刀で弛緩・外反の程度に応じて V 字型もしくはホームベース型に切除．
d：睫毛部付近より糸をかける．
e：瞼板通糸の部分の高さや幅をしっかりと合わせないと縫合に瞼縁に段差が生じる．
f：瞼縁がしっかりと合っていることがわかる．
g：瞼板下縁を一針程度縫合．
h：この瞼板縫合がしっかりできていないと瞼縁形状が凹む．
i：外眼角部前葉の余剰部位を切除．
j：余剰部位を切除し，外側方向へテンションをかけるように縫合．

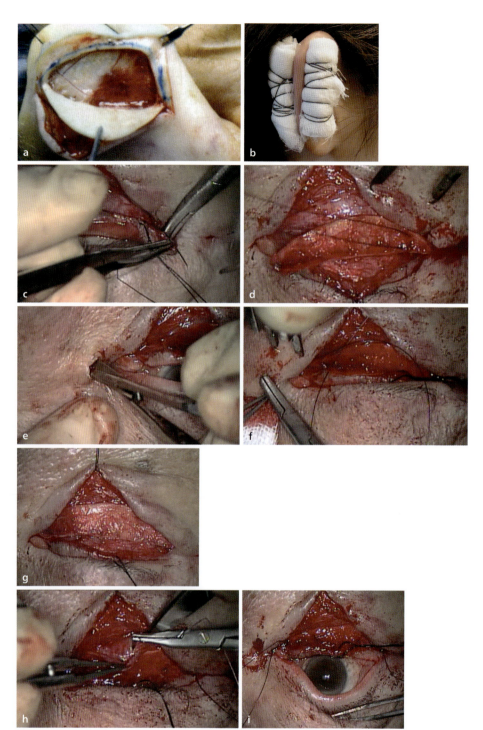

図12　耳介軟骨移植
a：耳介軟骨の採取．
b：採取後は，採取部前後に当て枕を圧迫縫合．
c：外眥腱に5-0モノフィラメント糸をかける．
d：耳介軟骨をマットレス縫合．
e：内眥部皮膚を小切開．
f：耳介軟骨をマットレス縫合．
g：縫合終了後．
h：下眼瞼牽引筋腱膜を耳介軟骨の尾側断端に縫合．
i：縫合終了後．

IV. 術後の合併症とその対処法

　眉毛挙上（direct brow lift）の場合，眼窩上神経を切除したり傷つけた場合は，前額部や前頭部に痺れや感覚麻痺が生じる．この場合は，対症療法になるがビタミンB_{12}製剤などで6か月〜1年間程度経過観察するが，左右差が残る．

　耳介軟骨採取後の当て枕は，術後5〜7日間程度で除去する．術後血腫が生じた際は耳介変形予防のため速やかに除去することが望ましい．

V. 術後管理と経過観察

　手術翌日から洗髪や洗顔は可能である．重力の影響により顔面の軟部組織などは想像以上に縫合部位に負荷をかけている．そのため，長期的に経過をみると再発することがある．その場合は，同様な方法や上記の別な方法を用いて再度修正することが重要である．

> ▶一般眼科医へのアドバイス
>
> 　眉毛下垂と眼瞼下垂の違いが理解できていないことがあり，治療法も異なるのでしっかりと理解してほしい．
>
> 　眉毛挙上（direct brow lift）は，術中出血のコントロールと骨膜および真皮縫合ができれば誰にでも施術可能である．
>
> 　Lateral tarsal strip procedure は，外側瞼板を眼窩骨から一時的に離断する手技およびWhitnall 結節部の骨膜に縫合する手技をしっかりと行うことができれば，眼球と下眼瞼との良好なコンタクトを得ることができるので，涙液メニスカスを形成でき，眼の異物感や角膜障害などを劇的に改善させることができる．
>
> 　耳介軟骨移植や金属製のアンカーの使用については，施術している眼形成医や形成外科医の手技を見学すれば，イメージがつかめると思われる．

参考文献

1) 渡辺彰英，荒木美治：顕微鏡下眼形成術．木下茂（編）：眉毛挙上術．pp126-129，メジカルビュー社，2013
2) 尾山徳秀：Lateral tarsal strip. 村上正洋，鹿嶋友敬（編）：超アトラス眼瞼手術—眼科・形成外科の考えるポイント—．pp230-239，全日本病院出版会，2014
3) Tyers AG：Brow lift via the direct and trans-blepharoplasty approaches. Orbit 25：261-265, 2006
4) Anderson RL, Gordy DD：The tarsal strip procedure. Arch Ophthalmol 97：2192-2196, 1979

〈尾山徳秀〉

R 悪性腫瘍切除後の眼瞼再建

　眼瞼の悪性腫瘍を切除した場合には，そのままでは眼瞼の欠損が生じてしまうため，再建が必要となるが，眼瞼再建のゴールデンルールは，「眼瞼の再建には，可能な限り，眼瞼もしくは眼周囲の近くの組織を用いる」である．なるべくこの原則に沿って再建を行うが，術中迅速病理診断によってどこまで切除が必要かは予想外のこともあり，さまざまな再建方法を想定しておくことが必要となる．以下，悪性腫瘍切除後の眼瞼再建について述べていく．

I. 眼瞼再建の概説

　眼瞼は，開瞼による視機能，閉瞼による眼球保護機能，眼球への涙液供給という眼球保湿維持機能，容姿の要という整容的側面など，大切な役割を演じている．解剖学的には大きく前葉，後葉の2層に分けることができ，前葉は皮膚・眼輪筋から，後葉は瞼板・瞼結膜から構成される．また周囲は眼窩隔膜に覆われ，上眼瞼の瞼板には挙筋腱膜とMüller筋が上方より，下眼瞼では牽引筋腱膜が下方より付着しており，再建の際にはそれぞれの機能が適切に働くように再建する必要がある．

　悪性腫瘍の根治手術においては腫瘍の安全な切除が何よりも大切であり，そのためには視診，触診，アドバンスケースではMRIなども併用し，腫瘍の範囲を見定める．また腫瘍切除と同時に通常は術中迅速病理診断を併用し，断端の結果によっては予想以上に切除部位が広範囲になることもある．そのため眼瞼再建時に用いることのできるオプションとして，IIIで挙げている術式など，腫瘍切除後の状況や年齢に応じた追加術式を習熟しておくとよい．なお，腫瘍切除に用いた器具のうち，腫瘍細胞付着の可能性のあるものは，再建に移った後には使用しないようにする．

　患者の年齢は大切で，若年者では皮膚その他の組織に張りがあるためゆとりがなく伸びにくい．高齢者では逆に内外の靱帯の加齢による弛緩や組織の変性などを含めて眼瞼に可動性がある場合が多い．これは再建には大きなアドバンテージであり，比較的大きな欠損であっても，1つ下のレベルの再建方法で対応できることも少なくない．

　再建後，特に下眼瞼ではまれに眼瞼外反・内反を術後に生じることがあり，再建時における眼瞼の適切な緊張状態に留意が必要で，局所麻酔の場合には術中に座位での確認を行う．一般に術後は徐々に眼瞼の緊張が緩む傾向にあるので術直後ではやや緊張が強い位が

長期的にはよいことが多いが，口蓋粘膜を用いた場合などでは逆に拘縮を生じる傾向にあるため，術式に応じた状況確認が大切となる．

II. 眼瞼腫瘍切除後の再建方法

年齢，性別，上眼瞼か下眼瞼か，過去の手術歴などを含めた術前の眼瞼の状態，腫瘍切除後の眼瞼欠損の範囲，などに応じて，さまざまな再建方法の中から選択する．前述のように，眼瞼は前葉・後葉に分けることができ，それぞれの再建を適切に行っていく意識をもって施行する．

1. open treatment 法

欧米では laissez-faire（レッセフェール）テクニックや二次治癒（secondary intention）と表現されているこの方法は，腫瘍を切除したまま自然治癒を待つ方法である．眼瞼の悪性腫瘍のうちでも基底細胞癌（basal cell carcinoma：BCC）では母斑型などの初期のもので腫瘍が瞼板まで浸潤していないものも少なからずあり，excisional biopsy すなわち 1〜2 mm 程度の安全域を維持して切除し，病理を確認する方法が適応できる症例がある（**図 1**）．病理にて BCC でありかつ断端も確保できている場合には，経過観察のみを行っていけばよい．病理にて悪性腫瘍であり，断端が陽性であった場合には他の方法にて再切除および再建を行う必要がある．

Open treatment 法の適応範囲に関しては**表 1** に掲げる通りで，留意点は，瞼板の再生には限度があるので瞼板切除は 1〜2 mm 程度が限界であり，悪性腫瘍ではその範囲内で取り切れるものでないといけない．

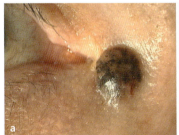 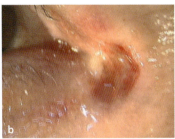 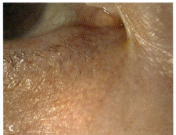

図 1　母斑タイプの BCC
病理は BCC，断端陰性で，術後 3 年再発はない．
a：65 歳，男性．まだらな色素沈着，母斑のような茶色ではない，などの特徴がみられる．
b：術後 2 日．
c：術後 2 か月．

表 1　Open treatment 法の適応範囲

部位	年齢	腫瘍の最大径
内眥部	40 歳〜	15〜20 mm
内眥部以外	50 歳〜	〜9 mm

（田邉吉彦：眼形成手術の基本と手術器具．あたらしい眼科 20：1609-1615，2003 より）

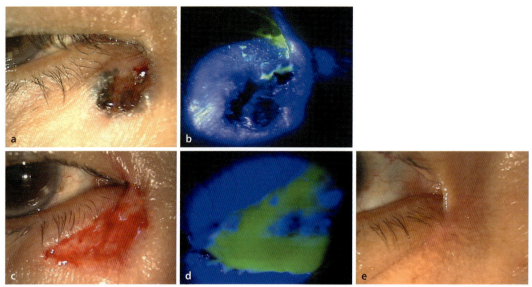

図2　蚕蝕性潰瘍を呈する BCC
65歳，男性．BCC open treatment.
a，b：術前．BCC の特徴である堤防形成により阻止されているが，染色は陽性．
c，d：術翌日．切除部は広く染色されている．
e：術後2か月．断端陰性で，2年10か月再発なし．

　筆者は open treatment にあたって，術前にモイスチャーテストと称して，フルオレセインを1滴点眼し，腫瘍の方にフルオレセインが染まるかを確認している（図2）．染まれば術後に涙が常時行き届き，open treatment 法が成功することを約束してくれる．

2. 前葉・後葉の同時再建

1）直接縫合（direct closure）

　腫瘍切除による欠損部の両端同士をそれぞれのレイヤーごとに留意しながら縫合する方法である．比較的小さな悪性腫瘍に適応となり，若年者では眼瞼の30％までの欠損に，高齢者では45％までの切除後にそれぞれ用いることが可能で，下眼瞼ではさらにプラス5％程度の切除が可能である．あまり緊張が強いときには，外眥切開を併用するとよい．

　最初の瞼縁からの腫瘍切除時に，垂直ではなく内側は内方に，外側は外方にとそれぞれ少々広げながら切開し（図3），術直後には瞼縁部分の縫合部が凸に盛り上がるようにする．再建の際にはあらかじめ瞼縁部に仮縫合としておいて牽引糸として用いると，瞼板縫合などの後の操作が容易となる．瞼板縫合時には，瞼結膜への糸の露出や，眼瞼接合部に段差を生じないように合わせることに留意する．

2）pedicle flap（図4）

　上眼瞼の欠損なら下眼瞼を，下眼瞼の欠損なら上眼瞼を，全層眼瞼の有茎にてスイッチして再建する方法で，Mustardeの交叉皮弁とも言われる．眼瞼の欠損を眼瞼自身で補う

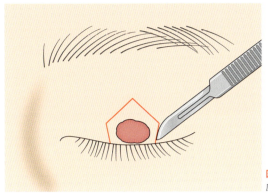

図3 五角形切開
広げながらの切開によって瞼縁部が盛り上がった縫合となる.

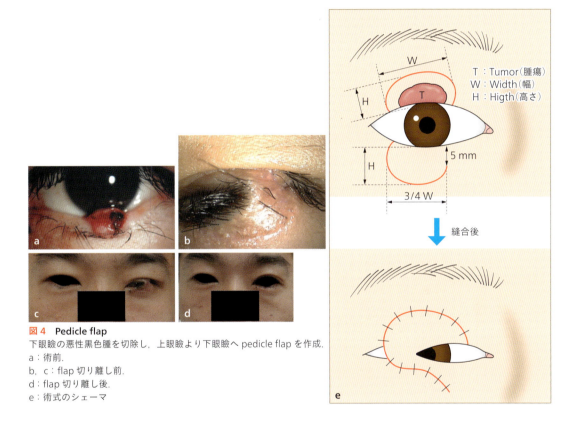

図4 Pedicle flap
下眼瞼の悪性黒色腫を切除し，上眼瞼より下眼瞼へ pedicle flap を作成.
a：術前.
b, c：flap 切り離し前.
d：flap 切り離し後.
e：術式のシェーマ

理にかなっている方法であり，60％以上の欠損でも可能である．皮弁の横幅は，腫瘍切除によって生じた欠損そのものの幅ではなく，余裕をもって単純縫合ができる幅である1/4幅分をあらかじめ差し引いた横幅でよい．縦幅については欠損部位と同じ高さが必要となる．上方の欠損を下方から補う場合には，瞼板の大きさが上下では異なることに注意が必要である．

瞼縁から約3mmの瞼板上を，上眼瞼動脈弓および下瞼板動脈弓が走行しているので，栄養動脈となるこれらを切断しないように細心の留意が重要である．フラップの茎となる部分の縦幅としては，瞼縁から4mm以上を確保する．また特に下眼瞼から上眼瞼に補填する場合には，血管供給部の茎部を捕捉し過ぎないように留意する．ねじれや過緊張な

く，血流がスムースにフラップに保たれる状態で手術を終了する．以下，手順を示す．
① 皮膚マーカーにてデザインを描くが，その際に瞼板動脈弓を損傷することなく皮弁茎内に確保できるように茎の幅は瞼縁から4〜5 mmを確保する．皮弁茎を鼻側におくか耳側におくかは，切除されていない組織が鼻側に十分にあれば鼻側に，鼻側の残存組織に乏しければ，耳側に茎をおく．また皮弁茎を作成したとして，より緊張およびねじれの少ない位置を選択していく．
② 瞼板動脈弓を損傷しないように4 mm以上を瞼縁から確保しながら慎重に切開し，フラップを作成する．内側茎作成時は，涙点および涙小管を温存するように注意する．
③ フラップを対側眼瞼にスイッチして移動させ，眼瞼断端の瞼結膜，瞼板，眼輪筋，皮膚を縫合する．瞼結膜は瞼板の縫合状況が良好であれば省略可能である．
④ 上眼瞼では挙筋腱膜およびMüller筋を瞼板に，下眼瞼では牽引筋腱膜（LER）と瞼板を縫合する．
⑤ ドナー側の眼瞼は，上眼瞼では挙筋腱膜およびMüller筋の縫合を行うが，下眼瞼では単純縫縮でよい．
⑥ 皮弁切離は術2〜3週間後に計画し，瞼裂に沿ってフラップを垂直に切離し，適宜トリミング後，縫合する．

3) Cutler-Beard bridge flap

　上眼瞼の腫瘍切除後に用いる眼瞼全層の橋皮弁で，切除後の上眼瞼欠損部に下眼瞼の全層を補填する橋皮弁で，80％以上の欠損にも対応可能である．睫毛を含む下瞼板動脈弓を含めた下眼瞼縁の幅4 mm程度を非侵襲部位として温存し，その下方の全層を，温存した瞼縁部の下をくぐらせて上方に進展し，上眼瞼欠損部を補う方法である（図5）．原法では2か月後に切離とあるが，現在では術後4週間程度にて切離するのが普通である．ポイントは，切り離し時に結膜が伸びる範囲において可能な限り皮膚側にたくし上げて縫合することである．結膜に余剰がある場合には皮膚を切除してでも行う．これにより術後の皮膚による結膜側への浸潤による角膜障害を回避できる．以下，手順を示す．
① 幅は腫瘍欠損部と同等の幅で，瞼板動脈弓を損傷しないように瞼縁から4 mm以上下方にマーキングをする．
② 下瞼板動脈弓を損傷しないようにマーキング部位に垂直を保ちながら慎重に切開し，四角形の縦長のフラップを作成する．尾側断端にはBurrowの3角をおく．
③ 結膜を周囲組織から丁寧に剝離し，進展させて上眼瞼切除断端の結膜と縫合する．
④ 耳介軟骨，保存強膜などの後葉支持組織を，残存する上眼瞼瞼板の両端と挙筋腱膜およびMüller筋に縫合する
⑤ フラップを上眼瞼欠損部まで引き上げ，眼輪筋，皮膚をレイヤーごとに縫合する．
⑥ 皮弁切離は術4週間後あたりに計画し，瞼裂に沿って垂直に切離していくが，最深部の結膜は上方に4〜5 mm程度多く残るように切離する．結膜を上方にたくし上げて瞼縁を覆うように伸展させ，その部位に皮膚があれば切除してトリミングし，結膜が若干表面に露出するように縫合する．

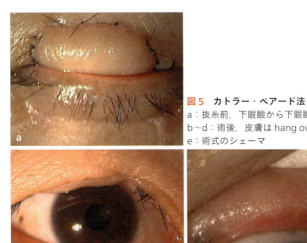

図5　カトラー・ベアード法
a：抜糸前．下眼瞼から下眼瞼縁をくぐって上眼瞼への橋皮弁．
b〜d：術後．皮膚は hang over 気味であるが，粘膜面はしっかりとしている．
e：術式のシェーマ

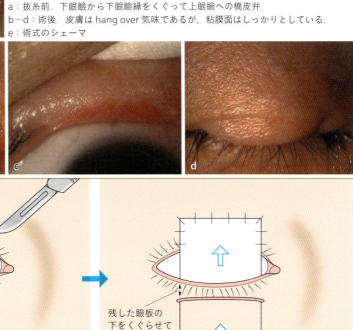

4）Cutler-Beard bridge flap のバリエーションと術後変化への対応

　元法では後葉の支持組織を用いていない．その場合には皮膚が眼球側に侵入してきて，皮膚の微毛による角膜障害を生じる．現在でも後葉の補填を省いている術式もあり，術後の皮膚内反に対しては冷凍凝固にて対応できるとしている．下眼瞼の瞼板の高さは 5 mm 程度であるので，上眼瞼の全幅切除が施行され，下から進展してくる瞼板部分は一部のみであり，それも上眼瞼の頭側部分のみとなる．瞼縁部分には瞼板に相当する後葉の硬組織はなく，皮膚内反が生じやすい状況となり，患者が拒否しない可能な限りで後述の瞼板相当組織を用いるようにするのがよい．3）-⑥（前頁）に示したように，皮膚の毛による角膜上皮障害を生じさせない工夫は大切であるが，あまりやり過ぎると粘膜の赤色がやや目立つので程度を加減する．皮膚の侵入による角膜上皮障害がみられる場合には冷凍凝固による脱毛もよいが，口腔粘膜移植でパッチをすることにより改善される（図6）．

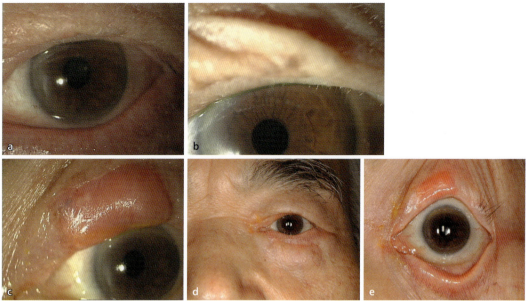

図6　カトラー・ベアード法施行後の内反への対処
a, b：術前. 角膜上方やや内側寄りの皮膚が結膜側に侵入して皮膚の毛が角膜に接している.
c：術1か月後. 皮膚は切除され, 口腔粘膜が瞼縁から6mm上方まで覆われている.
d, e：術後4年2か月. 角膜びらんなし.

3. 前葉再建と後葉再建の組み合わせ

前葉と後葉を別々に再建し, 組み合わせて眼瞼再建とする方法で, 大きな腫瘍ではほとんどがこの方法を選択することとなる. 前葉と後葉の組み合わせのうち, どちらかは血流のある方法とするのが安全である.

1) 前葉の再建（図7a～g）

皮弁を用いることができる場合には, 積極的に使用する. 可能であればなるべく近くの組織, すなわちまず眼瞼, 次いでその周囲の組織という順序とする. また「皮弁は元の位置に戻ろうとする」性質があることを念頭に置いておく. 皮弁の適応にならない場合には植皮の適応となる.

(1) V-Y 皮弁（V-Y advanced flap）（図7a）

進展皮弁の1つで, V字の皮弁を欠損部へと移動させ, 頂点より先の移動ずみの部分を縫縮するとY字となるのでこの名前がついている. 腫瘍を切除した後, その欠損部から通常は耳側方向に皮膚割線にマッチさせたtaperした皮弁のデザインとする. 上下眼瞼のどちらでも用いることができ, 皮膚割線と進展皮弁方向を一致させることによってきれいな仕上がりとなる. 眼瞼の前葉再建において重要かつ多用されている皮弁で, 眼瞼の血流の豊富さにより, 横幅の狭い皮弁でも生着してくれ, 仕上がりも綺麗な重宝する皮弁である.

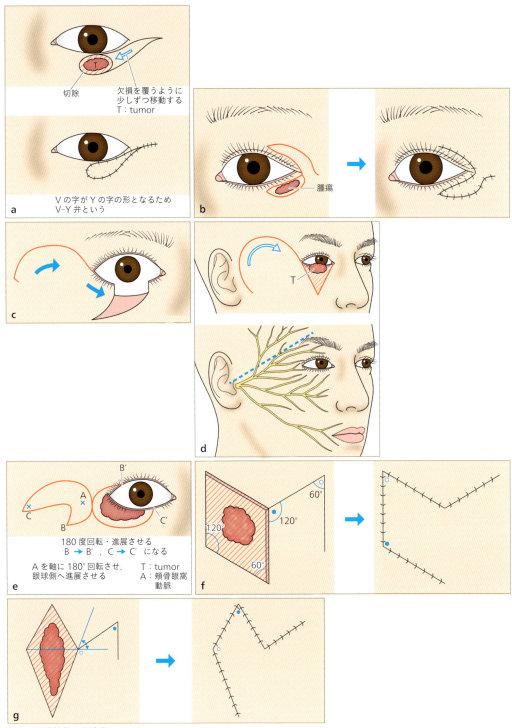

図7 眼瞼前葉の再建術
a：V-Y 皮弁．通常は外側より皮弁を作成・移動し，縫合すると V 字から Y 字型に変わる．
b：眼瞼輪皮弁．
c：Tenzel 回転皮弁．皮膚の縫合線が眼周囲の皮膚割線に沿うように皮膚切除を行う．
d：Mustarde rotational cheek flap．珠間切痕から眉毛外側縁の方向に顔面神経は分布している．
e：外側眼窩皮弁（lateral orbital flap）．A を軸に 180°回転させ，眼球側へ進展させる．
f：菱形皮弁．
g：dufourmental flap．

(2) 眼輪筋皮弁 (図 7b)

　眼瞼皮膚の直下には眼輪筋が付着しているので基底部に眼輪筋をつけたまま基底部として用い，対側の眼瞼への皮弁として用いる．幅と長さの比は 1：5 以上の幅であることが望ましい．フラップ基底部から腫瘍までの距離がある場合には皮下を通すが，トンネル部分の表皮は切除して皮下組織と眼輪筋としておく．若年者などの皮膚に余裕のない症例でも用いることが可能というメリットは大きい．重要なのは，皮弁形成時の張力の方向が瞼縁に平行な方向になり，かつ歪みが生じないかと，回転によって生じる長さの変化(図 8b)を見込んで若干多めにドナー部を切除しておくことである．フラップ基部に捻じれなどで血流不全が起きないように心がける．

(3) Tenzel 回転弁 (図 7c)

　眼瞼の 60％までの欠損に対して用いることのできる semi-circular flap で，ローテーションフラップ，すなわち回転して欠損部を補っていく方法である．弧状のフラップを欠損部の補填のためにローテーションするが，弧の向きは上眼瞼なら下方に凸，下眼瞼なら上方に凸の形にそれぞれデザインする．眼瞼に張りを持たせて重力で下方へと変位しないように，外眼角の外上方においてフラップにテンションがかかって支えを強固にするために，フラップを骨膜にしっかりとアンカー固定することが大切である．眼球に瞼結膜でなく，皮弁部が接する可能性がある場合には，近傍もしくは僚眼の結膜，また口腔粘膜などを用いるが，そうでない場合には省略してよい．

(4) Mustarde rotational cheek flap (図 7d)

　眼瞼外側から耳前まで大きく弧状にフラップを形成し，頬部からローテーションしていく皮弁である．下眼瞼の 80％以上の欠損にも対応可能である．フラップ作成の際には，顔面神経を損傷しないように留意する．顔面神経はおおまかに言うと珠間切痕(外耳孔の下端)から眉毛外側に向かって走行しているため(図 7d)，この部の操作では特に顔面神経に影響しないように注意し，皮下脂肪層のレベルをなるべく超えないで皮弁を形成するように心がける．

(5) 外側眼窩皮弁 (lateral orbital flap) (図 7e)

　眼瞼全欠損や上下の眼瞼に跨がる欠損であっても有用で，カラーマッチングもよい方法である．超音波ドップラー法にて捉えた頬骨眼窩動脈を茎にして起こした皮弁を 180°回転して欠損を補填する．頬骨眼窩動脈を損傷しないように心がけるのはもちろんであるが，血管茎の周囲はなるべく組織を剥離しておくほうが，フラップの回転時の血流の面では安全である．顔面神経の損傷については(4)同様に十分に留意しながら操作する．

(6) その他の局所皮弁

i) 菱形皮弁 (rhomboid flap) (図 7f)

　腫瘍を含めて 60°と 120°の角度を有する菱形に切除を行い，その欠損を補填するようにフラップをローテーションして移動させる方法である．

ii) dufourmental flap（図7g）

　腫瘍を含めて菱形に切除を行い，ある点から一辺を伸ばした線と，その点を通る対角線の延長線で作られる角度を二等分する線上に菱形の辺の長さの切開をおき，そこからもう1つの対角線と平行に，菱形の辺の長さの切開をおく．皮弁を起こしてローテーションして移動・縫合する．Dufourmental flap は，さまざまな形の欠損に対して用いることが可能で応用範囲が広く，フラップの基底部が広いために血行も良好である．

(7) 遊離皮弁

　アドバンスケースの悪性腫瘍で切除後に眼瞼全体もしくはそれ以上に及ぶ欠損が生じた際は，形成外科との合同手術などにて遊離皮弁を用いることがある．しかしながら十分な眼表面への涙液供給，きれいなカラーマッチング，瞬きに適当な薄さ，眼球への適度な緊張を保った開閉瞼，などはなかなか難しいことが多い．

(8) 植皮

　植皮は，後葉が Hughes flap などの血行を保たれている場合によい適応になる．健眼の上眼瞼の余剰皮膚など，可能な限り眼瞼もしくはその近傍の皮膚を適応にすることにより，カラーマッチングや厚みが元の眼瞼に近くなり，綺麗な仕上がりとスムーズな開閉瞼が可能となる．

2) 後葉の再建

(1) Hughes flap 法（図8a〜c）

　瞼板結膜弁であり，主に下眼瞼の欠損に対して上眼瞼の瞼板と瞼結膜を，有茎にて補填して後葉の再建をする方法である．60％以上の欠損においても可能であるが，上眼瞼の瞼板は瞼縁から4 mm は残しておくために縦方向の欠損には限界がある．二期的手術となり，血流がフラップ全体に行き届き，完全生着確認後に二度目の切り離しの手術を行う．「眼瞼の再建には，可能な限り，眼瞼もしくは眼周囲の組織を用いる」という眼形成手術のゴールデンスタンダードに合致している術式で，粘膜と瞼板の両者を同じ眼瞼組織にて一度に再建できるため，最も多くの術者に好まれている方法である．眼瞼に緊張を保つことがポイントで，牽引糸で周囲側に緊張を保ち，フラップ作成時や剝離時などにおいては，Desmarres 鉤などを用いて天井側に凸ぎみにしておくと操作がしやすくなる．

i) 一期手術
　① 切離した眼瞼の両端を引き寄せて，実際にどの程度の幅が必要かを見積もる．
　② ドナー眼瞼を翻転させ，瞼縁に4-0 シルクなどで牽引糸をかけて周囲に向けて緊張を保つ．
　③ 瞼板の瞼縁から4 mm 内側にて瞼縁に平行に見積もった必要幅まで切開を入れる．
　④ Müller 筋と瞼板結膜弁を丁寧に切離して可動性のあるフラップを形成する．
　⑤ ねじれ，重なりのないように，欠損部に6-0 か7-0 の吸収糸にて瞼板結膜弁を縫合する．
　⑥ 予定した前葉再建を行う．

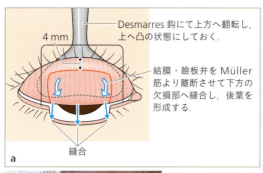
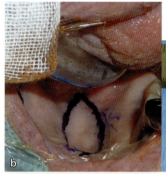
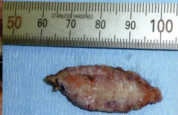
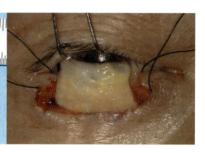
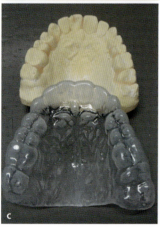

図8　眼瞼後葉の再建術
a：Hughes flap．Desmarres鉤で翻転し，そのまま下から支えながら，上に凸の状態にしておく．
b：口蓋粘膜移植．切除側は脂肪などをていねいに取り除いて薄くトリミングする．収縮を予想し，瞼縁よりもはみ出るようにしておく．
c：シーネ．あらかじめ口蓋の型をとり（①），それに合わせたシーネを作成する（②）．

　皮膚移植の予定の際にはMüller筋は瞼板につけたままで，血流を保たせてもよいが，その際には挙筋腱膜との切離を十分に行い可動性を確保する必要がある．

ⅱ）二期手術

　一期手術の3～4週間後に行う．

① 斜視鉤などで天井側に持ち上げながら瞼縁の2～3mm上で切離する．

② 上眼瞼の様子で必要に応じ，結膜と牽引筋の間の剝離を追加する．

③ 6-0か7-0ナイロンで結膜側を皮膚側にロールオーバーさせながら縫合する．

　その際に結膜，皮膚ともにトリミングを行うが，余剰な皮膚分は切除してなるべく結膜側を残すようにする．

④ 1週間後に抜糸する．

(2)硬口蓋粘膜(図8b)

　開口器を用いて術野を広く露出し，必要な採取サイズのマーキングを行い，エピネフリン入のキシロカイン®を切開部位にあらかじめ注入する．メスで切開後に剪刀を使用して剥離していくが，厚さはそれ程いらないので骨膜は口蓋側に残して構わないが，浅くし過ぎると亀裂が入るので留意する．かなりの量の出血がみられるので，バイポーラとサージセルコットンなどの酸化セルロース止血剤を用いるが，必要に応じてティシール®やベリプラスト®などのフィブリン糊を用いて確実に止血を行う．深い部分は採取後にトリミングして切除するので，剥離時には電気メスを用いても構わない．口蓋は移植後に収縮するため，瞼縁よりも2〜3mm程度はみ出るような形にして縫合を行う．当院では術後のQOL維持のために術前に歯科を受診し，シーネを作成(図8c)して術終了直後から装用開始とし，創口保護，出血防止，食事などの嚥下時の負担軽減の工夫をしている．

(3)鼻中隔軟骨つき粘膜

　鼻中隔は厚みも硬さも適当であり，粘膜も有するために，一塊として採取すれば後葉の代用として用いることができる．しかしながら採取には鼻鏡を用いた鼻内操作が必要で手技的に簡単なものではなく，鼻中隔瘻孔の可能性や鼻中隔弯曲が強く採取不能の症例があるため，術前に耳鼻科(頭頸科)にコンサルトして適応を確認しておく必要がある．

(4)耳介軟骨

　煩雑な操作もなく，曲率も支持性もよく，耳に変形もほとんど残さず，瞼板の代用として用いることができるが，軟骨に厚みがあるのでメスなどで切れ込みを入れるなどの工夫により，眼瞼のカーブに合わせる工夫が必要である．最大の欠点は粘膜がないことであるため，粘膜付きの他の組織が優先的に用いられているのが現状である．下眼瞼の角膜に接しない部分であれば，いずれ膜組織が表面を被ってくるために大きな問題にはならないことが多い．しかしながら粘膜欠損には粘膜での再建が原則であり，必要時には同側の球結膜の遊離皮弁や口腔粘膜などで補うのがよい．

(5)保存強膜

　保存強膜は角膜移植のために用いた献眼の強膜を使用する．強膜片の使用に関しては感染症に十分に留意する必要がある．移植後はそのまま保存液で冷凍保存されていたり，100%無水アルコールあるいはグリセリンなどに保存されていることがあるので，使用時にはぶどう膜などの不要組織はすべて切除して強膜のみとし，抗生物質を溶解した生理食塩水にて1日解凍・洗浄し，間で6回の液交換を行う．使用前にさらに抗生物質を含まない生理食塩水にて洗浄後，欠損の大きさに応じてトリミングして用いる．細工が容易で大きさの制限もなく非常に扱いやすいが，耳介軟骨同様に粘膜はないため，主に眼瞼中央部以外に用いられる．支持性は他のものと較べて弱く，下眼瞼では年余にわたると若干の緩みが生じることがある．なお，保存強膜使用にあたっては，臓器移植法およびその運用に関する指針に基づいて摘出された献眼眼球を用い，保存強膜の取扱については，厚生労働省からの眼球のあっせんに関する技術指針に準じて行う．患者には未知の感染症の可能

性などについてあらかじめ説明し，承諾を得ておく必要がある．

III. オプションとしての術式

　術中迅速病理診断で断端陽性が続き，予想以上に大きな欠損となる場合にも対処可能なように，いくつかの追加可能な術式を手の内にもっているとよい．特に他院切除後の再発例では初回手術の詳細がわかりにくく，断端が連続して迅速病理診断で陽性になることがある．以下にオプションとしての術式を述べる．

1. 外眥・内眥靱帯の切離

　外眥靱帯を切離することによって水平方向へ5 mm 程度のさらなる眼瞼移動が可能になる．眼瞼再建時に途中状況に応じて，必要の場合に，上眼瞼なら上，下眼瞼なら下の外眥靱帯切離を追加する．

2. 眼窩骨膜弁（図 9a）

　状況によって水平方向の組織が足りなくなる場合があるが，その際に有用な方法である．手順は，以下である．
① 外眼角部から水平に切開を入れて外側眼窩縁の骨膜を露出．
② 内側を基部とした四角形になるように外側方向に切れ込みを入れ骨膜剝離子で骨から剝がしてフラップを作成し，挙上する．
③ 再建された眼瞼の後葉相当部の外側端と，外側側から起こしたコの字の骨膜フラップを，テンションを確かめながら 6-0PDS などでマットレス縫合する．

この方法は，さまざまな再建時にオプションとして追加でき，重宝する．

3. 遊離瞼板移植

　後葉の再建時，必要な際にいつでも使用可能なものである．手技は Hughes 法と同じであるが，結膜瞼板フラップを起こした後に，結膜を 1～2 mm 余分につけたまま切除してフリーとする．通常は上眼瞼から採取するが，術眼，健眼のどちらからでも可能であり，後葉そのものであるので組織的にこれ以上のものはない．

4. メディカルユースコンタクトレンズ（MUCL）

　眼瞼再建直後の組織浮腫などを生じたときなど，眼表面の保護として有用なオプションである．短期使用時には one day タイプのコンタクトレンズを使用してもよい．

5. 涙道の再建（図 9b）

　眼瞼内側の悪性腫瘍では，涙点浸潤例や，セーフティーマージン内に涙点が含まれる症例では，涙点および涙小管の切除が必要となる．その際には，腫瘍切除と同時に DSI（direct silicone intubation）を行うことによって涙道機能の確保が期待できる．DSI 後は通常の手技で眼瞼再建を行う．切除断端がわかりにくい場合には 4-0 シルクなどで展開し，視

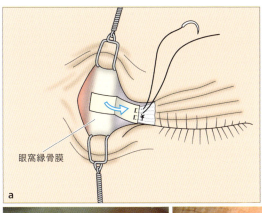
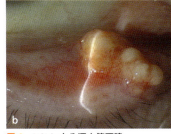 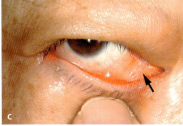 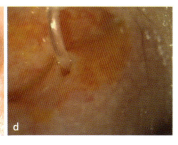

図9　DSIによる涙小管再建
a：眼窩骨膜弁.
b：右下眼瞼の涙点を含む脂腺癌.
c：Tenzel semicircular flap と DSI にて再建後 2 か月．シリコーンチューブ（矢印）が留置されている．
d：術後 2 年．新たな涙点の形成がみられている．異物感および流涙はない．本人の希望でシリコーンチューブは留置したままとしている．

野を確保する．結膜および涙小管上皮の再生およびシリコーンチューブによる物理的な粘膜癒着防止作用によって，切除端に新たな「涙点」が形成されることとなる．シリコーンチューブは通常の使用時よりも長期留置が望ましく，半年以上留置しておく．

　腫瘍切除後の欠損部は何らかの形で修復を行わなければならず，腫瘍切除と形成は表裏一体の関係にある．眼瞼再建におけるポイントは，眼瞼の再建には可能な限りで眼瞼などの眼周囲の近くの組織を用いることである．特に瞼結膜つきの瞼板の有効利用が大切である．しかしながら腫瘍がアドバンスとなると，大きな切除部位が必要となり欠損があまりに大きくなって，他部位の組織で補填しないと不可能な症例が多い．カラーマッチングは悪く，組織は厚くなってしなやかな動きに欠け，進行して眼窩内に浸潤した場合には眼瞼形成は不可で眼窩内容除去術が適応となる．また頸部リンパ節転移を生じて郭清術が必要な例も少なくない．悪性腫瘍の眼形成手術の始まりは，腫瘍の早期発見・早期治療が第一歩というスタンスの徹底を望む次第である．

▶**一般眼科医へのアドバイス**

　眼瞼腫瘍の最大のポイントは良性，悪性を見極めることである．悪性腫瘍の所見としては，腫瘍部の睫毛脱落および睫毛禿，無秩序な増殖による不整な形状，浸潤を示唆する周囲との境界不鮮明，腫瘍の増殖に必要な酸素や栄養を供給する血管増生，などがあり，これらをしっかりと捉えることが重要である．良性腫瘍であれば open treatment 法にて対処可能な症例が少なくない．悪性が考えられる症例は可及的速やかに腫瘍の専門家に紹介となるが，一度切除している場合には，術前の細隙灯顕微鏡写真と，病理提出済であればその結果も同封するとよい．

参考文献

1) 田邉吉彦：眼形成手術の基本と手術器具．あたらしい眼科 20：1609-1615, 2003
2) Tyers AG, Collin JRO：Colour Atlas of Ophthalmic Plastic Surgery, 3rd ed. Butterworth-Heinemann/Elsevier, Netherlands, 2007
3) 柿﨑裕彦：眼形成手術の神髄—眼瞼欠損の修復：欠損部位・範囲に対するブレインストーミングが勝負を決める！　臨眼 70：284-290, 2016

（辻　英貴）

S Baggy eyelid

I. 疾患概念と臨床上の特徴

　　加齢による眼窩脂肪脱(眼窩脂肪ヘルニア)には，眼球側へ脱出するもの(球結膜下脂肪脱)と眼瞼皮膚側へ脱出するもの(眼瞼脂肪脱)がある(図1)．われわれ眼科医は，眼窩脂肪ヘルニアというと球結膜下脂肪脱を連想する．本項では，眼瞼脂肪脱(baggy eyelid deformity いわゆる baggy eyelid，あるいは目袋とよばれる)について解説する(図2)．

　　眼瞼脂肪脱は，眼窩隔膜や眼輪筋などの周辺支持組織の脆弱化により，眼窩脂肪が眼瞼皮膚側へ突出することで生じる．眼窩下縁には orbicularis retaining ligament が存在し，その ligament が付着する部分の皮膚には溝状の陥凹が生じる．眼窩脂肪の突出に伴い突出部の下方には，この溝状の陥凹が目立つようになる．この溝の内側は nasojugal groove，外側は palpebro-malar groove とよばれる(図2)．

　　個人差はあるが，40〜50歳代頃より徐々に突出がみられ，60歳以降に目立つようになり手術を希望されることが多い．

II. 診断ならびに鑑別診断と手術適応

1. 問診

　　通常の眼瞼脂肪脱は，長期間をかけて徐々に発症し，それに伴いゆっくりと自覚するもので，急に発症するものではない．悪性腫瘍ではないため，自発痛も圧痛もない．問診では，主にその経過と痛みの有無について確認する．

2. 視診

　　炎症ではないため，眼瞼の発赤はない．また若干の左右差はありうるが，通常両側ともほぼ同等に突出する．眼瞼部の発赤や著明な左右差がある場合，眼窩炎症や眼窩腫瘍を鑑別するために，眼窩 CT や MRI など画像診断が必要となる．

3. 画像診断

　　上記の理由で，眼窩 MRI を施行した場合，炎症や腫瘍の有無を確認する．いずれも否

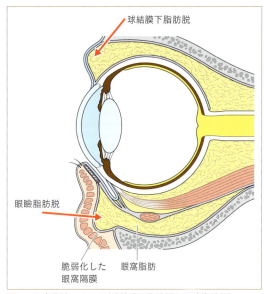

図1 眼窩脂肪ヘルニア（球結膜下脂肪脱と眼瞼脂肪脱）

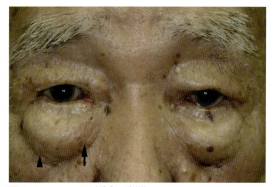

図2 baggy eyelid（重度の症例）
↑：内側（鼻側）：nasojugal groove
▲：中央〜外側（耳側）：palpebro-malar groove

定的であれば，眼窩隔膜の脆弱化による眼窩脂肪の前方脱出を矢状断で確認し，眼瞼脂肪脱と診断する．

4. 鑑別診断

眼窩悪性リンパ腫などの眼窩腫瘍，甲状腺眼症など眼窩内の炎症などの鑑別を要する．いずれも，臨床経過および画像診断で鑑別可能である．

5. 手術適応

美容形成外科では自費診療で軽度の突出から手術を施行する場合がある．しかし，本疾患は程度の差はあれ，誰にでも起こる加齢性変化のため，軽症例で整容面の改善を目的とした手術は，健康保険の適用ではないと考えられる．実際にわれわれ眼科医が，本疾患で健康保険適用の手術が必要と判断するのは，視機能に支障をきたす重症例（図2），あるいは鑑別として眼窩腫瘍を疑い生検を必要とする場合などである．

III. 手術手技の実際

眼窩脂肪へのアプローチとして，経結膜あるいは経皮アプローチに分けられる（図3）．

1. 経結膜アプローチ

軽度の症例では，円蓋部結膜から切開し，直接眼窩脂肪まで切開を進め，必要な量を切除する方法がある（図4）．結膜からスプリング剪刀で切開すると出血が多いため，高周波メスで切開すると出血を軽減できる．経皮アプローチに比べ術野が狭いため，どのコン

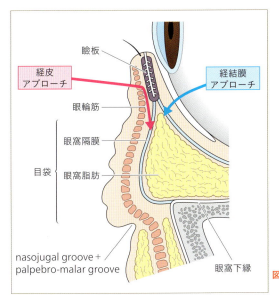

図3 2つのアプローチ法（経結膜アプローチと経皮アプローチ）

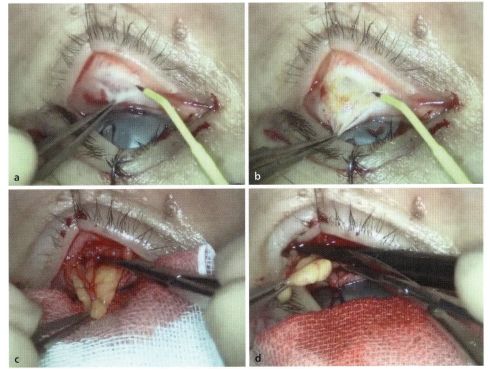

図4 経結膜アプローチによる単純脂肪切除
a：結膜円蓋部を切開する．
b：高周波メスを用いて眼窩脂肪まで切開を進める．
c：眼窩脂肪を適量引き出す．
d：眼窩脂肪を切除する．

Ⅰ 眼瞼の形成手術　S　Baggy eyelid

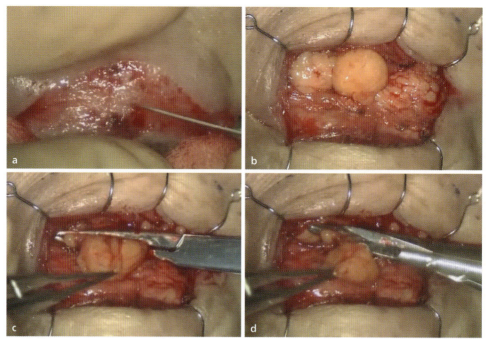

図5 経皮アプローチによる単純眼窩脂肪
a：睫毛から2～3mm尾側から皮膚および眼輪筋を切開する．
b：眼窩隔膜を切開し，3つのコンパートメントに分かれた眼窩脂肪を確認する．
c：眼窩脂肪をペアンで保持する．
d：眼窩脂肪を切除し，止血する．

パートメントを切除しているのか，識別するのが困難である．

2. 経皮アプローチ

　中等度から重度の症例では，睫毛下2～3mmのラインを切開し，眼輪筋下を剝離し，眼窩隔膜を広く展開する経皮アプローチがよい適応である（図5）．

1）眼窩脂肪単純切除

　眼窩隔膜を切開し，脱出した眼窩脂肪の3つのコンパートメント（medial fat pad, central fat pad, lateral fat pad）を確認し，切除が必要なコンパートメントを適量切除する（図5）．眼窩脂肪を必要以上に切除すると，術中に切開した皮膚を戻して仰臥位の状態で眼瞼部の陥凹がみられる．必ず術中に取りすぎによる陥凹がないか，確認する必要がある．重度の脂肪脱でも，意外なほど簡単に陥凹してしまうので，取りすぎには注意する．平らになっていれば，切開した眼窩隔膜を短縮するように縫合し修復する（plication）．

2）眼窩脂肪移動（Hamra法）

　眼窩脂肪を切除するのではなく，下方の窪みを埋めるように移動させ骨膜へ縫着する方法で，同時に弛緩した眼窩隔膜も骨膜へ縫着しテンションを修復する術式である（図6）．具体的には，眼窩縁より尾側5～6mmまで骨膜上を剝離する．眼窩隔膜を切開して脱出

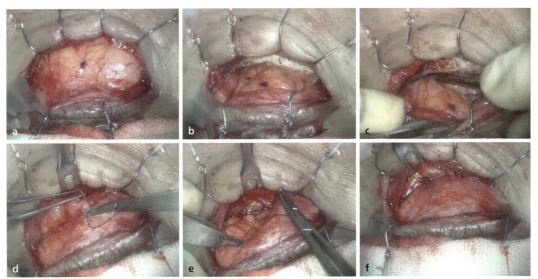

図6　眼窩脂肪移動（Hamra法）
a：眼輪筋下を剥離し，眼窩隔膜を露出する．
b：眼窩縁から尾側へ5〜6 mm 骨膜上を剥離する．
c：眼窩隔膜を切開する．
d：眼窩隔膜および眼窩脂肪を一緒に通糸する．
e：眼窩隔膜および眼窩脂肪を尾側の骨膜へ固定する．
f：固定後，眼窩隔膜のテンションが改善していることがわかる．

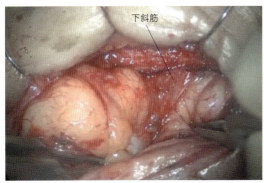

図7　下斜筋付着部の確認
眼窩隔膜を切開すると鼻側（内側）に下斜筋が確認できる．

した眼窩脂肪と，切開した眼窩隔膜の頭側の断端を一緒に，眼窩縁の尾側の骨膜へ縫着する．つまり内側の nasojugal groove，外側の palpebro-malar groove の直下の眼窩縁の骨膜へ縫着することで眼窩脂肪が溝を埋めるボリュームとなる．その固定を内側から外側まで4〜5か所行う．

VI. 術中・術後の合併症とその対処法

　術中に下斜筋を損傷しないように下斜筋付着部を確認する必要がある（図7）．また，経皮アプローチでは眼輪筋下を広範囲に剥離する必要があるため，術中および術後に皮下出血をきたしやすい．術後の出血の予防に圧迫眼帯が必要である．

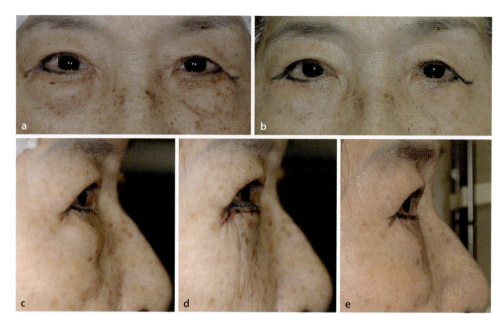

図8　Hamra 法
a：術前.
b：術後3か月. 下眼瞼の突出および内側の溝 nasojugal groove が消失している.
c：術前. 側面からの写真で下眼瞼のふくらみが確認できる.
d：術直後. baggy eyelid が解消している.
e：術後3か月. 下眼瞼が平らになっていることが確認できる.

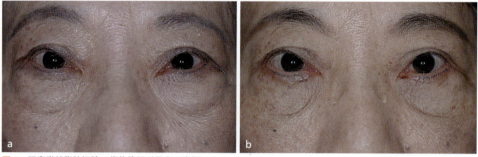

図9　眼窩単純脂肪切除で術後陥凹が目立つ症例.
a：術前.
b：術後. 下眼瞼の突出は消失したが，逆に陥凹により内側の溝 nasojugal groove が目立っている.

V.　術後管理と経過観察

　術後3か月程度で腫脹は完全に消失するため，少なくとも3か月間は経過観察が必要である．術前の顔写真は正面と横からの側面の両方を撮影すると，術前後の変化がわかりやすい（図8）．脂肪を必要以上に切除すると，術後の経過中に腫脹が軽減するとともに，陥凹が目立つようになる（図9）．美容外科での手術の場合，脂肪やヒアルロン酸の注入を追加で行う場合がある．

▶**一般眼科医へのアドバイス**

　Baggy eyelid は，一般的な加齢性の変化であり，単純に整容面を改善するための美容目的であれば，保険診療での手術にはそぐわないため，美容整形外科などでの自費診療で行うべきものであることを患者へ説明する．重度の脂肪脱で，下方視野にかかる，あるいは，突出した眼瞼が眼鏡レンズに触れるなど，視機能面でも支障をきたす場合，保険診療での手術を検討する(図2)．

　専門医へ紹介する際のポイント：上記の重度の眼瞼脂肪脱や，鑑別診断として眼窩炎症や眼窩腫瘍など画像診断が必要な場合は，専門医へ紹介し，鑑別を含め精査加療を依頼する．

参考文献

1) Tomlinson FB, Hovey LM：Transconjunctival lower lid blepharoplasty for removal of fat. Plast Reconstr Surg 56：314-318, 1975
2) Baker SS, Muenzler WS, Small RG, et al：Carbon dioxide laser blepharoplasty. Ophthalmology 91：238-244, 1984
3) Hamra ST：Arcus marginalis release and orbital fat preservation in midface rejuvenation. Plast Reconstr Surg 96：354-362, 1995

〔林　憲吾〕

T 涙腺脱臼の整復

I. 疾患概念と臨床上の特徴

　涙腺脱臼は，正常では涙腺窩に位置する主涙腺が前方に脱出し，上眼瞼耳側の腫脹がみられる病態である(図 1a)．涙腺脱臼は時に両側性である．明らかな炎症所見を伴う急性涙腺炎とは異なり，発症時期が不確かで経過が長く，長年にわたり腫れぼったい瞼であったと訴えるような症例もある．軽度の炎症を繰り返す病歴を有することもあるが，概して炎症所見は軽微であり，自発痛や圧痛はなく，眼瞼皮膚の発赤は伴わない．触診において正常涙腺は触知されないが，脱臼した涙腺は眼瞼皮下に容易に触知され，弾性軟で可動性があり，圧迫により容易に眼窩内に押し込める．

II. 診断ならびに鑑別診断と手術適応

　眼瞼腫脹が涙腺脱臼に起因していることを確認する目的で，MRI(図 1b)あるいは CT の画像検査は必須である．眼科検査では涙液分泌機能と眼球突出度を確認する．除外すべき鑑別診断は，涙腺腫脹をきたしうる炎症や腫瘍であり，IgG4 関連涙腺炎(Mikulicz 病，結核，サルコイドーシスなど)，急性涙腺炎，涙腺結石，涙腺嚢胞，外傷や眼瞼手術の既往，内分泌疾患(甲状腺眼症)，リンパ腫(特に MALT リンパ腫)，涙腺癌などが挙げられる．涙腺に軽度の炎症以外に異常がない特発性の(加齢を含む)涙腺脱臼が整復手術の適応となる．

III. 手術手技の実際

　涙腺脱臼の手術法には，脱臼部涙腺を切除する術式，涙腺を深部に戻して脱出した部位の眼窩隔膜を縫合する術式，脱臼部涙腺を眼窩骨縁に縫合固定する術式などが挙げられる．ここでは脱臼部涙腺を眼窩骨縁に縫合固定する手技を提示する．重瞼線(一重や奥二重の場合には瞼縁より上方に約 5 mm の位置)に沿って，眼瞼皮膚の耳側約 1/3 を切開する．眼輪筋次いで眼窩隔膜を切開して，脱臼した涙腺を露出する(図 2a)．眼窩隔膜は時にきわめて薄くなっていることがある．この時点で脱出するのは涙腺の眼窩葉である．診断を確認するために脱出涙腺の一部を切除し(図 2b)，病理に提出する(図 1d)．涙腺眼窩葉の前

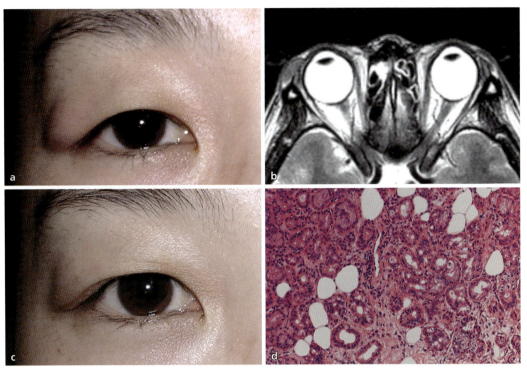

図1　32歳女性にみられた右涙腺脱臼
術前に右上眼瞼耳側の腫脹がみられ(a), MRIで涙腺の眼瞼皮下への脱臼がみられた(b). 脱臼した涙腺の整復術後, 右上眼瞼の腫脹は改善した(c). 生検した涙腺の病理では軽度の炎症を伴う涙腺組織がみられた(d).

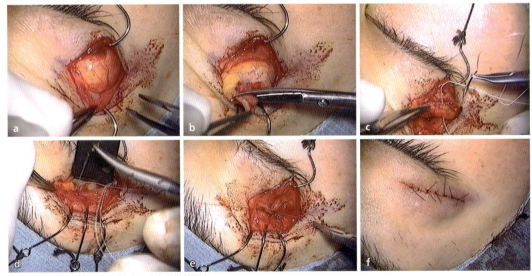

図2　右涙腺脱臼(図1の症例)の手術顕微鏡写真
重瞼線切開で涙腺を露出し(a), 病理検査のために涙腺の一部を切除した(b). 涙腺の突端にかけた縫合糸(c)を, さらに眼窩縁から内側の骨膜に通糸して(d)固定した. 眼窩隔膜を縫合し(e), 次いで眼輪筋層を縫合し, 最後に眼瞼皮膚を縫合した(f).

方に吸収糸を通糸し(図2c), さらに前頭骨眼窩縁内側の骨膜に通糸して縫合し, 涙腺を固定する(図2d). 切開した眼窩隔膜を縫合し(図2e), 次いで眼輪筋層を縫合し, 最後に眼瞼皮膚縫合を行う(図2f). 提示した症例では, 上眼瞼耳側が垂れ下がるような形態は術後

に消失した(図1c).

IV. 術中・術後の合併症とその対処法

　涙腺には涙腺動脈の枝が分布し，涙腺の切除時には拍動性の出血をきたすこともあるので，バイポーラにより確実に止血を行うことが必要である．術中所見で涙腺以外の腫瘤が疑われるなら，必ず病理に標本を提出し確認する．術後に重瞼線の乱れなどの眼瞼形態の異常をきたさないようにするためには，眼窩隔膜，眼輪筋，皮膚をおのおのの層ごとに縫合することが肝要である．術後の合併症で留意すべきは，眼瞼皮下，眼窩内の出血や血腫である．術後の出血が視機能を脅かすほど重度であれば，まずはMRI画像で血腫の有無を確認し，必要に応じてはその除去や減圧を行う必要がある．

V. 術後管理と経過観察

　通常，術後の眼瞼腫脹は術後4日目頃より消退する．腫脹が高度な場合など，症例によっては短期のステロイド内服を併用してもよい．病理を提出した場合には，その結果を確認する．経過観察の要点として，まずは主症状である眼瞼腫脹の消退の有無を評価する(図1)．必要に応じてMRI画像でも涙腺を確認する．その他，重瞼線の乱れなどの眼瞼の形態の異常や，涙液分泌機能低下とそれに伴う角結膜傷害の有無にも留意する．術後に眼瞼の腫脹や形態が落ち着くまでには3か月以上を要することもあり，視機能に影響するような合併症でないなら，再手術の要否の判定は決してあわてないことである．

> ▶一般眼科医へのアドバイス
> 　上眼瞼の耳側が腫脹し，画像で涙腺腫大がみられ，涙腺脱臼と考えられる症例をみたとき，最も重要なことはリンパ腫などとの鑑別診断である．その意味でも，脱出した涙腺の一部を病理に提出する準備をして手術に臨みたい．

参考文献

1) 寺内博夫, 坂上達志, 久保田伸枝：両側涙腺脱出とその手術. 臨眼 78：669-671, 1984
2) Smith BC, Nesi FA：Suspension of the herniated lacrimal gland. In：Practical Techniques in ophthalmic plastic surgery. pp146-149, The C.V. Mosby Company, St. Louis, 1981

〈髙比良雅之〉

II 眼窩の形成手術

A 下壁骨折：再建術

I. 疾患概念と臨床上の特徴

　眼窩壁骨折は，鈍的外傷によって内壁，下壁，内壁＋下壁に生じる．骨折に起因する外眼筋と眼窩脂肪の変位による眼球運動障害，および陳旧期の眼球陥凹の二面から病態を理解する必要がある．顔面骨折，頭蓋底骨折および視神経管骨折を合併することがあるので留意する．眼科救急疾患のなかでも高頻度で，眼球損傷の有無を確認しながら眼窩壁骨折を疑うべき症状がないか念頭におくことが診断に重要である．

　受傷日時，受傷機転，自覚症状とその経過が初診時の問診で非常に大切である．特に労災や事件性の有無については詳しく聴取してカルテに記載しておく．図 1 に年齢分布と受傷機転を示したが，施設により異なることが予想される．

II. 診断ならびに鑑別疾患と手術適応

　診断は表 1 に示した特徴的な症状と所見の有無を確認して，眼窩 X 線，CT によって行う．頭部 CT のみで眼窩骨折の有無を診断することはできない．複視の評価が CT でみられる骨折で説明がつくかどうかを判断することが，病態と手術適応を考える要である．眼窩内気腫(図 2a)や高度な眼窩内血腫は眼球運動を著しく障害することに留意する．複視の評価法には，対面法，Hess 赤緑試験，両眼単一視野があるが，基本的には眼窩壁骨折で生じる眼球運動障害は，外眼筋の捕捉による伸展障害が主体である．収縮障害が著明な場合には，外眼筋の絞扼か筋自体の損傷(出血，骨片の嵌入など)がある可能性が高い．手術適応は，骨折による眼窩組織の脱出で生じた複視や眼球陥凹で，手術治療を希望する症例である．緊急手術の絶対的適応は，CT で確認される外眼筋絞扼であり，多くは嘔吐と痛みを伴った伸展＋収縮障害を示す小児閉鎖型(線状，若竹)骨折である(図 2b)．

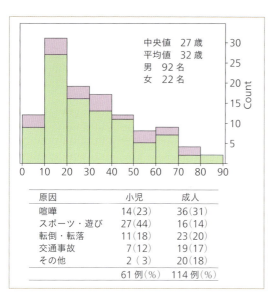

図1 眼窩壁骨折の年齢，性差および原因（自験例）
眼窩骨折は10歳代の男性に好発．転倒/転落，スポーツ，喧嘩，偶発的接触，交通外傷などが主な機転であるが，小児ではスポーツや遊びのなかで他人の身体の一部の偶発的接触が高頻度．小児は受傷患者の約半数であり，近年頻度が増加傾向．スポーツ外傷では，野球やソフトボールによる打撲が高頻度．

表1 眼窩壁骨折を疑う症状と所見

自他覚所見	理由
眼部皮下出血	球後出血，頬骨骨折など
鼻出血	骨折による篩骨洞や上顎洞粘膜の損傷
眼瞼・眼窩気腫（図2a）	鼻をかむことによる副鼻腔から眼窩内への空気侵入
眼球運動制限および複視（図2b）	骨折部での外眼筋捕捉
眼球運動痛・悪心・嘔吐	外眼筋の強い捕捉による迷走神経反射
眼球後退（pseudo Duane 症候群）	骨折部での外眼筋絞扼
眼球陥凹	骨折による眼窩腔の拡大
頬部-鼻翼-上口唇知覚鈍麻	眼窩下溝骨折による眼窩下神経障害

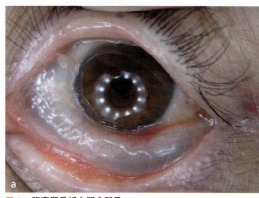
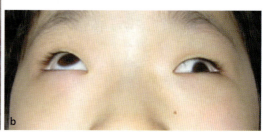

図2 眼窩壁骨折を疑う所見
a：眼窩内気腫．受傷後の鼻かみが原因で，結膜下や眼瞼皮下にも拡散．複視の評価は不可能．
b：外眼筋絞扼による眼球運動障害．左眼は上下転ともに高度障害．緊急手術の適応．

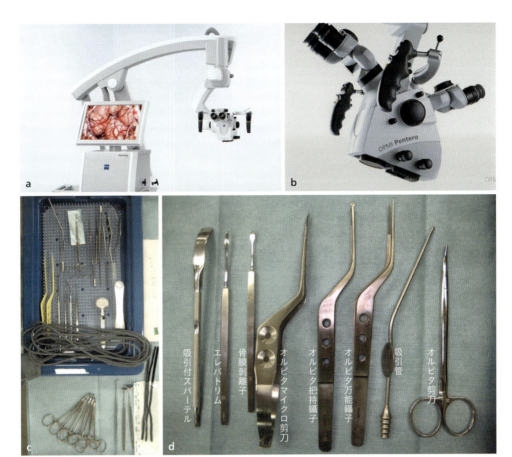

図 3 手術に必要な装置と器具.
a：脳神経外科または耳鼻科用顕微鏡.
b：鏡頭が 3 軸方向に自在に動き，焦点深度も変更可能．写真は ZEISS 社 PENTERO900（http://www.zeiss.co.jp より）．
c：眼窩深部手術セットの例.
d：器具の拡大．エレバトリムと吸引管の組み合わせで術中操作することが多い．

III. 手術手技の実際

1. 手術に必要な設備と器具

　眼窩深部の手術には脳神経外科や耳鼻科用の手顕微鏡が適している．また，鑷子や剪刀，バイポーラ鑷子などについてもバヨネット型のものが使いやすい．ほかに吸引管や脳ベラ，開創器（釣り針鈎や Desmarres 鈎を含む）などが必要である．当科で用いている器具を図 3 に示す．

2. 手術手順

① 手術開始前に眼球運動制限の状態を確認するために forced duction test（図 4a）を行う．下直筋捕捉がなければ輪部結膜を軽く引くだけで眼球は上転できる．
② アプローチ（図 4b～f）：経皮，もしくは経結膜的に眼窩縁に達し，骨膜下に術野を展開

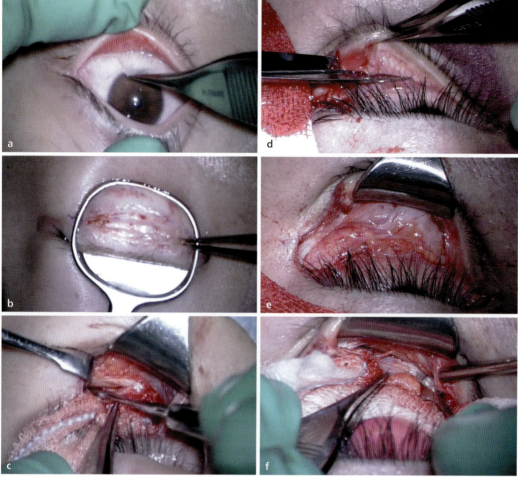

図4 アプローチ(左列17歳女性,右列24歳男性)
a:Forced duction test. 手術開始前に眼球運動制限を確認. 正常であれば,輪部結膜を把持して軽く引くだけで上転可能. 写真は,結膜襞が生じる程度に引いても上転不可能.
b, c:経皮的(睫毛下皮膚切開)アプローチ. 挟瞼器を用いて皮膚眼輪筋を切開し止血. 挟瞼器を外して,眼輪筋下を下方に向かって鈍的に剝離して眼窩下縁に到達.
d〜f:経結膜的(外眼角+円蓋部結膜切開)アプローチ. 外眼角切開から下瞼板下方の結膜切開を連続させて涙丘付近まで到達. コメガーゼや角板で前方に突出する眼窩隔膜を圧迫しながら下方に鈍的剝離して眼窩下縁に到達. コメガーゼやアイシールドを用いて眼球を保護.
図4〜7では左列は経皮的,右列は経結膜的手術の各々同一症例を提示.

する.

③骨折部脱出組織の整復(図5):下眼窩縁から骨膜下に術野を展開すると,骨折部では必ず骨膜が損傷しており,眼窩脂肪が直視下に見えるようになる.受傷後1〜2日以内であれば,骨折縁の骨膜と脱出組織の癒着はなく,整復は比較的容易であるが,受傷後時間が経つにつれて骨折縁で脱出組織の癒着剝離が難航する傾向にある.眼窩脂肪は,器具で損傷することがないようにエピネフリン添加キシロカイン®や生理食塩水で濡らしたライン付コメガーゼまたは脳外科手術用コットンシート(ノイロシート®など)で覆いながら,愛護的に扱う.「脱出組織をすべて眼窩内に整復する=骨折縁の全周を直接観察する」ということである.上顎洞内に変位した遊離骨折片は摘出するが,上顎洞の

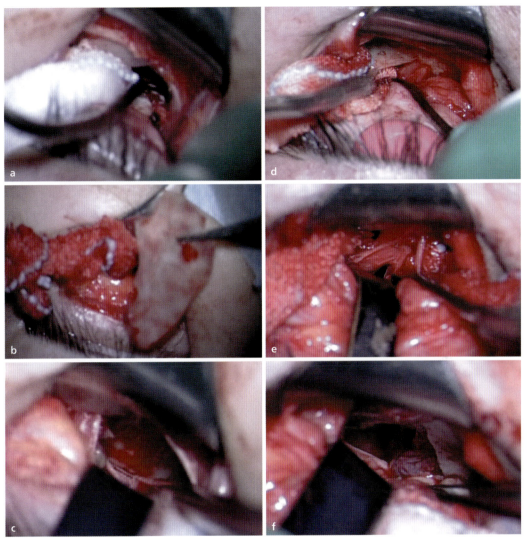

図5 骨折部脱出組織の整復（左列，右列ともに図4と同一例）

a～c：経皮的アプローチによる左眼窩下壁骨折整復．眼窩下溝から内側の広い範囲の開放骨折があり，骨折縁からコメガーゼを挿入しながら脱出した組織を眼窩内に整復（a）．受傷当日の手術であり，癒着はなく多量の脱出組織は容易に復位され，上顎洞内に遊離していた骨片を摘出（b）．眼窩下壁の骨折縁の全周が観察され，外側に眼窩下溝組織，後方に上顎洞後壁，その手前に深部骨折縁（c）．

d～f：経結膜的アプローチによる左眼窩下壁骨折整復．受傷後4日経過した眼窩下溝を含む広い開放骨折．左手に吸引管，右手にエレバトリム（エレバ，エレベータ）を持って骨折縁の前方で癒着を解除しながら上顎洞内にコメガーゼを入れ，骨折縁全周の癒着を剥離しながら脱出組織をコメガーゼとともに挙上して眼窩内に整復（d）．脱出組織を整復し骨片を摘出したときに観察された，眼窩下溝の強固な線維結合織（e）．線維結合織を丹念に分けて骨折部全体が観察可能（f）．経皮的アプローチ（c）よりも経結膜アプローチ（f）のほうが広いことがわかるが，脳ベラでの眼球圧迫に注意．

届かないところにある場合には残存させても差し支えない．小児閉鎖型骨折で骨折部に隙間がなく，眼窩組織が強く捕捉されている場合には，骨折骨を上顎洞側に押しながら脱出組織を整復するか，もしくは骨を一部除去して脱出組織に過度な牽引が加わらないように整復する．眼窩下壁骨折のほとんどは眼窩下溝に骨折線がある．眼窩下溝には，眼窩下神経と動脈が走っており，厚い結合織で包まれている．眼窩下溝組織は上顎洞側に残せるように，眼窩後方まで剥離しておく．脱出組織を整復したら，一

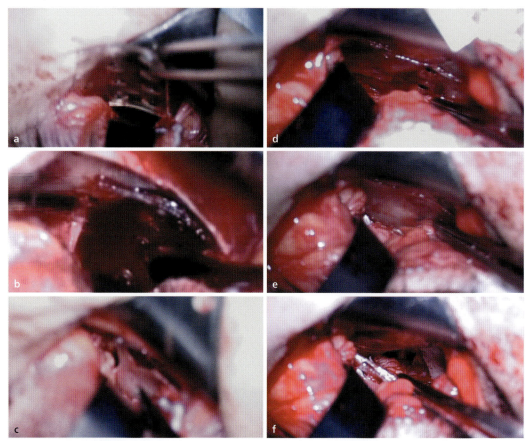

図6 眼窩下壁の再建（左列，右列ともに図4，5と同一例）
整復した脱出組織は，再び脱出しないようにコメガーゼやコットンシートでカバーして脳ベラまたは角板などで押さえておく．
a〜c：経皮的アプローチ．インプラントとして摘出した大きな骨片を試したが，設置強度が不足したため，15×22 mmのラクトソーブメッシュ®をゆるく弯曲させ，眼窩下溝から内壁にかけて再建（a）．骨折縁の前方後方内側でグラつきがなく安定（b）．再建部の骨化を期待して骨片をラクトソーブ上に設置（c）．
d〜f：経結膜的アプローチ．20×20 mmのラクトソーブメッシュ®を眼窩下壁に広く設置（d）．細かく分かれた骨片をラクトソーブメッシュ®上に2片置き，その上から位置ずれ防止のために吸収性人工硬膜シームデュラ®を敷設（e）．インプラントの裏側で，眼窩組織の整復漏れがないか，持続性出血が生じていないかを確認（f）．

度すべてのコメガーゼを取り除きforced duction testを行い，眼球運動制限が解除されていることを確認する．

④眼窩下壁の再建（図6）：再建材料は，摘出した骨片，採取した自家骨片，人工硬膜，シリコーン，バイオプラスティックス，ハイドロキシアパタイトなどがあり，骨欠損の程度に合わせて選択する（表2）．近年は吸収性素材であるバイオプラスティックス（ラクトソーブ®，スーパーフィクソーブ®など）が用いられることが多い．ラクトソーブ®は骨化を促進する作用が報告されているが，支持力低下は術後4か月から生じるため，ハイドロキシアパタイトを含有し，より長く支持力が持続するスーパーフィクソーブ®の使用施設が増加している．小児の閉鎖型骨折のように骨欠損がない場合や骨欠損が小さい場合には，シリコーンや吸収性人工硬膜を用いる．眼窩内圧で常に圧迫されるため，再建材料は固定する必要はないが，前後内外の骨折縁の上に乗るように加工する．再建材料の設置が完了したら，上顎洞内に眼窩組織の脱出残存や持続出血がないかを確

表2 代表的な人工再建材料

	アパタイトセラミクス	シリコーン	ラクトソープ® スーパーフィクソープ®	フルオロテックス®	シームデュラ®
用途	硬性再建	硬性再建 骨膜補塡	硬性再建	骨膜補塡	骨膜補塡
吸収性	なし	なし	あり	なし	あり
生体適合性	○	○	◎	○	◎
易加工性	△	◎	◎	◎	◎
組織支持力	◎	○	○〜◎	×	×
備考	多孔性製品で稀に術後感染	線維組織膜形成し,稀に血腫形成	吸収素材であり線維組織に置換 骨化促進(?)	周囲に線維組織膜形成	コラーゲン線維を有する硬膜様組織に置換

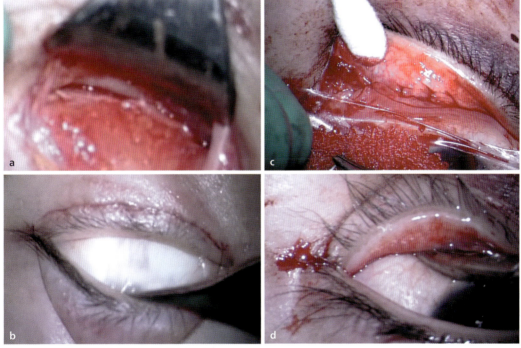

図7 閉創(左列,右列ともに図4, 5, 6 と同一例)
a, b:経皮的アプローチ.眼窩下縁で骨膜を 7-0 バイクリルなどの吸収性糸で 3〜4 針縫合(a).眼瞼の皮下組織を整復して出血があれば完全に止血.皮膚は 7-0 ナイロンなどで単純縫合もしくは皮下連続縫合.結膜輪部を把持して上転制限の残存がないかを確認(b).
c, d:経結膜的アプローチ.結膜を 7-0 バイクリルで縫合(c).外眼角では外眼角靱帯と皮膚は 7-0 ナイロンで縫合(d).

認する.

⑤ 閉創(図7):高度の皮下出血が決して生じないように,止血は十分に行う.終了時には,瞳孔径の異常,眼窩血腫(皮下出血,結膜下血腫など),および眼球運動制限の有無と手術器具や材料(コメガーゼや縫合針など)の残留の可能性がないことを複数人で確認する.

⑥ 手術前後の CT(図8):術後早期に CT もしくは MRI で整復再建状態を確認する.

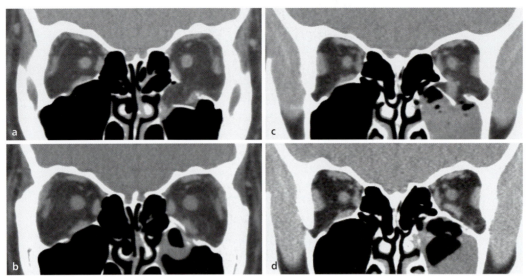

図8 術前術後のCT冠状断（左列17歳女性，右列24歳男性）
a, b：17歳の女性．術前と整復翌日のCT冠状断
c, d：24歳の男性．術前と整復翌日のCT冠状断
下列の術後CTでは，脱出した眼窩組織が整復され，下壁の整復状態も良好．

IV. 術中・術後の合併症とその対処法

1. 高頻度のもの

1) 角膜障害

特に経結膜アプローチで乾燥により生じやすい．アイシールドと眼軟膏を使用する．

2) 眼部腫脹

手術侵襲による腫れに対し，術後アイシング，消炎薬内服，短期ステロイド内服などを行う．

3) 鼻出血

上顎洞に流れた出血が鼻出血となる．術前だけでなく術後も鼻をかまないよう患者へ説明する．

4) 下直筋麻痺

小児閉鎖型骨折，陳旧性骨折の整復術などの術後に上転位となり下転できない．骨折自体や手術侵襲によって下直筋の障害が残存する可能性があることを術前に説明する．ほとんどの場合は一過性である．

2. 低頻度のもの

1）眼窩下神経障害

眼窩下溝組織の癒着剥離や止血操作で眼窩下神経障害が生じる．陳旧性骨折の整復術で頻度が上昇する．患者へ術前に説明する．ほとんどの場合は一過性である．

2）眼窩内出血

眼窩内組織や眼窩下溝組織から血腫が形成される．シリコーンシート再建長期経過後にみられる．再手術の可能性を術前に患者に説明する．

3）皮下出血

術後出血などで縫合不全も合併する．皮下組織の出血は終了時に完全に止血する．

4）下眼瞼内反/外反

経結膜アプローチで生じ，欧米人では外反，アジア人では内反が多い．術前に説明し，発症時は手術による治療を行う．

3. 理論的に生じうるもの

1）視神経障害

眼窩内組織の術中圧迫が長時間であれば生じる可能性がある．時折ガーゼや鈎による圧迫は解除する．術中に瞳孔径を確認する．

2）眼内出血

眼球打撲を伴っていることが多く，術前からの虹彩炎や前房出血の増悪が，手術操作による眼球圧迫で生じる可能性がある．手術器具による眼球圧迫が最低限になるように配慮し，特に経結膜手術の際に注意する．

3）涙小管損傷

経結膜アプローチで下眼瞼を過度に牽引した場合，涙小管の伸展により断裂をきたす可能性がある．助手による牽引が過度にならないよう注意する．釣り針鈎などを用いる．

4）再建材料の変位

再建材料の術後のズレ，吸収性素材の吸収に伴って支持力が低下する．材料の設置状態や脱出組織の整復状態は術中に確認する．術後に鼻をかまないよう説明する．手術効果に大きく影響している場合には患者と相談して再手術を検討する．

5）眼窩蜂窩織炎

手術創部もしくは上顎洞からの細菌感染が原因で生じる発赤，腫脹，疼痛があれば疑う．吸収性素材の吸収過程でも軽度の炎症が生じる可能性があるので鑑別が必要である．

> ▶一般眼科医へのアドバイス
>
> 眼部打撲は頻度の高い外傷であり，一般的な眼科クリニックにも初診することが多い．眼科医として最も重要な責務は，眼球や視神経損傷がないかを判断することであるが，**表1**のような症状がある場合には骨折の疑いがある．患者が希望すれば，高次病院に直接電話連絡をして診察を依頼する．紹介先の病院が，残念ながら眼科医が骨折手術を担当していない場合には，症状や複視の程度を丁寧に説明して引き継ぐようにする．最も緊急性を要する眼窩下壁骨折の典型例は，15歳以下の小児，外眼筋の伸展および収縮障害が明らかで，痛み・悪心・嘔吐を伴っている．

参考文献

1) 田辺芳樹，恩田秀寿，小出良平，他：眼窩底骨折における眼内損傷の発生頻度の検討．日職災医誌 58：251-255, 2010
2) 古田実：眼科最新手術 眼瞼，眼窩 再建材料を用いた眼窩骨折の手術療法．眼科 53：1381-1386, 2011

〔古田　実〕

B 下壁骨折：バルーニング法

I. 疾患の概念と臨床上の特徴

　　下壁骨折整復時に骨欠損部をなんらかの素材で補填することで，眼窩内容の脱出を予防することが必要である．眼窩側から塞ぐ場合は骨膜下にプレートを留置する方法（プレート挿入術）があり，上顎洞側から塞ぐ場合は先端が風船状に膨らむチューブを挿入して膨らませる方法，いわゆるバルーニング法がある．

　　プレート挿入術の鉄則は，眼窩骨膜と骨との間にプレートを留置することである．正しく留置が行われなかった場合，プレートの素材にもよるが，プレートと眼窩内容（脂肪，外眼筋）の癒着によって不可逆的な眼球運動の悪化を生じる．これを回避する手段として，風船（以下，バルーン）で上顎洞側から下壁を支持するバルーニング法も有用な治療手段と考えられている．バルーニング法の利点は，眼窩内に異物を移植せず，自家眼窩骨で下壁を再建できることである．

II. 診断ならびに鑑別診断と手術適応

　　下壁骨折の形態的種類には，トラップドア（trapdoor）型＝閉鎖型と骨欠損（bony defect）型＝開放型がある．バルーニング法はどちらの骨折形態にも有用である．ただし，上顎洞内にバルーンが挿入できないような狭い上顎洞や洞内が隔壁で完全に分断されている症例では使用できない．隔壁は16～56％に存在するといわれているが，図1に示すような完全分断例は少ない．

III. 手術手技の実際

　　使用するバルーンには，高研社のブローアウトバルーン®を用いる．本体はバルーン部とチューブ部で構成され，ビスとの一体型眼窩骨折手術専用のバルーンである．全長は34 cm．シリコーン性で，表面にテフロン加工を施してある．バルーン部分はさらに，内筒とバルーンで構成されている．バルーン部分が膨張し，続いて内筒が伸張しながらバルーンが拡大するのが特徴である（図2）．

　　上顎洞内に挿入した後に，生理食塩水と造影剤，ピオクタニンの混合液を注入してバ

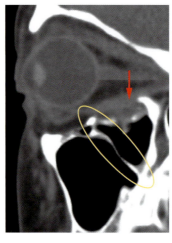

図1　眼窩下壁骨折症例の眼窩CT矢状断
眼窩後方で骨折している（赤矢印）．上顎洞が隔壁（黄色丸囲）により完全に分断されている．

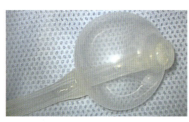

図2　15 mLの空気で膨らませたブローアウトバルーン

ルーンを膨らませる．挿入したバルーンの上に骨片を並べ，しばらくの期間バルーンを留置する．骨欠損型の手術では，あらかじめバルーニングすることで，嵌頓した眼窩内容が引き上げられ，整復がしやすくなるテクニック的な利点もある．

1）眼窩内容の引き上げ（⇒ 297頁，「A. 下壁骨折：再建術」の項を参照）

眼窩内容が骨折部とバルーンとの間に挟まれないように，あらかじめ癒着をはずし整復する．

2）骨窓の作成

顕微鏡操作ではないため，術野を無影灯で照らしながら行う．
① 犬歯窩歯齦部にエピネフリンを混注した2％キシロカイン®液を2.5 mL注射する．円刃刀で歯齦部を，神経を避け，縦方向に10 mm以上切開する（図3）．
② 骨膜剥離子で剥離し，上顎骨前面を露出する．
③ 丸ノミと槌で上顎骨に約10 mmの円形骨窓を作成する（図4）．
④ 上顎洞粘膜を切開する．

3）ブローアウトバルーンの挿入

① 誘導針をチューブに挿入した後に，骨窓からバルーンを挿入する．
② 誘導針を抜き（図5），バルーン内に生理食塩水の混合液を注入する．抵抗があれば，いったん注入を中止し，モスキートペアンでチューブの遠位端をクランプする．

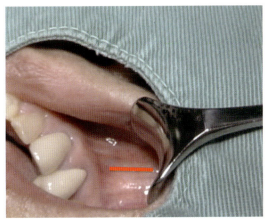

図3　犬歯窩歯齦部切開位置（赤線）

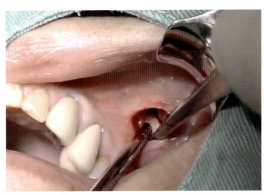

図4　上顎骨前面の露出

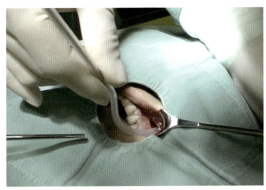

図5　誘導針の抜去

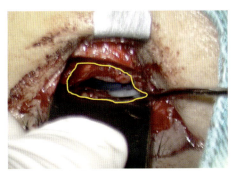

図6　骨欠損型の術中所見
黄色枠が骨折範囲．バルーンが骨片越しに確認できる．ピオクタニンのため青く見える．

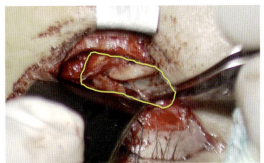

図7　骨欠損型の術中所見
バルーン上に自家眼窩骨片を3つ並べた．

③眼窩側から注入量を確認し，足りなければ再注入する．

4）骨片を置く

　トラップドア型では，バルーンでヒンジを支点としドアを下方から持ち上げ，骨折部を閉鎖する．骨欠損型では，粉砕した骨片をバルーンの上に並べる（図6, 7）．その際，骨折縁に骨片の一部がかかるように置くとよい．挿入したバルーンのチューブを口腔内に収まるように切断短縮し，専用のビスで断端を閉鎖する（図8）．4-0シルク糸を巻きつけビスを固定する．

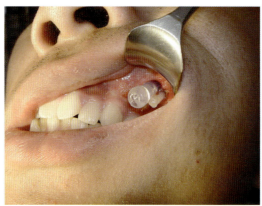

図8 チューブの口腔内固定後

IV. 術中・術後の合併症とその対処法

1. バルーニング中

1) バルーンの破裂

　骨創が狭い場合，創縁が滑らかでなかった場合に起こりやすい．これは挿入時の医原性のバルーン損傷が原因である．また，注入量過多の場合，特に 25 mL を超える場合には破裂のおそれがある．術中に破裂した場合には，原因を除去したうえで再挿入する．術後に破裂した場合には，眼窩 CT を撮影したうえで再挿入するか否かを検討する．

2) 高眼圧症

　バルーン内容量が過多の場合，術後の炎症・浮腫との相乗効果で眼球突出・高眼圧を示すことがある．この場合，消炎と降眼圧治療をすみやかに行う．効果がない場合は，口腔内のチューブ先端からバルーン内容液を少量除去する．

2. バルーン抜去後

1) 上顎洞炎

　上顎洞粘膜の感染，術後侵襲により，上顎洞からの膿性鼻汁の排出がみられる．予防のために術直後からマクロライド系抗菌薬，抗アレルギー薬，粘液排出促進薬の投与を行う．さらにバルーン抜去後からは鼻を積極的にかむことで，副鼻腔内の鼻汁排出を促進させる．

2) 眼窩下神経領域の知覚鈍麻

　骨折により眼窩下神経が露出していた場合には，バルーンによる圧迫で知覚鈍麻が生じる．バルーンの抜去とともに麻痺は軽快していく．

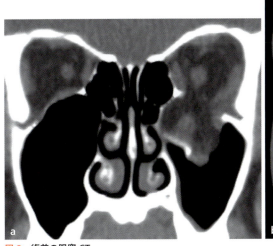
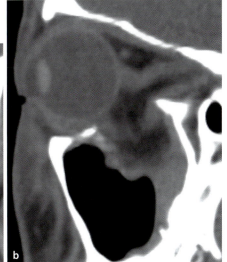

図9　術前の眼窩 CT
a：冠状断，b：矢状断．

V. 術後管理と経過観察

1）バルーンの留置期間

　バルーン抜去の時期は，骨欠損型では，バルーンの上に並べた骨折片とバルーンとの間に上顎洞粘膜が張ってくる頃がよい（2週間以降）．一方，トラップドア型の骨折片はヒンジ部で繋がっているため，骨折片の落下はなく早期のバルーン抜去が可能である．バルーン抜去後の歯齦部は開放創のままにしておく．

IV. 実際の症例

　31歳の女性．武道の試合中に左眼を相手の頭で強打した．左眼窩下壁骨折（骨欠損型）と診断し（図9），受傷6日目にバルーニング法による眼窩骨折整復術を行った．術翌日のCT では，骨片が下直筋を屈曲させていたため（図10），バルーン内容過多と考え，内容液を2 mL 抜去した．術後8日目にバルーンを抜去した．術後2か月のCT では眼窩下壁は整復されている（図11）．

▶**一般眼科医へのアドバイス**
　眼窩骨折を疑った場合，鼻を強くかまないように指示し，専門施設を紹介する．強い眼球運動時痛や持続する嘔吐を認める場合，緊急手術が必要となることがある．一方，大きな骨欠損にもかかわらず，複視がない場合も，受傷2週間以降に複視が増強することがある．眼窩組織と上顎洞粘膜が癒着する前の手術が望ましい．

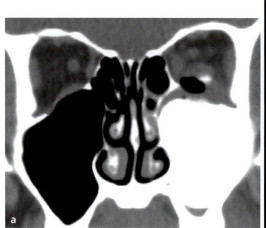
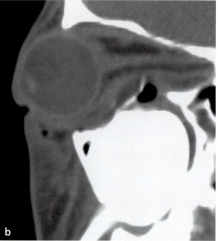

図 10　術翌日の眼窩 CT
a：冠状断，b：矢状断．

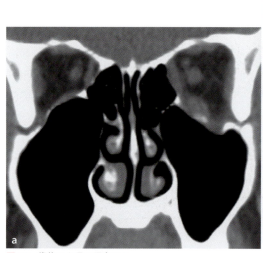
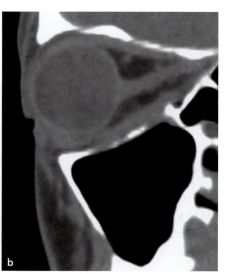

図 11　術後 2 か月の眼窩 CT
a：冠状断，b：矢状断．

参考文献

1) Koide R, Ueda T, Takano K et al：Surgical outcome of blowout fracture；early repair without implants and the usefulness of balloon treatment. Jpn J Ophthalmol 47：392-397, 2003
2) Naitoh M, Suenaga Y, Kondo S, et al：Assessment of maxillary sinus septa using cone-beam computed tomography：etiological consideration. Clin Implant Dent Relat Res 11(Suppl 1)：e52-58, 2009
3) 恩田秀寿，植田俊彦，小出良平，他：眼窩底骨折整復術における上顎洞バルーン挿入術の合併症．臨眼 65：457-460, 2011

（恩田秀寿）

C　内壁骨折：皮膚切開法

I.　疾患概念と臨床上の特徴

　眼窩内壁は，篩骨を中心に前方が涙骨，上前方が前頭骨，後方が蝶形骨小翼，口蓋骨に囲まれ構成されている．篩骨は篩骨紙状板とも呼ばれ，骨の厚みが薄く，下壁同様に眼窩骨折の好発部位となる．眼窩骨折の好発部位は人種によって差があり，東洋人やアフリカ人では下壁より内壁骨折の頻度が高いとする報告もある．

　眼窩骨折の主原因は，鈍的な眼部外傷である．骨壁への外力は，眼窩内圧の上昇，眼窩壁の歪みをきたし，骨折片と外眼筋を含む眼窩軟部組織は，眼窩内圧により副鼻腔へ変位する．内壁骨折では主に内直筋の変位により横方向の眼球運動が障害され，さらに他の外眼筋と連結する connective tissue septa と呼ばれる結合織を介して垂直筋にも軽度運動制限が生じる．骨壁の薄い内壁は，開放型骨折（図1）の形態をとることが多いが，骨弾性の強い若年者では骨が瞬時に元に戻り，骨切部に軟部組織が絞扼される閉鎖型骨折（図2）も生じうる．

　特殊なケースとして，耳鼻咽喉科の内視鏡下副鼻腔手術中の医原性眼窩内壁損傷（図3）がある．薄い篩骨や眼窩骨膜，内直筋を副鼻腔組織と誤認し，カッターなどで内直筋を損傷，切断して術後に著しい眼球運動障害生じることがある．この場合，骨折整復術と同様に骨再建と筋整復が必要である．

II.　診断ならびに鑑別疾患と手術適応

1. 問診，診察

1）問診，受傷機転

　眼部鈍的打撲の患者では，眼窩骨折の存在を念頭に置いて問診，診察を進める．眼窩骨折は，眼窩腔をちょうど覆う大きさの物体の衝撃で生じやすい．喧嘩やサッカー，ラグビーなどの試合中に生じた手拳，肘，膝，踵と眼部の接触，また野球，テニス，ラクロスなどのボールによる眼部打撲が多い．交通事故による顔面多発骨折に眼窩骨折が合併することもある．

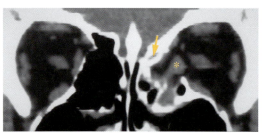

図1　開放型骨折
左開放型内壁骨折のCT冠状断．左眼窩内壁が篩骨洞へ変位し（↓），内直筋（＊）が鼻側へ牽引されている．

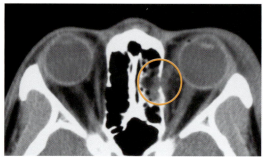

図2　閉鎖型骨折
左閉鎖型内壁骨折．左内直筋の一部が狭い骨折部に絞扼，捕捉されている（○）．

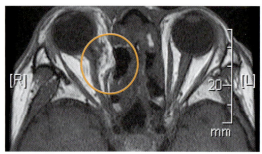

図3　医原性内壁損傷（MRI）
副鼻腔内視鏡下手術中に誤って右眼窩内壁，内直筋を損傷した医原性内壁損傷のMRI所見．右内直筋が全幅で断裂し（○），視神経が変位している．
（聖隷浜松病院　眼形成眼窩外科　嘉鳥信忠先生のご厚意による）

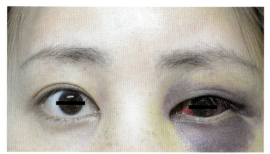

図4　典型的な眼窩骨折の顔貌
左眼部鈍的外傷後に生じた眼瞼皮下出血，眼瞼腫脹，結膜下出血の所見．眼窩CTで眼窩内下壁骨折が判明した．

2）症状，症候

　眼部打撲の患者（図4）は，一般眼科診療の後，診察室を明るくして患部を詳細に観察する．眼部皮下出血，眼瞼腫脹に加え，眼球運動時の疼痛，違和感があれば骨折の存在を疑う．また受傷直後は，眼瞼浮腫や疼痛のため眼球運動障害や眼球陥凹の評価判定が難しく，また閉鎖型骨折では眼球運動を命じても疼痛のため開瞼できないこともある．筋絞扼症例では，下壁同様に嘔気，嘔吐，徐脈など迷走神経反射症状による全身症状が目立ち，頭蓋内症状と誤診された患児が小児科，脳神経外科に搬送されることがあるので，眼科主治医は他科との連携を怠ってはならない．

2．複像検査

　眼球運動障害の他覚的評価は，Hessチャート（図5）と両眼単一視領域（図6）で行う．Hessチャートの結果から障害筋の特定と障害の程度を評価する．両眼単一視領域は，日常的に両眼視可能な範囲を把握するために有用で，病状や回復具合を患者に説明する点でも役立つ．

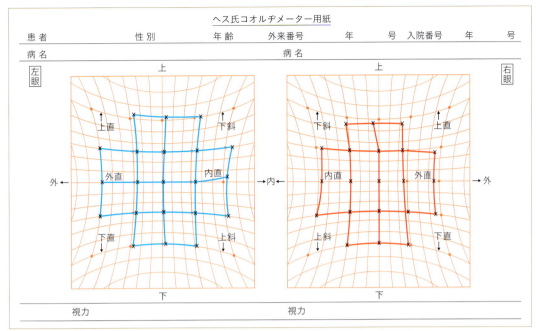

図5 内壁骨折の Hess チャート
右眼窩内壁骨折の Hess チャート．右水平筋だけでなく垂直筋にも制限を認める．

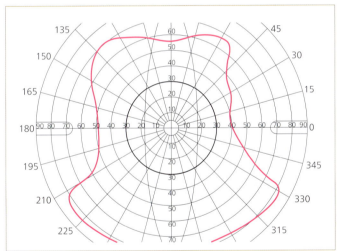

図6 内壁骨折の両眼単一視領域
図5と同症例の両眼単一視領域．右，左方視40～50度，上方視55度で複視を訴えた．

3. 画像検査

上記から眼窩骨折を疑ったら，画像検査で確定診断を行う．まず0.5～2 mm 幅の眼窩単純 CT 水平断撮影と冠状断，篩状断の再構成を放射線科へ依頼する．内壁骨折では水平断，冠状断 CT が診断上有用で，骨折の有無から眼窩軟部組織の変位，脱出，絞扼の程度，手術適応の判断まで，ほぼこれらのスライスのみで可能である．再手術症例など詳細な病態把握を要する症例は，眼窩 MRI や，外眼筋の動きや癒着が動的に観察可能な cine mode MRI を用いる．

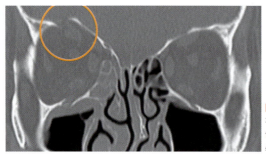

図7　頭蓋底骨折の合併
右眼窩内下壁骨折に合併した頭蓋底骨折（◯）．骨条件CTが診断に有用である．脳神経外科と連携する必要がある．

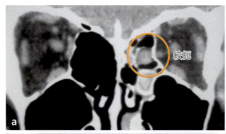
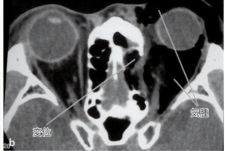
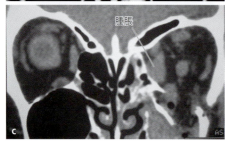

図8　眼窩内壁骨折の画像所見
眼窩内壁骨折のCT所見の中で骨や軟部組織の変位，絞扼は不可逆的変化であり，気腫，筋の腫脹は可逆的変化である．

4. 鑑別診断，合併症

　診断はCTで容易であるが，頭蓋底骨折，他の顔面骨の合併症例に注意する．頭蓋底骨折（図7）では，髄液漏や髄膜炎が合併する可能性があり，受傷後の鼻汁，発熱，頭痛症状に留意することが重要である．頬骨弓骨折では開口時痛や開口制限，上顎骨前壁骨折では頬部陥没が生じる．これら多発骨折の症例では，脳神経外科，耳鼻咽喉科と連絡を密にし，どの診療科の治療を優先させるか検討する．

5. 手術適応

　手術適応の決定には，画像検査が不可欠である．眼窩CTではさまざまな変化が描出される（図8）．骨の変位，亀裂などは時間が経過しても元の形状に戻らないので不可逆的な変化である．骨変化に伴う眼窩軟部組織の副鼻腔への変位，脱出，絞扼も不可逆的であるが，浮腫，腫脹，筋腫大，眼窩気腫，血腫は受傷後時間とともに軽快，消退し，可逆的である．したがって画像所見で不可逆的な所見があり，それに見合う眼球運動障害や眼球陥凹があればこれらの症状は残存する可能性が高く，手術適応である．一方，自覚症状が乏しく，主たる画像所見が可逆的であれば経過観察とする．

6. 手術時期

　内壁骨折を含む眼窩骨折の手術時期に関しては種々の論評があり，臨床医はその決定に頭を悩ませてきた．手術時期を線引きできない理由は，骨折の形態，重症度が個々の症例によりさまざまであることと，他科との境界疾患であるがゆえに，眼科医，耳鼻咽喉科医，形成外科医の間で方針が一致しないことなどが挙げられる．わが国では，受傷後2週間の経過観察の後，症状の改善がなければ整復手術を行う，という意見が長らく支持されてきたため，手術時期を逃した結果，特に小児の閉鎖型骨折で後遺症が残存した症例が散見される．実際に整復手術を行ってみると，受傷後早期であれば組織瘢痕が少なく短時間で整復できたであろう症例が，著しい瘢痕のため手術時間を要し，また術後の改善が遅延するケースをしばしば経験する．したがって，筋壊死の危険がある閉鎖型骨折や明らかな大きな開放型骨折では複視や眼球陥凹が残存する可能性が高く，整復が容易な受傷早期に手術を行うべきである．

III. 手術手技の実際

1. 術式の選択

　経眼窩縁眼窩到達法は，皮膚または結膜切開からアプローチし，内側眼窩縁骨膜を露出後に眼窩内壁へ到達する術式で，経副鼻腔眼窩到達法は，鼻または歯齦部から篩骨洞を経由して眼窩内壁へ到達する術式である．前者は眼科医，形成外科医が，後者は耳鼻咽喉科医，口腔外科医が主に選択する術式である．本項では前者について解説する．後者の副鼻腔側単独の整復術では，眼窩側の骨膜，軟部組織の整復が不十分となり，形態的な改善はあっても眼球運動障害が改善せず，専門施設に紹介されてくる症例も多い．

　経眼窩縁眼窩到達法のうち，経結膜アプローチは，最短距離で眼窩内側縁（後涙嚢稜）に到達できること，皮膚切開が不要であることが長所で，短所は術野がやや狭いこと，術後の結膜瘢痕形成である．本項で述べる経皮アプローチは，内壁到達の際に障壁となる涙嚢や内眼角腱をいかに避けて術野を展開するかがポイントで，この手技は涙嚢鼻腔吻合術，眼窩内側の腫瘍摘出手術にも応用可能である．

2. 麻酔の選択

　局所麻酔下では疼痛抑制が困難で全身麻酔が望ましい．

3. デザイン，皮膚切開（図9a）

　ピオクタニンエタノールを爪楊枝につけて予定皮膚切開線をデザインする．涙嚢鼻腔吻合術鼻外法での皮膚切開線を頭側に延長するよう，鼻涙管入口部から滑車手前まで弧状に描く．皮膚切開はNo.15円刃よりやや小振りなNo.15Cメスを用い，反対の指で切開線と垂直方向に皮膚を牽引しながら皮下まで切開する．

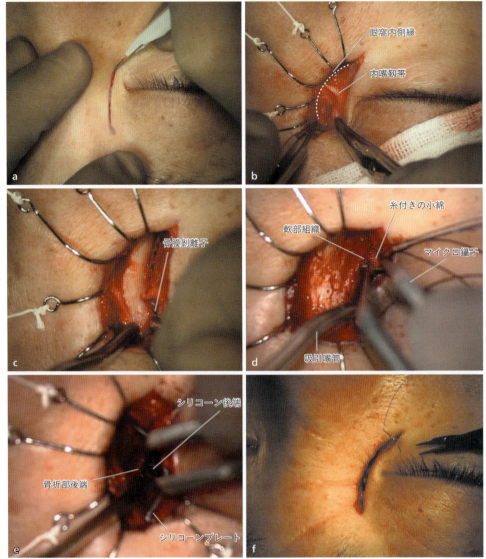

図9 手術手技の実際
a：デザイン，皮膚切開
b：眼輪筋の剝離，骨膜の露出
c：骨膜剝離
d：軟部組織の整復
e：プレート挿入，硬性再建
f：骨膜縫合，皮膚縫合

4. 眼輪筋の剝離，骨膜の切開，剝離（図9b, c）

次いでシグマ剪刀で眼輪筋を鈍的に剝離し，内眥靱帯を同定，露出した後，皮膚切開の全範囲で骨膜を露出し，眼窩縁1mm内側の位置で骨膜をメスで切開する．内眥靱帯は内側起始部まで骨膜を露出し，できるだけ内側で骨膜を切開する．篩骨上顎骨縫合部は骨膜の癒着が強固であり，骨膜剝離子で剝離する際，無理な力で骨膜を破損しないよう剝離子の先端を回転させながら骨膜剝離を進める．また涙囊窩の骨は薄く，強い力で損傷しな

いように注意する．

5. 軟部組織の整復（図 9d）

　糸付きの小綿，吸引嘴管，マイクロ鑷子を組み合わせて，骨折線より篩骨洞側に脱出した軟部組織を元に戻す．吸引嘴管は血液を吸引するだけでなく，狭い術野をこじ開けてスペースを作る役割をする．注意すべき主血管は，前篩骨動脈，後篩骨動脈で，血管は避けるか焼灼止血する．眼窩縁から深部の展開では，傾斜可能なコントラバス型の顕微鏡で微妙に角度を調整しながら常に直視下操作ができるよう心掛ける．骨折後端が視認できれば，脱出組織をすべて眼窩内に整復したことになる．

6. プレート挿入，硬性再建（図 9e）

　内壁骨折では，大部分の症例で骨がばらばらに粉砕しており，骨折片を組み合わせて再建することは困難である．骨欠損の範囲に合わせてハイドロキシアパタイト製の人工骨を副鼻腔側に置き，眼窩側にシリコーンプレートを挿入する．プレート後端は骨折後端と骨膜の間に挿入し，前方は眼窩縁に合わせてカットする．吸収プレートを用いる場合は，プレートを骨折欠損部に合わせて整形し，骨折部前後端に合わせて挿入する．

7. 骨膜縫合，皮膚縫合（図 9f）

　骨膜を 6-0 ナイロン，皮膚を 7-0 ナイロンで縫合し，手術を終了する．

IV. 術中・術後の合併症とその対処法

1. 術中，術後出血

　術中，前・後篩骨動脈を無用に切断しないよう注意する．眼窩脂肪や破損した骨膜は直接手術器具で触らず，糸付きの小綿で組織を保護し，愛護的な操作を心掛ける．術早期の眼窩内血腫は 1 週間程度で吸収されることが多いが，シリコーンプレートによる整復では，術後数週間でプレート周囲に被膜が形成され，後に被膜内部に出血が生じることがある．血腫による眼球運動障害，眼瞼浮腫，眼窩深窩部痛の症状があれば CT や MRI で血腫を確認後，2 週間程度経っても血腫が消退しなければ，同部位の皮膚切開から血腫およびプレート除去術を行う．

2. 視神経障害

　最も重篤な合併症は，手術操作や血腫による視神経障害である．特に内壁骨折では解剖学的に視神経と隣接した組織を整復するため，強い牽引，圧迫操作は十分に慎まなければならない．手術翌日の診察では対光反応と視力を確認し，万が一，視神経障害が疑われる場合，MRI で視神経浮腫を証明し，ステロイドパルス療法を 3 クール行う．血腫が原因であれば血腫除去術を行う．

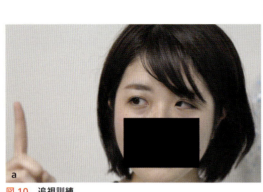
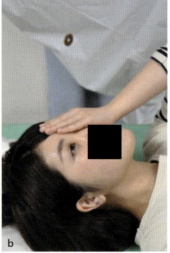

図10　追視訓練
a：指による追視訓練．両眼開放で指を追視する．
b：吊り下げたコインを振り子運動させ，健眼を遮蔽した状態で患眼で追視する．

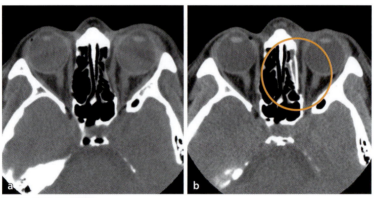

図11　術後 CT で確認
左眼窩内壁骨折術前後の CT 水平断．左内壁は吸収プレートで再建され，内直筋の変位はほぼ元の位置に矯正されている（〇）．

V. 術後管理と経過観察

　術翌日にガーゼをはずし，融像域拡大を目的に両眼視で指の追視訓練を行う．また術2日後からは可動域拡大の目的で天井から吊り下げたコインを患眼で追視する訓練を行う（図10）．術後に眼窩 CT で骨・軟部組織の整復状態，プレートの位置などを確認し（図11），抜糸は術後約1週間で行う．眼球運動，複視症状の回復には数か月から半年程度要する症例が多く，月に一度程度，Hess チャートと両眼単一視領域で経過観察を行う．

▶**一般眼科医へのアドバイス**

　複視や眼球陥凹は患者にとって大きな負担となり，主治医の主観で明らかな手術適応症例をむやみに経過観察しないことが大切である．判断が難しい場合は，骨折手術経験が多い施設へ速やかに搬送し，また他施設や他科に手術を依頼した場合でも可能な限り手術見学をして知識を深めるようにする．

参考文献

1) de Silva DJ, Rose GE：Orbital blowout fractures and race. Ophthalmology 118：1677-1680, 2011
2) Sun MT, Wu W, Watanabe A：Orbital blowout fracture location in Japanese and Chinese patients. Jpn J Ophthalmol 59：65-69, 2015
3) Burnstine MA：Clinical recommendations for repair of isolated orbital floor fractures：an evidence-based analysis. Ophthalmology 109：1207-1210, 2002
4) Hawes MJ DR：Surgery on orbital floor fracture. Influence of time of repair and fracture size. Ophthalmology 90：1066-1070, 1983

〔荒木美治〕

D 顔面骨折（頬骨骨折）

I. 疾患概念と臨床上の特徴

　近年，エアバッグとシートベルトをはじめとする安全装備の進歩と飲酒運転に対する厳罰化により，交通事故による高度な粉砕を伴う顔面骨折症例は減少してきている．それとともに最小侵襲手術の考えが進み，頬骨骨折に対しては従来から3点固定がゴールドスタンダードとされてきたが粉砕の程度の少ない症例に対しては縮小手術の試みも多くなされている．ここでは眼科医が治療する機会の多い眼窩底骨折，眼窩内側壁骨折に高頻度に合併する頬骨骨折について述べる．

1. 解剖（図1）

　頬骨は上方は前頭骨頬骨縫合［1］で前頭骨と接し，眼窩下縁［2］と頬骨下稜［3］で上顎骨と接し，眼窩外側壁で蝶形骨頬骨縫合［4］を介して蝶形骨大翼と長い距離で三次元的に接する．後方は頬骨弓［5］で側頭骨と接する．これらの5つの基準点が頬骨骨折整復のポイントとなる．骨折は通常，前頭骨頬骨縫合から眼窩外側壁の蝶形骨頬骨縫合を介して眼窩底を通り眼窩下縁に至って眼窩下神経孔付近から頬骨下稜に向かう．頬骨骨折は実際には頬骨と上顎骨の骨折で，正確には頬骨上顎骨複合体骨折〔zygomaticomaxillary complex（ZMC）fracture〕とよばれる．

II. 診断ならびに鑑別診断と手術適応

1. 診察

　まず視診，触診によりどの部位の顔面骨が骨折しているか予測する．頬骨骨折では前頭骨頬骨縫合部，眼窩下縁，頬骨下稜に骨折が及ぶため，眼窩周囲軟部組織の腫脹，皮下出血，結膜下出血に注意して診察を進める．前頭骨頬骨縫合部，眼窩下縁に圧痛や段差があるか触診し，頬骨下稜部は口腔内から触診して圧痛の有無を確かめる．
　頬骨骨折で偏位の大きい症例では頬骨が後下方に偏位していることが多く，その場合は外眼角靱帯付着部が骨片とともに偏位するので外眼角が下方に偏位する．内眼角解離を認めるときには内眥靱帯付着部の骨折を伴う鼻篩骨眼窩骨折の合併を疑う．このときには鼻

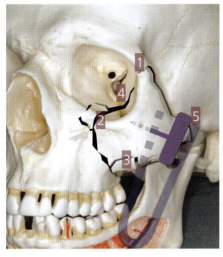

図1 頬骨上顎骨複合体骨折での5つの整復の基準点
1：前頭骨頬骨縫合，2：眼窩下縁，3：頬骨下稜，4：蝶形骨頬骨縫合，5：頬骨弓．
U字鉤を口腔内から頬骨体部裏面に挿入して整復を試みるか，あるいはT字ハンドル付きのネジ式頬骨挙上器具を頬部皮膚から頬骨体部にねじ込んで整復を試みる．T字ハンドル付きの頬骨挙上器具は整復後のプレート固定時の頬骨の把持にも有用である．

腔内からモスキート鉗子を挿入して内眥靱帯付着部を裏から外側に動かすと骨折部の動揺が確認できる．上顎洞に骨折が及ぶため骨折後に鼻を強くかむと上顎洞から眼窩や皮下に空気が漏れ眼窩気腫や皮下気腫を作ることがある．

頬骨弓が内側に偏位している症例では骨片が側頭筋を刺激し開口障害を伴うことがあるので注意する．眼球運動，視力を必ず確認し，間接および直接対光反射も確認する．顔面神経麻痺の有無も確認し，耳珠と外眼角部を結ぶ線の中1/3に裂創がある場合には顔面神経頬骨枝，側頭枝の損傷がないか眼輪筋と前頭筋の動きに注意する．骨折が眼窩底から眼窩下神経孔付近に及ぶため，眼窩下神経領域すなわち上顎歯，頬部，上口唇，鼻翼部の知覚低下の有無を調べる．上眼窩裂症候群を疑った場合には角膜反射の有無，外眼筋麻痺の有無，前額部知覚鈍麻の有無について調べる．

2. 画像診断

顔面骨折を疑った場合顔面のCT撮影（図2）を行い，頭頂部から下顎部までのaxial, coronal, sagittal, 3D撮影をオーダーする．CT画像が発達した現在，骨折の詳細な検討はCTですべて可能で，従来のWaters撮影などのX線撮影は不要である．眼窩底線状骨折で下直筋の嵌頓状況などの評価にはMRIが有用であるとする報告は多いが，下壁骨折については別の項で記載されているのでここでは割愛する．CTでは前頭骨頬骨縫合，眼窩下縁，頬骨下稜，蝶形骨頬骨縫合，頬骨弓の骨折の状態を評価する．眼窩底骨折はcoronal画像が，内側壁骨折はaxial画像が見やすい．時として頬骨骨折が蝶形骨大翼に及び，蝶形骨大翼が頭蓋内に後方に偏位し上眼窩裂を圧迫し上眼窩裂症候群を引き起こすことがあるので注意する（図3）．

3. 手術適応

明らかな頬骨の偏位を認める症例は整復固定術の適応となる．頬骨の後方偏位は顔面前後径が失われ頬部の高まりが消失する．頬骨の外側偏位は眼窩底欠損とともに眼窩内容積

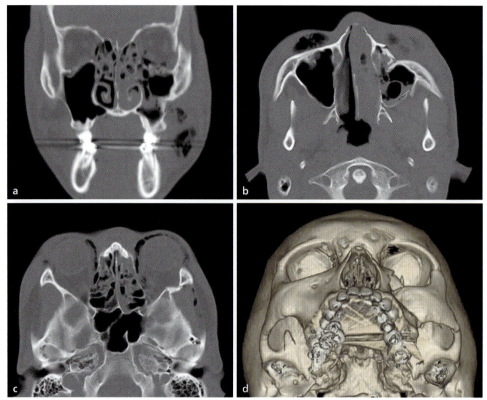

図2　左頬骨上顎骨複合体骨折（24歳男性）
a：coronal 画像．左前頭骨頬骨縫合は離開し眼窩底骨折，頬骨下稜粉砕骨折を認める．眼窩底骨折はあるものの眼窩底に骨欠損を認めない．眼窩底に気腫を認める．
b：axial 画像．左頬骨は後方に落ち込み反時計回りに回転し，頬部での顔面前後径が失われている．眼窩下縁での粉砕骨折を認める．
c：axial 画像．眼窩外側壁は粉砕骨折のため2か所で折れ曲がっている．両側眼窩内に気腫を認める．
d：3D 画像．眼窩下縁，頬骨体部での骨片の後方への落ち込みと眼窩下縁部での粉砕骨折の状態がよく把握できる．

の増大を引き起こし，眼球陥凹をきたす．

III. 手術手技の実際

1. 頬骨骨折整復の基準点 （図1）

　頬骨上顎骨複合体の3点の位置が決定すると三次元空間での正確な位置が決定する．すなわち前頭骨頬骨縫合［1］，眼窩下縁［2］，頬骨下稜［3］の3点の位置が決まれば骨折の正確な整復が可能となるため，これらの3点固定がゴールドスタンダードである．骨片の粉砕が高度で前頭骨頬骨縫合，眼窩下縁，頬骨下稜の3点での整復位の確認が不十分な症例は眼窩外側壁を広く展開し蝶形骨頬骨縫合［4］での整復位を確認することが重要である．蝶形骨頬骨縫合は，蝶形骨大翼と頬骨が長い縫合線で三次元的に接する部位で広く露出することで，頬骨の水平方向，垂直方向，前後方向の偏位に対しても正確に判定することが可能である．さらに高度な粉砕骨折で眼窩外側壁での整復位の確認が十分にでき

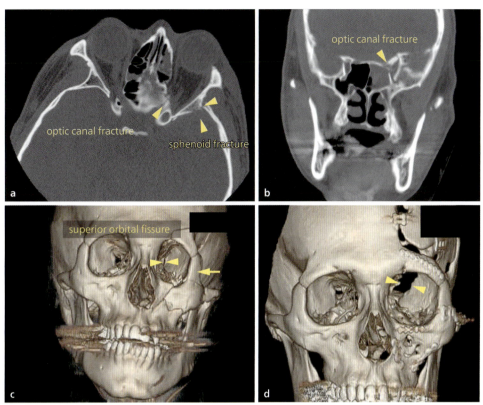

図 3　上眼窩裂症候群，眼窩先端症候群
a：頬骨上顎骨複合体骨折は蝶形骨大翼にまで及び（2つの黄色矢頭），蝶形骨が頭蓋内に嵌入している．視神経管の天井にまで骨折が及んでいる（1つの黄色矢頭）．
b：視神経管骨折と前床突起骨折を認める．
c：頬骨上顎骨複合体と蝶形骨大翼が内側偏位して blow-in fracture となり上眼窩裂を圧排して上眼窩裂は著明に狭小化している（黄色矢頭）．
d：術後 6 か月の CT．本症例では外眼筋麻痺，角膜反射消失，前額部の知覚低下を認め，上眼窩裂症候群と診断し，急速な視力低下も認め眼窩先端症候群へと進行した．緊急開頭術を行い，上眼窩裂の開大（黄色矢頭），視神経管の開放を行った．術後すべての機能は回復した．前頭骨頬骨縫合，眼窩下縁，頬骨下稜，頬骨弓の 4 点固定を行った．

ない症例では，冠状切開から頬骨弓［5］を露出して固定することで顔面の前後径を正確に再建する必要がある．

2. 術野展開

　眼窩下縁および眼窩底への到達法は睫毛下切開法あるいは経結膜切開法が用いられる．前頭骨頬骨縫合へは眉毛外側切開法あるいは外側上眼瞼切開法が用いられるが，術後瘢痕の点からは外側上眼瞼切開法のほうが望ましく，術野展開は眉毛外側切開法に劣らない（図 4）．

1）睫毛下切開法（図 5）

　睫毛下切開はわが国で最も多く用いられている術式で，睫毛縁より約 2 mm 下方で皮膚を切開した後，皮膚切開部より約 2〜3 mm 皮膚のみの皮弁として下方に剝離し，眼輪

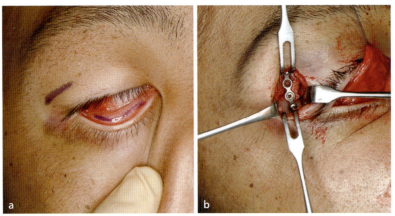

図4 眼窩下縁，眼窩底および前頭骨頬骨縫合へのアプローチ
a：外側上眼瞼切開と経結膜切開のデザイン．
b：外側上眼瞼切開からの前頭骨頬骨縫合のプレート固定．

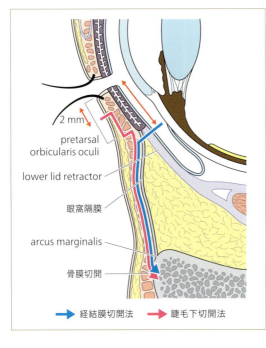

図5 睫毛下切開と経結膜切開
睫毛下切開は瞼縁から2mmの部位で皮膚を切開し，眼輪筋のpretarsal portionとpreseptal portionの境界で眼輪筋下に入り，その後は眼窩隔膜と眼輪筋の間で剥離する．
経結膜切開は瞼板下縁より1mm下方で結膜と眼窩隔膜が癒合する部位で結膜を切開し，眼窩下縁に向けて眼輪筋と眼窩隔膜の間を剥離する．Lower lid retractorは瞼板付着部付近で切断するが，閉創時に結膜にしっかりと糸を掛けて縫合することにより元の位置に戻される．

筋のpretarsal portionには手術操作を加えず，その下方のpreseptal portionで眼輪筋を切開し階段状の皮膚，筋肉皮弁として眼窩隔膜と眼輪筋の間で眼窩下縁まで剥離する．この方法は下眼瞼を支持する眼輪筋pretarsal portionが幅広く手術操作されずに温存され，外側からの顔面神経頬骨枝からの神経支配が温存されるため術後の下眼瞼外反変形は少ないとされている．以後の操作は次に述べる経結膜切開と同様である．

2）経結膜切開法（図5, 6）

結膜切開は下眼瞼瞼板下縁直下で結膜，眼窩隔膜とlower lid retractorが癒合しているレベルで行う．結膜切開予定線に10万分の1エピネフリン加1％キシロカイン®溶液を浸

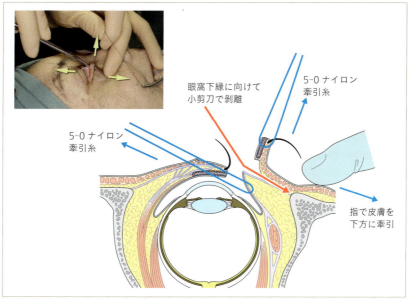

図6 経結膜切開
下眼瞼縁に掛けた支持糸を前方に牽引し，指で眼窩下縁部の皮膚を下方に牽引すると眼輪筋と眼窩隔膜の間の剥離層が直線化するので，眼窩隔膜前方の眼輪筋のすぐ後方で小剪刀の凸部を眼輪筋後方側に向けて眼窩下縁を目指して挿入する．

潤した後，下眼瞼縁より 2〜3 mm のところに 5-0 ナイロン糸を支持糸として 1 針かけ，さらに円蓋部手前の眼瞼結膜に 5-0 ナイロン糸を支持糸として 1 針かける．これらの支持糸を牽引しながら，瞼板下縁の約 1 mm 下方で眼瞼結膜をメスで切開する．下眼瞼瞼板の幅は中央部で約 4〜5 mm であるので，下眼瞼縁より約 5〜6 mm の部位を切開する．下眼瞼縁にかけた支持糸を前方に牽引し，指で眼窩下縁部の皮膚を下方に牽引すると，眼輪筋と眼窩隔膜の間の剥離層が直線化する（図6）ので，眼窩隔膜前方の眼輪筋のすぐ後方で小剪刀の凸部を前方すなわち眼輪筋後方側に向けて眼窩下縁を目指して挿入する．小剪刀を眼窩下縁にまで挿入し刃を開くことで容易に剥離できる．

　結膜切開は内側は内眼角まで，外側は外眼角まで十分に切開する．眼窩隔膜前方の剥離を眼窩下縁に向けて進め，眼窩骨膜付着部である arcus marginalis を同定し，arcus marginalis のやや下方で眼窩下縁骨膜をメスで切開する．骨膜を針糸をかけられるだけ剥離したら 6-0 ナイロン糸でマーキングすることで閉創時に眼窩骨膜の確実な同定が可能となり，術後の眼瞼変形と頬部軟部組織の下垂の防止に役立つ．経結膜切開のポイントは，大きく十分に結膜を切開することであり，これにより睫毛下切開に劣らない術野が展開できる．術中は眼瞼結膜にかけた支持糸を上方に牽引し，結膜弁を反転して角膜を保護する．

3）外眼角切開法

　睫毛下切開法，経結膜切開法ともに外側皮膚に切開を延長することで術野が飛躍的に広がり，前頭骨頬骨縫合部から眼窩外側壁，頬骨体部上部への良好な術野展開が可能となる（図7，8）．

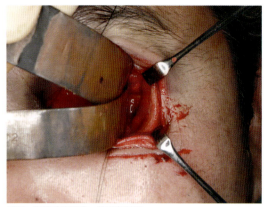

図7 経結膜切開法＋外眼角切開
外側皮膚に切開を延長することで術野が飛躍的に広がり，前頭骨頰骨縫合部から眼窩外側壁，頰骨体部上部までの広い術野展開が可能となる．

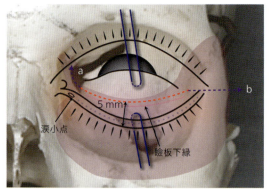

図8 経結膜切開から内側，外側への術野展開の拡大
薄いピンクで示した部分が経涙丘切開，外眼角切開で到達することができる範囲である．
a：経涙丘切開：結膜切開を涙小点を越え涙丘に向けて鼻側に延長し，後涙囊稜の後方を剥離すると，眼窩内側壁に到達する．
b：外眼角切開：前頭骨頰骨縫合部から眼窩外側壁，頰骨体部上部への良好な術野展開が可能となる．
〔石田有宏：顔面骨へのアプローチの基本．小室裕造，新井一，平林慎一（編）：頭蓋顎顔面の骨固定 基本とバリエーション．pp37-51，克誠堂出版，2013より改変〕

4）経涙丘到達法

　結膜切開を涙小点を越え涙丘に向けて鼻側に延長し，後涙囊稜の後方を剥離すると，眼窩内側壁に到達する．眼窩内側壁へは涙丘切開法が最も直接的で有用なアプローチであり経結膜切開法と経涙丘到達法を組み合わせることで眼窩下縁，眼窩下壁，眼窩内壁までの広い術野展開が可能（図8）であり，この点からは経結膜切開が睫毛下切開よりも有用である．

3．骨折の整復（図9）

1）3点固定

　口腔内切開から頰骨下稜を骨膜下に剥離し，頰骨体部裏面にU字鉤を挿入し，後方に落ち込んだ頰骨を挙上する．U字鉤のみでの整復が困難な症例では，頰部皮膚を小切開し，ネジ式のT字ハンドルの付いた頰骨挙上器具を頰骨体部にねじ込んで頰骨を授動することで，正確な整復位の獲得ができる（図10）．通常は前頭骨頰骨縫合[1]をマイクロプレートを用いてそれぞれの骨片に1穴ずつ仮固定し，頰骨の上下方向を確定した後，眼窩下縁[2]をマイクロプレートで固定する．眼窩下縁を固定することで頰骨の水平方向の位置が決定する．最後に頰骨下稜[3]をミニプレートで固定してすべての部位での整復位を確認後，前頭骨頰骨縫合を全固定する．眼窩下縁で頰骨が外側に偏位すると眼窩内容が増大し眼球陥凹をきたすので眼窩下縁は決して広がらないように注意する．骨片の粉砕が高度で上記の3点での整復位の確認が不確かな場合は眼窩外側壁で蝶形骨頰骨縫合[4]を

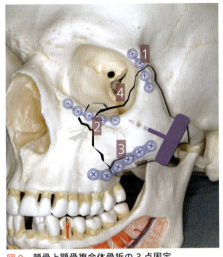

図9　頬骨上顎骨複合体骨折の3点固定
1：前頭骨頬骨縫合，2：眼窩下縁，3：頬骨下稜の3点をプレート固定する．T字ハンドル付き頬骨挙上器具で骨片を保持，安定させてプレート固定を行うと操作がしやすい．眼窩周囲はマイクロプレート，頬骨下稜はミニプレートを用いる．

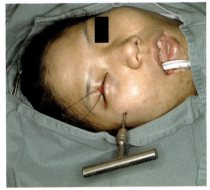

図10　T字ハンドル付き頬骨挙上器具
頬部皮膚の小切開から頬骨体部にねじ込む．

確認して正確な整復位を確認する．

2）縮小手術

　頬骨骨折に対しては上記の3点固定がゴールドスタンダードであったが，近年最小侵襲治療の考えが進み2点固定あるいは1点固定を行う縮小手術が試みられてきている．術中エコー，術中X線透視装置（Cアーム）あるいは術中CT撮影などの術中画像検査により，骨折部を露出せずに整復位の確認が取れるようになった．睫毛下切開や経結膜切開による術後の下眼瞼変形を避けるために，高度な粉砕を伴わない頬骨骨折で眼窩底の骨欠損のない症例に対しては，口腔内切開からU字鈎を頬骨体部裏面に挿入し徒手整復を行い，術中画像検査で眼窩下縁部の整復状態を確認して正確な整復が確認できれば，前頭骨頬骨縫合と頬骨下稜の2点固定で安定した整復固定が可能である．前頭骨頬骨縫合の離開のない症例ではこの部の骨膜および側頭筋膜の連続性が保たれていると考えられ，前頭骨頬骨縫合の露出，プレート固定は不要で眼窩下縁と頬骨下稜の2点固定で十分である．さらに眼窩下縁の正確な整復位が術中画像検査で確認できれば，頬骨下稜の1点固定で十分であるとする意見も多い．

4. 閉創

　眼窩骨膜は5-0 PDSで数針結節縫合する．このとき誤って眼窩隔膜に縫合糸がかかると術後の下眼瞼拘縮変形の原因となるので注意する．結膜の閉鎖は7-0バイクリルの連続縫合で行い，創の両端のみに結紮部を置くことで術後角膜を刺激しないようにする．瞼板直下で切開した結膜を縫合することで，lower lid retractorは元の位置に固定される．術

後に高度の結膜浮腫が危惧される症例では，結膜脱出，嵌頓を防ぐ目的で角膜縁の外側に瞼縁縫合を術後数日間置くようにする．

IV. 術中・術後の合併症とその対処法

　眼窩底骨折で眼窩底の操作が加わる症例で最も危惧する合併症は，球後の血腫による眼窩内圧の急上昇と，それに続く視力障害である．術後の失明の頻度は1%以下であるが報告されているので注意する．直ちに血腫除去，減圧術が必要である．減圧には外眼角切開が有用である．

V. 術後管理と経過観察

　術後は視力チェックを2，3時間おきに数時間行い，視力低下を認めたときには前述の眼球後血腫を疑う．抗菌薬は第一世代のセファロスポリン（セファゾリン）を手術直前から投与し術後24時間投与の後中止する．頰骨骨折では骨折線が眼窩底から上顎洞に及ぶので（図1），術後強く鼻をかむと上顎洞から眼窩内に空気が漏れ眼窩内気腫を引き起こすため，術後3週間は強い鼻かみは禁止する．

> ▶一般眼科医へのアドバイス
>
> 　頰骨骨折の治療は骨折による顔面変形の修正およびその予防である．術後は腫脹のため一次的な複視が生じること，眼窩底に手術操作が及ぶとごくまれ（1%以下）に失明の報告があることを説明する．手術時期は受傷後1〜2週間以内に行う．それ以上時間が経つと骨片の授動が困難となるが，若年者の若木骨折ではまれに骨切りを行わないと授動できない症例も存在する．

参考文献

1) Ellis E 3rd, Zide MF：Surgical Approaches to the Facial Skeleton 2nd ed. Lippincott Williams & Wilkins, Philadelphia, 2005
2) Kaufman Y, Stal D, Cole P, et al：Orbitozygomatic fracture management. Plast Reconstr Surg 121：1370-1374, 2008
3) Ellstrom CL, Evans GR：Evidence-based medicine：zygoma fractures. Plast Reconstr Surg 132：1649-1657, 2013
4) Ellis E 3rd, Perez D：An algorithm for the treatment of isolated zygomatico-orbital fractures. J Oral Maxillofac Surg 72：1975-1983, 2014
5) 小室裕造，新井一，平林慎一（編）：頭蓋顎顔面の骨固定基本とバリエーション．克誠堂出版，2013

〈石田有宏〉

E 眼窩内容除去と再建

I. 疾患概念と臨床上の特徴

　　眼窩内容除去は，眼球を含めて眼窩内容組織を切除する手術であり，眼科医としては最も避けたい手術の1つである．手術侵襲に加え，術後の整容面で大きな負荷をかけることになるため，手術適応は慎重に判断することが望まれる．また，整容面や術後管理を考慮して，種々の工夫が行われている．病変の広がりにより適切な切除範囲を決め，術後の整容面や管理を考慮して再建方法を選択することが重要である．

II. 手術適応

　　重度の外傷や感染症も適応となる場合があるが，原則として眼窩に限局する腫瘍，特に悪性腫瘍が適応である．良性腫瘍でも眼窩内の広範囲にあり，腫瘍だけを完全に切除することが困難な場合には適応となる．本術式は侵襲が大きく，術後の整容的問題を生じ，心理的にも負荷がかかる．そのため，この手術を行う利点が欠点を大きく上回る場合に行うべきであり，少なくとも手術によって局所の治癒が期待される場合に行う．悪性腫瘍の場合，原則として以下のような条件が必要と考える．
　　① 遠隔転移がないこと
　　② 画像上腫瘍が眼窩内に限局していること
　　③ 腫瘍がびまん性，もしくは眼球・視神経など重要臓器と癒着し腫瘍だけを切除できない場合
　　④ 手術に支障をきたす全身疾患がないこと
　　⑤ 患者が術後予測される整容面を許容できること
　　ただし，所属リンパ節転移であれば眼窩内容除去＋頸部リンパ節郭清などの手術は可能であり，部分的に眼窩外へ浸潤している場合は拡大切除で対応できるため，症例ごとに判断する必要がある．

III. 手術手技の実際

1. 麻酔

　全身麻酔で行う．外眼筋や視神経の処理時に迷走神経反射による徐脈を生じる可能性をあらかじめ麻酔科医に伝え，必要時にアトロピンを使用してもらうとよい．組織移植を行う場合は採取部位の操作が可能な準備をしておく．

2. 前処置

　消毒，ドレーピングの後，眼瞼縫合（瞼板縫合）を行う（眼瞼皮膚もしくは瞼板に腫瘍がある場合，結膜温存の術式を選択する場合は行わない）．これにより，腫瘍の撒布を回避するとともに，眼窩内容の形状維持により術中操作が容易になる．出血対策として，皮膚切開部にあらかじめ希釈エピネフリンを注射する場合がある．

3. 手術手技

1）軟部組織切開（図 1a）

　触診で眼窩骨の位置を確認し，骨縁に沿って全周皮膚切開を行う．腫瘍が眼窩縁近傍まで浸潤している場合には切開線を広めに設定する．深部へ切開を進め，眼窩骨まで達する．眼窩隔膜を破損しないよう，切開を進める方向に注意する．切開は，メス＋バイポーラ，電気メス，高周波メスなど，術者の好みや使用可能な機器で選択する．上滑車動脈などの太い動脈はあらかじめ凝固もしくは結紮してから切離する．

2）眼窩骨膜剝離

　メスを用いて眼窩縁で骨膜を切開し，骨膜剝離子を用いて骨膜を剝離する．剝離した骨膜縁を糸で数か所確保しておき，その後の把持，牽引に用いる．眼窩上神経は腫瘍の浸潤範囲によりあらかじめ温存・切除を判断しておき，必要時には切断する．次いで眼窩内へ骨膜剝離を進める．内眼角靱帯，外眼角靱帯付着部は癒着が強いため丁寧に剝離する．それ以外の部位は癒着が弱く，骨膜剝離子，あるいは手指でも剝離を進めることができる．涙囊部は焼灼した後に切断する．眼窩内側壁は骨が菲薄で容易に骨折するため，骨膜剝離子を進める方向には常に注意を払う．鼻側では前篩骨動脈，後篩骨動脈をあらかじめ焼灼してから切断する．骨面からの出血は凝固止血を行うが，止血困難な場合は骨蝋（ボーンワックス）を使う．

3）眼窩先端部処理

　上眼窩裂，下眼窩裂を電気メスなどで凝固切断すると，眼窩内組織は眼窩先端部のみでつながる状態となっている．ペアンで先端部組織を確保し，その手前を電気メスなどで切離すると，出血を最小限にして眼窩内容を摘出することができる．摘出後，切断面を十分凝固し，ペアンを外す．先端部を結紮してから切除する方法，直接剪刀で切断後に凝固止

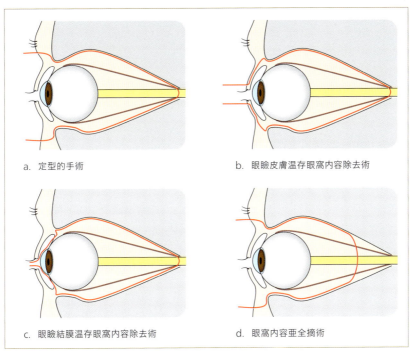

図1　各術式の切除範囲
a：定型的眼窩内容除去は眼瞼・眼窩内容を一塊に切除する．
b：眼瞼温存の場合，眼瞼皮膚（および眼輪筋）を温存し，結膜と眼窩内容を切除する．
c：眼瞼結膜温存の場合，輪部切開からアプローチし結膜を温存する．
d：亜全摘術の場合には深部組織を残し眼窩前方組織のみ切除する．

血する方法もある．

4）再建

大きく4通りの方法がある．

（1）植皮術

　大腿部，側腹部などの皮膚を採取して眼窩骨へ圧着させ，骨からの血液供給により皮膚を生着させる方法である．皮膚が生着するためには土台となる血流豊富な結合組織が必要である．通常は骨実質に皮膚を貼り付けても壊死するが，眼窩骨はある程度血流が確保されるためこの術式が可能である．眼窩内は皮膚に覆われた陥凹になり，外装義眼（エピテーゼ）を装着できるようになる．

　眼窩内を被覆するのに必要な面積を測定し，皮膚を採取する．全層植皮の場合はメスを使い，脂肪をできるだけつけないように皮膚を採取する．採取皮膚は，付着している脂肪組織を切除してできるだけ薄くする．滲出液を排出するためメスで数か所切開しておく．皮膚切開部と移植片縁を縫合する．この際，皮下縫合を行わずに全層縫合だけで閉創可能とする意見が多い．眼窩骨へ皮膚を圧着させ，抗菌薬軟膏を塗布したシリコンガーゼもしくはソフラチュール®貼付剤を貼り，眼窩内へガーゼを詰め，tie over縫合で圧迫する．数日後，tie over縫合を解除し，皮膚の生着を確認する．皮膚採取部位は，適宜脂肪を切除

し，皮下を剥離して縫縮する．

分層植皮の場合，デルマトームを用いて表皮と真皮の一部の付いた薄い分層皮膚を採取し，適切な形にトリミングした後，全層植皮と同様数か所の孔をあけて皮膚切開部と縫合する．皮膚を十分量採取できない場合は，メッシュデルマトームを使い，採取皮膚を網目状に広げて植皮する場合があるが，創傷治癒までに時間を要する．

(2) laissez-faire法（植皮を行わない方法）

被覆せず，肉芽形成，皮膚伸展を待つ古典的方法である．眼窩内容除去後，顔面皮膚縁を眼窩内へ押し込む．露出した骨面はソフラチュール®貼付剤などで被覆し，ガーゼを詰めて圧迫縫合を行う．数日ごとに貼付剤を交換し，肉芽組織が骨面を覆うのを待つ．骨表面に肉芽が形成されると周囲から表皮が徐々に伸展し，数か月で皮膚が全面を被覆する状態になる．

この方法の利点は，移植片採取のため体の他部位に傷をつける必要がないことである．また腫瘍が切除断端のごく近傍まで達していた場合，被覆しないことで再発を発見しやすいことも挙げられる．一方で感染のリスク，術後管理の煩雑さおよび長期化，包交時の疼痛が問題である．HendersonらはN-Terface®という樹脂シートを貼付することを推奨しているが，国内では人工真皮シートを貼付すると同様の効果が得られ，肉芽の形成も早い．

(3) 筋皮弁移動術

頬部進展皮弁を作成して眼窩部を被覆する方法，側頭筋皮弁を作成して眼窩内を充填，植皮もしくは後に述べる眼瞼温存眼窩内容除去術で温存した眼瞼前葉で被覆する方法などがある．いずれも形成外科的手技を必要とする．骨欠損を伴う場合，また放射線治療の既往がある場合には，植皮だけで被覆することは困難であり，遊離もしくは有茎の筋皮弁を用いた術式が勧められる．

(4) 遊離筋皮弁移植術

腹直筋皮弁，大腿筋皮弁などを用いて，眼窩内を移植組織で充填する術式である．眼窩骨を含む拡大切除を行った場合にはこの術式が選択される．血管柄付きの移植組織を採取し，側頭動脈枝や下顎動脈枝と血管吻合を行い，眼窩内へ筋組織を充填する．皮膚は欠損部位に合わせてトリミングを行い，皮膚切開線と縫合する．術後組織吸収を考慮して多めに移植する場合が多い．眼窩部は陥凹がない状態になる．一期的もしくは二期的に義眼床作成を行うことも可能であるが，瞬目はできず，理想的な形状を作ることは困難である．

5) 変法1：眼瞼温存眼窩内容除去術（eyelid-sparing exenteration）（図1b）

眼窩内，眼内腫瘍などで眼瞼皮膚に腫瘍浸潤がない場合，眼瞼皮膚を温存した術式が選択可能である．睫毛列から3〜5 mmの位置で皮膚切開を行い，皮膚と眼輪筋層，もしくは眼輪筋下層を剥離し，眼窩骨縁まで達する（図2a）．以下，内容除去は通常の術式と同様に行う（図2b）．止血後，上下皮膚を密に縫合し（図2c），眼窩内の空気を吸引すると皮

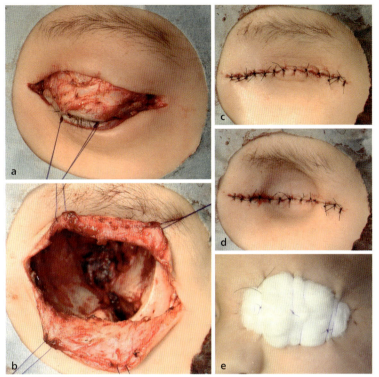

図2　眼瞼温存眼窩内容除去術
a：睫毛から3mm程度離して皮膚切開し，皮下もしくは眼輪筋下を剝離する．
b：眼窩骨膜を剝離し眼窩内容を除去した状態．
c：上下眼瞼を縫合する．
d：眼窩内の空気を吸引すると皮膚は陥凹する．
e：ガーゼもしくは綿を詰めて tie over 縫合を行い皮膚を眼窩骨へ圧着する．

膚が陥凹して眼窩骨を覆う状態になる(図2d)．植皮が不要であり，皮膚採取部位に傷を作る必要がなく，遊離移植ではないため皮膚の生着も良好である．腫瘍の眼瞼皮膚浸潤がない場合には選択すべき術式である．

6）変法2：眼瞼結膜温存眼窩内容除去術(eyelid-and conjunctiva-sparing exenteration)（図1c）

眼窩内腫瘍で，結膜・眼瞼・涙腺浸潤がない場合に選択肢になる．輪部で結膜全周切開を行い，結膜下を剝離して眼窩骨縁に達する．以下，内容除去は通常の術式と同様に行う．眼瞼・結膜を温存する意義は義眼床形成を行うことであり，側頭筋皮弁，真皮脂肪移植などで眼窩内を充填した後，結膜縫合を行いコンフォーマーを挿入，義眼床を一期的に作成する．

7）変法3：眼窩内容亜全摘術（図1d）

眼瞼結膜腫瘍・眼内腫瘍・眼窩前方の腫瘍の場合，眼窩先端部組織を残す術式を選択する．腫瘍の浸潤範囲により適切な前方切開方法を選び，眼窩縁まで達し，眼窩骨膜を眼窩内へ剝離する．腫瘍の露出しない位置で眼窩骨膜を切開，先端部組織を残して眼窩前方の

内容除去を行う．止血後植皮などを行う．利点は，眼窩深部は血流豊富な眼窩組織が残るため植皮を行った際の生着がよいこと，眼窩部の陥凹が深くなく手入れが容易で眼窩深部を保護する緩衝材になること，視神経管からの髄液漏の危険性を減らせることが挙げられる．欠点は眼窩骨膜を切開し眼窩内操作を行う際に術野が狭いこと，深部断端陽性となる危険性があることなどが考えられる．

8）変法4：拡大眼窩内容除去術

眼窩骨浸潤・眼窩外浸潤を伴う場合，眼窩骨も含めた切除を行う．この場合の再建は遊離筋皮弁移植などを必要とする場合が多い．眼窩内容除去は整容面を犠牲にしてでも局所治癒を目指す手術であり，眼窩骨膜に包まれた状態で腫瘍を一塊に摘出することにより腫瘍細胞の残存を最小限にすることができる．骨の同時切除を要する場合は骨膜に相当する被膜がなく，顕微鏡的残存の危険性も考慮して手術を計画することが重要である．

IV. 術中・術後の合併症とその対処法

1. 術中出血

動脈に関してはあらかじめ同定して凝固止血を行ってから切離する．軟部組織からの出血は，出血点を同定しバイポーラなどで都度確実に止血を行う．骨実質からの出血は焼灼を行うが，止血困難な場合は骨蝋を使用する．眼窩先端部の出血は焼灼，もしくは結紮を行う．

2. 術後出血予防

植皮した場合，皮膚を骨面に圧着し，死腔をなくすことが出血予防ならびに生着を促すことにつながる．眼窩内にガーゼを挿入しtie over縫合で圧着する．ガーゼでは凹凸を生じることが多く，綿球をほぐして挿入すると死腔を減らすことができる（図2e）．

3. 眼窩骨骨折

骨膜剥離の際に，特に鼻側の骨折を生じることがある．剥離操作を行う際は器具の操作方向に留意することで予防する．もし骨折した場合，可及的に整復し，植皮を行うことで，生着はやや遅くなるが被覆は可能である．

4. 鼻出血

鼻涙管の焼灼が不十分であると，植皮下に貯留した血性滲出が鼻出血として出ることがあり，また術後早期に鼻をかむと皮下気腫を生じる場合がある．鼻涙管部は十分焼灼しておくことと，術後1～2週間は強く鼻をかまないように指導する．

5. 髄液漏

眼窩上壁は厚みがあり，自験例20例では経験がないが，1.6～16.7％に髄液瘻を生じる

と報告されている．上壁の骨膜剥離を愛護的に行うこと，上壁への焼灼は慎重に行うこと，術前に上壁の状態をCTで評価しておくことが予防につながる．万が一髄液瘻を生じた場合は，フィブリン糊を塗布し閉創した後，脳外科医師に相談する．

6. 皮膚生着不良

手術終了時に皮下に死腔を生じると生着不良になるため，適切な圧着を心がける．放射線治療後は血流障害のため生着の悪いことが多く，可能であれば筋皮弁移植を検討する．部分的な皮膚壊死の場合，骨面に肉芽が形成されていれば再度植皮を行うことで被覆可能である．

V. 術後管理と経過観察

植皮を行った場合，数日間は tie over 縫合しているため皮膚自体の観察はできない．ガーゼ表層への出血の有無を確認する．数日後に tie over 縫合を解除するが，この段階では移植皮膚は血流不良のため暗色であることが多い．感染予防のため数日ごとにソフラチュール®貼付剤を貼り，ガーゼを挿入してテープで固定する．2〜3週間で皮膚の色調は徐々に改善してくる．皮膚採取部位は，全層で採取した場合にかなり広範囲に皮下出血を生じるが，徐々に吸収する．分層採取した場合，ドレッシング剤を用いて乾燥を予防することで創傷治癒を促す．

眼窩部を陥凹状態で植皮した場合，皮膚生着後外装義眼（エピテーゼ）を作成する場合がある．シリコーンで作成された眼瞼皮膚に義眼を装着したものであり，瞬目はしないがかなり精緻なものを作ることができる．かつては眼窩骨にインプラントを挿入して磁力でエピテーゼを安定させていたが，インプラントはMRI撮影に支障をきたす．MRIは眼部再発の評価だけではなく，現在の医療に欠かせない検査になっているため，現在はインプラントを使わず，生体接着剤で眼窩縁に貼り付けるものが増えている．

エピテーゼの欠点は，瞬目しないこと，経年劣化を生じやすく頻回の作成が必要であること，特に夏場は眼窩内が蒸れて皮膚炎を生じやすいこと，義眼と異なり公的保険で償還されない場合が多く費用がかかること，扱っている業者が少ないことなど種々あり，作成したものの結局使用しない患者も少なくない．エピテーゼを薄く柔らかくすることで，眼輪筋の収縮により閉瞼様の動きをもたせる試みがなされている（図3）．

▶**一般眼科医へのアドバイス**

眼科医としては極力避けたい手術であるが，切開・止血・縫合という医師としての基本手技があれば行うことができる手術である．疾患の状況によってはためらわずに行うべき手術であり，必要に応じ指導医の下で行ったり，他科の医師との合同手術を検討することも選択肢である．

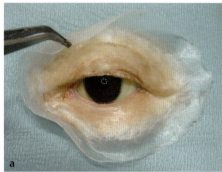
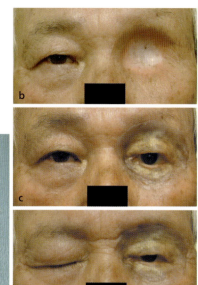

図3 閉瞼様の動きをするエピテーゼ
a：柔らかいシリコン素材で薄く作成．
b：眼窩内容除去術後，皮膚が被覆した状態．
c：開瞼時の右眼に合わせてエピテーゼを作成．
d：閉瞼時，眼輪筋の働きで少し閉瞼様の動きをする．
（写真：アツザワプロテーゼ九州　光安哲人氏より提供）

参考文献

1) Garrity JA, Henderson JW：Henderson's Orbital Tumors. Fourth Edition. pp384-386, Lippincott Williams & Wilkins, Philadelphia, 2007
2) Sagili S, Malhotra R：Orbital exenteration. In：Perry JD, Singh AD（eds）：Clinical Ophthalmic Oncology. pp175-193, Springer, Heidelberg, 2014
3) Goldberg RA, Kim JW, Shorr N：Orbital exenteration：results of an individualized approach. Ophthal Plast Reconstr Surg 19：229-236, 2003

（鈴木茂伸）

F 義眼床形成術

I. 疾患概念と臨床上の特徴

　義眼床陥凹変形は，①眼部悪性腫瘍切除によるもの，②外傷によるもの，③先天性の無眼球症・小眼球症によるものがあるが，小児期の網膜芽細胞腫切除後などの術後のものが圧倒的に多い．これらは眼窩部が陥凹しており，基本的には義眼床の裏側に真皮脂肪移植などの何らかの底上げが必要となる．また同時に結膜嚢が萎縮・拘縮している場合が多く，これには植皮や粘膜移植による結膜嚢拡大が必要となる．

1. 眼部悪性腫瘍によるもの

　小児期に網膜芽細胞腫などの悪性腫瘍を切除した場合にほとんどの場合眼窩部陥凹が起こる．特に放射線照射を行った場合には眼窩骨も萎縮してかなり重度な陥凹となる．

2. 外傷によるもの

　頻度はそれほど高くないが，転んで眼部にハサミを刺したり，工具や農具の飛入や，交通事故などで眼球破裂を起こし眼球摘出に至る例がある．ただ外傷例はそれほど陥凹がひどくないケースもみられる．結膜嚢が萎縮している例もあり，結膜嚢を拡大しなければ義眼が滑落して義眼装着できない例もある．

3. 先天性の無眼球症・小眼球症

　先天的に無眼球症や小眼球症で生まれる例があり，これらの原因には，母親の妊娠中の風疹罹患，インコの飼育，トキソプラズマ抗体上昇などがある．義眼を装着せずに成長すると眼球の圧排による眼窩の拡大がないため，結膜嚢が萎縮し，眼窩部は陥凹していく．したがって早期からの義眼装着により結膜嚢・眼窩を成長とともに拡大していく必要がある．

II. 診断ならびに鑑別診断と手術適応

　義眼装着が必要であった病歴を聞くことと眼窩部の診察により診断できる．

1. 眼窩部が陥凹している場合

　この場合は顔面X線写真，CT，MRIを撮影すると眼窩骨の萎縮状態が観察できる．顔面眼窩部が陥凹している場合は，その陥凹部分を底上げするために結膜嚢の後部を剝がし，その後ろに何らかの組織を移植する．補填する組織として真皮脂肪を腹部から採取することが多い．真皮脂肪は採取しやすく，トリミングなど調整もしやすいので，筆者らは好んでこの真皮脂肪を用いている．また柔らかい組織なので移植後も義眼の出し入れが容易と考えている．眼窩骨が萎縮後退している症例では，腸骨，肋骨などを移植する場合もある．シリコーン・ブロックやガラス球，ナイロンメッシュなどを挿入する場合もあるが，やはり人工物であるため結膜嚢から露出するなどの合併症に悩まされる．大き過ぎる真皮脂肪を入れると脂肪溶解を生じるので，高度な陥凹には真皮脂肪移植を1年ごとに複数回行う方法もある．

2. 結膜嚢の萎縮・拘縮

　結膜嚢が萎縮して小さくなっていると，義眼は小さなものしか入れられず左右非対称となる．萎縮が高度の場合には義眼は入らない．このような場合には，結膜嚢を拡大して義眼が入りやすい状態にする．拡大した部分には粘膜移植や植皮を行う．粘膜は口腔などから採取するが，大きさが制限されるので，小さな欠損のみに適応である．皮膚は真皮脂肪採取時にその部分の皮膚を同時に採取できるので一挙両得である．結膜嚢全周に欠損がある場合は義眼に皮膚を裏返しに巻き付け眼窩部に埋め込むが，部分的に欠損している場合はその部分に植皮を行い，義眼を挿入して形態を保つとよい．下眼瞼結膜円蓋の部分でしっかりと眼窩骨膜へ固定しその部分が浮き上がってこないようにすると，術後に義眼が滑り出ることがなくなる．また術後は瞼板縫合で閉瞼を6か月ほど行っておくと結膜嚢の植皮の再拘縮を防げる．

3. 眼窩部陥凹と結膜嚢萎縮が合併している場合 （図1, 2, 3）

　眼窩部陥凹と結膜嚢萎縮が同時に起こっている場合も多く，これらを一度に修正するには植皮の層と真皮脂肪などの組織を移植する層を分けて剝離しないと血行が保てない．真皮脂肪と植皮片が接していると血行の再開が悪く壊死に陥るので，真皮脂肪も周囲から血行を得られるようにその全周が本人の血行のよい組織である必要がある．したがって移植組織と移植皮膚の間に本人の血行のある組織を介在させることが重要である．図1のように移植層を二段構えにするように剝離する必要がある．

4. 眼球癆となっている場合

　眼外傷など何らかの原因で，眼球癆となっている場合はいずれ残存する眼球が萎縮してくることもあり，また角膜が残っているとその上に義眼が当たり痛みを訴える場合もある．このような場合は角膜を切除し眼球内容を除去し，強膜内に詰め物をするとよい．搔破時にぶどう膜を残すと，健側の眼に交感性眼炎を引き起こす危険があり，十分にぶどう膜を切除する必要がある．それにはドンベル匙などで十分に搔破するとよい．

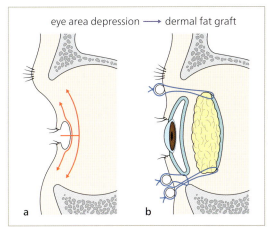

図1　結膜嚢萎縮と義眼床陥凹の眼窩部矢状断面側面図
a：術前．結膜嚢は小さく上下に拡大が必要（赤線），その後ろで層を変えて真皮脂肪移植ための剝離（深部の赤線）
b：術後．拡大した結膜嚢に義眼に裏返しに植皮片を巻き付けて挿入．さらにその後ろに層を変えて真皮脂肪を移植してあり，その上下で真皮を広げる枕固定縫合を3-0ナイロンで行っている．

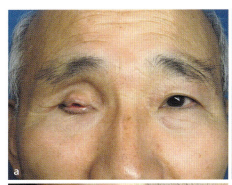
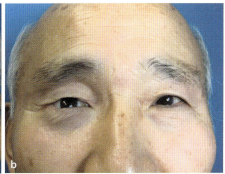
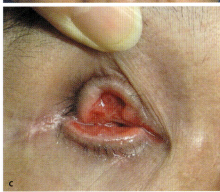

図2　症例
66歳，男性．子供のころ外傷で右は義眼を入れるようになったが，全体に陥凹し，結膜嚢は萎縮し，義眼は装着できない．
a：術前．右眼窩部は陥凹していて，結膜嚢は萎縮していて義眼は入らない．
b：術後．陥凹部分は改善し，結膜嚢は拡大し義眼装着可能となった．
c：術前の萎縮拘縮した小さい結膜嚢．

　強膜が残っている場合で，強膜同士がしっかり縫合できて人工物が露出しない状態であれば，シリコーンやハイドロキシアパタイトなどの人工物を詰めることができる．強膜もボロボロになっている場合は前述のように何らかの自家組織の補塡物を挿入する必要がある．

III. 手術手技の実際

　眼窩部陥凹に対して最もよく用いられる結膜嚢拘縮に対する植皮術と真皮脂肪移植を主に述べる．

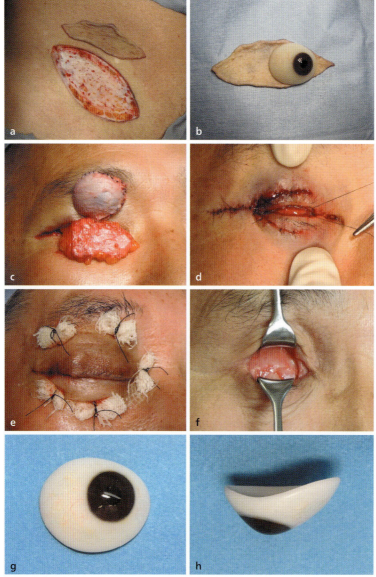

図3 術中写真

a：下腹部より移植片皮膚を採取しその下の真皮脂肪を採取する前．
b：移植片の上に義眼を置いて巻き付ける準備．
c：移植真皮脂肪片と義眼に裏返しに巻いた移植皮膚を眼窩部に置いたところ．
d：外眼角部で横Y字型切開を行って移植部を剝離し，移植後縫合したところ．瞼板縫合を行っている．
e：移植した真皮脂肪の真皮を広げて固定するために 3-0 ナイロンで軟膏ガーゼ枕固定を行っているところ．
f：術後．結膜嚢は拡大されて，義眼を挿入できる十分な大きさとなった．
g：術後作成した本人の義眼（正面）．
h：術後作成した本人の義眼（側面）．

1. 結膜嚢拘縮・萎縮に対する植皮術

1) 結膜嚢切開，剥離

　基本的には拘縮している部分を切開拡大してそこに植皮をするので，その拘縮部分を切開する．例えば下結膜円蓋部が浅く義眼の入りうる溝がない場合はその部を切開し，下結膜円蓋部の骨膜を露出し下結膜円蓋を深くする．上結膜円蓋部は眼窩骨まで露出しようとすると眼瞼挙筋（高度な眼窩部陥凹ではすでに瘢痕化して機能はない場合がほとんどであるが）を損傷したり，眼窩上神経を損傷するおそれがあるので眼窩骨を露出するようには剥離しない．剥離後は十分な大きさの義眼が入るかどうか確認し，必要なら剥離を追加する．

　結膜嚢が少ししか残っていない場合はその残っている結膜を反転して眼瞼結膜として利用する．そのときは結膜嚢底部の中央くらいで水平に切開を加え上下に剥離していく．このとき，眼瞼は薄いほうがよいので結膜は薄く剥がしていって，瞼縁で折り返し上下眼瞼結膜部に当てる．

2) 結膜嚢部作成の植皮

　結膜嚢部の底面は大きな欠損となるので，そこへ全体に植皮を行う．それには適当な大きさの植皮片を義眼に裏返して巻き付け挿入し結膜嚢を拡大作成する（図3a, b, c）．

3) 瞼板縫合

　結膜嚢部の植皮片の術後拘縮による義眼の滑脱を防ぐため，植皮義眼を挿入後は上下の眼瞼縁を3-0ナイロン糸で2か所ほど瞼板縫合を行い閉瞼しておく（図3d）．これはConverseの教科書では3か月必要と書かれているが，植皮片は3～6か月くらいは拘縮を起こしやすく，なるべく長いほうが義眼の滑脱がないので，筆者はできるだけ長く（6か月）行っている．そのようにすると十分大きな結膜嚢を作成できる（図3f）．

2. 眼窩部陥凹に対する真皮脂肪の移植

1) 眼窩部陥凹部の剥離

　結膜嚢拘縮もなく陥凹部の底上げをするだけなら，まず結膜嚢底部中央で水平の切開を入れ5 mmほどの厚みを付けて剥離し，真皮脂肪挿入部を作成する．結膜嚢の水平切開のみでは入り口が狭く挿入しにくい場合は外眼角部へ延長した切開を加え剥離する．ただ外眼角部の形態が良好で変形させたくない場合は外眼角部で上下眼瞼縁に外眼角へ延長する横Y字型の皮切を行い（図3d），外眼角を持ち上げて結膜嚢の裏側を深く剥離し，真皮脂肪挿入部分を洞窟のようにつくり，外眼角の形態は術前の状態を保つようにする．

　これらの剥離も眼部の陥凹部分の範囲を皮膚にピオクタニンで印を付けておいてそこまで剥離するが，やはり，眼窩上神経や滑車神経や他の血管などを損傷しないようにする．

　剥離が済んだら十分止血し，止血目的も含めてガーゼを詰める．そのガーゼの塊の大きさを見ながら採取真皮脂肪の大きさを見積もり腹部から採取する皮膚や真皮脂肪の量を調

整する．

2) 真皮脂肪移植と固定

真皮脂肪は真皮の側を血行のよい側（ガラス球など異物が入っていない場合は，奥の深い分部）にして挿入する．この真皮脂肪の真皮部分が縮んで血行の再開が悪くならないように，真皮部分が血行のよい組織とできるだけ広く接するように，6～8方向に広げて bolster の固定をする．位置を決めて 3-0 ナイロン糸を広げたい位置の皮膚まで前もって貫通しておくとよい．真皮脂肪を挿入して陥凹が十分修正されていることを確認したら，その 3-0 ナイロン糸に軟膏ガーゼを付けて軽く固定する（図 1, 図 3e）．きつく固定すると術後 2～3 日目に浮腫が強くなり，固定したガーゼの下に褥瘡が生じやすい．

3. 結膜囊拡大植皮と陥凹修正の真皮脂肪移植を同時に行う場合

結膜囊拡大植皮と陥凹修正の真皮脂肪移植を同時に行う場合は植皮の移植部の剝離を先に行い，その後深いところで真皮脂肪移植部の剝離を行う．真皮脂肪移植部の剝離を先に行ってしまうと，結膜囊拡大剝離は真皮脂肪移植部の剝離と貫通し，非常にやりにくい．結膜囊植皮部と真皮脂肪挿入部の剝離が済んだら，義眼と植皮をまず結膜囊作成部に挿入する．さらにそれより深い部分での真皮脂肪移植は義眼を包んだ植皮の厚みを鑑みて仮に挿入し，真皮脂肪は適宜トリミングし，大きさを調整する（図 3c）．

IV. 術中・術後の合併症とその対処法

術中の合併症としては出血と眼窩上神経や滑車上神経の損傷があり，血管や神経の解剖を把握して手術に臨むべきである．多くの合併症は術後に起こるので，術後を主体に述べる．

1. 義眼の飛び出し

結膜囊へ移植した皮膚が拘縮すると，義眼が滑落しやすいので瞼板縫合は 6 か月ほど続けるようにして観察する．瞼板縫合が外れて義眼が飛び出してきそうになった場合には来院してもらい，再度瞼板縫合を行う．

2. 移植脂肪の溶解

移植真皮脂肪は欲張って大きなものを入れると血行の再開が悪く脂肪溶解を起こし，創部からサラダオイルのような油が流れ出す．少ない量ならガーゼを付けておいてそれに浸み込ませて，適宜ガーゼを交換するとたいていは治まる．沢山の組織が溶解すると油の流出も長引き，再陥凹し始める．それらのオイルようのものが漏出しないまでも，血行の再開が悪いと移植真皮脂肪は自然に萎縮して陥凹修正の効果は薄らぎ，特に高齢者ではその傾向が顕著である．これらのことも念頭に置き，最初から無理して沢山移植せず，また追加移植するほうがよい．

3. 眼瞼下垂

　眼窩部が陥凹していると上眼瞼は瞼裂部で後方へ向いているが，挙筋機能のないこれらの上眼瞼は陥凹が修正されると，眼瞼下垂が目立つようになる．その場合には挙筋機能がないので筋膜移植などで前頭筋へ吊り上げる必要がある．大腿広筋膜や長掌筋腱を採取して人文字型にして上眼瞼に1か所のみトンネルを作り，吊り上げるのが侵襲も少なく，効果的である．

V. 術後管理と経過観察

　瞼板縫合の糸は途中で切れたり外れたりするので，術後3か月以内に植皮片が拘縮しそうな場合には再度局麻下で瞼板縫合を行う．6か月以上過ぎて義眼床の状態が安定したら，瞼板縫合を外して仮義眼を取り出し，本人の義眼作成の準備をする．眼窩部がしっかり安定しないうちに作成すると，再度の修正に余計な費用と無駄を生じる．筆者は手術時に手元にある仮義眼を挿入して，いずれ本人のものを作成したら返してもらっている．

　術後の経過観察をしていると眼瞼下垂手術や，外眼角部の変形修正・細かい修正を行うとさらによくなるケースがあり，それらは時期をみて細かい修正を行っている．したがって何回も手術する可能性がある．

> ▶一般眼科医へのアドバイス
>
> 　義眼床の手術は細かな配慮と修正などが必要なことが多く，専門医に委ねたほうがよいと思われる．また先天性の無眼球症や小眼球症の症例では生後1か月くらいから早めに結膜嚢の拡大を始めないと，左右非対称の顔貌になるため，速やかに専門医に紹介するほうがよいと思われる．

参考文献

1) 酒井成身：手術アトラス．義眼床再建術．眼科ケア 9：73-78, 2007
2) 酒井成身, 高橋博和, 佐々木由美子　他：真皮脂肪移植による義眼床陥凹の修正．眼科 36：909-915, 1994
3) 酒井成身, 坂井庸子：肋軟骨移植による眼窩・義眼床陥凹の修正．眼科 41：763-770, 1999
4) 酒井成身：眼窩腫瘍と形成外科．臨眼 56：1674-1680, 2002
5) 酒井成身：眼瞼下垂に対する手術．筋膜移植術．pp23-31, 美容外科基本手術―適応と術式―, 南江堂, 2008

（酒井成身, 酒井成貴）

G 甲状腺眼症に対する眼窩減圧術

I. 疾患概念と臨床上の特徴

1. 疾患概念

　甲状腺眼症（thyroid eye disease：TED）は眼瞼・眼窩組織に対する自己免疫疾患と考えられている．ほとんどの症例で甲状腺刺激ホルモン受容体抗体〔thyroid stimulating hormone（TSH）receptor antibody：TRAb もしくは thyroid stimulating antibody：TSAb〕陽性で，その場合，内科的には Basedow 病（Graves 病）と診断される．

2. 病態

　自己免疫によって特徴的な外眼筋・上眼瞼挙筋の肥厚・伸展制限と眼瞼・眼窩脂肪組織の増生が誘発される．その結果，視機能障害や顔貌の変化を引き起こすので，必要の際にはステロイド投与を中心とした内科的治療介入を行う．重症例では視神経障害や高度な眼球突出をきたし，内科的治療で十分な効果が得られなければ，眼窩減圧術を要する場合がある．

3. 好発年齢と性差

　Basedow 病は 20〜30 代の女性に好発（男女比 1：4〜5）するので，甲状腺眼症もほぼ同様の好発年齢と性差があると考えられる．ただし，治療介入を要する症例は 30〜50 代で多く，男女比も 1：3 程度まで男性の比率が上がる．
　眼窩減圧術の対象として，高度な眼球突出は 20〜40 代で施行する場合が多いが，視神経症については 30 歳以下の若年者はまれで，65 歳以上の高齢者でも施術の対象となる場合が少なくない．

II. 診断ならびに鑑別診断と手術適応

1. 明室での視診

　甲状腺眼症では特徴的な眼瞼後退と眼瞼腫脹が発生するが，暗室での細隙灯顕微鏡検査

では，まず見逃す．眼瞼遅れ(lid lag)の観察や眼球突出度測定を含め，明室での視診が不可欠である．症状の記録に顔写真の撮像も重要である．

2. 採血検査

甲状腺眼症の診断に，TRAb もしくは TSAb の測定は不可欠である．甲状腺ホルモンや甲状腺刺激ホルモンの測定は甲状腺眼症の診断に不要だが，合併しやすい甲状腺機能異常は見過ごされるべきでない．

3. 重症度と活動性の評価

甲状腺眼症の重症度には大きな個体差がある．視機能的には視神経症による視力喪失は最も重症で，複視や角膜障害も程度によっては重症と判断される．視神経障害の評価には視力検査のみならず限界フリッカー値や視野検査，色覚検査を行う．眼球突出に代表される顔貌変化は，quality of life の観点から問題が多く，精神的苦痛が激しい場合は重症である．

甲状腺眼症は発症から1〜3か月で亜急性に増悪するが，3か月から数年をかけて鎮静化し，症状が固定化する．背景に眼周囲組織の炎症とその消退があり，炎症活動性の高い時期には内科的消炎治療を施行すべきで，その評価は重要である．磁気共鳴画像(MRI)を用いて，眼周囲組織の炎症や外眼筋肥厚・眼球突出の程度を詳細に評価できる．

4. 鑑別診断

MALT リンパ腫，IgG4 関連眼疾患，特発性眼窩炎症(特発性外眼筋炎)が比較的頻度の高い鑑別疾患として挙げられる．眼瞼後退は甲状腺眼症に特異性の高い症状で，この眼瞼異常がみられず，甲状腺刺激ホルモン受容体抗体も陰性の症例では鑑別疾患の精査に進む．

5. 保存的治療

甲状腺眼症は自然消退する疾患であり，重症度が低い場合には治療介入せずに経過をみることも多い．喫煙は増悪因子であり，甲状腺機能の制御とともに禁煙がすべての甲状腺眼症の症例で推奨される．

眼球周囲の炎症が高度な場合，ステロイドで治療介入するが，大量を使用する必要がある．全身投与の場合，メチルプレドニゾロン1gを3日間連続点滴投与するパルス療法を行う．ステロイドパルス療法には致死的副作用や骨粗鬆症のように後遺症を残す副作用もあるので，重症度が高く，患者の治療意思が明瞭な症例が適応である．放射線療法も効果が期待できるが，ステロイドとの併用が一般的である．

6. 手術適応

眼窩減圧術の手術適応となるのは，甲状腺眼症として重症度の高い視神経障害と高度な眼球突出である．

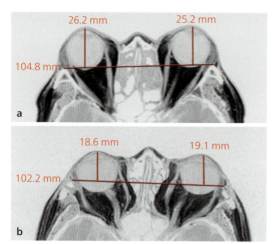

図1 術前後 MRI T1強調白黒反転画像
a：術前，b：術後．
外壁は頬骨と蝶形骨の骨髄，内壁は篩骨蜂巣が眼窩の新たな空間となり，眼球が眼窩内に収まるようになったことがわかる．

1）視神経症

甲状腺視神経症（dysthyroid optic neuropathy：DON）は甲状腺眼症の最重症とされ，ステロイドパルス療法や放射線療法に反応が乏しい場合があり，2週間で治療効果不十分の場合は眼窩減圧術が適応とされる．眼窩炎症の消退を待つ必要はない．ただし，治療効果不十分の判断基準に明確なものはない．治療後の矯正視力が0.1以下の場合，観血的治療介入を強く勧めるが，それ以上に回復する場合でも視神経障害の遺残する場合は眼窩減圧術の適応がある．

2）高度な眼球突出

日本人では眼球突出度が21 mmを超えれば重症とされる．しかし，見た目の違和感は症例によってかなり差があり，一律に21 mmをもって眼窩減圧術の適応とすることはない．十分な眼窩炎症の消退を待つことが望ましい．

なお，眼球突出だけが甲状腺眼症の顔貌変化の原因ではない．眼瞼後退や眼瞼腫脹，斜視などもその原因となるので，それらの追加手術を要する場合のあることを説明する．

7. 眼窩減圧術の術式とその選択（図1）

眼窩減圧術は眼窩容積を拡大させる手術である．眼窩を「先端部を頂点とする四角錐」とした場合，上壁，下壁，内壁，外壁の4つの方向に容積を拡大させることができる．各々の拡大方向は長短があり，今日では深部外壁減圧（deep lateral orbital decompression）と内壁減圧（medial orbital decompression）が標準的な術式になりつつある．

術式の選択にあたって，外眼筋肥厚や眼窩脂肪組織量の程度，眼窩容積拡大の対象となる副鼻腔（篩骨洞）の状態や蝶形骨大翼の容積を考慮する．視神経症では内直筋と下直筋の眼窩深部での肥厚が問題になることが多く，その場合内壁減圧を選択する．高度な眼球突

出では術後複視の発生を避ける目的から深部外壁減圧が選択されるが，1 壁の減圧で 3 mm の眼球突出改善効果を期待するので，眼球突出の程度によっては内壁減圧を同時に行う〔バランス減圧（balanced orbital decompression）〕．

III. 手術手技の実際

1. 手術準備

　眼窩減圧術は通常全身麻酔下に施行する．眼窩深部の手術操作には特殊な器材が必要である．

1）手術用顕微鏡と手術用ベッド

　眼窩減圧術は肉眼や手術用双眼ルーペでも施行されるが，詳細な術野観察には顕微鏡の使用を推奨する．眼科手術用顕微鏡は焦点深度が浅く，比較的大きな手術器具を垂直に使用する眼窩深部の手術操作に不向きである．脳神経外科あるいは形成外科手術用の顕微鏡は，視軸を上下方向のみならず前後左右 3 次元に動かすことが可能で，狭く深い眼窩術野観察に優れる．

　しかし，顕微鏡の視軸の変更は術者や助手に体位変換を強いるので，方向によってかなり不自然な姿勢になる．頭位を変えると視軸変更がかなり補えるので，電動で頭位変換可能な手術用ベッドが重宝である．

2）手術器具

　眼窩先端部は眼窩縁から約 5 cm であり，眼窩深部の操作には適切な長さの器具が必要となる．また，術創が狭いので直線的な鑷子やバイポーラは手元が術野の妨げになりうる．耳鼻科で用いる手術器具の形態が合目的的である．また，電気メスのチップには先端が針形状になったもの（ニードルチップ）があり，顕微鏡下の組織切開・止血で利便性が高い．その他，骨操作器具（骨ノミ，ボーンソー，スチールバー，骨蝋，耳鼻科用切除鉗子），脳ベラ，脳外科で使用されるスポンジ（ベンシーツ®），吸引嘴管を準備する．

2. 手術手技

　バランス減圧の手技を以下に説明する．

1）外壁へのアプローチ（図 2）

　外眥から皮膚切開をはじめ，最終的に頰骨を露出するまでの手順である．

　皮膚切開線は，外眼角から皮膚線に沿って約 2 cm 耳側に作成する．皮膚組織，眼輪筋，眼輪筋下脂肪組織を，メスとニードルチップ電気メスを用いて頰骨骨膜に到達するまで切開する．これら組織の厚さは場所によって異なり，個体差も大きい．比較的大きな血管からの出血にも遭遇しやすい．頰骨骨膜に到達したら，そこから頭尾方向に骨膜露出を進めることになる．

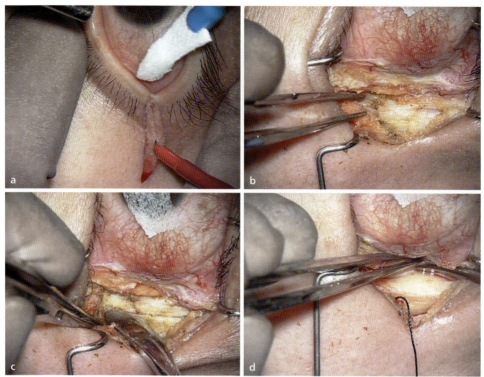

図2　外壁へのアプローチ
a：外眼角から耳側に皮膚切開を加え，ニードルチップ電気メスで創を深める．このあと外眥から結膜にも切開を拡げる．
b：開瞼器を用いて頬骨骨膜を露出したところ．円蓋部結膜から下眼瞼牽引組織，上眼瞼挙筋腱膜外角，眼窩隔膜にも切開を入れる．
c：骨膜剥離を開始したところ．骨膜はニードルチップ電気メスで切開線を作成した．
d：骨膜剥離を眼窩骨縁を越えて眼窩側にも拡げる．頭位と顕微鏡視軸の変換で直視下に剥離可能である．

　頬骨骨膜を3cm以上露出するには，皮膚切開だけでは不可能で，この時点で外眥を切開し，上下結膜円蓋部にも1〜2cm切開を加える．外眼角は下眼瞼牽引組織と上眼瞼挙筋腱膜外側角，眼窩隔膜，頬骨骨膜が交わるところであり，おのおのの組織を意識しながら開創を進める．なお，開創作業にはニードルチップ電気メスを使用し，開創の維持に開瞼器を用いている．

　露出した頬骨骨膜をニードルチップ電気メスで頭鼻方向に切開し，2cm以上頬骨を露出する．骨膜剥離子で骨膜剥離を拡大するが，耳側方向は側頭筋膜に到達する必要はない．鼻側方向は眼窩縁を越え，蝶頬骨縫合付近まで深部に眼窩外壁骨膜を剥離する．ブラインドで行うと骨膜が破れて脂肪組織脱出が起こるので（特に前頭頬骨縫合付近），顕微鏡下に骨膜剥離部を観察しながら慎重に剥離を進める．

2）外壁〜深部外壁の減圧（図3）

　頬骨をほぼ残さず除去することも報告されるが，通常，眼窩腫瘍摘出術のときのように頬骨眼窩骨縁部分をいったん外し，眼窩側壁減圧後に外した骨を戻す．なお，以下の操作にはアシスタントによる開創や水掛・吸引作業が不可欠である．

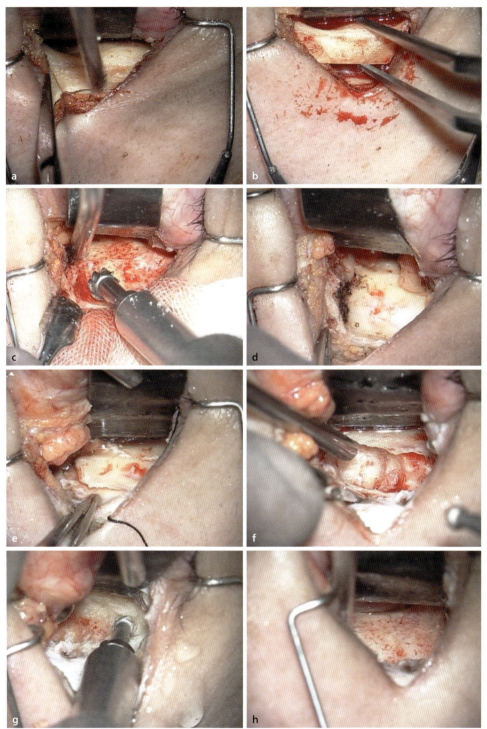

図3 外壁～深部外壁の減圧

a：骨ノミを用いて頬骨を一部除去する．顕微鏡下での骨ノミ使用も可能である．b：頬骨を一部舟型に切除したところ．頬骨骨髄からの出血がみられる．c：頬骨骨髄をバーリングしているところ．d：頬骨骨髄奥の緻密骨をバーリングし，側頭筋筋膜が見える．この先，側頭筋を指標に骨除去を進める．e：バーリングを尾側に進め，側頭筋を頬骨から剥離した．f：バーリングを頬骨蝶形骨吻合を越えて進めると，蝶形大翼の骨髄に到達するので，これも掘削して頭蓋側緻密骨に到達する．g：バーリングを頭側に進め，前頭骨耳側にも掘削を進める．h：バーリングが終了し，蝶形骨大翼頭蓋側緻密骨が露出したところ．この後眼窩骨膜に切開を加えて脂肪組織を作成したスペースに脱臼させる．

残す頬骨眼窩骨縁部分の容積を大きくする必要はないので，ボーンソーと骨ノミを用いて舟型に切離する．頬骨骨髄が露出するので，スチールバーで骨の掘削〔バーリング（burring）〕を進める．頬骨骨髄から進んで緻密骨をバーリングするが，深部側はやがて側頭筋に到達する．骨内を走行する血管の止血にはニードルチップ電気メスが有用である．側頭筋筋膜を露出する際，筋膜・筋組織を損傷しやすいので注意する．側頭筋の露出を拡大するように頬骨のバーリングを進めると，尾側方向で上顎骨，深部方向で蝶形骨，頭側方向で前頭骨につながる．顕微鏡視軸と頭位を変換しながらこれら深部外側壁を構成する骨にもバーリングを進める．骨髄からの出血は術野の視認性を悪化させるので，適宜骨蝋で止血を繰り返す．

深部外側壁を構成する骨のうち，特に重点的にバーリングするのは蝶形骨で，大翼の脳硬膜に接する緻密骨部分を残してできる限り除去することを目標にする．脳硬膜が露出しても問題はないとされるが，脳脊髄液の湧出の制御は通常容易でない．

骨の掘削で外側壁にスペースができたら，そこに眼窩組織を脱臼させて減圧を図る．骨膜を涙腺より奥で頭尾方向に広く切開し，さらに前後方向にも数条切開する．電気メスを用いると止血が容易である．外直筋を切除しないように注意する．骨膜を眼窩組織から剥がして，涙腺や脂肪組織をスペースに向けて脱臼させる．脂肪組織は眼窩内の隔壁で移動が制限されるので，ある程度脂肪組織内にも電気メスで切開を進め，脂肪組織の脱臼を促す．なお眼窩内隔壁には血管が豊富に走行するので，慎重に切開する．

3）内壁へのアプローチ（図4a）

経涙丘アプローチといわれる篩骨露出までの手順を示す．

開瞼器を設置して角膜保護を施した後，涙丘に頭尾方向の割を入れるようにニードルチップ電気メスで切開を始める．涙丘は結膜円蓋部につながるので，切開を涙点奥の円蓋部付近まで拡げる．

涙丘切開を左右方向に拡げながら切開を進める．アシスタントが鼻側，術者が耳側に開創するが，終始，アシスタントは深部組織を開創する必要がない．ニードルチップ電気メスで後涙嚢稜やや奥を目指して眼窩組織の切開を進める．鼻側に向かう意識が重要で，術者は涙丘下組織を耳側に牽引しながら鼻側涙丘部分の下を内壁に向けて切開を進める．頭位を横に変換することも必要である．いったん切開が篩骨骨膜に到達すると，脳ベラやベンシーツ®で脂肪組織を制御しながら内壁骨膜の露出エリアを頭尾方向に拡張する．この際，深部方向への骨膜露出はあまり進める必要がない．

ニードルチップ電気メスで後涙嚢稜やや深部から篩骨を縦断するように骨膜を切開する．尾側は上顎骨に到達してもかまわない．この切開線から骨膜剥離子を用いて眼窩先端部にかけて骨膜剥離を拡げ，広く篩骨眼窩板を露出する．内壁には前後篩骨動脈が存在するので，確認すれば焼灼し切断する．

4）内壁の減圧（図4b～d）

篩骨眼窩板に骨ノミもしくはニードルチップ電気メスで割を入れ，そこから耳鼻科用切除鉗子を用いて篩骨蜂巣を除去する．篩骨洞粘膜も同時に切除されるので，粘膜から旺盛

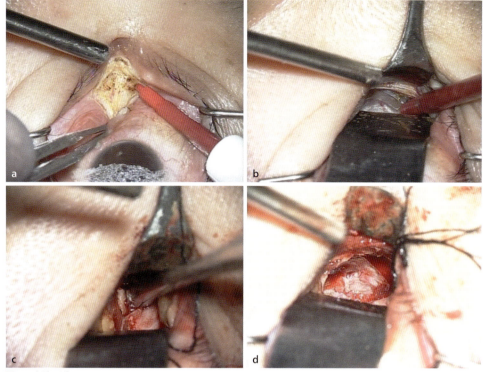

図4 内壁の減圧
a：涙丘頂点付近から切開を上下涙小点方向に拡げる．ニードルチップ電気メスが止血に有利である．
b：脳ベラで内壁を露出し，骨膜を切開する．柄の長いニードルチップ電気メスを使用している．
c：耳鼻科用切除鉗子で篩骨を除去する．
d：篩骨の除去によって作成された空間．骨膜を切開し，ここに眼窩組織を脱臼させる．

に出血するが，エピネフリン含有2％キシロカイン®を染ませたベンシーツ®などで抑制する．

　篩骨眼窩板は深部で蝶形骨とつながるあたりで厚みが増し，鉗子による切除は容易でなくなる．およそ5cm深達したエリアで，眼窩鑷子（4cmにデザイン）では届かなくなり，これ以上の骨除去は通常行わない．下直筋が肥厚しやすい甲状腺眼症では，深部で下壁方向に骨切除を拡大させることも行う．上顎骨につながる部分の骨は，骨ノミでの切断がなければ除去ができない場合が多い．骨蜂巣除去は，鼻中隔に進むほど大きな減圧効果が期待できるが，それだけ内直筋の弯曲が大きくなることが予測される．個人差も大きく，どの程度の除去を行うべきか，という問題は十分には解決されていない．

　最終段階として，眼窩脂肪組織を脱臼させるためにニードルチップ電気メスで骨膜を切開する．作業内容は外壁の場合と同様である．

5）閉創作業

　閉創に先立って，眼窩組織にトリアムシノロンアセトニド40mgを眼窩組織に注入する．

　外壁の閉創にあたって，まず舟型に切離した頬骨眼窩骨縁部分を元に戻す．アラインメ

ントに注意してアロンアルファ®で固定する．その後骨膜を整復し，切離した骨を包み込むように縫合する．外眼角を再建することになるので，切開した結膜とその下の組織，外眼角・外眥組織を順に縫合する．さらに眼輪筋下組織，眼輪筋，皮膚の縫合を行う．

内壁の閉創は涙丘部結膜の縫合で終了である．

IV. 術中・術後の合併症とその対処法

術中対応に困るのは出血と思われる．骨組織からの旺盛な出血は，骨髄からの出血には骨蝋を，緻密骨内血管からの出血にはニードルチップ電気メスを使用することで止血が容易になる．眼窩組織にはあまり深入りしないが，脂肪組織を不用意に切開すると出血点がわからず止血に手間取るので，慎重な切開を心掛ける．術後眼窩内出血は大きな合併症だが，頻度は低いと思われる．

術後合併症として斜視の発生・増悪が問題である．特に内壁減圧では高率に外転制限による内斜視が発生する．高度な内斜視になることも多く，斜視手術を必要とする．減圧術術前から斜視の発生に対する追加手術の必要があることを説明し，同意を得る必要がある．

副鼻腔炎も内壁減圧後に発生することがある．耳鼻科医に治療を依頼するが，抗菌薬内服で治癒することが多い．

V. 術後管理と経過観察

術後3日間は術後出血の管理に傾注し，止血・血管補強薬の投薬も行う．鼻出血は内壁減圧ではほぼ必発で，鼻へのタンポンで対応する．新たな眼窩内出血を避けるためにも血圧上昇を避けて安静に過ごすよう指示する．

内壁減圧では鼻出血があると鼻をかむことがあり，眼窩気腫の原因となるので，危険性を話したうえ，強い鼻かみを禁止する．

眼窩にトリアムシノロンアセトニドを注入しておくと，術後3日目くらいから急速に眼瞼の腫脹などが改善することが多い．

甲状腺眼症の再燃は，発症からの年余を経たケースでも発生する場合があり，術後，採血による自己免疫状況の把握やMRIによる眼窩炎症のモニターを，術後1年間をめどに適宜行う．

▶**一般眼科医へのアドバイス**

　眼窩減圧術は重症甲状腺眼症には不可欠な治療法であるが，施術可能な施設はまだ全国でも限られているのが現状である．視機能に影響する術式のため，形成外科や耳鼻科でもほとんど取り扱われていない．これら関連他科と連携して治療にあたっているところもあるので，まずは最寄りの甲状腺眼症を専門的に診ている眼科施設に相談してもらいたい．

参考文献

1) Bartalena L, Baldeschi L, Dickinson A, et al：Consensus Statement of the European Group on Graves' orbitopathy (EUGOGO) on management of GO. Eur J Endocrinol 158：273-285, 2008
2) Fichter N, Guthoff RF, Schittkowski MP：Orbital Decompression in Thyroid Eye Disease. ISRN Ophthalmol 2012：739236, 2012
3) Boboridis KG, Uddin J, Mikropoulos DG, et al：Critical Appraisal on Orbital Decompression for Thyroid Eye Disease：A Systematic Review and Literature Search. Adv Ther 32：595-611, 2015

〈安積　淳〉

H 眼窩膿瘍

I. 疾患概念と臨床上の特徴

　眼窩膿瘍とは眼窩内に膿瘍が形成された状態で多くは篩骨洞，前頭洞など副鼻腔の感染の結果として起こる．Chandlerらは副鼻腔炎による眼窩蜂窩織炎をその部位と所見で分類し，Group 1～5に分けており（図1），日常診療ではその骨膜下膿瘍と眼窩膿瘍（Group 3, 4）を広義の眼窩膿瘍としていることが多い．

　眼窩蜂窩織炎は小児にも成人にも起こりうるが，小児に眼窩膿瘍を生じることは少なく，多くは成人である．成人では副鼻腔炎，アレルギー，抜歯などが原因となることが多い．性差は特にいわれていないが，糖尿病やステロイド内服中など易感染性の患者に多いとする報告もある．

　眼窩膿瘍の症状は，重症な眼球突出や結膜充血，結膜浮腫，眼瞼下垂，眼球偏位，外眼筋麻痺による複視，視力障害，同側の相対的瞳孔求心路障害（RAPD）＋，Marcus Gunn瞳孔など（図2）であり，進行すると失明に至るばかりでなく眼窩先端部（図1 Group 5）では致命的である．

II. 診断ならびに鑑別診断と手術適応

1. 問診

　診断に際しては病歴（副鼻腔炎，アレルギー，抜歯歴などの有無）と身体所見（発熱，倦怠感，食欲低下など）が原因の推定に有効である．短期間に急速増大するエピソードも他の疾患との鑑別に有用である．

2. 画像検査

　眼窩膿瘍は局所に限局し，嚢胞や腫瘍を模倣するため，時に画像上鑑別が困難である．
　CT，MRIでは眼窩部の所見だけでなく，原因となった副鼻腔炎の所見を確認することが大切である．
　眼窩膿瘍は単純CTで低吸収の境界明瞭，辺縁平滑な腫瘤を呈し，時に多房性である．造影CTでは辺縁がわずかに増強されるが，厳密な増強効果の有無はCTだけでは判定不

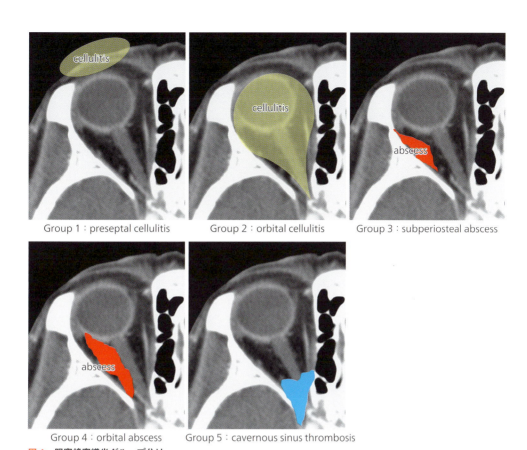

図1 眼窩蜂窩織炎グループ分け
Chandlerらは副鼻腔炎による眼窩蜂窩織炎をその部位と所見で分類し，Group 1〜5に分けている

能であり，可能であればMRIも合わせて評価するのが望ましい．MRIではT1WIで等信号，T2WIで高信号を呈し，内部は均一である．

3. 手術適応

　成人の場合，画像上，眼窩膿瘍と診断されれば切開排膿が第1選択と考えてよい．骨膜下膿瘍では内視鏡的にも可能である．

　小児の眼窩膿瘍に関してCoenraadらは多数の論文を解析し，抗菌薬全身投与と切開排膿を組み合わせた治療法の治癒率は95.3〜100％であるのに対し，抗菌薬投与単独では26〜93％と治癒率にばらつきがあり，抗菌薬全身投与後，48〜72時間後に改善を認めない場合は切開排膿を推奨している．眼窩内壁側の膿瘍は抗菌薬の効果が出やすいとしている．小児の場合，まず抗菌薬投与を行うのか，膿瘍があれば切開排膿するのかについてはおのおのの術者によって見解が異なり，定まった基準はないが，眼窩鼻側以外の膿瘍や，視力低下または全身症状があるような症例では切開排膿が第1選択という点で異論はない．

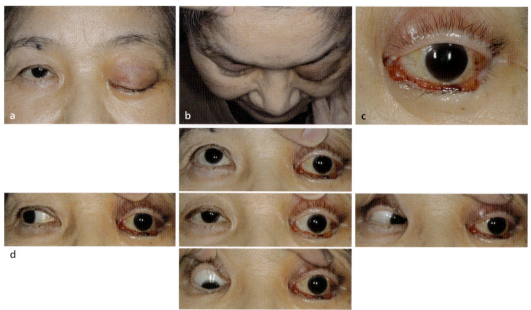
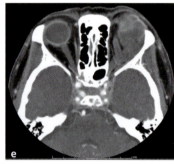

図2 症例1. 左眼窩膿瘍の症例
a：左眼瞼腫脹，眼瞼下垂を認め，開瞼は不能である．
b：左眼球突出を認める．
c：結膜浮腫は著明で対光反射は消失し，瞳孔は中等度散大している．
d：全方向に眼球運動障害を認め，眼球は固定している．
e：造影CT軸位断．左眼窩筋円錐外に低吸収，多房性の腫瘤性病変を認める．腫瘤の辺縁がわずかに造影されている．

III. 手術手技の実際

1. 全身麻酔か局所麻酔かの選択

　基本的には眼窩の形成手術と同様に考える．CT・MRIの軸位断や矢状断で眼窩骨縁より浅層では局所麻酔で可能であり，眼窩骨縁より深部では全身麻酔下での手術が望ましい．

2. 使用器材

　眼窩の形成手術で用いる器材に加えて，膿を培養検査に提出するためのシリンジ，スワブなどをあわてずに採取できるように術前から準備しておく．

3. 手術手技

　一番のポイントは切開部位の決定である（図3）．術前にCTあるいはMRIから膿瘍の位置を確認し，どこから入ればスムーズに排膿が行えるか検討する．皮膚切開で注意する

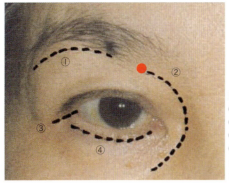

図3　皮膚切開部位
①：眉毛下切開線
②：内眼角切開線
③：下眼瞼睫毛下切開線
④：Swinging eyelid approach
赤丸は三叉神経第一枝である眼窩上神経が通る眼窩上切痕を示す.

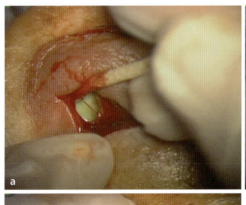
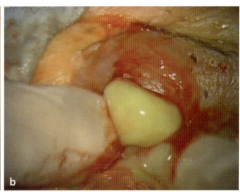
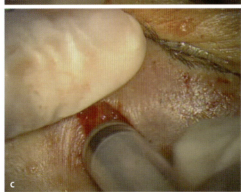

図4　術中所見(surgeon's view)
a：膿汁を確認.
b：用手的に圧迫し排膿.
c：シリンジで膿汁を吸引.

ことは眼窩縁の皮膚切開は(特に鼻側では)斜面を切開することになるので, 皮膚を斜めに切開しないようにNo.15メスを寝せて皮膚面に垂直に切開することである. 皮膚を斜めに切開すると縫合が難しくなり, 通糸を工夫しないと傷痕が残ることになる.

　皮膚切開後, なるべく筋線維を切らないように眼輪筋をセーレで鈍的に分けながら, 眼窩隔膜に到達する. 眼窩骨縁で眼窩隔膜を切開し, 眼窩内腫瘍の手術と同様に眼窩脂肪や正常組織を傷つけないように膿瘍に到達する(図4a). 膿瘍の隔膜を切開すると自然に排膿されるが, 周辺部の組織を用手的に圧迫するとさらに排膿が促され, 効果的である(図4b). 培養に提出するための膿を採取し, 圧迫でも十分に排膿されない膿汁はシリンジやシリンジに留置針の外筒をつけたものを用いて吸引する(図4c). 膿汁を吸引除去したのち, 術野を抗菌薬で洗浄する.

原因菌として，成人では黄色ブドウ球菌，嫌気性菌などが多く，小児ではインフルエンザ菌，黄色ブドウ球菌が多いということを念頭におきながら，原因菌が不明であれば広域のカルバペネム系(チエナム®など)の抗菌薬を用いる．

4〜5 mm の幅に切開したペンローズドレーンを排膿部に挿入し，他端は皮膚縫合部から出して留置するのもよい．ドレーンは排膿や出血がなくなった時点で抜去するが，通常3〜5日であり，抜糸に先立ち抜去することが多い．眼窩隔膜，眼輪筋，真皮を 6-0 PDS Ⅱ やバイクリルなどの吸収糸で縫合し，皮膚を 7-0 ナイロンやプロリーンなど非吸収糸で縫合する．

IV. 術中・術後の合併症とその対処法

術中の合併症としては，眼窩の形成手術と同様に前頭切痕，眼窩上切痕を通る三叉神経第一枝の損傷や，内壁付近の膿瘍では涙道損傷が挙げられる．解剖を理解して切開部位を決定することで予防できる．

また，術中出血が多く，術後の oozing からの眼窩血腫などが危惧される場合は前述したようにドレーン留置が有効である．

V. 術後管理と経過観察

術直後より，培養結果から最適な抗菌薬・抗真菌薬の全身投与を継続して行い，感染の頭蓋内波及や，全身への波及がないか，疼痛，発熱などの身体症状の検査は毎日行い，さらに血液検査での炎症反応など全身状態の管理を注意して行う．視力検査や眼球運動検査 (Hess チャート)などの視機能の悪化がないかなどの確認も必要である．大量に排膿されれば，通常は術翌日から眼瞼腫脹の改善がみられる(図5)．

ドレーンを留置していない症例もしくはドレーン抜去後に再度眼瞼腫脹や視機能の悪化がみられ，画像上眼窩膿瘍の再発を認めた場合は再手術の適応となる．

▶一般眼科医へのアドバイス

膿瘍に到達し穿刺さえできれば自然と排膿されるため，眼窩腫瘍と比較すると手術の難易度は低いと思われる．しかし，早急に対応しなければ失明や眼窩先端部への感染により致命的な状況もありえる疾患であるため，診断に迷う場合や早急に手術ができない状況であれば，眼形成眼窩外科医のいる施設に紹介するほうがのぞましい．

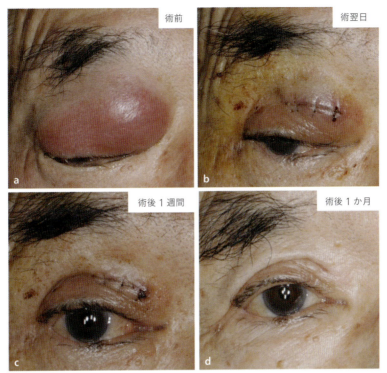

図5 症例2．右眼窩膿瘍の症例（術前後の経過）
a：術前．眼窩膿瘍のため眼瞼は緊満性に腫脹し発赤も強い．
b：術翌日．排膿され発赤は改善しているが腫脹はまだみられる．
c：術後1週間．腫脹も改善し開瞼できるようになっている．
d：術後1か月．眼瞼腫脹・眼位ともに正常化している．

参考文献

1) Chandler JR, Langenbrunner DJ：The pathogenesis of orbital complications in acute sinusitis. Laryngoscope 80：1414-1428, 1970
2) 高比良雅之：眼窩蜂窩織炎と骨膜下膿瘍の外科的治療法：眼手術学1 総論・眼窩．pp370-372, 文光堂, 2014
3) Ketenci I, Unlü Y：Approaches to subperiosteal orbital abscesses. Eur Arch Otorhinolaryngol 270：1317-1327, 2012
4) Shields JA, Shields CL：Orbital cellulitis. In：Shields JA, Shields CL（eds）：Eyelid, Conjunctival, and Orbital Tumors：An Atlas and Textbook. Second edition, pp454-455, Lippincott Williams & Wilkins, Philadelphia, 2008
5) Coenraad S, Buwalda J：Surgical or medical management of subperiosteal orbital abscess in children：a critical appraisal of the literature. Rhinology 47：18-23, 2009

（田邉美香，吉川　洋）

I デルモリポーマ

I. 疾患概念と臨床上の特徴

　デルモリポーマは結膜に生じる広義の良性腫瘍で，分離腫に含まれる．分離腫とは先天性の組織奇形で正常組織成分が異所性に出現したものを指すが，デルモリポーマでは結膜に真皮様の線維組織と脂肪組織を生じる．デルモリポーマ症例の3割ほどはGoldenhar症候群の関連病変であると報告されている．Goldenhar症候群は顔面非対称，耳の異常(小耳・福耳)(図1)，眼の異常(デルモイド・デルモリポーマ)(図2)，顎の低形成，脊椎の異常を伴う先天性の奇形症候群である．このため，デルモリポーマを診た際には耳や顔面の異常の有無についても配慮する必要がある．

　デルモリポーマの多くは耳上側の結膜に発生し，上直筋と外直筋の間から眼窩深部方向へ病変が存在していることもある．結膜嚢側に存在し外見上目立たない症例では，幼少期には気づかれず成人になってから発見される．典型例では無茎性で結膜下になだらかな隆起を形成し，表面はピンク～黄色で正常結膜との境界は不明瞭である．表面に産毛を認める例も多い．自覚症状は通常なく，視機能異常や眼球運動障害を伴うことも基本的にはない．また，病変も増大しないため経過観察が第1選択となるが，病変の大きさや位置により屈折異常が惹起される可能性があるため注意を要する．病変が大きく整容面が問題となったり異物感を訴えたりするようなケースでは手術を検討する．

II. 病理組織所見（図3）

　デルモリポーマは，真皮様の線維組織と深層の脂肪組織から成り，その一部は角化重層扁平上皮により被覆されている．線維組織は真皮の網状層に類似した密な膠原線維束で構成される．線維組織の深層には脂肪組織を認める．角化重層扁平上皮は顆粒層を伴い，基底部にはメラノサイトもみられる．毛囊が認められることが多く汗腺を伴うこともあるが，脂腺を伴うことはまれである(図3)．脂腺母斑やてんかん発作を合併する類器官母斑症候群の一症状としてデルモリポーマが生じている症例では，このほかに骨や軟骨，異所性涙腺などを含むことがある．

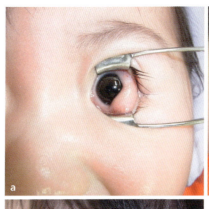
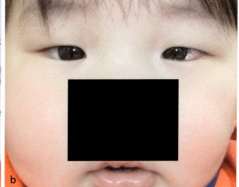
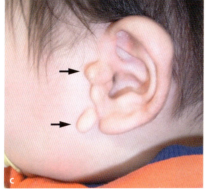

図1 副耳を伴うデルモリポーマ症例（6か月男児）
a：左眼耳側結膜にデルモリポーマを認める．正常結膜と比較するとピンク〜黄色調の表面を呈する．
b：視診上，顔面に明らかな左右差は認められない．
c：本症例では左耳に副耳が認められた（矢印）．

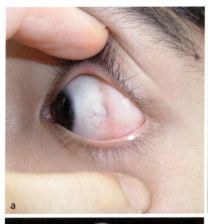
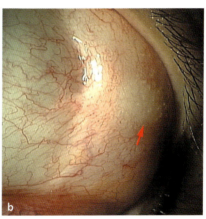
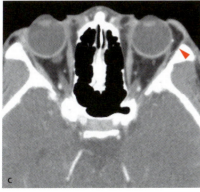

図2 眼窩内へ進展するデルモリポーマ症例（15歳男子）
a：正常結膜との境界はやや不明瞭である．
b：表面に産毛が認められる（矢印）．
c：軸位断眼窩部CT画像．眼球に接する病変が眼窩骨縁を超えて深部方向にしている（矢頭）．脂肪を多く含むため，低吸収域となる．

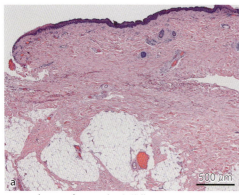
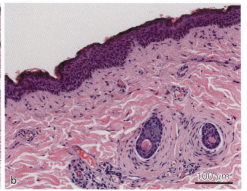

図3 デルモリポーマの病理組織像
a：対物4倍
b：対物20倍
上皮下に真皮様の密な膠原線維束を認め，その深層に分葉状の脂肪組織がみられる．顆粒層を伴う角化重層扁平上皮と毛囊が認められる．

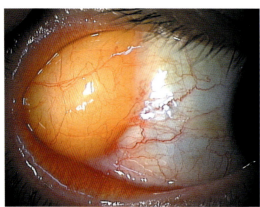

図4 眼窩脂肪ヘルニア（60歳代男性）
デルモリポーマと比較すると可動性がよく柔らかい．色も黄色調を呈する．

III. 診断ならびに鑑別診断と手術適応

　病変の位置と結膜の表面性状から診断は比較的容易と思われる．同部位に生じる鑑別疾患として眼窩脂肪ヘルニアが挙げられるが，眼窩脂肪ヘルニアは可動性がよく眼窩側へ脂肪を容易に押し戻すことができる一方，デルモリポーマは可動性に乏しいという点で鑑別は可能である．また両者の色調の違いも鑑別点として挙げられる（図4）．

　前述のように，デルモリポーマは経過観察が第一選択の疾患であるが，病変が大きく整容面で問題が生じているケースでは腫瘍の減量を目的に，異物感を訴えるケースでは結膜の再建を目的に手術を検討する．しかし，手術切除の際にはその病変の存在部位から上直筋や外直筋，涙腺の損傷に十分注意する必要があり，その点も含めて患者および家族に術前説明をしておくことが望ましい．

IV. 手術手技の実際

　手術切除を行う場合は亜全摘とするのが堅実で，前述した合併症および眼窩内出血のリ

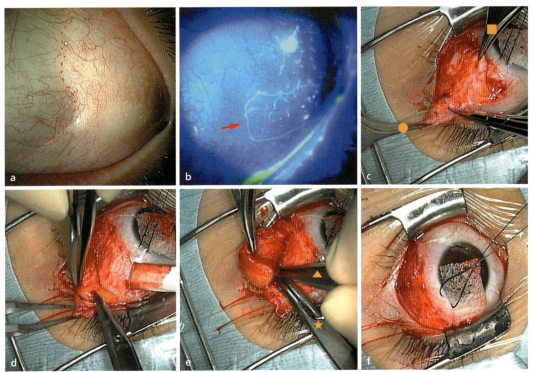

図5 デルモリポーマ切除手術の実際（図2と同症例，c.～f. は surgeon's view）
a：腫瘍の減量が目的であったため，腫瘍と正常結膜の境界付近から切開した（破線が切開線）．
b：フルオレセイン生体染色検査で角化扁平上皮と正常結膜上皮の境界が染まる（矢印）．上皮の切除範囲の目安となる．
c：結膜上皮（●で把持）と病変（■で把持）の間を尖刀で剥離していく．癒着が強く，鈍的な剥離は困難である．
d：強膜側の剥離は比較的容易である．このとき，外眼筋の損傷に注意する．
e：切除する病変の量が決まったら，切離予定部位をモスキート鉗子（★）でクランプしバイポーラ（▲）で焼灼したのちに尖刀で切離する．
f：結膜を縫合して終了．一部上皮を切除したため最終的にT字の縫合線となった．

スクを考えると眼窩骨縁よりも深部の病変までは深追いしないほうがよいとされている．上皮の切除も，異物感の原因となりうる毛を含んだ扁平上皮の部分のみの切除がよい．扁平上皮の範囲はフルオレセイン生体染色検査で確認することができる．結膜上皮は極力温存するように心がけ，結膜上皮下で病変を剥離して切除する．膠原線維が豊富な病変であり，結膜上皮との接着が強固であるため剥離の際には注意を要する．目的とする範囲の病変が剥離できたら，モスキート鉗子などで切除予定部位をクランプし，バイポーラで焼灼しながら剪刀で病変を切離する．最後に結膜を縫合するが，上皮の切除範囲が広範で切開した結膜で直接覆えない場合は，欠損部位を自家遊離結膜あるいは羊膜で覆う（図5）．自家遊離結膜のほうが術後の瘢痕癒着は少ない．

V. 術中・術後の合併症とその対処法

外眼筋損傷や涙腺損傷，眼窩内出血，術後結膜癒着に伴う眼球運動制限・複視が合併症として挙げられる．慎重に病変を剥離し，極力出血は避け，切除は必要最低限に留め深追いをしないことが重要である．

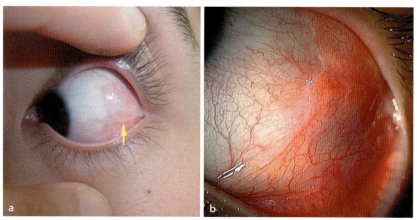

図6　デルモリポーマ切除後8か月（図2と同症例）
腫瘍は減量されているが，上皮を切除した部分を中心に瘢痕が残存した（矢印）．眼球運動障害は生じなかった．

VI. 術後管理と経過観察

　術後管理で問題となるのは結膜癒着・瘢痕である（図6）．特に術後早期はステロイド点眼をしっかりと使用し消炎と瘢痕抑制に努め，ある程度消炎に目途がついたらステロイド点眼の減量やトラニラスト点眼の併用を考慮する．また，トラニラスト内服も瘢痕抑制に有効であると考えられる．もし，結膜癒着に伴う眼球運動制限が生じた場合は，創部が落ち着いたタイミングで癒着解除の手術を検討する．

> **▶一般眼科医へのアドバイス**
>
> 　多くの場合は無症状で基本的には経過観察となる疾患であり，手術加療に至る症例はかなり限られると思われる．本項で述べたように手術には多くのリスクが伴うので安易に手術を勧めることは避けるべきである．

　謝辞：病理組織所見についてご意見頂きました新潟大学医学部臨床病理学分野　助教　渡辺玄先生に深謝申し上げます．

参考文献

1) Shields JA, Shields CL：Eyelid, Conjunctival, and Orbital Tumors An Atlas and Textbook 3rd edition. pp256-259, Lippincott Williams & Wilkins, a Wolters Kluwer business, Philadelphia, 2015
2) Font RL, Croxatto JO, Rao NA：AFIP ATLAS OF TUMOR PATHOLOGY Series 4. Tumors of the Eye and Ocular Adnexa. p32, The American Registry of Pathology, Washington DC, 2006
3) 山田昌和：デルモリポーマ．後藤浩（編）：眼科プラクティス24．見た目が大事！　眼腫瘍．pp62-63, 文光堂，2008
4) 小須賀基通，奥山虎之：Goldenhar症候群．小児科診療 72：48, 2009

〈大湊　絢〉

J 眼窩脂肪ヘルニア

I. 疾患概念・臨床上の特徴

　眼窩内脂肪は，Tenon嚢によって筋円錐内と筋円錐外に境界を構成されている．外眼筋と眼球を包むTenon嚢が脆弱化し，眼球結膜下に筋円錐内の眼窩脂肪が脱出してきたものを，眼窩脂肪ヘルニア(orbital fat herniation, orbital fat prolapse)と一般的によぶ．筋円外の眼窩脂肪が，加齢変化による眼窩隔壁や筋膜の脆弱化で下眼瞼下方の皮下に脱出したものも，眼窩脂肪ヘルニアの一型である(bags under eyes, puffy eyes)．本項では結膜下に脂肪脱出する眼窩脂肪ヘルニアについて述べる．

　好発年齢は50〜70歳代であるが，圧倒的に男性(90%前後)が多い．発症要因として加齢，肥満，外傷，手術操作などが報告されているが，女性にほとんどみられないこと，両眼性が4割近くみられることから，これらの病因では説明困難であり詳細は不明である．

II. 診断ならびに鑑別診断と手術適応

1. 前眼部観察

　好発部位は上耳側〜耳側の結膜円蓋部で，結膜下にドーム状の黄白色腫瘤を呈する．触診上，脂肪組織独特の柔らかさと可動性をもつ．眼球運動や上眼瞼からの指圧圧迫などで，容易に結膜下での移動や形状変化が観察される(図1)．複視や眼球突出をきたすことはない．脂肪脱出が高度になると，閉瞼障害や，結膜下隆起部と角結膜面との間に空隙ができ，涙液層の破綻による角膜障害をきたすこともある(図2)．

2. 画像検査

　視診のみで臨床診断を間違えることはほとんどないが，確定診断と眼窩内病変の有無を確かめるという点で，術前に眼窩部CTかMRIを撮影しておくことが推奨される．画像所見で一番特徴的なのは，結膜下病変と眼窩内脂肪織の連続性をみることである(図3)．

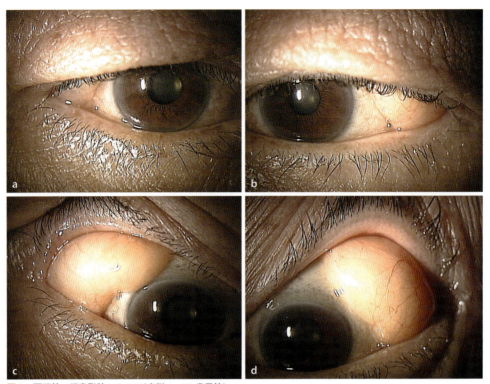

図1　両眼性の眼窩脂肪ヘルニア（症例1：72歳男性）
正面視時の右眼（a）と左眼（b）．両耳側球結膜に黄白色腫瘤を認める．上眼瞼を挙上すると，圧排された脂肪組織が輪部付近に移動・隆起する（右眼：c，左眼：d）．

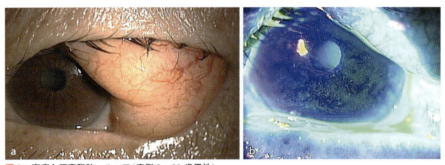

図2　高度な眼窩脂肪ヘルニア（症例2：69歳男性）
脱出した脂肪ヘルニアが左眼の瞼裂からはみ出ている（a）．瞬目時の涙液層保持機能が障害され，角膜びらんを呈している（b）．

3. 鑑別疾患

1）皮様脂肪腫〔デルモリポーマ（dermolipoma）〕

　先天性で，子供の頃から耳側球結膜下から円蓋部に局在する．眼窩脂肪ヘルニアと似た外観を呈するが，やや硬く可動性に乏しい．時に結膜面に毛髪を認める．CT画像で，脂肪ヘルニアは眼窩内脂肪と連続しているが，皮様脂肪腫は連続性がなく，眼球壁に三日月状に付着している．

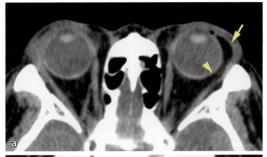
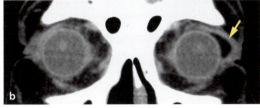

図3 片眼性眼窩脂肪ヘルニアのCT画像(症例3:62歳男性)
水平断(a)と冠状断(b).左眼の脂肪ヘルニアが,脂肪濃度の構造物として球結膜下に描出されている(矢印).水平断で眼窩内脂肪と結膜下腫瘤の連続性を確認できる(矢頭).

2) 脂肪肉腫(liposarcoma)

脱出した脂肪組織内には,しばしば異型細胞や多核細胞が観察される.そのため,切除組織を病理検査に提出すると,"脂肪肉腫疑い"という驚きの診断を頂くことがある.全く臨床像が異なるので,この非常にまれな悪性腫瘍の心配は無用である.

4. 手術適応

正面視で瞼裂から眼窩脂肪ヘルニアが観察され(図1, 2),患者からの切除希望があれば,整容的な手術適応となる.ヘルニアに起因すると考えられる違和感や異物感も手術適応である.上眼瞼挙上によって,やっと観察される軽度な脂肪脱出は経過観察でよい.

III. 手術手技の実際

治療の主目的は整容面にあり,開瞼時に眼窩脂肪が隠れた状態にすることである.

1. 還納法

脱出した眼窩脂肪を眼窩内に還納し,再脱出しないよう結膜と強膜を縫合して脂肪組織を堰き止める方法.角膜輪部から10〜14 mm程度後方で,経結膜的に強膜をすくうように端々縫合を置く.結膜と強膜の接着(眼窩脂肪の堤防)を恒久的にするため,縫合糸に10-0ナイロンを用いたり,6-0 vicrylで癒着を促す術式が報告されている.正常組織へのダメージが最小限で済むが,強膜穿孔の危険と症例2のような脱出量の多い症例に対応できない点が短所である.

2. 単純切除法

円蓋部から結膜下に脱出してきた脂肪組織のみを単純切除する方法.術式の一例を図4

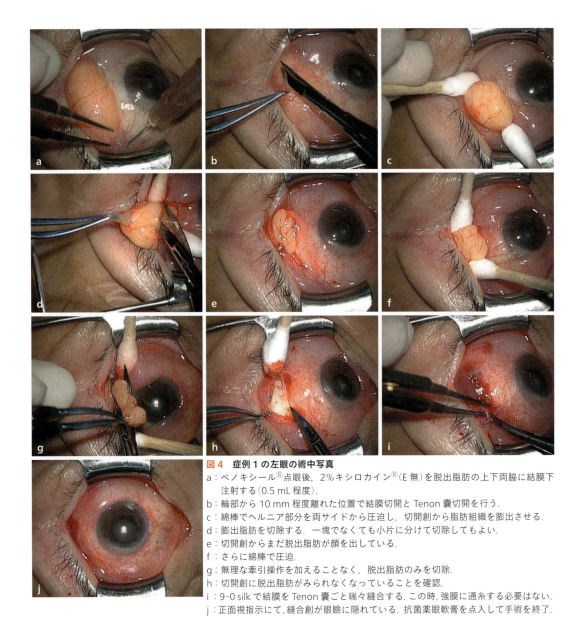

図4 症例1の左眼の術中写真

a：ベノキシール®点眼後，2％キシロカイン®(E無)を脱出脂肪の上下両脇に結膜下注射する(0.5 mL程度)．
b：輪部から10 mm程度離れた位置で結膜切開とTenon嚢切開を行う．
c：綿棒でヘルニア部分を両サイドから圧迫し，切開創から脂肪組織を膨出させる．
d：膨出脂肪を切除する．一塊でなくても小片に分けて切除してもよい．
e：切開創からまだ脱出脂肪が顔を出している．
f：さらに綿棒で圧迫．
g：無理な牽引操作を加えることなく，脱出脂肪のみを切除．
h：切開創に脱出脂肪がみられなくなっていることを確認．
i：9-0 silkで結膜をTenon嚢ごと端々縫合する．この時，強膜に通糸する必要はない．
j：正面視指示にて，縫合創が眼瞼に隠れている．抗菌薬眼軟膏を点入して手術を終了．

に詳述する．手術の注意点は，脱出してくる余剰脂肪のみを切除し，決して引きずり出さないことである．脂肪ヘルニアが球結膜とTenon嚢下に潜り込んでくることを考慮すると，結膜縫合時に強膜へ縫着したくなるが，結膜縫合のみで十分に脂肪の再脱出をブロックできる．逆に言えば，結膜切開線の位置で脂肪の再脱出が堰き止められるので，結膜切開線は角膜輪部から10〜12 mm後方に置くとよい．正面視で脂肪ヘルニアを視認できないことを確認して手術を終了する(図4, 5)．

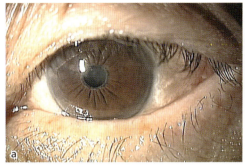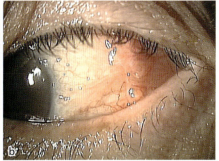

図 5　症例 2 の術後写真
術後正面視で脂肪ヘルニアは観察されない(a)．内転時に縫合部が見える(b)．

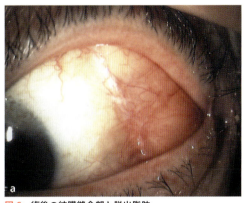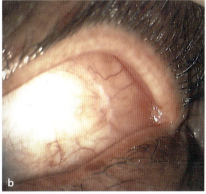

図 6　術後の結膜縫合部と脱出脂肪
a：症例 1，術後 2 か月，b：症例 3，術後 2 年．
ヘルニア門は開存したままなので，術後もある程度は眼窩脂肪の再脱出を認めるが，脱出脂肪は結膜縫合部で堰き止められている．

IV.　術中・術後の合併症とその対処法

　術前の十分な点眼麻酔とキシロカイン®の結膜下注射を施行しておけば，術中に疼痛を訴えることはない．脱出してくる脂肪組織内に大きな血管は存在しないため，術中の出血は軽微であり，綿棒の圧迫のみで止血可能である．
　術後の結膜下出血は必発であるため，しばらくは眼が赤くなることを術前に患者へ説明しておくとよい．

V.　術後管理と経過観察

　抗菌薬の点眼を 1 日 4 点で処方し，術翌日と術後 1～2 週目に再診する．
　前述の単純切除法において，術後に眼窩脂肪が再脱出をきたすことがあっても結膜縫合部で堰き止められる（図 6）．再手術を要する患者は今のところ経験していない．

▶**一般眼科医へのアドバイス**

切除法で脂肪組織を無理に牽引したり，過剰に切除したりすると，術後の眼球運動障害や眼球陥凹などをきたす危険性がある．少々の再脱出は，整容的に問題とならない．万一再脱出が目立つようであれば，再切除をすればよい．切り過ぎた正常組織は元に戻せない．

参考文献

1) Schmack I, Patel RM, Folpe AL, et al：Subconjunctival herniated orbital fat：A benign adipocytic lesions that may mimic pleomorphic lipoma and atypical lipomatous tumor. Am J Pathol 31：193-198, 2007
2) Otaka I, Kyu N：A new surgical technique for the management of orbital fat prolapse. Am J Ophthalmol 131：267-269, 2001
3) Nakamura N, Akiyama K, Shigeyasu C, et al：Surgical repair of orbital fat prolapse by conjunctival fixation to the sclera. Clin Ophthalmol 9：1741-1744, 2015
4) 高比良雅之：眼窩脂肪ヘルニア．後藤浩（編）：眼科プラクティス24．見た目が大事！ 眼腫瘍．pp152-154，文光堂，2008
5) Siban M, Weijtens O, van den Bosch W, et al：Efficacy of transconjunctival excision of orbital fat prolapse：a long-term follow-up study. Acta Ophthalmol 92：291-293, 2014

〔兒玉達夫〕

K 視神経管骨折

I. 疾患の概念と臨床上の特徴

　眉毛外側部を強打した直後から急激な視力低下をきたす疾患である．眉毛外側部からの介達外力が同側の視神経管の管壁に骨折または歪みを生じさせ，その内部を走行する視神経線維の断裂や微小循環障害，出血，浮腫が生じることが原因と考えられている．視力障害には，「暗くなった」などの軽症例から，「全く光を感じない」という重症例まであり，打撲の強さによってその症状は異なる．特に眉毛外側部に傷がある場合(図1)には，顔面損傷は軽度でも，視覚障害が強く現れることが多い．

II. 診断ならびに鑑別診断と手術適応

1. 診断

　診断に必要な重要所見を示す．

1) 対光反射

　相対的瞳孔求心路障害(relative afferent pupillary defect：RAPD)が陽性となる．特にRAPDの検出は，言葉での意思伝達に未熟な小児や意識レベルが低下している外傷患者の診断に非常に有用である．

2) 眉毛外側部の打撲痕

　ほとんどの症例で認める(図1)．

3) 視力低下

　軽度の視力低下から光覚なしまでさまざまである．受傷直後の急激な視力低下が，この疾患を疑ううえで重要である．そのため，受傷から数日経過してからの視力低下は別の病態と考え，視力低下を生じる他の外傷性疾患との鑑別を要する．

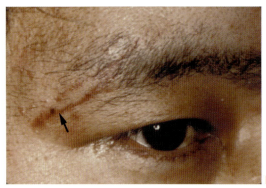

図1 眉毛外側部の打撲痕(矢印)

4)視野障害

視野障害は多様で,疾患特異的な視野障害パターンはない.

5)眼底検査

瞳孔反応を確認したうえで散瞳し,黄斑部網膜に異常がないことを確認する.視神経乳頭の色調は,受傷後約7〜10日目頃より徐々に蒼白化がみられるため,視神経乳頭を撮影することで色調の変化をみることができる.

6)眼窩CT検査

骨条件画像から視神経管壁のアライメントを診る.画像によっては骨折がはっきりしないことがあり,あくまで参考にとどめるべきである.骨折による蝶形骨洞,後篩骨洞の血腫を認めることがある.手術に際して篩骨洞と蝶形骨洞の形状を把握するため,眼窩水平断および冠状断画像が必須である.

7)その他

このほか補助的な眼科検査として,中心フリッカー検査,色覚検査,イリスコーダーを行う.

2. 鑑別疾患

① 内眼疾患:硝子体出血,網膜剥離など,多くは眼底検査で鑑別可能である.
② 眼窩出血:眼窩の骨折後の血腫が眼窩先端部を圧迫する.眼球運動障害を併発することが多い.
③ 眼窩先端部症候群:木の枝や傘の先が内眼角部から刺入し直接視神経を損傷する.網膜中心動静脈閉塞,眼球運動障害が生じることが多い.
④ 詐病

3. 手術適応

視神経の減圧を目的とする薬物療法と観血的視神経減圧術が主体となる．手術の時期が早いほど視力の改善も良好であるとする報告もみられ，やはり治療は可能な限り早期に開始するのがよい．しかし，薬物治療との比較など，その外傷性視神経症に対する治療方針はいまだ議論の的となっている．

III. 治療・手術手技の実際

1. 薬物治療

1週間に3日間を1クールとしてメチルプレドニゾロンコハク酸エステルナトリウム1日1,000 mgを投与するステロイドパルス療法が一般的である．さらに，高浸透圧液（グリセオール®）を併用投与し視神経の浮腫を軽減する．効果がみられない場合は，早急に外科的治療を考慮する．

2. 外科的治療

視神経管を開放し，視神経減圧を目的とする．視神経減圧術の報告は，1916年のPringleによる経眼窩アプローチ法が最も古く，1960年代以降には，視神経管まで到達する手技は工夫洗練され，日本でも，深道らよって経篩骨洞視神経減圧術が多くの症例に対し行われてきた．眼科顕微鏡を使用した経皮膚経篩骨洞・視神経減圧術の術式と注意点について述べる．症例は右眼である．

1）術者の位置

健側の耳脇（右眼が術眼ならば，患者左耳と自分のお臍が対向する位置）．

2）皮膚麻酔・止血

0.1％エピネフリン3滴を含む2％キシロカイン® 2 mLを切開予定部位周囲皮下に局所注射する．

3）皮膚切開（図2）

鼻根部の正中よりやや患側を眉毛内側から内眼角まで約20 mm切開する．その後，皮下組織を鈍的に剥離し，骨膜を露出する．前角動脈（angler artery）に注意し剥離する．

4）骨膜剥離（図3）

骨膜を剥離し，前頭骨，鼻骨，上顎骨前頭突起を露出する．ピオクタニンで骨縫合線をマーキングする．内側眼角靱帯の位置を確認する．

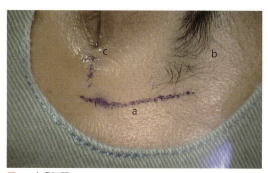

図2 皮膚切開
a：皮膚切開予定線，b：眉毛，c：瞼裂

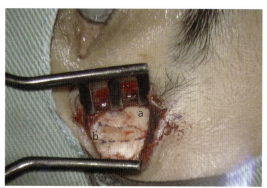

図3 骨膜剥離
a：上顎骨前頭突起，b：鼻骨

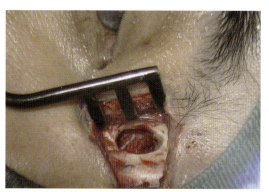

図4 視神経管隆起への道程①
コメガーゼで止血しながら，篩骨洞を後方へ進む．

5）骨窓作成

10×15 mm の骨窓を作る．副鼻腔粘膜が露出するまでエアトームで掘削し，その後，鋭匙とスタンツェで骨窓を拡大する．

6）視神経管隆起への道程

副鼻腔粘膜を切開し，5,000 倍希釈エピネフリンおよび 4％キシロカイン®に浸したコメガーゼで粘膜麻酔と止血を行いながら篩骨蜂巣，副鼻腔粘膜を除去し，前篩骨洞から蝶形骨洞へと進む（図4）．視神経管は蝶形骨小翼を通るため，後篩骨洞の後方，蝶形骨洞上内側にかまぼこ状の視神経管隆起を確認できる（図5, 6）．隆起がはっきりしない場合には，ナビゲーションシステムを用いて視神経管を同定する．

7）硬膜露出

視神経管壁を細い鋭匙で可能な限り除去し，硬膜を露出する．

8）創縫合

止血を確認したのち，骨膜を 6-0 吸収糸，皮下組織を 3-0 吸収糸さらに，皮膚を 6-0

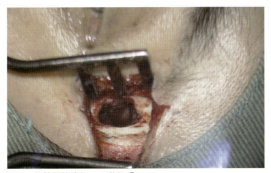

図5 視神経管隆起への道程②
骨窓から約50 mmのところに視神経管隆起が確認できる(矢印).

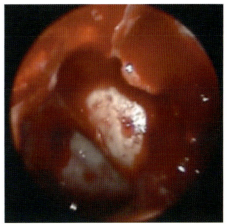

図6 視神経管隆起の拡大写真
耳鼻科硬性鏡を用いて撮影した.

ナイロンで連続埋没縫合する.

IV. 術中・術後の合併症

- 髄液漏:受傷早期の手術中に認めることがある.
- 眼窩先端部症候群:眼窩内側壁の医原性損傷による眼窩出血が原因.
- 鼻出血:まれではあるが後篩骨洞動脈からの再出血を数日後にみることがある.
- 副鼻腔炎

> ▶**一般眼科医へのアドバイス**
> 入院治療を必要とする場合が多いため,診断がつき次第,治療可能な病院を紹介する.

参考文献

1) Duke-Elder S:System of Ophthalmology. Vol. XII:Neuro-Ophthalmology. Henry Kimpton, London, 1971
2) 稲富誠:外傷性視神経症. 柏井聡(編):臨床神経眼科学. pp275-279. 金原出版, 2008
3) 深道義尚:外傷性視神経損傷. あたらしい眼科 3:337-342, 1986
4) Pringle JH:Monocular blindness following diffuse violence to the skull:its causation and treatment. Br J Surg 4:373-385, 1916-1917
5) Fukado Y:Results in 350 cases of surgical decompression of optic nerve. Trans Ophthalmol Soc NZ 25:96-99, 1973

〈恩田秀寿〉

L リンパ管腫

I. 疾患概念と臨床上の特徴

　眼窩リンパ管腫（orbital lymphangioma）は眼窩内腫瘍の1～8％を占める疾患であり，良性の先天性血管奇形である．外傷，上気道感染，月経，妊娠などを契機に急性増悪し，腫脹や疼痛をもたらす．眼窩内圧の急上昇による視力・眼球運動などの視機能に重篤な障害をきたす場合もあり，早急な対応が望まれる（図1）．小児に好発するが成人になって発見・指摘されることもまれではない．

II. 診断

　一般に生下時より存在するため，斜視や，眼球運動制限があることも少なく，無症候の場合も多い．多くは急性増悪時に突然，眼瞼腫脹や眼球突出および疼痛をきたし，診断されることが多い．
　CTおよびMRIによる画像診断が必須であることはいうまでもない．CT（図2）では境界明瞭な血腫様占拠病変として，MRI（図3）では一部出血を伴う囊胞性病変として描出され診断は容易である．

III. 治療

　保存的治療，硬化療法，外科的治療がある．

1. 保存的治療

　副腎皮質ステロイドや止血薬，D-マンニトールの投与，眼圧下降薬点眼など対症療法を行う．これは根本的治療というよりも応急処置として行われるもので，重篤な症状に対して効果は期待できない．また，小児の場合は片眼遮断や眼位異常は形態覚遮断弱視を招く危険性がある．

2. 硬化療法

　OK-432（ピシバニール®）などが用いられるが，管腔内に注入することで炎症を惹起させ，

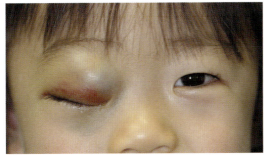

図1 右 光覚(±)
眼瞼腫脹強く,強制開瞼するも 1.0 mm 程度しかできない.

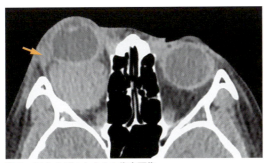 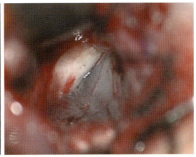

図2 CT および➡からみた術中画像
単房性のリンパ管腫(出血により CT 値は上昇している).眼球後極に接して下方にリンパ管腫が見える.

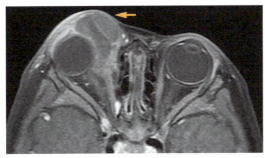

図3 MRI(GdT1 WI)
眼窩内側に 2 房性のリンパ管腫.眼球を圧排している.

その炎症修復過程で管腔内膜を癒着させ縮小,消失させる治療法である.体幹などでは第一選択の治療法であり,眼窩部においても有効例が報告されているが,頭蓋内移行する危険性や,眼窩内に漏れることによる著しい眼窩炎症や高眼圧,その後の瘢痕形成を考えると,その適応は限られてくる.

3. 外科的治療

眼窩減圧術による対症療法を選択される場合もあるが,あくまでも危険回避目的である.したがって,最終的にはリンパ管腫そのものを直接減量する外科的手術が最も確実である.リンパ管腫を可能な限り切除,無数に連絡している静脈還流との遮断または直接内腔を焼灼することで,再発予防にもなる.

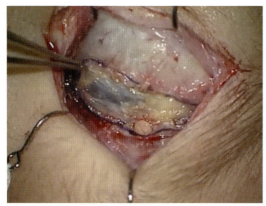
図4 黒く確認できるリンパ管腫

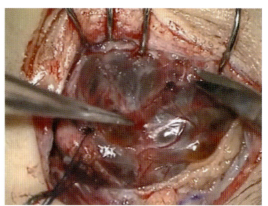
図5 周囲組織を慎重にはずす

IV. 手術手技の実際

　好適応なケースは単房性もしくは多房性であっても1か所に局在しているものである（図2, 3）.

　アプローチは，眼窩内側・外側皮膚切開や睫毛下皮膚切開などを用いる．適宜骨切りも併用する．ただでさえ術後の腫脹および結膜浮腫は著しいため，経結膜切開より経皮切開のほうが経過がよいと筆者は考える.

　眼窩隔膜を閉創時に縫合できるように，丁寧に開けて侵入し慎重に眼窩脂肪を分け入ると，管内出血のために血腫のように見えたり，管腔内容液によって黒っぽく見える囊胞壁を確認できる（図2, 4）．これ以降はすべての操作を慎重に行う．なぜなら不用意な操作で穴をあけると，出血や内容液の漏出により術野は乱れ，また管腔の消失により不十分な手術となるためである．

　丁寧にリンパ管腫に付着している脂肪を浮かせ，外していく．ある程度まで展開できたらクライオプローベを用いるとよい．ピンホールなどの穴が開いた場合は，コツコツ結紮し内容液の漏出を防ぐことで，できるだけ深部まで追いかけることに努めたい（図5）.

　およそ眼球後極程度の浅い部分に局在するリンパ管腫は，その最深部まで到達は容易である．最後は5-0ナイロン糸などで結紮するか，バイポーラなどで焼灼後切離し摘出完了となる.

V. 術中合併症とその対処法

　どんなに慎重に操作しても，管腔壁が破れてしまうことがある．小さな穴であれば結紮すれば解決するが，裂けてしまった場合はやむを得ない．特に眼窩深部に及ぶものはそもそも切除することすら，至難の業である．その場合は，内腔をできるだけ展開できるように，複数のペアンなどで裂け目を把持したうえで，内膜を焼灼（バイポーラやCO_2レーザーなどを用いて）する．あくまでも切除が基本であるが内膜の癒着が起きてくれれば幸いである．また，多房性の場合は，内腔が細かく隔壁のようなコンパートメントに形成されてお

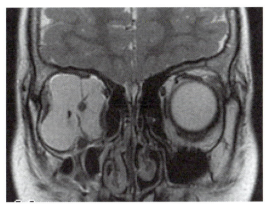

図6　眼窩内を埋め尽くす巨大なリンパ管腫

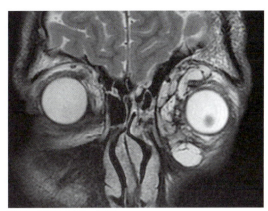

図7　多房性のリンパ管腫

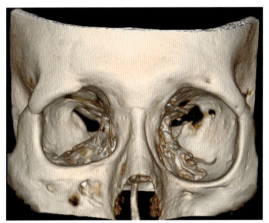

図8　左多房性リンパ管腫（図7）の3DCT．成人例
眼窩の拡大を認める．

り，これもできるだけ切除したほうがよい．不幸にして再発しても，単房性のものであれば，再手術の際，容易になるからである．

VI. 注意すべきリンパ管腫

　巨大リンパ管腫（図6）や多房性リンパ管腫（図7）の外科的治療は，注意を要する．手術アプローチも複数の進入路が必要であり，時に経時的に数回に分けて摘出をしなければならないこともある．そして，最大の問題点は慢性的に眼窩内圧が高いまま成長をしたために眼窩の容積も巨大化しているために（図8），すべて減量してしまうと，著しい眼球陥凹が生じ，また時に斜視を誘発してしまうこともある．複数か所からのアプローチを経時的に行い眼窩容積の縮小を待つなどの配慮や，特に成人における手術は，どの部分を切除し，どこは残すかなど，綿密な手術プランニングが必要になる．

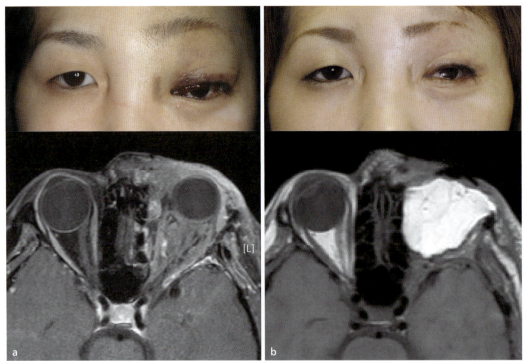

図9 左びまん性リンパ管腫に対して
眼窩内容除去および遊離腹直筋皮弁による義眼床形成施行.
a：術前，b：術後

VII. 外科手術が難しいリンパ管腫

　びまん性リンパ管腫(図9)は，非常に難渋する．外科的治療ではリンパ管腫のみを摘出するすべがなく，保存的に経過観察するほかない．しかし，疼痛や繰り返す腫脹，出血および整容性が損なわれる場合は，眼窩内容除去を行う．一期的に義眼床再建まで行う場合と，エピテーゼによる外装用する場合がある．

VIII. 術後管理

　元来リンパ管腫は，先天血管奇形であるうえに，正常リンパ管や血管とネットワークを形成しているために，血腫形成した部分を切除したから完治するというわけではない．したがって術後も年1～2回の定期的な診察はもちろんのこと，急性増悪時などにはすぐ対応できるような診療体制づくりが必要である．

▶**一般眼科医へのアドバイス**

　小児において，発症から急速(0～3日以内)に眼球突出や眼瞼腫脹をきたす疾患は，4つある．① 直達眼窩部外傷，② 感染による蜂窩織炎，③ 横紋筋肉腫など急速に増大傾向を示す悪性腫瘍，そして ④ 本疾患であるリンパ管腫の急性増悪であることを覚えておきたい．

参考文献

1) Muallem MS, Garzozi HJ：Conservative management of orbital lymphangioma. J Pediatr Ophthalmol Strabismus 37：41-43, 2000
2) 後藤浩：眼腫瘍の疾患別頻度—解釈と注意点—．眼科プラクティス24巻　見た目が大事！眼腫瘍．pp2-9．文光堂，2008
3) Yoon JS, Choi JB, Kim SJ, et al：Intralesional injection of OK-432 for vision-threatening orbital lymphangioma. Graefe's Arch Clin Exp Ophthalmol 245：1031-1035, 2007
4) Touloukian RJ, Rickert RR, Lange RC, et al：The micro-vascular circulation of lymphangiomas：a study of Xe133 clearance and pathology. Pediatrics 48：36-40, 1971
5) 田邉美香，嘉鳥信忠，板倉秀記，他：急性増悪時の眼窩リンパ管腫に対し外科的摘出術を行い良好な経過が得られた4例．眼窩手術25：137-142, 2012

〔嘉鳥信忠〕

M 眼球摘出

I. 眼球摘出の意義と目的

　近年，さまざまな薬物療法や手術療法，放射線療法などの進歩により，眼球摘出術が行われる機会は少なくなっている．しかし，適応となる病態や疾患がなくなることはなく，今後も整容的な改善や原疾患の治療目的に本術式が実施される機会は存在し続けるであろう．角膜移植を前提とした死体眼からの眼球摘出を適切に行うためにも，この術式を習得しておくことは眼科医療の担い手として必修項目の1つともいえる．

II. 適応疾患

　眼球摘出術が適応となる疾患や病態は以下の通りである．

1. 眼内悪性腫瘍

1）網膜芽細胞腫

　片眼性で国際分類 group E などの進行例やさまざまな理由により視機能の維持が期待できない例などが適応となる．かつては両眼性の場合，少なくとも進行眼は摘出されることが多かったが，最近は両眼ともに眼球温存療法が行われる機会も増えている．

2）脈絡膜悪性黒色腫

　腫瘍に一定以上の大きさや丈があり，眼球温存療法としての小線源放射線治療の適応がない症例や，重粒子線治療などの放射線療法の適応や希望がない場合．

3）その他

　きわめてまれな絨毛上皮腫や腺癌などの悪性毛様体腫瘍の治療として摘出が行われることがある．もっとも，これらの疾患は眼球摘出後に診断が確定することがほとんどである．

2. 医学的に摘出が望ましい場合

視機能の回復が望めない眼球で，疼痛が強い場合，感染が収束しない場合，僚眼の視機能への好影響が期待される場合．
① 絶対緑内障
② 重篤な開放性眼外傷
③ 重篤な穿孔性強膜炎
④ 感染性眼内炎
⑤ 交感性眼炎

3. 整容的な改善を目的とする場合

① 眼球癆
② 重篤な前部ぶどう腫など

III. 手術手技の実際

1. 麻酔方法

成人の場合，球後麻酔による局所麻酔でも眼球摘出術を行うことは可能である．しかし，治療の性質上，やむをえない事情がない限り，全身麻酔下での手術が望ましいと考える．麻酔方法の選択については患者側の希望も尊重し，柔軟に対応すべきであろう．

2. 手術方法

以下の手順で摘出する．
① 開瞼器をかける．必須ではないが3時および9時方向の輪部結膜に色素や縫合糸などでマーキングをしておくと，最後の結膜縫合のときに役立つ(図1a)．この3時および9時方向の結膜に水平方向のわずかな切開を加えておくと，後の操作が容易となることがある．
② 輪部に沿って球結膜を360度，全周にわたって切開し(図2b)，引き続き曲剪刀や先の曲がったモスキート鉗子などで，鈍的に結膜およびTenon嚢を強膜から剥離していく(図1c, d)．この際，渦静脈などを傷つけると出血をきたし，後の操作が行いにくくなるので注意する．
③ 直筋の付着部に斜視鈎をかけ，斜視手術に準じて4つの直筋に糸を縫着する(図2a)．相対する外眼筋(内直筋に対しては外直筋，上直筋に対しては下直筋)にはそれぞれ異なる種類の糸を使用すると，後の縫合のときに混乱を避けることができる．例えば，内直筋には一時的に4-0絹糸を，外直筋には後の縫合にも使用することになる5-0もしくは6-0の吸収糸などを縫着しておく．
④ 4直筋をそれぞれの眼球付着部で切断する(図2b)．このとき，眼球側に筋組織を1～2 mmほど残して切断すると，その後の眼球の固定や牽引などの操作が行いやすくな

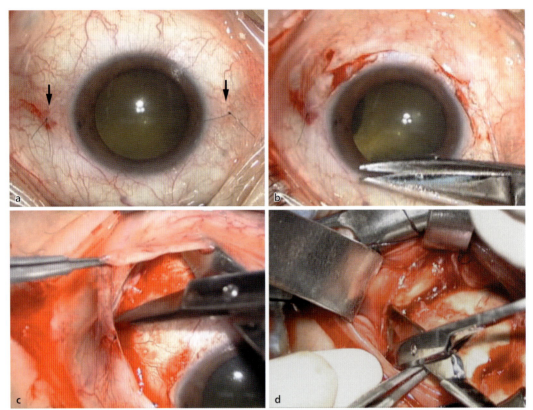

図1　眼球摘出手術の進め方①
a：輪部の3時と9時方向にマーキング用の糸を縫合．
b：結膜を輪部で360度にわたって切開，剝離．
c：曲剪刀を用いてTenon囊を強膜から鈍的に剝離．
d：先の曲がったモスキート鉗子を用いて眼球の後方までさらにTenon囊を剝離．

る．切断後の筋は付着部に通糸した糸にモスキート鉗子などを付け，上下左右の4方向に牽引気味に固定しておくと，後の視神経切断の際に筋を傷つけることを避けることができる．なお，上下の斜筋はこの段階ではあえて切断しなくてもよい．

⑤固定鑷子などで外眼筋の付着部を把持し，眼球を前方に引き上げるようにしながら，後部Tenon囊を曲剪刀やモスキート鉗子を用いて眼球後方まで剝離していく．剪刀や鉗子は閉じた状態で球後方向に挿入し，ゆっくりと開くことによって鈍的に剝離していくことが大切である．Tenon囊の剝離が十分であれば，外眼筋を切断したこの段階で眼球は視神経を支点として抵抗なく回転するようになる．

⑥眼球をさらに上方に引き上げながら，耳側から曲がりのモスキート鉗子を眼球後方に挿入し，先端部を左右に動かすことで視神経の位置を確認する．この視神経をできるだけ後方（中枢側）でクランプし（図2c），視神経切断時の出血を最小限に抑える．

⑦前述のモスキート鉗子を入れたまま，あるいは外した後に，鉗子でクランプしたところより眼球側で視神経剪刀を挿入し，⑥と同様に先端で視神経の位置を確認後，一気に，かつ確実に切断する（図2d）．このとき，眼球の近く，すなわち篩状板付近で切断してしまうと眼球を穿孔させてしまうことになるので，眼球を上方に十分引き上げて

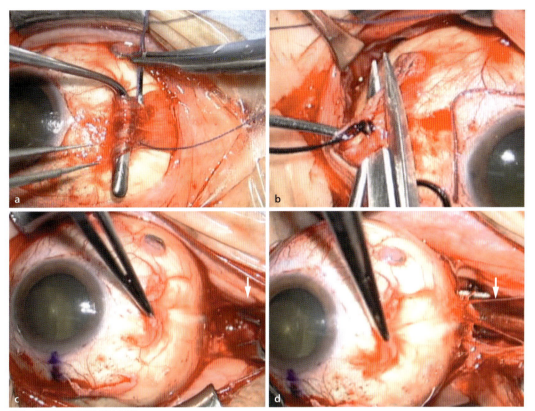

図2 眼球摘出手術の進め方②
a：4直筋に通糸．付着部より少し後方で縫合する．
b：付着部を少し眼球側に残して直筋を切断．
c：先の曲がったモスキート鉗子（矢印）で視神経をできるだけ後方でクランプ．
d：視神経剪刀（矢印）で視神経を切断．

から切断するように心がける．網膜芽細胞腫や悪性黒色腫などの悪性腫瘍の場合には穿孔させないように細心の注意を払う必要があるが，特に網膜芽細胞腫では視神経を可能な限り長く眼球側につけて切断する．なお，瞼裂が狭いために⑥⑦の操作がスムーズにいかないときは，外眥切開を加えておくとよい．

⑧ 視神経が確実に切断されると眼球は一気に眼窩外に浮き上がるので，引き続き斜筋や結合組織を剪刀などで切断し，完全に眼球を摘出する（図3a）．

⑨ 眼窩内にガーゼを挿入し，数分以上は先端部方向に圧迫を加え，止血に努める．

⑩ その後，眼窩内を改めて観察し，切断された視神経の断端から出血がみられる場合はバイポーラなどで確実に止血する（図3b）．眼窩脂肪などで出血源が判然としないときは脳ベラなどでこれをよけて出血源を探し出し，確実に処置する．眼窩内組織からのわずかな出血（oozing）に対しては引き続きガーゼによる圧迫止血を行う（図3c）．その際，5,000～10,000倍に希釈しボスミン®に浸したガーゼなども適宜利用する．

⑪ 眼窩内からの出血がないことを確認した後，筋円錐内に義眼台としてアクリル製やシリコン製のボール（義眼台）を挿入する（図3d）．義眼台はできるだけサイズの大きなものを挿入する．欧米では可動式義眼台としてハイドロキシアパタイト（Bio-Eye®など）やポ

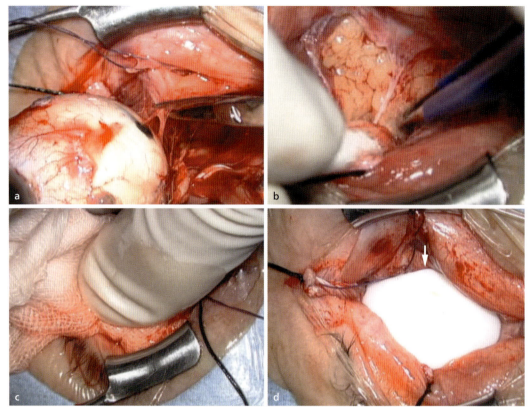

図3　眼球摘出手術の進め方③
a：斜筋や結合組織を切断し，眼球を摘出．
b：眼窩内の出血点を探してバイポーラ鉗子で確実に止血．
c：oozing に対してはボスミン®に浸したガーゼなどで止血．
d：筋円錐内に義眼台（矢印）を挿入．

リエチレン（Medpor®など）製の義眼台などが用いられることがある．

なお，わが国では「眼球摘出術及び組織又は義眼台充填術（K245）」という診療報酬点数が設定されているものの，薬事法に記載されている義眼台は存在しないという矛盾を抱えている（2016年8月現在）．

⑫ 術後の義眼台の脱出を防ぐため，後方の Tenon 嚢を義眼台の前面の上下数か所で縫合し，義眼台を確実に包埋する（図4a）．縫合には 5-0 もしくは 6-0 の吸収糸などを用いる．

⑬ あらかじめ内直筋，もしくは外直筋に通糸していた 4-0 絹糸を外し，5-0 もしくは 6-0 の吸収糸などで内直筋と外直筋の断端をお互いに結紮する（図4b）．同様の操作を上直筋と下直筋の間でも行うが，この上下の筋の縫合は眼瞼下垂を引き起こす可能性があるため，あえて行わない考えもある．いずれにしても上下の直筋は無理に牽引して縫合することは避ける．

⑭ 十文字となった直筋の上を覆うように前方の Tenon 嚢を，⑫ に準じて上下数か所縫合し，義眼台がさらに確実に包埋されるようにする（図4c）．

⑮ 結膜を 9-0 もしくは 10-0 ナイロン糸などで連続または結節縫合する（図4d）．このと

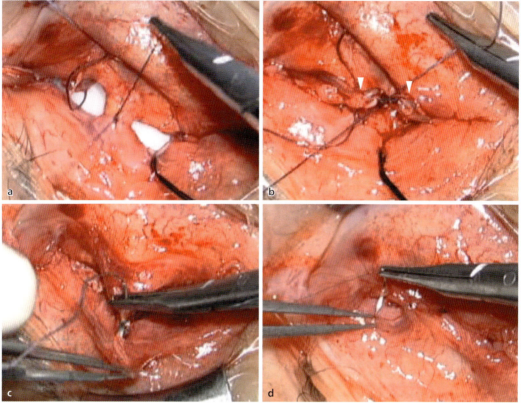

図4 眼球摘出手術の進め方④
a：後方のTenon嚢を上下で数か所縫合し，義眼台を確実に包埋．
b：内直筋と外直筋（矢頭）を縫合．上直筋と下直筋は無理に縫合しない．
c：前方のTenon嚢を上下で数か所縫合．
d：結膜を上下で密に縫合．Tenon嚢と間違えないように注意する．

き，誤って結膜とTenon嚢を縫合しないように注意する．結膜表面は適宜，生理食塩水やビーエスエスプラス®などで湿潤を保っておくと，結膜上皮独特の光沢で確認することができ，Tenon嚢と間違えることはない．
⑯ 抗菌薬とステロイドの結膜下注射を行い，最後に結膜囊内に抗菌薬軟膏を塗布したガーゼタンポンを挿入し，圧迫気味に眼帯をして手術を終了する．なお，帰棟後はクーリングを行うため，保護用の金属製眼帯などは使用しない．

IV. 術中・術後の合併症とその対処法

1. 術中の出血

眼窩先端部付近からの出血が持続することがある．出血部位を同定してバイポーラ鉗子で確実に止血することが原則であるが，困難な場合は数分以上にわたってガーゼによる圧迫止血を試みる．

2. 外眼筋の紛失

まれではあるがあらかじめ外眼筋に縫合した糸が外れ，眼球付着部から切断した後の外眼筋が眼窩先端部に引き込まれることによって見失ってしまうことがある．外眼筋は必ず見つけることができるので，筋の走行を考えながら落ち着いて探し，改めて縫合糸を縫着しておく．

3. 術後出血

術後に眼窩内に出血を生じ，血腫を形成することがある．通常は自然吸収することが多いので保存的に様子をみる．

4. 結膜嚢の収縮

術後，結膜嚢の収縮のために義眼の挿入が困難になることがある．これを避けるためにも，術後早期から使用する有窓義眼（コンフォーマー）はできるだけ大きめのものを装用するようにする．

5. 義眼台の脱出

直筋同士の縫合やTenon嚢の縫合が不十分な場合や，術後の細菌感染などにより結膜やTenon嚢組織が脆弱となると，義眼台が露出，あるいは脱出してしまうことがある．結膜の再縫合だけでは必ず再離開を起こすため，Tenon嚢を確実に縫合することが重要である．場合によっては再挿入する義眼台のサイズを一回り小さくせざるをえないこともある．

V. 術後管理と経過観察

1. 術後管理

帰棟後は翌日まで患眼のクーリングを指示する．術翌日から抗菌薬とステロイドの点眼を開始し，数日間は眼瞼（縁）の清拭と，ガーゼタンポンおよび眼帯の交換を行う．結膜からの出血や滲出物がなくなれば有窓義眼を挿入する．有窓義眼は手術終了時から使用することもある．有窓義眼は毎日交換し，洗浄する．できれば退院後も患者自身で，あるいは家人の補助によって着脱が行えるよう指導しておくとよい．

結膜の抜糸は術後1週間から10日くらいで行う．有窓義眼は術後から数週間使用し，その後，義眼を作成することになる．

2. 経過観察

術後は診察のたびに義眼をはずし，義眼床（結膜）の状態をチェックする．眼脂に対しては適宜抗菌薬を使用するが，漫然とした使用は耐性菌を増やすことになるので注意する．

義眼は経年的に劣化することがあり，適宜，作り替えが必要となる．眼窩脂肪は加齢と

ともに萎縮し，義眼が陥凹して見えるようになることがある．特に網膜芽細胞腫などで幼小児期に眼球摘出が行われた場合は眼窩の成長とともに陥凹は必発である．義眼の厚みを増すことなどで対応可能な場合もあるが，義眼が大きく重くなると下眼瞼下垂の原因となるため，真皮付きの脂肪組織移植などによる眼窩容積の増量が行われることがある．

下眼瞼下垂や下眼瞼外反に対しては外反症手術に準じて矯正するが，術後は結膜囊が狭くなる傾向があり，同じ義眼を装用しづらくなることがある．一方，下眼瞼の内反は瘢痕化による結膜囊の短縮が原因のことが多いため，その修復が必要となる．

3. 義眼の取り扱い

日常の義眼の取り扱いは他書に譲るが，義眼は1日1回，就寝前には外して洗浄し，翌日起床時に結膜囊内に再挿入するよう指導する．外来診察時には必ず義眼の洗浄とともに表面の状態を観察する．また，結膜囊のスペースと義眼の大きさの整合性などをチェックし，サイズが合っていなければ作り替えを指導する．

なお，義眼の長期装用例で悪性腫瘍発生の報告がある．義眼装用との直接的な因果関係は不明であるが，粘膜上皮に対する長期にわたる機械的刺激の影響も否定はできない．

▶**一般眼科医へのアドバイス**

角膜移植目的に死体眼からの眼球摘出の経験はあっても，生体眼から眼球摘出を行う機会は確実に減少しているため，現実にはこの術式を経験する眼科医の数は少なくなっていると考えられる．しかし，緊急で眼球摘出が必要となる局面はいつ何時訪れるかわからないので，確実かつ適切な摘出方法をマスターしておくことが望まれる．手技的にはそれほど難しい手術ではないが，最終的に義眼装用時の整容的な不自然を避けるためにも，確実かつ丁寧な手技を心がけたい．

参考文献

1) 黒田真一郎，他（編）：89．眼球摘出術．眼科マイクロサージェリー．pp759-761，エルゼビアジャパン，2010
2) 木村圭介，後藤浩：眼球摘出術．大鹿哲郎，後藤浩（編）：眼科手術 1．総論・眼窩．pp376-383，文光堂，2014
3) 鈴木茂伸：義眼台 ① 義眼台の臨床的意義．眼科手術 27：369-373, 2015
4) 鈴木茂伸：義眼台 ② 日本の医療制度のおける義眼台の位置付け．眼科手術 27：374-378, 2015
5) 松本千美，後藤浩，臼井正彦：網膜芽細胞腫の治療後41年目に発生した結膜扁平上皮癌の1例．日眼紀 52：519-522, 2001

（後藤　浩）

III 涙道の形成手術

A 先天鼻涙管閉塞に対するプロービング

I. 疾患概念と臨床上の特徴

　先天鼻涙管閉塞（congenital nasolacrimal duct obstruction：CNLDO）は鼻涙管の鼻腔への開口部の膜様閉鎖であり，下鼻道付近に病変がある．本症は新生児の6～20％に認め（Young JDH et al, 1997），乳児における涙道疾患で最も頻度が高い．自然治癒傾向が強く1歳までに90～96％が自然治癒する（Kapadia MK et al, 2006）．よって眼瞼炎や急性涙嚢炎などを除き，CNLDOは一定期間経過観察をして，自然治癒が得られない場合にプロービングなどの適切な手術を行えば高率に治癒する（プローブとブジーは同義であるが，本項ではプローブ，あるいは動詞形であるプロービングを用いる）．

II. 診断ならびに鑑別診断と手術適応

1. 問診

　問診と明室診察が重要である．本症のほとんどは，生後1か月以内で流涙または眼脂を発症する．生後3～4か月以降に発症した場合，その鼻涙管閉塞は後天性である可能性が高く，流行性角結膜炎などの結膜炎または眼球付属器の感染の既往について問診する．
　発育状態は治療を考慮するうえで重要な因子となる．低体重や繰り返す全身感染症などは先天免疫不全や他の全身疾患を疑わせる．心疾患はプロービング後の感染性心内膜炎のリスクとなる．またインフルエンザ桿菌や肺炎球菌ワクチンは，プロービング後菌血症のリスクを低減しうる．

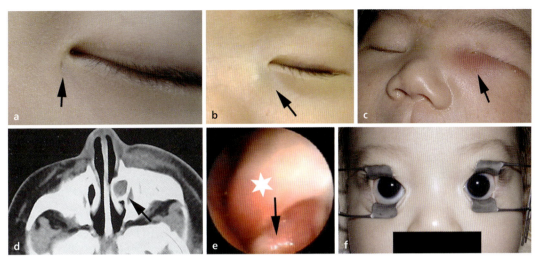

図1 先天鼻涙管閉塞の診察,診断・鑑別診断
a:涙嚢皮膚瘻.内眼角部に瘻孔(矢印)を認める.
b:涙嚢ヘルニア.内眼角部に青色の腫脹を認める(矢印).
c,d:急性涙嚢炎化した涙嚢ヘルニアとそのCT像.発赤した涙嚢部と,下鼻道全体に広がる囊腫(矢印)を認める.
e:同症例の下鼻道.下鼻道に広がる囊腫(矢印),下鼻甲介(星印).
f:先天緑内障.(金沢大学眼科学教室,杉山和久教授,斉藤代志明先生より提供)

2. 明室診察

体格など全身の発達状態,流涙および眼脂の有無,涙嚢圧迫時の膿逆流を確認する.涙嚢部の圧迫で涙点より膿が逆流すれば診断は確定する.涙点の有無と位置および内眼角部の涙嚢皮膚瘻の有無も確認する(図1a).瘻孔からの流涙がある場合には,可及的に瘻孔ごと切除する.両眼隔離症などの顔面形成異常は導涙系の形成不全と関係することがある.

乳児は体動などにより診察しにくく,所見の記載や手術記録が不十分になりやすい.対策として,ここ数年以内に発売されたデジタル1眼レフカメラによる正面と側面からのマクロ撮影は,患児から1mほど離れても十分大きく可能で,ピント合わせも速く体動があっても撮影可能な例が多い.また電子カルテならば写真の保存や参照も容易で,診断,手術記録および保護者への説明に有用である.

3. 色素消失検査

小児の涙道閉塞を確定するのは時に困難である.結膜円蓋部に点入したフルオレセイン色素の消失状態が涙液排出の質的な指標になる.フルオレセインは通常5分以内に結膜嚢から消失し,鼻かみをすることで鼻汁に色素を認めることもある.判定は涙三角における色素残留の左右差をデジタルカメラで撮影するのが簡便である.

4. 鑑別診断

CNLDOの類縁疾患として涙嚢ヘルニアがある.涙嚢ヘルニアとはCNLDOに総涙小管部の弁機構を伴うことで,涙嚢内に貯留物が生じ,青色の涙嚢部腫脹がみられるもので

ある．下鼻道にある鼻涙管開口部の囊腫も鼻内視鏡やCTで確認できる(図1d)．特に両側性の場合には下鼻道より伸展したヘルニアが呼吸を妨げ，全身状態が悪化することがある．

　涙囊ヘルニアは急性涙囊炎化しやすい(図1c)．急性涙囊炎化した場合や全身状態が悪化した場合には抗菌薬全身投与と外科的治療を行う．皮膚より排膿するのは瘢痕を形成するので禁忌である．プロービングは局所麻酔下で施行することもできるが，総涙小管部でプローブがブロックされることがしばしばあるので，鼻内視鏡下に下鼻道の囊腫を電気メスや麦粒鉗子で切開する造袋術を施行する．

　内眼角部の腫脹で鑑別を要するのが血管腫と鼻側に生じた皮様囊胞である．涙囊ヘルニアと血管腫は皮膚の青変を引き起こすことがあるが，皮様囊胞は皮膚の青変はきたさず，涙囊部よりも頭側に生ずる．眼球周囲の小児血管腫の場合，出生時に腫脹していることはほとんどなく，涙囊部が膨隆することもない．

　流涙をきたす疾患で鑑別を要するものは先天緑内障(図1f)，眼瞼内反および角膜表面疾患などがあり，先天緑内障の場合には早急な手術を要する．

5. 保存的治療

　CNLDO症例の多くは，鼻セレブ®などの柔らかいティッシュペーパーを濡らして眼瞼を定期的に洗浄する以外，特別な治療は必要ない．涙囊部を指で圧迫して涙囊の内容物を押し下げて膜を破る方法(涙囊マッサージ)もあるが，家庭内でも正しく施行されているかが不明なため，不安が残る．CNLDOが自然治癒すると，流涙も眼脂もみられなくなる．流涙や眼脂の変動を繰り返すのは，閉塞が持続して感染による眼脂の量が変動していることを意味する．

　抗菌薬の局所投与は一時的に症状を改善させるが，根治療法ではない．急性涙囊炎に対する全身投与，眼瞼炎に対する局所投与を除いて抗菌薬投与は常に必要とは限らない．むしろ2週間以上の長期投与は耐性菌を誘導し，インフルエンザ桿菌や肺炎球菌ワクチンの全身への効果も減弱させうる点も考慮すべきである．

6. 手術適応と時期

　自然治癒傾向が強いにもかかわらず，プロービングの時期に関してはいまだに議論がある．それは各医療施設やその地域での医療資源の差，とりわけ涙道術者が全身麻酔可能な施設に在籍していれば1歳児以上でも経過観察が可能なためと筆者は考えている．

　しかしながら，どの地域でも共通する条件として以下が挙げられる．

① 体動と涙点の大きさから，局所麻酔下でのプロービングは生後4〜5か月頃は行いやすいが，1歳前後が限界であろう．
② まれではあるが，プロービング後の重要な合併症として敗血症があり，特に先天免疫不全では重篤化しやすい．先天免疫不全は母体免疫がなくなる生後6か月以降に，低体重や繰り返す感染症で検知されるようになる．
③ 新生児涙囊炎や細菌性髄膜炎の主たる起炎菌はインフルエンザ桿菌および肺炎球菌であり，それらに対する2回目のワクチンは生後5か月頃に施行される．

④ 育児休業は児の 1 歳の誕生日までとする事業所がほとんどである．

　これらの条件を総合すると，プロービングの全身的安全性は生後 6 か月以降に得られ，局所麻酔下プロービングの年齢的限界と育児休業は生後 12 か月までである．すなわち，生後 7〜11 か月の間が現実的なプロービングの時期になると考えられる．

7. 早期プロービングが合理的な状況とは

　早期プロービングが合理的な状況とは，生後 7 か月頃まで待たずに鼻涙管閉塞の消失が必要な場合である．具体的には先天白内障などの内眼手術を要する場合，眼瞼炎が持続する場合，および抗菌薬に抵抗する急性涙囊炎などが挙げられる．ほかに生後 1 年目に何らかの全身麻酔下手術を施行する場合には，同時にプロービングを施行できる．

III. 手術手技の実際

1. 麻酔法の選択

　術者にとって全身麻酔下でのプロービングは比較的容易であるが，再プロービングに対する保護者の心理的ハードルが高い．したがって全身麻酔を選ぶ術者は，自然治癒を期待して 1 歳以降まで待つ傾向がある．局所麻酔を好む術者は，乳児を抑制するのが容易な 1 歳前にプロービングを施行する傾向がある．どちらを選択するかは術者の経験と医療資源に基づいて保護者に提案して受け入れてもらうのがよい．

2. プロービングの環境整備

　プロービングは全身予備力の少ない乳児に対する観血手術であり，術者の心理的負担を考慮すれば，外来診療の合間の施行よりも以下の準備を推奨する．
① 予定手術とする．術数時間後に全身合併症が生じても小児科の対応が容易な午前や午後の早い時間に施行するほうがよい．心疾患合併例などであれば入院手術としたほうがより安全である．
② 小児の体調確認．保護者には手術当日でも発熱など体調不良ならば無理に来院せず電話などで相談するよう説明しておく．また予防接種の前後 1 週間には施行しない．
③ 顕微鏡あるいは照明付き拡大鏡の使用．
④ 患児を抑制するスタッフの確保．患児の体動抑制は手術成功の重要な因子である．生後 7 か月以上の患児を抑制するには 2〜3 名のスタッフを要する．体幹をバスタオルなどの厚めの布でくるみ，体幹，頭部および足を固定する（図 2a）．
⑤ 手術約 2 時間前に第 2 世代セフェム系抗菌薬などを全身投与するとより安全である．

3. 使用器材

　プローブ（23 G Bangerter 涙管洗浄針）または同等品 2 本，小児用涙点拡張針，2〜5 mL のシリンジ．

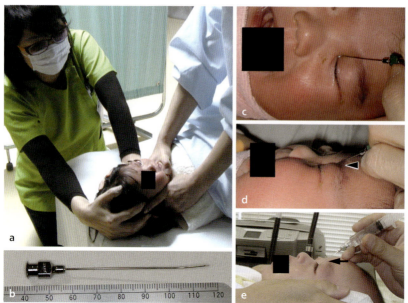

図2　プロービングの手技
a：患児の固定法．厚めのタオルで体幹を巻き，体重をかけないように馬乗りになり，頭部，体幹および足を押さえる．
b：23 G Bangerter 涙管洗浄針．先端がフルート状に開口する．
c：プローブの水平方向の目安．プローブ先端は鼻翼外縁に向ける．
d：プローブの垂直方向の目安．プローブのシャフトは眼窩上縁に当てる（矢頭）．
e：深い鼻涙管例．プローブのシャフトと眼窩上縁に隙間がある（矢印）．

4. 手術手技

　ベノキシール®で点眼麻酔を行う．プロービングには23 G（外径0.64 mm）前後のプローブか23 G Bangerter 涙管洗浄針（図2b）を2～5 mLのシリンジに接続する．Bangerter 針のほうがプロービングと涙管通水が1回の挿入で可能となり便利である．プローブは涙囊から鼻涙管に入るよう背側方向に軽く曲げるか，まっすぐのままで使用するが，術者の慣れと好みによる．プロービングは上下涙小管どちらからも可能である．小児用涙点拡張針で涙点を1.5 mm程度まで拡張させる．筆者は再手術の際には初回と異なる涙点からプローブを挿入している．涙小管垂直部，涙小管水平部の方向を意識してプローブを進める．プローブを持つ反対の手で眼瞼を耳側に伸展し涙小管を直線化させながらプローブを涙囊まで進めるのがコツである．総涙小管部に抵抗がある場合には，プローブ先端の方向を少し腹側に変えると抵抗を回避できることがあるが，無理に進めないようにする．総涙小管部を通過し，涙囊鼻側壁の骨様抵抗を必ず確認してからプローブ先端を鼻涙管方向に向ける．方向の目安は左右方向が鼻翼の外縁，上下方向はプローブのシャフトが眼窩上縁に当たるまで寝かせた状態である（図2d）．その状態のまま慎重にプローブを進め，引っかかる感触があれば2～3 mm引いて方向を変えて進める．正しい方向に進めればスムーズにプローブを進めることができる．まれに深い鼻涙管をもつ例があるので（図2e），その際にはプローブをより深い方向に進めると仮道形成を回避できる．同じ種類のプローブ

を顔面にあてがい，先端が鼻孔よりも足側にあることを確認したら少し力を入れてプローブを進める．開口部の膜を穿破してプローブが下鼻道に入る際には，急に柔軟な感触またはプツッとした感触があることが多い．穿破したら開放を確認するため，生理食塩水で涙管通水する．フルオレセイン色素で灌流液を染色し鼻孔からの染色液を確認すると確実であるが，必須ではない．鼻涙管開口部付近まで針先を進めて穿破した感触があったにもかかわらず疎通性がない場合には，プローブを下鼻道でなく，下鼻道耳側壁の鼻粘膜下に進めている可能性が高い．その場合には，プローブを開口部付近で少し鼻側に進めると下鼻道に達する．

IV. 術中・術後の合併症とその対処法

1. プロービングの不成功

　プロービングの成功率は約90％との報告がある（Katowitz JA et al. 1987）．初回プロービングが不成功であった場合，約50％の症例で再プロービングが奏効する（Katowitz JA et al. 1987）．これは初回手術が技術的に不適切な場合に当てはまる．局所麻酔下プロービングの手術記録にはその詳細が十分に記載されていない場合も多い．同じ手技で繰り返しプロービングを行っても，同じ所にプローブが入っていることが多く，むしろ総涙小管や涙嚢鼻涙管移行部を医原性に損傷し，難治化させる可能性が高まる．初回プロービングで穿破できなかった場合には，手探りのプロービングを繰り返さずに，経験豊富な涙道術者に紹介することも合理的な判断である．

V. 術後管理と経過観察

1. 術後管理

　術数時間後に体温測定と食欲などの観察を保護者に依頼し，38℃以上の発熱と食欲不振など全身状態に異常があれば医療施設に連絡できるようにする．スムーズに全身管理の引き継ぎができるように合併症の保護者への説明および小児科や救急との協力体制を事前に構築しておくことも重要である．鼻汁や涙液に血液が混じることがある旨説明し帰宅させる．
　術後の抗菌薬点眼は数日のみ行い，術翌日と1〜2週間後に再診して眼脂や膿が消失していれば終診とする．

2. プロービング不成功の場合

　以下に述べるオプションがある．

1）涙道内視鏡直接プロービング（direct dacryoendoscopic probing：DEP）

　DEPは成人の涙道閉塞にも行われるが，初回プロービングでの不成功例や，全身麻酔

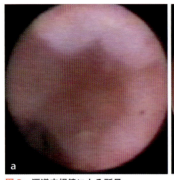 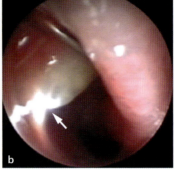

図3 涙道内視鏡による所見
a：鼻涙管内の凸凹状の粘膜
b：右下鼻道よりみた涙道内視鏡の鼻涙管粘膜越しの透過光（矢印）．貯留した膿も透見される．

下プロービングを行う例にも適している．成人のDEPと異なる点は涙道内視鏡で鼻涙管開口部までアプローチし，穿破や確認は鼻内視鏡下にも行う点である．小児は術野が狭く，鼻粘膜からの出血や仮道形成時の涙道粘膜浮腫などで容易に視認性が得られなくなるので，成人の鼻内視鏡/涙道内視鏡操作に十分慣れてから小児のDEPを行うべきである．

使用機材：上述のプロービング器材以外に涙道内視鏡，鼻内視鏡(先端径2.4～2.7 mm，視野方向30～70度)，小児用エレバトリウム，Jacksonスプレー(エピネフリン入り1％キシロカイン®)，吸引管(外径：2 mm)と吸引装置

全身麻酔下に行う．鼻腔にエピネフリン入り1％キシロカイン®を噴霧し，数分後に同剤をしみ込ませた鼻ガーゼを下鼻道方向に留置する．

① 鼻内視鏡が入らない程下鼻道が狭い場合，小児用エレバトリウムで下鼻甲介を鼻中隔方向に圧排するか骨折させる．
② 涙点拡張針で上涙点を約1.5 mmまで拡張する．CNLDOでは残留した膿で視認性が低下しやすいので涙管洗浄針を鼻涙管方向に向けて逆流物が透明になるまで通水する．
③ 涙道内視鏡を上涙点より挿入し，涙小管水平部から総涙小管，涙嚢までの内視鏡画像を確認しながら進める．小児や若年者の鼻涙管粘膜は壮年以降のそれに比して凹凸がある(図3a)．涙道内視鏡を開口部付近まで進めたら観察画像を鼻内視鏡に変えて，下鼻道より鼻内視鏡で涙道内視鏡の透過光を確認する．
④ 鼻内視鏡下に透過光が確認できたら涙道内視鏡で膜様閉塞部を穿破通水し終了する(図3b)．

術後のケアはプロービングと同様である．

2) シリコーンチューブ留置

初回プロービングが成功しなかった場合の補助的手段として有用と考えられている．よい適応は涙小管閉塞や狭窄を合併した場合などである．しかしながらヌンチャク型シリコーンチューブショートタイプなどを手探りで挿入するのは粘膜下留置の可能性がある．そのような場合には涙道内視鏡および鼻内視鏡を援用して，確実にチューブを留置する．

3) 鼻涙管用バルーンカテーテル

　鼻涙管バルーンカテーテル拡張法は，心臓カテーテル法のアイデアを応用した方法である．鼻涙管用バルーンカテーテルをプローブに被せ，涙点より挿入し，所定の位置にきたら拡張器具を用いてバルーンを直径 2〜3 mm に拡張させる．初回治療での成功率は，プロービングとほぼ同じで治療時の年齢に関係なく約 90〜96％と報告されている(Kushner BJ, 2008)．バルーンカテーテル拡張法はプロービングが奏効しない症例でも疎通性が確保できるとされるが，鼻涙管用バルーンはわが国では承認後間もないため，有効性を確認するにはまだ時間を要する．

▶**一般眼科医へのアドバイス**

　CNLDO は眼瞼炎併発や急性涙囊炎などを除き，少なくとも生後 6 か月までは経過観察する．慣れない間は初回プロービングが不成功ならば，涙道専門家に紹介するほうが無難である．眼科医が老視になる前に基本手技である小児の涙管通水やプロービングはマスターしたい．

参考文献

1) MacEwen CJ, Young JDH：Epiphora during the first year of life. Eye 5：596-600, 1991
2) Kapadia MK, Freitag SK, Woog JJ：Evaluation and management of congenital nasolacrimal duct obstruction. Otolaryngol Clin North Am 39：959-977, 2006
3) Robb RM：Success rates of nasolacrimal duct probing at time intervals after 1 year of age. Ophthalmology 105：1307-1309, 1998
4) Kushner BJ：Primary surgical treatment of nasolacrimal duct obstruction in children younger than 4 years of age. J AAPOS 12：427-428, 2008
5) Katowitz JA, Welsh MG：Timing of initial probing and irrigation in congenital nasolacrimal duct obstruction. Ophthalmology 94：698-705, 1987

〈佐々木次壽〉

B 涙嚢摘出

I. 概説

　　涙嚢摘出とは鼻涙管閉塞による涙嚢炎に対する根治手術の1つである．しかし，現在この術式が第一選択肢となる症例は少なく，涙嚢悪性腫瘍が疑われる症例や，重度のドライアイを合併する症例，涙嚢鼻腔吻合術の適応ではあるものの術中術後の管理が困難と予想される症例などに限られる．涙嚢摘出が必要となる症例は少なくなってきてはいるが，実際に適応症例に遭遇した場合，術式の理解が不十分なままに手術に臨むと，涙嚢が一部残存するなど手術が不完全なままで終了することも起こりうる．涙嚢摘出はいまだ涙道診療において必要な術式であることには変わりなく，特に手術手技の実際に重点を置いて解説する．

II. 鑑別診断と術前検査

　　涙嚢炎との鑑別診断となる疾患には涙小管炎や腫瘍などがある．涙小管炎について詳しくは他項に譲るが，前眼部検査のみでほぼ診断を確定することができ，通水検査で涙道内のいずれかに狭窄や閉塞がないかを確認する．治療は基本的に涙石の除去だけでよく，涙嚢炎と誤診しないよう注意する必要がある．次に腫瘍であるが，涙道周囲に腫瘍が存在し，周辺からの圧迫に伴う涙道閉塞により涙嚢炎をきたすものと，涙道内に腫瘍が存在するものがある．涙嚢腫瘍の38％で涙嚢炎を併発するとの報告もあり，涙道診療を進める際には，常に腫瘍を頭の片隅に置いておくことが大事である．

　　術前検査ではまず前眼部検査を行い，涙嚢皮膚瘻の合併がないか，涙嚢の圧迫により涙点より膿の逆流を認めるか，腫脹部位は1か所のみか，多房性ではないかを確認する．次に涙管通水検査を施行し，閉塞部は鼻涙管のみであるかを確認する．可能であれば涙道内視鏡を使用して，涙道内に腫瘍など認めないか，また閉塞部の所見も確認する．副鼻腔CT検査を施行し，さらに腫瘍が疑われる場合はMRI検査を追加する．鼻内や涙嚢周囲の軟部組織へと腫瘍が浸潤している症例では拡大手術が必要となる．

III. 手術手技の実際

① 皮膚ペンを使用して，皮膚切開線をデザインする．始点は内眼角より 5〜6 mm ほど離して，さらに 5 mm ほど上方にとる．涙囊円蓋部を目視下で剝離するためにはこの高さに始点をとる必要がある．次に前涙囊稜に沿わせてカーブを描く．皮膚切開線の全長は 15〜20 mm 程度となる（図 1）．

② 2% リドカイン注射液（2% キシロカイン®）で滑車下神経ブロックを行い，さらに涙道内麻酔も行う．次に，エピネフリン入りリドカイン 1%（1% キシロカイン E®）で涙囊周囲の軟部組織に浸潤麻酔を行う．

③ 円刃刀を用いて，デザインした切開線をなぞり皮膚切開を行う．十分に止血をした後，眼角静脈を損傷しないように鈍的に剝離を進める．靱帯の上端と下端を確認できるところまで内眼角靱帯を丁寧に露出する（図 2）．露出した内眼角靱帯を切断し，両側とも 6-0 ナイロン糸で通糸をしておく．涙囊摘出において，内眼角靱帯を切断することは，涙囊を目視下に摘出するためには必須と言える．内眼角靱帯を切断せずに涙囊周囲を剝離し摘出することは可能であるが，盲目的に涙囊周囲を剝離する操作が多くなり，涙囊が一部残存する可能性が高くなる．涙囊を一部残存させた場合，涙囊炎が再燃する可能性がある．内眼角靱帯を切断し，3 爪鈎（もしくは 4 爪鈎）か開創器を創縁にかけることにより術野を広く展開することができる．涙囊剝離する際，意外と深い位置まで操作が必要になることがあり，最初の術野展開が後々の手術操作に影響を与える．

④ 切断した靱帯を剝離すると涙囊前面に位置する線維膜が露出する．スプリングハンドル剪刀を用いて，線維膜を剝離して涙囊表面を露出し，涙囊周囲と涙囊の剝離へと移る．

⑤ ここで涙囊を涙囊窩，周辺軟部組織より剝離していく際に注意すべき点について述べる．1 つ目の注意点は，剝離操作の際に症例によって死角となる部位が存在することである．涙囊の鼻側と尾側は目視下に剝離することが比較的容易であるのに対し，涙囊の耳側と頭側は死角となりやすい部位であるので，剝離の際に注意を払う必要がある．特に涙囊腫脹が強い場合，周囲の軟部組織から涙囊を剝離する深さ・角度が症例ごとに異なる．骨で囲まれる鼻側と尾側に関しては，前涙囊稜に沿って剝離を進めていけば問題ないが，耳側，頭側は注意を払う必要がある．死角が存在すると判断した場合，耳側であれば顔を外側にふり，頭側であれば下顎を挙上し，目視下に涙囊の剝離を行うことを心がける．2 つ目の注意点は，1 つ目の注意点に関連することではあるが，涙囊の耳側に眼窩隔膜が存在することである．過去の報告として，涙囊摘出の際に眼窩隔膜内へと切開を誤って進め，眼窩内出血で失明に至った症例報告もある．耳側の剝離では眼窩隔膜の方向に刃先を向けないように剝離を進めることが重要である．また耳側は涙囊と周囲の軟部組織との境界線を見極めることが難しい症例もあるため，総涙小管を同定・凝固し切断した後，その部位より連続して剝離していってもよい．境界線が不明瞭な場合，ピオクタニンを涙道内に注入し涙囊を染色することにより涙囊摘出が容易になることがある．ただし涙囊腫瘍が疑われる症例では腫瘍表面の詳しい観察ができなくなるので染色しないほうがよい．

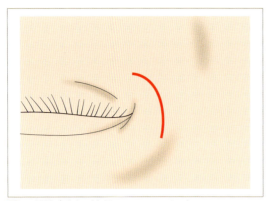

図1 切開デザイン（左側，surgeon's view）
前涙嚢稜に沿ってカーブを描く．

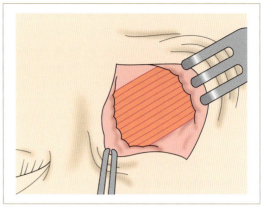

図2 内眼角靱帯の露出（左側，surgeon's view）
剥離を進めかつ術野を展開し，内眼角靱帯の表層を露出する．

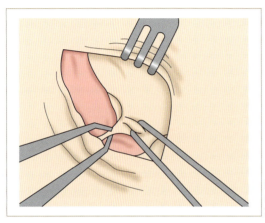

図3 総涙小管凝固（左側，surgeon's view）
涙点よりブジーを挿入し，総涙小管の位置を確認後，目視下で凝固する．

⑥ 実際の涙嚢剥離の手順に話を戻す．まず鼻側から剥離を行う．鼻側は上顎骨と涙嚢の間を剥離していけばよいため，比較的容易で安全に施行できる．前涙嚢稜を露出させ，骨膜に剪刀の先を軽く押し当て，涙嚢鼻側を剥離する．骨膜剥離子を涙嚢と前涙嚢稜の間に挿入して剥離していってもよい．涙嚢窩のカーブを意識して剥離する．

⑦ 次に円蓋部を剥離する．切開線の始点の位置が低いと，涙嚢目視下に円蓋部を剥離するのが困難となる．目視下での剥離が困難な場合，顎を挙上し，円蓋部が見えやすいように工夫をする．すべての操作を可能な限り目視下で行う．引き続き，涙嚢窩に沿って涙嚢後壁も剥離する．

⑧ 続いて耳側部を剥離するのであるが，まず総涙小管の位置を確認する．涙点よりブジーもしくは涙洗針を挿入し，総涙小管まで先をもってくる．涙点閉塞や涙小管閉塞などがあり，ブジーを用いた総涙小管の位置の確認ができない場合は眼瞼を耳側に牽引することにより確認する．バイポーラで総涙小管を凝固し（図3），スプリングハンドル剪刀で切断する．涙嚢外側は眼窩隔膜の方向に切り込まないように涙嚢を剥離していく．そのまま涙嚢を頭側へと引き上げつつ，鼻涙管上部へと剥離を進めていく．鼻涙管をバイポーラで凝固し，スプリングハンドル剪刀で切断する．膜性鼻涙管より術後に炎症を再燃することもあるため，可能な限り骨性鼻涙管の遠位側まで膜性鼻涙管の除去・

凝固を行う．
⑨内眼角靱帯を 7-0 ナイロン糸または 6-0 バイクリル糸で縫合する．皮下の減張縫合は必要に応じて 6-0 バイクリル糸で行い，最後に 7-0 ナイロン糸で表皮縫合を行う．

IV. 術中・術後の合併症とその対処法

　術中の合併症としては眼窩内出血が挙げられる．眼窩内出血に対する対処であるが，まずは出血させないことが重要で，涙囊耳側部の剝離の際に，眼窩隔膜方向に刃先を向けないことを意識する．眼窩隔膜内へと切り込み出血した場合，圧迫止血と出血点を凝固することにより確実に止血を行う．

　術後の合併症としては炎症の再発，皮膚瘻の形成，眼窩内出血などが挙げられる．炎症の再発がある場合は，抗菌薬の内服を継続してフォローを行う．抗菌薬の投与のみで炎症が沈静化し，器質化するようであれば再手術は必要ない．皮下に腫瘤を触知し，炎症を繰り返す場合は，涙囊の一部残存や炎症性囊胞の存在などを考え，再手術を検討する．皮膚瘻は涙囊が一部残存した場合などに形成される場合もあるし，また術前より存在していたものを見落としていた可能性もある．術前の診察を詳細に行うとともに，涙囊を残存させないように確実な手術を行う．術中での止血が不十分で眼窩内出血が遷延することが非常にまれではあるが起こりうる．眼圧上昇，視力低下などを伴う場合は，緊急で眼窩減圧術を施行する．

V. 術後管理

　術後より 3 日間，抗菌薬の内服を行う．術後の経過観察のポイントとして，創の離開，炎症の再発，眼窩内出血を疑う所見などに注意する必要がある．

▶一般眼科医へのアドバイス
　涙囊鼻腔吻合術が涙道の疎通性を再建する手術であるのに対して，涙囊摘出は涙道を破壊する手術となるため，涙囊炎の治療として第一選択は涙囊鼻腔吻合術である．涙囊摘出では導涙機能を損なうこととなるため，重症ドライアイおよび涙囊悪性腫瘍疑い以外については慎重に手術適応を判断することが必要となる．

参考文献

1) Ali MJ：Dacryocystectomy：goals, indications, techniques and complications. Ophthal Plast Reconstr Surg 30：512-516, 2014
2) Stefanyszyn MA：Lacrimal sac tumors. Ophthalmic plastic and reconstructive surgery 10：169-184, 1994
3) Pai VH：Visual loss following dacryocystectomy. Ophthalmic Surg Lasers Imaging 37：494-496, 2006

〔藤本雅大〕

C 涙小管閉塞および鼻涙管閉塞に対する涙管チューブ挿入術

I. 疾患概念と臨床上の特徴

　後天性涙小管閉塞は，矢部・鈴木分類が臨床上使いやすい．総涙小管閉塞(common canalicular obstruction)(grade 1)と，総涙小管より手前から閉塞している，上・下涙小管閉塞(upper-lower canalicular obstruction)に大きく分けられ，涙点から閉塞部位までの距離が7〜8 mm以上あるgarde 2とそれ以下であるgrade 3に分けられている．これは，涙小管の再建のしやすさに関係しており，grade 3では再建率は50％以下と厳しい．女性に多く，高齢者に多い．原因は，感染性(含感染症後)，外傷性，点眼薬を含む薬剤性(近年抗癌剤による閉塞が増加してきており，治療時期が遅れると難治である)，Stevens-Johnson症候群などの炎症性，涙点プラグなどの医原性などがあるが，原因の不明なものも多い．

　後天性鼻涙管閉塞は，原発性後天性鼻涙管閉塞(primary acquired nasolacrimal duct obstruction：PANDO)と，続発性後天性鼻涙管閉塞(secondary acquired nasolacrimal duct obstruction：SANDO)に分類される．PANDOは，原因の解明されていない炎症による閉塞とされ，女性に多く，また高齢者に多い．SANDOはPANDOに比べ，圧倒的に少ない．SANDOには腫瘍性，炎症性，感染性などがあるが，特に腫瘍性は涙囊原発腫瘍の55〜94％が悪性という報告もあり，常に念頭に置いておく必要がある．

　両疾患とも自然治癒は見込めず，また，薬物療法も無効であるので，再建術が治療法となる．

II. 診断ならびに鑑別診断と手術適応

1. 問診

　流涙を発症した時期，使用薬歴，鼻疾患・手術既往，外傷の既往を聴いておく．

2. 細隙灯顕微鏡検査

　涙液メニスカスの高さと性状を観察する．涙点に近い閉塞部位ほどメニスカスは高いとされる．涙液に不溶物などがみられるとき，粘度が高そうな場合は，鼻涙管閉塞が予想される．次に，涙囊を圧迫して，逆流液を観察する．全く逆流がない場合は涙小管閉塞が疑

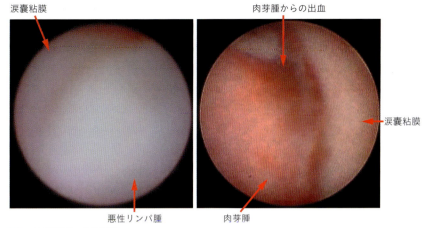

図1　涙嚢腫瘍の内視鏡像

われる．逆流液が，粘液膿性であれば涙嚢炎を，顆粒状物が混ざっていれば結石を，血液の混入があれば結石・腫瘍を予想する．

　フルオレセイン染色を行い，オキュラーサーフェスの状態を確認しておく．結膜弛緩症があると，涙道閉塞を解除しても，流涙・しょぼしょぼ感が残ることがある．また，潜伏しているドライアイを見逃さないために，涙液の break up time と break up pattern を観察する．

　後に述べる涙管通水検査で通水が不能にもかかわらず，涙液メニスカスが低い涙小管閉塞は，ドライアイを合併している可能性が高いことを念頭に置く．

3. 涙管通水検査

　通水の有無を確認する．通水があっても，逆流が多い場合は狭窄・結石・腫瘍を疑う．通水できたりできなかったりした場合は，結石・腫瘍を疑う．一方の涙点から通水し，他方の涙点から逆流がある場合を，上下交通があるとよんでいる．上下交通があると総涙小管以降の閉塞・狭窄と判断できる．また，逆流が早いほど手前の閉塞が疑われる．逆流液が，粘液膿性であれば涙嚢炎を，顆粒状物が混ざっていれば結石を，血液の混入があれば結石・腫瘍を予想する．

4. 涙道内視鏡検査

　涙道内視鏡を用いると，涙道内部の観察が可能であり，閉塞部位と閉塞・狭窄の様子がわかる．続けて治療を行わないときは，閉塞部位より以降の観察（試験穿破して閉塞部位以降を観察すること）はしない．また，結石・異物の診断も確実であり，腫瘍性病変を直接観察（図1）できることは，治療計画を立てるのに有効である．

5. 鑑別診断

　腫瘍性か否かが重要である．涙嚢窩嚢胞，副鼻腔炎術後貯留嚢胞，眼窩腫瘍などによる圧迫もある．涙道内視鏡・鼻内視鏡による観察が簡便であるが，全体像の把握にはMRI/

CTが必要である．

6. 手術適応

涙道閉塞があるすべての症例が，手術適応にはならないと考えている．手術適応と考えられる症例は以下の通りである．
① 症状（流涙，眼脂，うるみなど）のある場合．
② 症状はないが，涙管通水検査で粘膿性貯留物の逆流があり，内眼手術を予定している場合．
③ TS-1などの抗癌剤による涙道狭窄・閉塞

ドライアイ合併涙道閉塞症例は，涙道閉塞を治すと，ドライアイの症状がでてきて，こちらの治療を要するかもしれないことを，患者に話しておくことが必要である．

副鼻腔炎，アレルギー性鼻炎など涙道近傍の疾患がある場合は，こちらの治療も行うことも重要である．

III. 手術手技の実際
（涙道内視鏡併用涙管チューブ挿入術について）

手術の流れは，1. 鼻粘膜の麻酔と収縮，2. 皮膚消毒とドレーピング，3. 滑車下神経麻酔と涙道内麻酔，4. 涙点拡張，5. 閉塞部の開放〔内視鏡直接穿破法（direct endoscopic probing：DEP），シース誘導内視鏡下穿破法（sheath-guided endoscopic probing：SEP），シース誘導非内視鏡下穿破法（sheath-guided non-endoscopic probing：SNEP）〕，6. チューブ挿入〔シース誘導チューブ挿入術（sheath-guided intubation：SGI），後藤式SGI（G-SGI），リドカインゼリーを使ったチューブ挿入法（lidocaine jelly-expanded intubation：LJEI），チューブ先送り法など〕，となる．

1. 鼻粘膜の麻酔と収縮

4％点眼用リドカイン液と0.1％アドレナリン液を1：1で混合した液（混合液）を調合する．混合液をしませた綿棒を，（鼻鏡で鼻孔を広げて）下鼻甲介，下鼻道，鼻中隔粘膜に軽く当てる（押し付けると痛いので注意）．1分ぐらいで粘膜が収縮し，下鼻道が広がってくる．混合液をしませた短冊ガーゼ（1 cm×30 cm）を下鼻道に15 cmぐらい挿入し，残りで下鼻甲介を包むように挿入留置し，1 cmぐらい鼻翼の外に出しておく．

2. 皮膚消毒とドレーピング

10％ポビドンヨードで皮膚消毒を行い，受水袋付きドレープをかける．

3. 滑車下神経麻酔と涙道内麻酔

滑車下神経麻酔は，2％リドカイン（アドレナリン含有）0.5 mLを，27 G（1/2 inch）針で，ゆっくり注入する．刺入部位は，内眼角を触診して涙嚢の上縁（内眼角腱の上縁）で眼窩縁寄りである．眼球穿孔に注意することと，眼窩骨に当てながら刺入すると球後出血を起こしやすい．また，注入針に3/4 inch以上を使用すると，前篩骨動脈を損傷して球後出血

を起こすことがある．

　涙道内麻酔は，4％点眼用リドカインを，25 G 曲の涙道洗浄針を用いて涙道内に注入して，5 分ほど待つ．あらかじめ 10 分前から 0.4％オキシブプロカインを点眼しておくと，注入時の痛みが軽減できる．

4. 涙点拡張

　目盛り付き涙点拡張針で涙点を拡張する．まず，1 段目の目盛りまで涙点に垂直に挿入して拡張する．次に，拡張針を寝かせて（眼瞼を耳側に十分引っ張って涙小管を直線的にする）涙小管の方向に合わせて，2 段目の目盛りまで拡張する．拡張しにくいときは，拡張針の方向が，涙小管の方向とずれているため，無理に力を加えて拡張しようとすると，涙小管裂孔を作るので注意．

5. 閉塞部の開放

1）涙小管閉塞

　涙道内視鏡を上・下涙点から挿入して，閉塞部を確認する．総涙小管閉塞の場合は，どちらの涙点から開放しやすそうかも考慮して観察する．DEP では内視鏡の先端を閉塞部位に当てて穿破していくが，穿破時は観察不能で白い画面になる（白玉）．涙囊に入ると，画面が少し赤っぽく見えることもある（赤玉）．SEP では，閉塞部位の手前でシースを 3 mm ぐらい伸ばし，根元に涙道シースストッパーを装着して，シースの先端で穿破していく．穿破される様子がわかり，涙囊内に達すると，涙囊粘膜血管が見えて視野が赤っぽくなる（図 2）．DEP/SEP で穿破できない硬い閉塞の場合は，SNEP で開放する．閉塞部にシースの先端を押し当てたまま涙道内視鏡を抜去し，0-4～0-8 のブジーをシースに挿入する（なるべく太いブジーを選択するが，穿破できないときは，徐々に細いもので試す）．ブジーの先端で硬い閉塞部を穿破するが，穿破されたかどうかわかりにくいときがある．このときは，ブジーを押したとき，内眼角部が一緒に動かなければ，穿破されていることが多い（図 3）．ブジーを回転させて鼻涙管方向に向け，ブジーを保持したままシースを 1 mm 送り込むことができれば穿破できている．または，ブジーを抜いて涙道内視鏡をシースに挿入して SEP で確認することもできる．どの方法でも涙小管閉塞の開放では，涙小管を耳側に引っ張って，涙小管を直線的にすることが大事である．

2）鼻涙管閉塞

　涙囊内に膿・血液がたまっていて観察できないときは，シースを被せた涙道内視鏡で涙囊に入り，涙道内視鏡のみ抜去して，シースを利用して排膿する．バンガーター涙管洗浄針をシースに挿入して，涙囊内を洗浄すると効率的である．

　DEP では穿破時の観察が不可能なので，一気に穿破するのではなく，少し押しては引いて穿破したところを観察しながら進めていく．SEP では，シースを涙道内視鏡より 1 mm ぐらい伸ばした状態で，シースと内視鏡を一体として閉塞部に押し当てていく．本来の涙道内腔の痕跡の目印は確定できていないが，観察野のなかの少し黒くなったところ

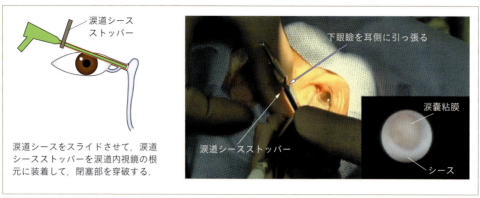

図2　SEPによる総涙小管閉塞の穿破

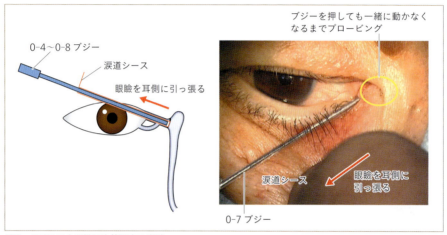

図3　SNEPによる総涙小管閉塞の穿破

を進めていくと，出血および疼痛がほぼなく，閉塞していない内腔（お迎えの穴）に気づきやすい（図4）．鼻涙管は涙嚢に対し前方に曲がっている例が多いが，20％は後方に曲がっており，曲の涙道内視鏡で後方に進めないときには，15度曲か直の涙道内視鏡に変える必要がある．DEPでは，まず後方の屈曲には気づけない．DEP/SEPで穿破できない硬い閉塞のときは，SNEPを行う．閉塞部にシースの先端を押し当てたまま，涙道内視鏡のみ抜去し，シースに0-7か0-8の先端から10 mmで少し曲げたブジーを挿入する．ブジーの先端で硬い閉塞部を"ぶつっ"と穿破して止める．ブジーをこの位置で保持したまま，シースを1 mm送り込む．ブジーのみ抜去して，再び涙道内視鏡をシースに挿入して，あとはSEPで開放していく（図5）．硬い閉塞部は短くその先は軟らかいので，軟らかくなければ誤道か腫瘍を疑う必要がある．

6. チューブ挿入

　　SGIでは，下鼻道まで到達できたシースをそのまま残し，シースに留置チューブをドッキングさせる．鼻内視鏡で下鼻道に出ているシースの先端を，耵聹鉗子でつかんで引き出すと，留置チューブが開放した涙道に確実に留置される．シースとチューブを分離する．

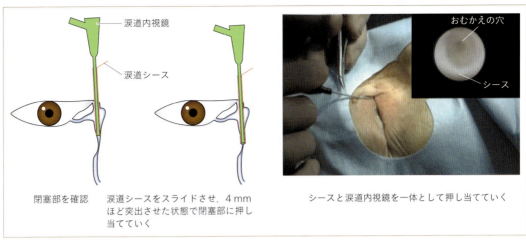

図4 SEPによる鼻涙管閉塞の穿破

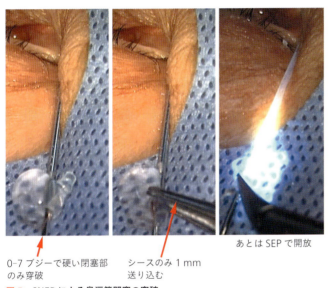

図5 SNEPによる鼻涙管閉塞の穿破

　もう一方の涙点よりシースを被せた涙道内視鏡を，チューブに沿って下鼻道まで達し，シースのみ残して同様に操作する（図6）．

　G-SGIでは，まず，シースに縦方向に，剪刀にて割線を入れる（先端まで切らずに3mmぐらい残しておくが，涙道の屈曲状況に応じて長めに残したほうがよいこともある）．割線入りシースを涙道内視鏡に被せて下鼻道まで到達する．涙道内視鏡のみ抜去して，留置チューブをシースに挿入していく．下鼻道に到達できたら，チューブをそこで保持したまま，シースを涙点側より引き抜いていく．シース先端の切らずに残しておいた部分を切開して，シースをチューブより分離する．もう一方の涙点より同様に操作する．シースとチューブのすべりが悪いときは，チューブに抗菌眼軟膏と塗布すると滑りやすくなる．

　LJEIでは，下鼻道まで到達できたシースをそのまま残し，シースに24G血管留置針（2％リドカインゼリーを吸った1mLシリンジに，24G血管留置針が抜けないようにしっかり装着

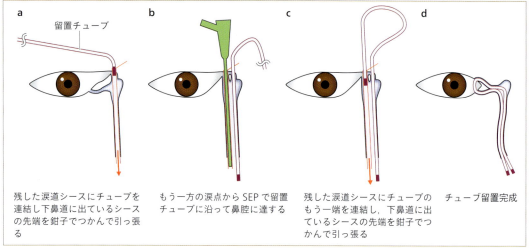

図6 SGIによるチューブ留置

a 残した涙道シースにチューブを連結し下鼻道に出ているシースの先端を鉗子でつかんで引っ張る
b もう一方の涙点からSEPで留置チューブに沿って鼻腔に達する
c 残した涙道シースにチューブのもう一端を連結し，下鼻道に出ているシースの先端を鉗子でつかんで引っ張る
d チューブ留置完成

する）を挿入して，リドカインゼリーを注入しながらシースを涙点側から引き抜いていく．留置チューブを涙点より"するする"と挿入する．リドカインゼリー注入後しばらくすると，広げた涙道が狭くなってくるため，すみやかにチューブを留置する．何の抵抗もなく挿入できればまず誤道には入っていない．もう一方の涙点から，シースを被せた涙道内視鏡で下鼻道まで達したら，シースのみ残して同様に操作する．

チューブ先送り法では，スタイレットを装着した留置チューブを涙点より挿入し，涙嚢に入ったら90°回転させる．スタイレットをここで保持し，チューブのみ鑷子で鼻涙管に向かって進めていく．進めない場合は無理をしないで，涙道内視鏡にて方向を確認して再度試みる．涙点閉塞のみ，涙小管閉塞のみで，短い留置チューブを挿入する場合に簡便な方法である．鼻涙管閉塞例でも利用するが，涙道内視鏡にて留置状態を確認する必要がある．

SGI以外のチューブ留置法は，鼻内操作が省ける点が簡便である．特に下鼻道が極端に狭くSGIができない症例では有利である．

IV. 術中・術後の合併症とその対処法

1. 滑車下神経麻酔時の球後出血

麻酔に用いる刺入針の長さが1/2 inchであるものを使用する．3/4 inch以上であると眼窩縁から20 mm後方にある前篩骨動脈を損傷する確率があがる．また，リドカイン注入後は刺入部位を押さえて眼窩圧を高める．出血を起こしてしまっても，軽度であれば手術を続行できる．

2. 涙道裂孔形成

　涙点拡張時に，涙点近傍の涙小管に裂孔を作ってしまっても気づきにくい．涙点が拡張できているにもかかわらず，涙道内視鏡が挿入できない場合に裂孔形成されていることが多い．眼瞼腫脹がまだ軽い段階で気づけば，0-7ブジーで涙小管に入れるポイントと方向を確認し，0-8ブジーでも涙小管に入れれば，涙道内視鏡にて無灌流で試みる．

　涙小管裂孔を形成すると，灌流を止めないと一気に眼瞼腫脹してしまう．疼痛は裂孔形成のサインであることが多い．涙小管裂孔形成からのリカバリーは超難度である．一度撤退して，1か月以上あけて，裂孔が塞がってから再チャレンジしたほうがよい．鼻涙管裂孔形成でも，疼痛と出血は裂孔形成のサインであることが多い．涙道内視鏡を少し引いて（戻して）観察すると本来の内腔がみつかる場合があり，そちらに修正できる．みつからない場合は，疼痛のない部位を探すことになるが修正困難なことが多い．一度退却して，1か月後に再チャレンジする．再チャレンジ前に前回の手術ビデオを観て，イメージを描いておく．

　涙道内視鏡で鼻涙管出口に到達できているはずなのに，まだ，下鼻道に出られない場合は，その位置で涙道内視鏡を止めておき，鼻内視鏡で下鼻道を観察する．鼻涙管出口付近に見える涙道内視鏡の明かりを，鼻涙管出口に誘導する．

3. 出血

　涙囊・鼻涙管からの出血で観察が困難な場合は，アドレナリン入り2％リドカインを涙道内に注入して，1分待って止血をはかる．それでも止血しにくい場合は，空気灌流下で観察すると，止血できることがある．

4. 疼痛

　滑車下神経麻酔を行っても，鼻涙管の疼痛がある場合がある．この場合は，涙道内麻酔を適宜追加すると，許容内の疼痛に抑えることができる．

5. チーズワイアリング

　涙点がチューブとの接触により涙小管側に徐々に拡大していくことがある．留置チューブにより発生頻度が違い，ラクリファーストに多い傾向がある．発生したものを治すことはできない．ドライアイ合併例には，チーズワイアリングが起きにくい留置チューブの選択が好ましい．

V. 術後管理と経過観察

1. 涙小管閉塞

　抗菌点眼と0.1％フルオロメトロン点眼を4回/日とし，チューブ抜去後1か月まで続ける．抗菌点眼は，耐性菌対策のため，キノロン系よりもエリスロマイシンなどのマクロ

ライド系を用いている．涙道洗浄は，2週に1回行い，2か月でチューブ抜去する．チューブ抜去直後に涙道内視鏡で涙道内腔を観察し，粘膜の状態とチューブ抜去時に引き込んだ異物を排出しておく．チューブ抜去後は，1か月で涙道洗浄し，通水良好であれば点眼を中止する．以降は抜去後3か月，9か月，12か月をめどに涙道洗浄し，良好であれば終了とする．通水不良となった場合は，涙道内視鏡にて原因を検索する．再閉塞・狭窄があれば，再度チューブ留置を行う．

2. 鼻涙管閉塞

涙小管閉塞と同様に，抗菌点眼と0.1％フルオロメトロン点眼を4回/日行う．チューブ抜去後も3か月続け，以降は人工涙液点眼（ソフトサンティア®など）で継続する．涙道洗浄は2週に1回行い，留置チューブ汚染が少なく，涙道内腔に肉芽腫が発生していなければ，なるべく長期にチューブ留置している．チューブ抜去は可能な限り鼻腔側から行っているが，ラクリファースト®は滑りやすいチューブなので，涙点側から抜去したほうが安全である．チューブ抜去直後に涙道内視鏡で涙道内腔を観察し，粘膜の状態とチューブ抜去時に引き込んだ異物を排出しておく．チューブ抜去後は月1回の涙道洗浄を3か月続け，通水良好であれば3か月に1回の涙道洗浄とする．通水良好でも6〜12か月に1度は涙道洗浄する．通水不良となった場合は，涙道内視鏡にて原因検索し，再閉塞の場合は，再度涙管チューブ挿入術を行うか，再狭窄部のscraping（重層扁平上皮層を削り取ること）で内腔を拡大するか（3〜6か月ごとに），涙嚢鼻腔吻合術を選択する．再度のチューブ留置では，可能であれば2組のチューブ留置を行うか，鼻涙管留置部の太いラクリファーストEX®を選択する．

▶**一般眼科医へのアドバイス**

涙小管閉塞はチューブ留置でほぼ治癒できる．鼻涙管閉塞症はチューブ留置で治癒できるかどうかの術前術中の指標がまだないが，開放した距離が長いものの再閉塞率が高い．また，チューブ留置中に涙道内視鏡で再生粘膜を観察すると，浮腫性・易出血性であると再閉塞しやすい傾向にある．

参考文献

1) 杉本学：シースを用いた新しい涙道内視鏡下手術．あたらしい眼科 24：1219-1222, 2007
2) 井上康：テフロン製シースでガイドする新しい涙管チューブ挿入術．あたらしい眼科 25：1131-1133, 2008
3) Narioka J, Matsuda S, Ohashi Y：Correlation between anthropometric facial features and characteristics of nasolacrimal drainage system in connection to false passage. Clin Experiment Ophthalmol 35：651-656, 2007
4) 後藤英樹，宮久保純子，御宮知達也，他：涙道閉塞症に対するシース誘導涙管チューブ挿入術においてシースを涙点から摘出する方法の試み．眼科手術 23：51-55, 2010
5) 宮久保純子：涙道手術の適応と実際．三村治，他（編）：眼科臨時増刊号　眼科診療指針のパラダイムシフト．pp330-337, 金原出版，2014

（杉本　学）

D 涙嚢鼻腔吻合術鼻外法

I. 疾患の概念と臨床上の特徴

　涙嚢鼻腔吻合術(dacryocystorhinostomy：DCR)は鼻涙管閉塞を中心とした涙道閉塞の外科的治療法である．閉塞を解除して本来の鼻涙管を通すのが涙管チューブ挿入術(チューブ挿入)であり，閉塞した鼻涙管を経由することなく中鼻道へのバイパスを作るのがDCRである．DCRでも経皮的に行うのがX-DCR(external DCR)であり，鼻内視鏡で経鼻的に行うのがE-DCR(endoscopic DCR)である．

II. 診断ならびに鑑別診断と手術適応

1. 診断

　眼脂が多く，通水不通のいわゆる慢性涙嚢炎がよい適応である．

2. 鑑別診断

　涙道閉塞以外の疾患による流涙症，涙小管炎や涙嚢腫瘍はこの手術では治らない．必ずしも涙嚢部炎症＝急性涙嚢炎→消炎してDCRではなく，急性涙嚢炎と思われる症例のなかには特殊な症例もあり，それぞれの病態に対して治療戦略を立てていく．涙道皮膚瘻に伴う瘻孔炎では瘻孔摘出術，先天性涙嚢ヘルニアや先天性鼻涙管閉塞に伴う新生児涙嚢炎では造袋術やプロービングする．

3. 手術適応

　DCRの手術適応は幅広いが，まず涙道疾患のなかでも眼脂や流涙を起こす鼻涙管閉塞がよい適応である．またX-DCRでは顕微鏡直視下に涙嚢内を観察できるため，中等症以上の涙小管閉塞の開放を同時に行うことができ有利である．

4. チューブ挿入よりDCRを選択すべき症例

① 顔面外傷後，鼻・副鼻腔術後，口蓋裂術後では鼻涙管損傷や形成不全が認められることがあるため．

②白内障手術などの内眼手術を早めに予定したい場合では術後成績が安定して高く，恒久的な疎通性を期待できるため．
③通院困難な患者では術後の涙道洗浄やチューブ抜去のタイミングが難しいため．
④シリコーンやポリウレタンに対するアレルギーをもつ患者．
⑤内斜視で眼球が内転位で固定されている場合，内眼角部のチューブが角膜に当たり潰瘍を起こすことがあるので注意を要する．

X-DCR をするか E-DCR をするかは議論のあるところである．E-DCR は強い鼻中隔弯曲が存在する狭鼻腔ではわれわれ眼科医が行うことは難しく，また涙小管閉塞や涙嚢癒着を合併した症例では顕微鏡直視下に行う ex-DCR のほうがはるかに解除しやすい．涙嚢部腫瘤の原因としては慢性涙嚢炎が最も多く，涙嚢腫瘍は非常にまれではあるが，X-DCR ではその場で涙嚢摘出に術式を変更することが容易である．

III. 手術手技の実際

1. 局所麻酔と全身麻酔の選択

X-DCR は顔面の骨を除去するため全身麻酔で執刀する施設もあるが，局所麻酔下での手術が十分可能である．反して E-DCR は疼痛管理のため全身麻酔下での手術が推奨される．

2. 術前に必要な検査

可能であれば画像検査や鼻内視鏡検査で吻合予定部の確認をする．
術前検査ではないが抗血小板薬や抗凝固薬の服薬の有無を確認し，内科医と連携し可能であれば術前術後休薬とする．また休薬不可能な場合は涙管チューブ挿入術などで代替可能か再度検討する．

3. 使用器具

鼻用綿棒×10，シャーレ，メスホルダー（15番，17番），直剪刀，眼科反剪刀，Thorpe 異物鑷子×2，アドソン鑷子×2，鼻用膝状鑷子，Castroviejo 持針器×2，DCR 用ラスパトリウム（図1），黒須氏上顎洞剥離子，溝ノミ（小），涙点拡張針，涙管ブジー（04-05 Bowman），一段針×2，鼻用吸引管（太，細），二双鈎，目盛り付きキャリパー，鼻鏡（細），ハンマー（中），慈大式スタンツェ（図2）

4. 手術手技

①局所麻酔はエピネフリン含有 2% キシロカイン®を用い，滑車下神経麻酔 2 mL と切開予定皮膚に 3 mL 注射する．また同時に鼻から外用 4% キシロカイン®と外用ボスミン®を等量に混ぜたものをガーゼに浸し骨窓作成部位に塗布する．手術終盤までガーゼは留置したままにしておく．麻酔液の喉への垂れ込みは高齢者では時に誤嚥なども問題となり注意を要する．

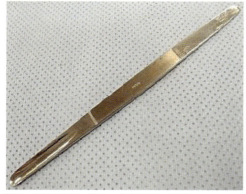

図1　DCR用ラスパトリウム（イナミ　東京）

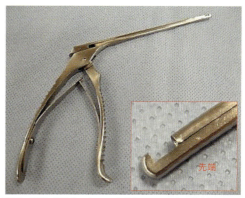

図2　慈大式スタンツェ　上向（TMマツイ　東京）

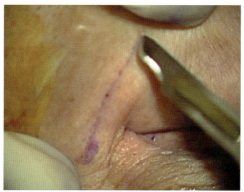

図3　皮膚切開

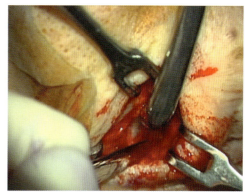

図4　涙嚢剝離

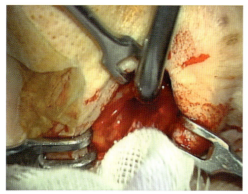

図5　ガーゼで涙嚢剝離

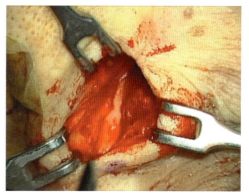

図6　涙嚢剝離後

② 皮膚切開をする．切開位置は鼻の中央と内眼角の中点を中心に15〜20 mmの長さで弧状に行う（図3）．

③ 助手に開創してもらい，皮下組織・涙嚢を鈍的に剝離していく．隣接する骨は骨膜まで剝がし，涙嚢剝離は後涙嚢稜や涙嚢鼻涙管移行部までしっかり行う（図4, 5, 6）．

④ 骨窓作成する．上方は涙嚢天蓋部（内総涙点の高さとほぼ一致），下方は涙嚢鼻涙管移行部，後方は後涙嚢稜までとし，前方は涙嚢弁や鼻粘膜弁の大きさにも依存するが鼻軟骨まではいかないようにする（図7, 8）．

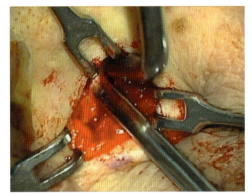
図7 骨窓作成①

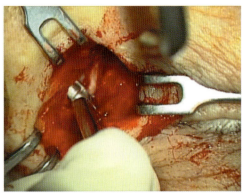
図8 骨窓作成②

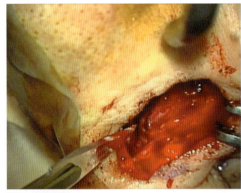
図9 涙嚢切開

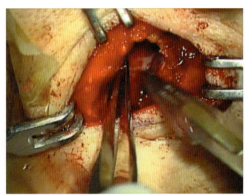
図10 鼻粘膜切開

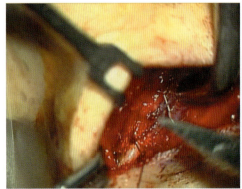
図11 後弁縫合

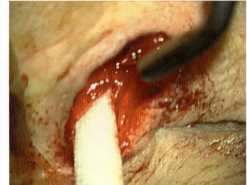
図12 ガーゼタンポン

⑤涙嚢弁・鼻粘膜弁作成．涙嚢は中央で切開し前後弁は同じ長さに作成する（図9）．鼻粘膜弁は涙嚢弁との距離を考え過不足なく作成する．鼻粘膜弁の作成は後弁から作り，前弁が足りない場合は鼻骨をさらに削り骨窓を前面に展開していく（図10）．

⑥鼻麻酔用のガーゼを抜去し，5-0 バイクリルで 2〜3 針後弁縫合する（図11, 12）．涙点〜涙小管に狭窄や閉塞が存在する場合はチューブ留置も併用する（単純な鼻涙管閉塞の場合はチューブ留置は不要）．チューブの先端は骨窓を経由して鼻腔に出す．

⑦タンポン用のガーゼ（筆者はベスキチン®と軟膏塗布ガーゼを併用）挿入し（図12），5-0 バイ

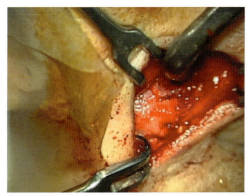

図13　前弁縫合

クリルで2〜3針前弁縫合する（図13）．さらにガーゼをきっちり吻合口へ押し込む．皮下縫合を5-0バイクリルで5針で行う．きっちり皮下縫合し，ガーゼタンポンを行えば，ガーゼ抜去までは鼻出血のリスクはきわめて低い．
⑧ 6-0ナイロンで皮膚縫合する．

IV. 術中・術後の合併症とその対処法

1. 出血

術中・術後に最も多い合併症である．抗凝固・抗血小板薬は術前中止とする．術直前にエピネフリン添加の局所麻酔薬を使用し対策をする．また術中出血に対しては圧迫止血で対処し，疼痛で血圧上昇している場合は疼痛・血圧管理をする．手術終了時には止血されていることを確認しタンポンがしっかりされていることを確認する．術後出血はタンポンがされていれば多くはないが，タンポン抜去後に出血することがあり，場合によっては耳鼻科医の力が必要となることもある．

2. 髄液漏

骨窓作成をかなり上方まで行うと理論上は起こりうる．骨窓上縁を内眼角靱帯までとして，骨削時にひびが入らないように注意する．

3. 術後感染

涙道手術は汚染手術のため，術中術後に抗菌薬投与を行う．

4. 再閉塞

再閉塞時は再度DCRを行う．骨窓が小さいことが多い．鼻中隔弯曲がある場合は鼻中隔と吻合口が接していることがあるため鼻中隔弯曲を治療してから，もしくはDCRと同時に治療する．再閉塞に対するDCRは骨窓が開いていることが多く，骨窓の拡大を追加

すればよいため比較的容易に行うことができる．

V. 術後管理と経過観察

　きちんとした手順で手術を行えば再閉塞が起きることも少ない．そのため，手術後の経過観察も不要となることが多い．

> ▶一般眼科医へのアドバイス
> 　X-DCRは患者満足度の高い手術である．広範な涙小管閉塞など合併していなければ通水疎通率はほぼ100％である．骨を削るとなると患者・医師ともに敬遠しがちであるがきちんと手順を行えば再閉塞もまずない．

参考文献

1) 後藤聡：白内障術者が知るべき外眼部手術　涙嚢鼻腔吻合術による治療—白内障手術・術後眼内炎の予防的見地からの涙道閉塞・慢性涙嚢炎—．IOL & RS 24：554-561, 2010
2) 後藤聡：涙道閉塞．耳鼻咽喉科展望 57：157-159, 2014
3) 後藤聡：【流涙症 Q&A】臨床編【涙道の後天異常】急性涙嚢炎の治療について教えてください．あたらしい眼科 30：91-95, 2013
4) 後藤聡：成人の涙道手術．佐々木次壽(編)：眼手術学　眼筋・涙器．pp318-319, 335-340, 350-352, 文光堂，2014

〈後藤　聡〉

E 涙嚢鼻腔吻合術鼻内法

I. 疾患概念と臨床上の特徴

　涙嚢鼻腔吻合術鼻内法(endonasal dacryocystorhinostomy：en-DCR)の適応疾患は鼻涙管閉塞である．鼻涙管閉塞には先天のものと後天のものがある．先天性のものは別項に譲る．後天鼻涙管閉塞の多くは原発性鼻涙管閉塞で，原因不明が鼻涙管閉塞の大部分を占める．続発性鼻涙管閉塞としては，感染性(細菌，ウイルス)，炎症性(サルコイドーシス)，腫瘍性〔多発血管炎性肉芽腫症(旧Wegener肉芽腫症)，悪性リンパ腫，腺様嚢胞癌(adenoid cystic carcinoma)〕，外傷性(眼窩底骨折)，機械的原因(眼窩関連術後，副鼻腔手術後)，その他(化粧品，異物)などがある．

II. 診断ならびに鑑別診断と手術適応

　問診，明室検査，眼科検査，内視鏡検査の所見をもとに正確な診断をし，治療に結びつける．
　涙道腫瘍や涙道周辺部の腫瘍が疑われる症例は適応外である．

1. 問診，明室検査

　流涙と眼脂が主症状で，眼瞼炎，内眼角部腫脹，蜂巣炎を伴っていることもある．
　流涙，眼脂の発症時期，罹病期間，痛みなどの自覚症状の有無について聞く．涙嚢部の腫脹については，視診，触診でも確認する．触診で硬い場合には，充実性の腫瘤の可能性もあり，画像検査を必ず施行する．涙嚢炎を発症するまで期間が1,2か月と短い場合には薬剤性の鼻涙管閉塞，涙嚢炎である場合もある．

2. 眼科検査

　細隙灯顕微鏡で，涙点周囲の観察，涙液メニスカス，フルオレセインの消失や残留の程度，角膜の状態を観察する．涙点から膿の排出があるかどうか，肉芽腫の有無，涙小管，涙嚢の圧迫で膿の排出の変化で，炎症を起こしている部位を特定する．涙小管炎と涙嚢炎では治療法が異なるため，涙点からの膿の排出が認められても，涙嚢炎との一撃診断はせず，炎症の局在を考える．

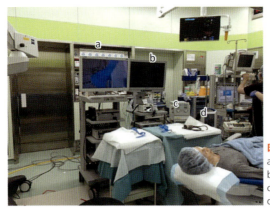

図 1　手術室での器機配置一例
a：鼻内視鏡モニター
b：涙道内視鏡モニター
c：光源
d：ドリルシステム

3. 内視鏡検査

涙道内視鏡で，涙道の閉塞部位，炎症の局在を観察する．
鼻内視鏡で，鼻疾患（副鼻腔炎，腫瘍）の有無について確認する．

III. 手術手技の実際

　19世紀末にKillian，Caldwellらによってen-DCRが行われ，20世紀末にMcDonoghらによって鼻内視鏡を用いた近代的なen-DCRが行われるようになった．一方鼻外法は20世紀はじめにTotiによって行われ，1921年にはDupuy-Dutempsによって改良され，現在に至っている．しばらくDCRは鼻外法が主流であったが，2000年代に入ると内視鏡の導入，手術器具の登場により鼻内法の手術方法が改良され，術後成績も改善している．鼻内法は，顔面に傷を作らず，骨切除量が少ない．鼻出血の管理が可能であれば，日帰りでの手術も可能である．

　耳鼻咽喉科領域では頻用されているドリルシステム（メドトロニック社）を使用したEn-DCRを紹介する．筆者はベッド左側に鼻内視鏡（仰角0度径4 mm），涙道内視鏡の画面を設置，術者は右側に立ち左手にカメラヘッドを保持，右手に各種器具を持ち手術を施行している（図1）．

　鼻腔内での操作は鼻内視鏡と器具を双手で持つため，鼻腔内操作に慣れることが大切である．また，内視鏡画像は二次元画像である．平面の画像を自分のなかで三次元の構築をしながらの手術操作が必要である．自分が思ったより背則に器具が入ってしまうこともあるため注意する必要がある．涙道周辺の解剖については，「第2章 III-2-B．涙道の解剖」（p.106）を参考にしてほしい．

1. DCR 鼻内法

①2％キシロカイン®で前篩骨神経ブロック麻酔，滑車下神経ブロック麻酔，涙道内麻酔，必要に応じて鎮静のため静脈麻酔をする．鼻腔にキシロカイン®，ボスミン®を半量ずつ浸したガーゼは鼻腔に挿入し，鼻粘膜の収縮をし，できるだけ広いワーキングスペー

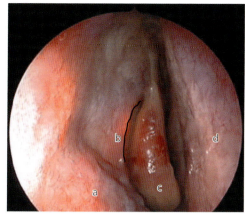

図2　鼻腔右側（鼻内視鏡で観察）
a：下鼻甲介
b：maxillary line
c：中鼻甲介
d：鼻中隔

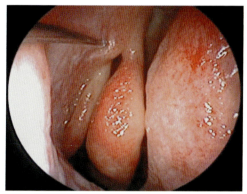

図3　鼻粘膜に麻酔

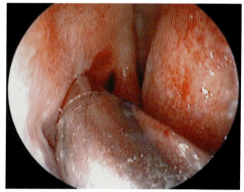

図4　トライカットブレードで鼻粘膜を切除

スを確保する．
② 涙道内視鏡を涙点から挿入し涙道閉塞部位を確認する．涙嚢に涙道内視鏡に装着したシースを残し，涙道内視鏡を涙点から抜く．鼻腔内操作からの涙道内視鏡損傷を防止するために，シースに硝子体用光ファイバーを挿入，総涙小管の高さに固定し，透過光を骨窓作成部位の目安とする．
③ 鼻腔へ挿入したガーゼを外し，十分なワーキングスペースが確保できることを確認する．咽頭パックガーゼを挿入し，ドリル使用時の灌流液が咽頭に流れ落ちるのを制限する．鼻内視鏡は左手に持ち，鼻孔の腹側に当て固定しておく．器具は右手に持ち，鼻内視鏡の下から出し入れをする．鼻粘膜に器具が触れると，出血，腫脹するため，術野と関係のない鼻粘膜には極力触れず，器具の出し入れの回数は少なくし，余分な出血を避ける．エンドスクラブなど，内視鏡先端の洗浄システムを使用すると，内視鏡の出し入れの回数を制限できる．術中視野を広く保つために術前処置の工夫や手術時間を短縮する．
④ 涙道は上顎骨涙骨縫合が形成するライン（maxillary line）に沿って存在する（図2）．中鼻甲介の付け根から maxillary line に沿って切除する予定の鼻粘膜を2％キシロカイン®でカテラン針にて麻酔する（図3）．
⑤ 透過光を目安に鼻粘膜をトライカットブレードで切除する（図4）．

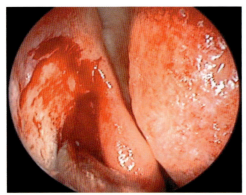

図5 骨壁の露出
骨窓を作成する部位の骨を出す．

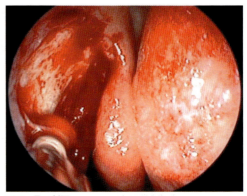

図6 骨の削開

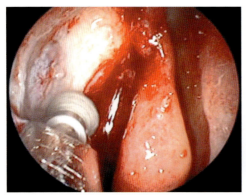

図7 ドリルで涙道周辺の骨を削開

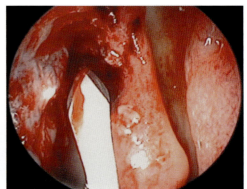

図8 涙嚢，鼻涙管を剪刀で切開

⑥ 骨壁が露出したら(図5)，先端をバーに変更し，涙道内視鏡または涙道内に挿入された光を目安に，涙道に沿う骨を削って骨窓を作成する(図6, 7)．涙点から挿入している光源をほぼ水平とし，上顎骨を削る上端の目安とする．下端は可能であれば，下鼻甲介の付け根まで削る．背側は涙骨を除去する．涙道周辺の骨をできるだけ残さないように除去する．

⑦ 鼻粘膜から動脈性の出血が認められた場合には，凝固止血する．

⑧ 露出した涙嚢および鼻涙管を穿刀で切開し(図8)，涙道粘膜を展開し，涙道内腔を露出する．十分な展開ができないときには，上端および下端で水平方向に切開を加え，観音開きとしてもよい．できるだけ広く，涙嚢を展開する(図9)．涙嚢内腔に涙石などが残存してないか確認し，涙石が存在するときには，鼻腔から鑷子，鉗子を用いて排出する．

⑨ 涙道内視鏡観察下に涙小管から涙嚢，吻合孔へシースガイドに上下涙点からステントを挿入する(図10)．

⑩ 抵抗なく通水できることを確認し，吻合孔周辺にパッキング材(ベスキチン，軟膏ガーゼなど)を挿入し(図11)，手術を終える．

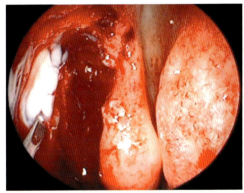
図9 涙嚢を剪刀で切開，鼻腔に排膿

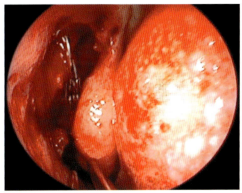
図10 ステントを挿入

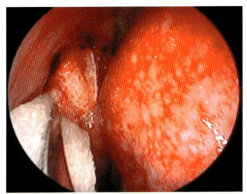
図11 吻合孔周辺にパッキング材を挿入

IV. 術中・術後の合併症とその対処法

　鼻腔から止血が確認できないときには，パッキング材を再挿入する．
　動脈性の出血を確認した場合には，凝固止血が必要な場合もある．
　中鼻甲介，涙道，鈎状突起，半月裂孔，篩骨洞，篩骨蜂巣，篩骨板(図12)の位置関係をしっかりと頭のなかに入れておく．涙道より背側の篩骨板より眼窩側には，内直筋が存在する(図13)．内視鏡下の鼻腔手術の合併症としては，内直筋を損傷する場合があり，術後複視を呈する．場合によっては医療訴訟となる場合もあり，注意を要する．

V. 術後管理と経過観察

　パッキング材は2日後に抜去し，鼻腔から出血がないことを確認する．
　鼻腔を湿潤に保つために，2週間綿球などを鼻口に詰めるように指導する．
　約6週間後，鼻腔から吻合孔(図14)を確認し，鼻粘膜の再生を確認し，ステントを抜去する．

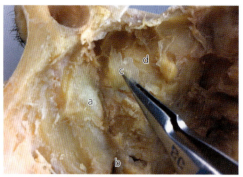

図12　右鼻腔①
a：涙道
b：鼻涙管下部開口部
c：篩骨板
d：眼窩脂肪

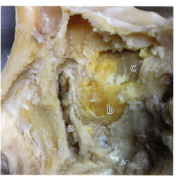

図13　右鼻腔②
a：涙道
b：眼窩脂肪
c：内直筋

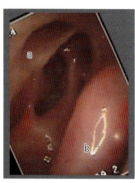

図14　DCR1か月半後
a：吻合孔
b：鼻中隔

▶**一般眼科医へのアドバイス**

　鼻涙管閉塞，涙嚢炎は保存的治療では治らない．涙嚢鼻腔吻合術の治癒率は高い．内視鏡を使う涙嚢鼻腔吻合術は，大変スマートな手術へと変貌している．涙嚢鼻腔吻合術鼻内法は顔面の皮膚を切開する必要もない．治療後の満足度は高い．漫然と抗菌薬点眼などの保存的治療を継続することは，MRSAなど耐性菌の発育を助けることになり，患者にとっては，百害あって一利なしである．早い時期に手術治療選択へ指導していただくことを心からお願いしたい．

参考文献

1) Killian J：Diskussion zu Seiferts Vortrag. 6 Versamml. suddeutsch, Laryngologen, 1889
2) Caldwell GW：Two new operations for obstructions of the nasal duct with preservation of canaliculi, and an incidental description of a new lacrimal probe. New York MJ 57：581, 1893
3) McDonogh M, Meiring JH：Endoscopic transnasal dacryocystorhinostomy. J Laryngol Otol 103：585-587, 1989
4) Toti A：Nuovo metodo conservatore di cura radicale delle soppurazioni croniche del sacco lacrimale（dacriocistorinostomia）. Clin Moderna 10：385-387, 1904
5) Dupuy-Dutemps L, Bourguet M：Procédé plastique de dacryocystorhinostomie et ses résultats. Ann Ocul 158：241-261.1921

（宮崎千歌）

F 涙小管断裂に対する涙小管形成手術

I. 疾患概念と臨床上の特徴

　涙小管断裂は，眼瞼の鈍的，鋭的外傷により発症するが，鈍的外傷が原因となることが多い．屋外作業中や球技などのスポーツに伴う外傷に起因することが多く，男性，男児例が多い．また，高齢者では夜間の転倒などによる外傷例も散見される（図1）．断裂部位は，①上下どちらか一側，②上下両側，③涙囊，鼻涙管損傷を伴うものなどに分類されるが，ほとんどが下側の涙小管断裂である．創部の状態にもよるが，受傷後1週間以内であれば，ほぼ再建可能である．

　導涙機構は上下涙点，涙小管から涙囊，鼻涙管で構成されるが，どちらか一方の涙小管が閉塞しても導涙機構は保たれ，流涙を自覚しない場合も少なくない．ただし，涙小管は眼瞼の瞬目に伴う涙液のポンプ機能に大きく関与しているので，涙小管断裂とともに眼瞼裂傷の治療を適切に行わなければ，流涙症を引き起こすことがある．

　涙点近傍，内眼角付近など眼瞼裂傷の程度，部位，深度により，涙小管断裂の重症度も異なる．眼輪筋や涙小管のポンプ機能を担うHorner筋の破綻を伴う例も少なくない．当院における涙小管断裂患者に対する涙小管再建術の治療成績と涙小管断裂の部位による検討では，成功率と断裂部位に明らかな関連はみられなかったが，眼瞼形成が不十分な例では流涙を訴える例があった．

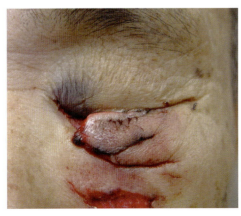

図1　転倒による外傷例
広範囲の下眼瞼裂傷とともに眼窩底骨折を伴った下涙小管断裂．

外傷の程度によっては，眼球打撲，眼窩底骨折などの多発外傷を伴うことがあり，臓器の緊急度に応じた処置が必要となる．

II. 診断ならびに鑑別診断と手術適応

1. 問診

救急外来への受診は，外傷発生後，比較的短時間であり，疾病の状態を把握しやすい．交通事故などに伴う鈍的外傷の場合は，多発外傷例が多く，外傷部も広範囲にわたっているため，全身的検索が優先される．意識が混濁している場合は，眼科的検査を行い，後日，処置を行う．涙道専門医への紹介は，初期治療後，時間が経過してからのことが多く，受傷時の処置，これまでどのような手術が行われたか確認する必要がある．

2. 明室診察

外傷部の視診を行う．可能であれば，外傷部の写真を撮り，創部の状態を記録する．また，眼窩部を鈍的に受傷した場合は，眼窩底骨折，眼球破裂を伴うことがあるため，視機能の状態，眼球運動，疼痛の有無などをチェックする．刃物などによる鋭的外傷の場合は，創部が限定されており，確認がしやすい．

3. 細隙灯顕微鏡検査

涙液メニスカスの高さを健常側と比較するとともに眼球損傷の有無を確認する．涙嚢部を圧迫し，断裂側眼瞼の状態を観察する．

4. 涙管通水検査

出血が落ち着いていれば，ベッド上で涙管通水を行う．上下の涙点から行い，通水の有無を確認する．断裂が存在すれば，眼瞼裂傷部より洗浄水の漏出が確認される．裂傷が確認されたら涙点からブジーを挿入し，断裂涙小管の涙点側を確認する．断裂が涙点から近ければ，涙嚢側の断裂涙小管は比較的発見しやすく，同断端より通水を行い，ほかに異常がないか調べる．涙嚢側断端が見つけられない場合は，以後の処置は手術室に移動し，局所麻酔を確実に行い，術野を大きく確保し，止血をしっかり行ったうえで同定する．

5. 鑑別診断

涙小管を含む眼瞼部の裂傷があれば，診断は容易であるが，外傷の程度により涙嚢，鼻涙管損傷を伴うことがある．眼瞼に裂傷がなく，流涙がある場合は，涙嚢，鼻涙管損傷を疑い，後日，涙道内視鏡などを用いて精査を行う．

6. 保存的治療

導涙機構における涙小管ポンプの役割は，上側が4割，下側が6割を担っているといわれている．どちらか一方の涙小管断裂で，諸事情で観血的処置が困難な場合は，裂傷部

をステリーストリップテープなどで固定し，創傷処置を行う．

7. 手術適応

涙小管の断裂を認めた場合は，すべて手術適応と考える．

8. 早期手術が合理的な状況とは

受傷早期であれば，涙小管断裂の涙囊側，涙点側ともに発見が容易であり，涙小管の再建がより確実に遂行できる．また，眼瞼裂傷に伴い，眼輪筋とともにHorner筋などの涙小管ポンプ機能を担う組織の機能不全があるため，これらも早期手術により，受傷前の状態に近づけることが可能である．

III. 手術手技の実際

1. 局所麻酔と全身麻酔の選択

学童以下の小児，また，成人でも多発外傷を伴う場合は，全身麻酔での対応が必要である．高校生以上であれば，局所麻酔下での再建術が可能であるが，断裂部位が深かったり，手術に精通していない場合は，手術時間が長くなる傾向があり，不穏状態が増強するため，静脈麻酔薬を併用したり，全身麻酔を選択する．受傷の程度にもよるが，局所麻酔でも術後の安静を守る意味でも入院で行ったほうがよい．

局所麻酔は，エピネフリン入りリドカインなどで滑車下神経ブロックを併用するとチューブ挿入時などの疼痛が緩和される．

2. 涙小管再建術

1）受傷後早期例

（1）断裂部位が涙点近傍の場合

涙点から5 mm以下の断裂であれば，断端の同定は容易である．顕微鏡下で，裂傷部位を攝子で固定しながら白い輪のようにみえる筒状の組織の涙小管断端を同定し，まず，シリコンチューブを挿入留置する．Bicanalicular tubeを使用する場合は，ショートタイプのU字型のシリコーンチューブを留置する．ヌンチャク型シリコーンチューブ（NST）またはPFカテーテル（PFC）が一般的であるが，患側のみに留置するmonocanalicular tubeとしてイーグルチューブなども使用される．チューブ留置後，涙小管断裂部の断端を10-0ナイロン糸などで1〜2針縫合し，7-0，もしくは6-0ナイロンで裂傷した眼瞼断端を引き寄せながら縫合する．

（2）断裂部位が涙点から離れている場合

断裂部位は深部に存在することが多く，涙囊近傍の場合もある．術野をできるだけ広げることで視認性も上がり，断端の同定がしやすい．牽引糸，釣針型開創鈎などで可能な限

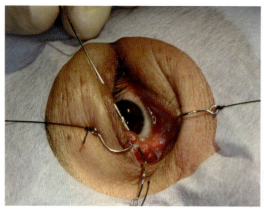

図2　釣針型開創鉤を用いた術野の展開
涙点より挿入したブジーによる断裂涙小管断端の確認.

り広く創部を展開し，止血を入念に行い，断端の発見に努める（図2）．この操作のみで涙嚢側断端が確認される例が多い．鈍的外傷の場合は，裂傷部の眼瞼の断面も複雑な形状で，涙点側の涙小管断端を見つけるにも苦労する．涙点からブジーを挿入することで涙点側の断端発見は容易となる．涙嚢側断端も断面が複雑に切れていることが多く，同定に時間を要する．5,000倍アドレナリンを4％リドカインに溶解し，短冊状にしたガーゼに浸し，損傷部の止血を試みる．涙嚢側断端の発見が困難な場合は，健常側涙小管からブジーを挿入し，総涙小管部まで進める．ブジーの金属を触る感覚が鑷子を通して確認できれば，その近傍に断裂部位が存在する．

　顕微鏡下で行っていても創部の角度により十分な照明が得られない場合は，ブジーの代わりに涙道内視鏡もしくは硝子体手術用ライトガイドを挿入する．ライトの点灯により総涙小管近傍が明るく浮かび上がり，断端が同定しやすくなる．それでも同定ができない場合は，健側の涙小管から粘弾性物質を注入し，裂傷部の漏出点を確認する．Pig tail probeの使用は，涙小管粘膜を損傷することがあるので推奨されない．断裂した涙小管の涙点側，涙嚢側が確認されたら，先に述べたシリコーンチューブを留置する．U字型のシリコーンチューブは，ガイドを付けた状態で涙点から涙小管鼻側断裂部へ挿入する場合，裂傷した眼瞼が妨げとなり困難であることが多い．その場合は，健側は通常の方法で挿入し，受傷側は涙点側断裂涙小管を通過後，いったんガイドを外し，涙嚢側断裂部手前で再度ガイドを挿入しチューブを挿入する．チューブが留置されたら，断裂涙小管断端を10-0ナイロンなどで縫合するが，裂傷した眼瞼は弛緩し，実際の位置より離れた場所に存在することが多いので，しっかりたぐり寄せ，まず，断裂涙小管近傍の組織を7-0ナイロンなどで縫合する．この操作がうまくいけば，断裂涙小管は涙管チューブの張力も手伝い，縫合しなくても再建可能である．

　上記の処置で同定されない場合，涙嚢鼻腔吻合術のように涙嚢を剖出し，内総涙点，総涙小管から逆行性に確認すれば確実に同定できる．その場合，新たに皮膚切開を行わず，眼瞼裂傷部より鼻骨まで到達し，骨膜を剥離すれば涙嚢は剖出される．ただし，眼瞼の損傷が強く，断裂部位が深い場合，上記を駆使しても涙小管断裂鼻側断端の探索が困難なことが多い．その場合は，無理な操作は行わずに眼瞼裂傷部の1次縫合を行い，後日，専

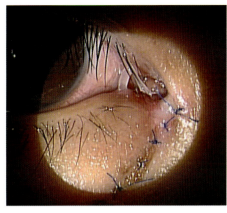

図3　涙小管断裂再建例
上下涙点からNSTが留置され眼輪筋やHorner筋などの再建により涙丘も整復された．

門病院へ紹介する．

　結膜裂創がある場合には8-0吸収糸で縫合する．涙丘が断裂している場合は眼輪筋やHorner筋などの再建も念頭におき，皮膚表面のみならず，深部組織もしっかりと縫合する（宮久保，2010）．涙丘が適切に再建されれば，裂傷眼瞼も眼球に密着し，機能的，整容的にも優れているが（図3），再建が不十分な場合，術後の外反やそれに伴う流涙が発症し，通水が得られても満足度は低い．

2）受傷後晩期例

　受傷後1か月以上経過した例では，涙小管断端の拘縮や瘢痕組織の増強により同定が困難である．また，同定が可能で涙小管形成術が遂行できても，シリコーンチューブ抜去後，通水が得られないことが多いため，創部の状態が安定するまで待機することも必要である．

　断裂した涙小管が再建されなくとも，健側から導涙が行われ，流涙がなければ，そのまま経過観察する．もし，流涙が持続した場合は，瘢痕組織が沈静化する1年前後で，専門病院へ紹介し，瘢痕除去を含め，再度，涙小管再建術を試みるか，結膜涙囊吻合術なども考慮する．

　上下涙小管断裂で早期手術にもかかわらず閉塞に至った症例は，眼瞼裂傷の再建が不完全な場合がある．眼瞼の外反症を伴う場合は，裂傷部の瘢痕組織を切除し，新たに眼瞼形成術を行うが，その際，先に述べた方法で同部より涙囊を剖出し，涙囊側断端を確認する．涙小管が同定できなければ，結膜涙囊鼻腔吻合術に準じ，涙丘切開と下方結膜を短冊状に処理し，内眼部から涙囊に至るトンネルを作成し，涙丘をトンネルの天井へ，下方結膜を床になるように移動させて涙囊粘膜と縫合した後，短くしたJonesチューブや網膜剝離用のシリコーンバックルを加工し，ステントとして留置する（廣瀬，2014）．

IV. 術中・術後の合併症とその対処法

1. 術中合併症

1）局所麻酔に伴う合併症

滑車下神経ブロックを併用する場合，球後麻酔時と同様の球後出血を併発することがある．この場合は，まず，創部を含め，眼瞼部を圧迫し，止血に努める．創部の腫脹が大きい場合は，それ以上の処置は行わず，後日対応する．

2）手術に伴う合併症

涙小管断端を同定後，シリコーンチューブを挿入し，断端部を縫合するが，組織の牽引が強い場合，縫合糸により涙小管の亀裂が発生する．この場合は，断裂涙小管近傍の眼瞼組織を引き寄せ，断裂部ができるだけ近づくように縫合する．

2. 術後合併症

術後早期にシリコーンチューブが上下涙小管に不均等に留置されると自然抜落することがあるが，通水陽性で，流涙がなく，涙液メニスカスの高さに大きな差がない場合は，そのままの状態で経過観察を行う．自覚症状があり，ブジーなどにより狭窄傾向が認められれば再挿入を行う．シリコーンチューブが脱出気味で角膜傷害をきたす場合は，いったん抜去し，再挿入する．

V. 術後管理と経過観察

1. 術後管理におけるポイントと術後の経過観察中に行うべき検査

術後から，抗菌薬，低濃度ステロイド点眼を開始し，シリコーンチューブ抜去後までしばらく継続する．皮膚の抜糸は1週間くらいで行う．留置したシリコーンチューブは術後2か月前後で抜去するが，その間，定期的に涙囊洗浄を行い，創部の癒着，感染の予防に努める．

2. 再手術が必要となる場合の所見と根拠

シリコーンチューブ抜去後，しばらくして再閉塞に至る例もある．健常側に比べ涙液メニスカスが高くても涙を始終拭くこともなく，流涙が軽度であれば経過観察可能であるが，流涙が高度の場合，結膜涙嚢鼻腔吻合術などの手術が必要となることがある．

3. 術後どの程度の期間にわたりどのような間隔で経過観察するべきか

シリコーンチューブ抜去後，1年間位は数か月ごとに涙管通水を含め，診察を行う．1年を経過して再発する例はまれなので，自覚症状がなければ，いったん終了とする．

▶**一般眼科医へのアドバイス**

　涙小管断裂の涙囊側断端はコツをつかめば必ず見つかるので，止血，鎮静を確実に行い，術野を大きく展開して臨む．受傷1週間以内であれば，再建可能な例が多い．

　眼瞼の損傷が強く，断裂部位が深部で涙囊側断端の探索が困難な場合は簡便でよいので1次縫合を行い，できるだけ早期に専門施設へ紹介する．

参考文献

1) 佐久間雅史，廣瀬浩士，鶴田奈津子，他：涙小管断裂の断裂部位に関する治療成績．あたらしい眼科 投稿中
2) 杉田真一：外傷性涙小管断裂の手術時期と治療結果に関する検討．眼科手術 19：575-578, 2006
3) Kersten RC："One-stitch" canalicular repair：A simplified approach for repair of canalicular laceration. Ophthalmology 103：785-789, 1996
4) 宮久保純子：外傷性涙小管断裂．眼科 52：1019-1024, 2010
5) 廣瀬浩士，服部友洋，伊藤和彦，他：高度涙小管閉塞症に対する涙丘結膜弁移動による結膜涙鼻腔吻合術の治療成績．あたらしい眼科 31：759-762, 2014

〔廣瀬浩士〕

G 結膜涙嚢鼻腔吻合術（Jones チューブ留置術）

I. 手術の特徴

　Jones チューブを用いた結膜涙嚢鼻腔吻合術（conjunctivodacryocystorhinostomy with Jones tube：CDCR with Jones tube．以下 J．チューブ留置術）は 1961 年に Lester T. Jones が発表した涙小管再建ができない流涙症の手術法である．他の涙道手術と異なり，本手術は合併症があっても何度でも成功するまで追加手術ができる．

　本項では涙嚢鼻腔吻合術鼻外法を用いた J．チューブ留置術について解説する．

1. J．チューブ留置術

　本法は内眼角よりガラスチューブを鼻腔まで挿入し，涙道のバイパスを作成する術式である．術後の管理がよければ，症例の 90％は流涙から開放される．涙液はチューブ（J．チューブ）内を重力により鼻腔に流出する．通常のポンプ作用がないため，涙液メニスカスはやや高いが，流涙は軽快する．鼻を強くかむと管内を空気が逆流し鼻汁とともに眼に逆流したり，管腔が分泌物で閉塞しやすい．また，チューブの脱落，埋没などの合併症があるが，流涙が消失した症例の 50〜70％は満足している．満足度が低い一因は，術前の説明が十分でなく過剰の期待があるためと思われる．

　合併症が多いため，術後の経過観察が必要である．術後 1 年間はチューブの管理や合併症があればその治療のため通院が必要である．その後は年 1 回の定期検査を行い，3 年目以降は問題が生じたとき，特にチューブが脱落したときは直ちに来院することを勧めている．

　自験例（約 1,000 症例）には 30 年以上経過している症例もあるが，J．チューブは劣化することなく機能している．

2. J．チューブの挿入部位および特性（図 1）

1）内眼角

　J．チューブは内眼角より挿入する．チューブが鼻腔内に長く出ている症例では，開閉瞼のたびにチューブは鼻腔内で振り子のように動いている．このため内眼角の中央ではなく下方から挿入すると，チューブを支持する組織が弱いため，術後鼻腔側にずれ込み，埋没

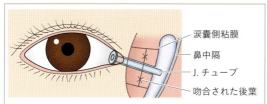

図1　J. チューブの挿入図（右眼）

しやすい．ツバはチューブの管の外径より2 mm近く大きくしないと，管を保持できず埋没しやすい．

　ツバの大きさは最大4.2 mmなので，内腔を確保して管の外径を減らすには，ガラス以外の薄くても強度のある材質が必要であり，その開発が望まれる．

2）涙嚢部

　J. チューブは涙嚢の中央を貫通させる．チューブを涙嚢外に通し涙嚢を閉鎖空間にすると，涙嚢炎を後日発症することがある．チューブと周囲組織の間に間隙ができ，涙液が浸入し，チューブ外壁に沿って鼻腔へ排泄される．涙嚢鼻腔吻合術（DCR）を行っていないと，鼻粘膜とチューブの間の間隙が狭いため，浸入した涙液の鼻腔への排泄が悪く，涙嚢や周囲組織内に貯留する．このため涙嚢炎やチューブ周囲炎（蜂窩織炎）を生ずることがある．DCRの中央をチューブが通過していると，涙嚢は閉鎖空間ではないため涙液の貯留は少なく，炎症を予防することができる．

3）鼻腔

　J. チューブは中鼻道より鼻腔に挿入する．場合によっては中鼻甲介の一部をスタンツェなどで切除し，チューブ先端が中鼻甲介で閉塞しないようにする．鼻腔の幅が広い場合は，チューブは涙嚢側より3 mm鼻腔内に突出する長さに切断する．術終了時にチューブが鼻腔内へわずかしか突出していない場合や鼻腔が狭いときは，術後涙嚢側の鼻粘膜が炎症で腫脹するため，チューブ先端が涙嚢側の鼻粘膜下に埋没しやすい．このため鼻腔が狭い場合はチューブ先端を鼻中隔に接触する長さに切断し，術後の鼻粘膜下への埋没を防止する．

4）J. チューブの構造と特性（図2）

　J. チューブはツバ付きのパイレックスまたは硬質ガラス製のチューブである．

　日本ではチューブは認可されていないため，個々で作成するか，米国よりチューブを個人輸入により入手する．

　チューブは下記を参考に作成する．
　① ツバ（color）　　直径：4.0〜4.2 mm
　② 管　　　　　　　外径：2.0〜2.5 mm
　　　　　　　　　　　内径：1.0〜1.5 mm
　　　　　　　　　　　長さ：14 mm，16 mmまたはフリーサイズ（長さ30 mmの管を症例に合わせて切断する）

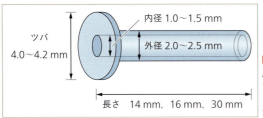

図2　J.チューブ
J.チューブの規格：チューブの長さ 14 mm および 16 mm でほとんどの症例に適合する．30 mm はフリーサイズのチューブで，術中症例に応じて切断して使用する．

　チューブの埋没，脱落を防止するためさまざまな形のチューブが報告されているが，弯曲していない J.チューブが最も使いやすい．

　チューブのツバが涙湖内に収まると導涙もよく，開閉瞼の障害にならず，違和感はなく，整容上の問題も少ない．涙湖が小さければツバの径も小さくするのが理想である．

　涙丘を切除した涙湖（内眼角の窪み）にはツバの大きさが約 4.0～4.2 mm のチューブが適切である．このためチューブの太さ（外径）は 2.5 mm 以内にする必要がある．外径 2.5 mm の管に 0.8 mm 幅のツバをつけるとツバの直径は 4.2 mm となる．一般に管腔が太いほど通水は良好であり，ツバは大きいほどチューブの埋没が少なくなるが，閉瞼不全を生じ，異物感の原因となる．チューブは長くなると脱落しにくくなるが，一方長いほど内腔が分泌物で閉塞しやすい．鼻腔内には 3 mm 突出していれば十分であり，それ以上長い場合はチューブを短縮する．

　大多数の症例は長さ 14 mm，または 16 mm のチューブが適している．フリーサイズのチューブがあればすべての症例に対応可能である．

　J.チューブを術中ヤスリで短縮すると断端が鋭利になる．そのままでは分泌物が断端に付着しやすく，内腔の閉塞を起こしやすい．断端にヤスリをかけてスムーズにする．チューブは，ガイドのプローブ 1.0 が挿入できる以上の内径にする（1.0 mm 以上）．内径が小さいほど管腔が分泌物で閉塞しやすくなる．

II.　診断ならびに鑑別診断と手術適応

1. 適応（表1）

　流涙の訴えがある難治性の涙道閉塞症のうち，全身状態から判断して流涙症の治療の優先順位が低い場合や，術後の管理が困難な症例以外は，本法の適応症例である．

1）難治性の涙小管閉塞

　他の術式もあるが，症例が少なく長期の経過は不詳であり，本法が唯一世界的に認められた術式である．

表1　適応
1. 難治性の涙小管閉塞
2. 涙嚢鼻腔吻合術のできない症例

表2　適応困難な症例
1. 急性涙嚢炎，急性の涙嚢周囲の蜂窩織炎
2. 涙嚢，鼻腔悪性腫瘍
3. 術中の管理が困難な症例
　　全身疾患のため手術ができない症例や抗凝固薬の休薬ができない症例など
4. 鼻腔閉塞
5. 術後の管理が困難な症例
　　長期入院や認知症など術後の管理が困難な症例

2）涙嚢鼻腔吻合術のできない症例

　涙嚢摘出，涙嚢部腫瘍摘出後やDCRで治らなかった症例，顔面神経麻痺による流涙症，functional epiphoraにも有効な術式である．

2. 適応困難な症例 （表2）

　急性炎症や悪性腫瘍を伴う場合は原因疾患の治療後に手術を行う．術中の全身状態に問題がある場合は対応のできる病院へ紹介する．全身管理が可能になれば後日手術を行う．
　鼻腔が閉塞している場合はそこより下方で鼻腔がやや広くなった箇所に向けてJ.チューブを挿入する．鼻粘膜後弁はできるだけ大きくして涙嚢側に折り返し，鼻腔幅を広げる．
　術後の管理が困難な場合は症例ごとに対応を検討することになる．

III. 手術手技の実際

1. 涙嚢鼻腔吻合術鼻外法による術式 （表3）

1）涙嚢および鼻粘膜後弁の縫合

　J.チューブが，涙嚢中央を通過させるためにDCRを行い，涙嚢および鼻粘膜の後弁の縫合を行う．前弁の縫合はチューブが挿入された後に行う．前後弁を作成できない場合は，どちらか一方のみでよい．後弁の縫合をしない場合，鼻粘膜の後弁は小さくても翻転して涙嚢側に折り曲げ，その上にチューブを置く（図1）．鼻粘膜後弁が翻転して吻合の断端をカバーしていると，その部より肉芽の発生がなく，チューブが後日肉芽でおおわれるのを防止する．

2）涙丘の切除

　涙丘はすべて切除する．チューブのツバが挿入できる深さが必要である．半月皺襞は切除しない．チューブ挿入後に弛緩した結膜が，チューブの入口部を塞ぐときは切除する．

表3　J. チューブ留置術
1. 涙嚢および鼻粘膜後弁の縫合
2. 涙丘の切除
3. チューブ用トンネルの作成
4. チューブ間トンネルの長さの測定
5. チューブの長さの決定
6. チューブの挿入，固定
7. 涙嚢および鼻粘膜前弁の縫合
8. 皮膚縫合

結膜や Tenon 嚢を切除しすぎても結膜以外は縫合しない．特に Tenon 嚢を引き寄せて縫合すると眼球運動障害を生じ，複視の原因となる．

3) チューブ用トンネルの作成

J. チューブは内眼角中央より 30 度下方に向けて挿入する．内眼角腱のやや下方から涙嚢中央を貫通し鼻腔に向けて挿入する．

角膜の損傷を避けるため眼球を外下方向に向け，直剪刀または円刃刀の刃を上方にして刺し，トンネルを作成する．

約 30 度下方に向けてチューブを挿入することにより涙液の排泄がよくなる．また水平に挿入した場合よりチューブが長くなり，脱落しにくくなる．チューブの挿入角度を急にし過ぎると，長いチューブが必要となり，管腔が分泌物で閉塞しやすくなる．また自重が増え，ツバが支える重量が増えるため埋没しやすくなる．

4) チューブ用トンネルの長さの測定およびチューブの長さの決定

内眼角より作成したトンネルにプローブ（ブジー 0.7〜1.0 など）を挿入し，内眼角より鼻中隔までの距離を測定する．次いで涙嚢鼻腔吻合部の涙嚢側までの長さを測る．この差が大きい，広い鼻腔では，涙嚢側粘膜より 3 mm 長いチューブまたは鼻腔中央までの長さのチューブを使用する．

涙嚢側鼻粘膜は術後腫脹する．術中涙嚢鼻腔吻合部より 3 mm 以上鼻腔にチューブが突出していないと，涙嚢側粘膜下にチューブが埋没する．鼻腔が狭い場合はチューブを鼻中隔に接触する長さにして術後の埋没を避ける．

5) チューブの挿入・固定

J. チューブをガイドのプローブに通し，トンネル内に誘導する．トンネルの大きさはJ. チューブより十分大きくするとチューブは容易に挿入できる．

チューブの開口部が眼球に当たらず，かつ開口部の管腔の下端がメニスカスと同じレベルにあると涙液の排泄は良好である．チューブが内眼角の中央より下方から挿入されると管腔の下端はメニスカスより低くなるが，開口部が結膜に覆われやすくなる．またチューブが内下方に移動，埋没しやすい．

J. チューブのツバが眼瞼より露出するのは，挿入口が眼瞼に近すぎ浅いためである．この場合は作成されたトンネルに円刃刀を挿入しトンネルを後方に向けて拡大する．内直筋

以外には重要な組織はないので，トンネルを数 mm 内直筋の方向に拡大しても合併症の心配はない．

入口部が広すぎるとチューブは術直後移動する心配がある．チューブのネックを 6-0 ナイロンで縛り，内眼角の皮膚に縫着し正しい位置に固定する．

チューブを内眼角に縫着するのはチューブが術直後創孔の中で移動するのを防止すると同時に術直後のチューブの脱落を防止するためである．

6）涙嚢および鼻粘膜前弁の縫合

粘膜吻合が前または後弁だけの吻合でもかまわないが，前後弁を作成したほうがチューブの粘膜下への埋設や涙嚢炎の併発などの合併症が減少する．

涙嚢が萎縮するか，摘出されている場合は，鼻粘膜を十字切開または小さな鼻粘膜弁を作成して，粘膜の縫合は行わずにチューブを鼻腔内に挿入する．

7）皮膚縫合

皮膚は 15 mm 切開する．皮膚の厚さが異なる眼瞼皮膚と眼窩皮膚との境界線上の切開は，瘢痕が目立つため避ける．

皮膚の切開創は術後 1 か月間テープで固定し，遮光する．これにより瘢痕は目立たなくなり，色素沈着も防止される．

IV. 術中・術後の合併症とその対処法（表4）

多くの合併症は J.チューブが正しく挿入されなかったために生じる．チューブが正しく挿入され，術後通気を毎日行えば合併症は激減する．

初期はチューブ内腔の眼脂による閉塞が多い．流涙が再発するときは必ず受診してもらう．またチューブの位置が変わったときは放置せず直ちに来院してもらう．初期の合併症を乗り切ると 90％は流涙が解消する．最初の 3 年が過ぎると定期的な受診は必要がない．分泌物がある場合は抗菌薬点眼を行う．

1. 管腔の閉塞

最も多い合併症である．術直後分泌物が多いときやチューブが鼻中隔に接している場合に多発する．朝夕通気をすることで管腔の閉塞は激減する．

管腔内の分泌物が通気により鼻腔に排出しない場合は，プローブをチューブ内に挿入して管壁に付いた分泌物を剥離し，管腔を生理食塩水で洗浄する．プローブを引き抜くときチューブがプローブとともに脱出するのを防止するため，鑷子でツバを押さえるか，チューブを少し引き出しチューブの頸を鑷子で挟みながらプローブを使用する．同時に鼻内視鏡下に鼻腔内のチューブに付着した分泌物をルーツェで除去する．これを行わないと管腔が再閉塞しやすい．

表4 合併症
1. 管腔の閉塞
2. 複視（内直筋運動障害）
3. チューブの開口部の結膜による閉塞
4. 突出
5. 脱落
6. 埋没
7. 鼻中隔への接触
8. 涙嚢炎，蜂窩織炎
9. 内眼角の変形

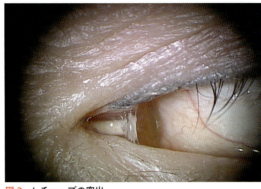

図3 J.チューブの突出
J.チューブが涙嚢側の鼻粘膜下に埋没したため結膜嚢内へ突出している．

2. 複視（内直筋運動障害）

直視下に涙嚢中央に向けて涙湖より円刃刀を刺入すると，内直筋を損傷することはない．

術後の複視は内直筋の損傷によるものではなく，涙丘の切除を大きくしすぎたための瘢痕や，欠損を埋めるため結膜やTenon嚢など周囲組織を引き寄せて再縫合することによって生じる．術後の瘢痕により，外転が障害される．瘢痕が強いと内，外転ともに障害される．

治療は瘢痕を切除し，必要なら結膜移植を行う．斜視手術はその後に検討する．

3. チューブの開口部の結膜による閉塞

結膜弛緩症により開口部が結膜で被れるときは，結膜を切除する．

チューブの挿入方向が悪く眼球に開口部が当たるときは，再手術を行い，チューブの方向を変える．涙骨を十分除去すると，チューブの鼻腔端がより後側に向かい，ツバの付いた開口部が前側に移動して起き上がり，眼球と接触しなくなる．

4. 突出 （図3）

J.チューブが術後早期に結膜嚢内に突出してくるのは，チューブの鼻腔端が涙嚢側の鼻粘膜下に埋没するためである．チューブが短すぎた場合または鼻腔の狭い症例に生じやすい．

突出した直後は，チューブを鑷子で強く圧迫すると鼻粘膜を破って再挿入される．圧入できない場合は，チューブにプローブを挿入し，鼻腔に出し，プローブの周囲の鼻粘膜をレーザーで焼灼して再挿入する．プローブの先端が硬い組織に当たり鼻腔に出ないときは鼻粘膜以外の原因があるため，再手術が必要である．チューブが短いため埋没した場合は，長いチューブに交換する．

5. 脱落

　J.チューブが水平に挿入されたり，短いときは脱落しやすい．くしゃみや強い咳とともにチューブが風圧で結膜嚢に脱出することがある．チューブを挿入して4〜5年経過すると，チューブ周囲の瘢痕組織がゆるみ，チューブとの間隙が広くなり，脱出しやすくなる．閉瞼してくしゃみをすると脱落しない．手やガーゼで拭くときにも脱落することがある．内眼角から外眼角に向けて擦るように拭かないように注意する．

　長年チューブを使用していた症例でも，脱落3日目には観血的な処置が必要であることが多い．このため，チューブが抜けたらその日に来院するのが望ましい．

　まれにチューブが脱落しても通水し流涙が生じない症例がある．また術後に閉塞していた涙小管が両開通し，チューブを介さずに鼻腔まで通水する症例がある．

6. 埋没

　J.チューブのツバが小さいと埋没しやすい．チューブは約30度下方に向けて挿入するが，角度が大きかったり，ツバが小さいとチューブは自重により埋没しやすくなる．チューブが開閉瞼により振り子運動をすることもチューブが移動しやすい要因と思われる．術後数年経ってから生ずることが多い．チューブを引き出し，瞼縁に縫着する．

7. 鼻中隔への接触

　J.チューブが鼻中隔に接触すると通水が悪いことが多い．また鼻内分泌物がチューブの先端に付着し，管腔を閉塞しやすい．

　鼻腔が狭いときは，術中意図的にチューブの先端を鼻中隔に接触させる．術後チューブが鼻中隔に接触したまま通水が不良の場合は，炎症が軽快し，粘膜の腫脹が治った後に，短いチューブに交換するか，チューブの断端を斜に切断する．鼻腔が狭く，チューブの長さを変更できない場合は，再手術を行い，チューブの傾斜を大きくして開口部が鼻中隔で閉塞しない方向に挿入する．

　鼻腔が広いときは鼻粘膜の炎症が落ち着いてから涙嚢側粘膜より3mm鼻腔内に突出した短いチューブと交換する．

　鼻中隔との接触が軽度のときは抗炎症薬や鼻粘膜の収縮のためコールタイジン®点鼻液などを使用する．

8. 涙嚢炎，蜂窩織炎

　DCRを行わずにJ.チューブを挿入すると涙嚢炎や涙嚢周囲炎（蜂窩織炎）を生じることがある．涙嚢内には膿が貯留していることが多いため，放置すると涙嚢炎の原因となる．また長期間チューブを挿入すると，チューブの周囲から涙液が浸入するため，蜂窩織炎を発症することがある．抗菌薬の内服により消炎してから抗菌薬点眼を数か月続けると，蜂窩織炎は再燃しなくなる．涙嚢炎を繰り返す場合は，再度DCRまたは涙嚢摘出を行う．

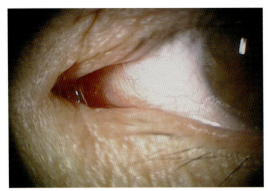

図 4　適切に挿入された J. チューブ
J. チューブが涙湖内に正しく挿入されており，内眼角は鋭角を保っている．

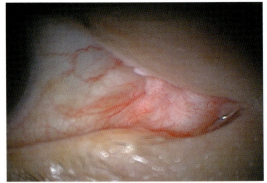

図 5　内眼角の変形
長期間挿入され，内眼角が鼻側に移動している．

表 5　術後管理
1. 通気
2. 定期検診
3. J. チューブの脱落は緊急に対応

9. 内眼角の変形

　J. チューブのツバの径は約 4.0～4.2 mm あるので，元来鋭角の内眼角がやや丸味を帯びるが，チューブをやや深く挿入すると目立たなくなる(図 4)．

　チューブの挿入角が大きいと，自重が分散せずにツバにかかるので，変形を起こしやすい．

　ツバが大きいほど内眼角が拡大する．長期間挿入しているうちに，チューブが次第に埋没し丸味のある内眼角が内下方に伸びることがある(図 5)．整容上の訴えがあれば，チューブの通水がよい場合はチューブはそのままにして，丸くなった内眼角を鋭角に形成する．

V.　術後管理と経過観察 (表 5)

1. 通気

　術後の最も多い合併症は管腔の分泌物による閉塞である．口を閉じ，鼻をつまんで吸気すると，チューブから空気が吸入され，音がする．管腔の分泌物は，鼻内へ排泄され，閉塞が防止される．術直後は毎日朝夕各 5～10 回通気を行わせる．

2. 定期検診

　術後 1 年間は 1～3 か月ごとに通院してもらう．1 年を過ぎると合併症は少なくなる．術後 1～3 年は年 1 回定期検査を行い来院してもらう．患者に合併症およびその治療法について十分説明しておくことが必要である．

3. J. チューブの脱落は急患扱い

　チューブが脱落すると挿入孔は急激に狭小する．脱落した当日は再挿入が容易であるが，翌日は局所麻酔が必要になる．それ以降は漏孔を切開し拡大しないと挿入できない．

　このため，チューブが抜けたらその日に来院してもらう．長年チューブを使用している症例でも，脱落3日目には観血的な処置が必要なことがある．

▶一般眼科医へのアドバイス

　流涙症が涙管チューブ挿入術，DCR，涙小管形成術などで治らなかった症例や，従来の術式の適応にすらならない難治症例も本術式の適応になり，合併症を乗り越えさえすれば90％が流涙から開放される．

　本法を行うことで，どんな流涙症にも対応できることとなり，流涙症の治療が苦手でなくなる．本法は流涙症治療の最後の手段であり，切り札であるが，今後新しい合併症の少ない低侵襲の術式の開発が望まれる．

参考文献

1) Jones LT：An anatomical approach to probrems of the eyelids and lacrimal apparatus. Arch Ophthalmol 66：111-124, 1961
2) Rosen N, Ashkenazi I, Rosner M：Patient dissatisfaction after functionally successful conjunctivodacryocystorhinostomy with Jones'tube. Am J Ophthalmol 117：636-642, 1994
3) Zilelioǧlu G, Gündüz K：Conjunctivodacryocystorhinostomy with Jones tube. Doc Ophthalmol 92：97-105, 1996
4) 中川喬, 志賀満, 福居久義：結膜涙囊鼻腔吻合術—Jonesチューブの使用経験II. 眼科 15：541-544, 1973

〈中川　喬〉

H 涙小管炎

I. 疾患概念と臨床上の特徴

　涙小管炎は主に放線菌感染により生じる涙道疾患である．涙小管炎は中高年の女性に多く，上下の涙小管のうちどちらか一方のことがほとんどであるが，まれに上下とも罹患していることがある．症状は片眼性の眼脂，充血で，結膜炎の症状に似る．そのため，結膜炎と診断され抗菌薬点眼をしても治らずに数か月から数年が経過しているというエピソードをもつケースが少なくない．

　また，涙小管内に涙点プラグが迷入して涙小管炎を引き起こすことがあるため，問診で涙点プラグ挿入の既往の有無を確認しておくとよい．

II. 診断ならびに鑑別診断と手術適応

1. 診断ならびに鑑別診断

　涙小管炎の診断には涙点周囲を観察することが重要である．涙点は充血，腫脹し，涙点から膿性分泌物の排出（図1）やポリープ状の隆起（図2）がみられることがある．罹患期間が長い症例では涙点だけではなく内眼角付近に腫瘤が形成され（図3），霰粒腫と間違われることがある．涙小管炎かどうか診断に迷う場合には，涙点部分を圧迫してみると涙点から白色の分泌物や涙石が排出し涙小管炎の診断に役立つことがある．

　また涙点からの排膿がみられる点から涙小管炎は涙囊炎と鑑別を要する場合があるが，診断には涙管通水検査が有用である．涙小管炎は，基本的には涙道通過障害はなく涙囊炎との鑑別が可能である．また涙小管炎では通水時に通水針で涙点を触るだけで出血し（易出血性），疼痛を訴えることが多い．

2. 手術適応

　涙小管炎は外科的に治療する．涙小管炎は涙小管内に菌石が貯留していることが多く，外科的治療によって菌石を残さないよう完全に除去することが重要である．また，涙点プラグ迷入が涙小管炎の原因である場合は，迷入した涙点プラグを除去しなければいけない．

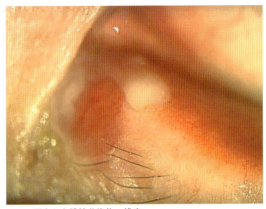

図1　涙点から膿性分泌物の排出

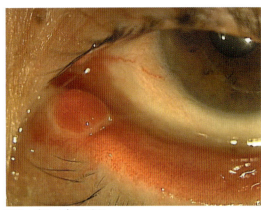

図2　ポリープ状の隆起

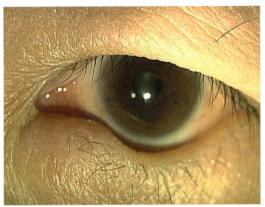

図3　内眼角部に腫瘤形成

III. 手術手技の実際

1. 麻酔

点付近を涙道内麻酔，滑車下神経ブロックを行う．涙道内麻酔は涙管通水検査の要領で行う．通水針を用いて涙点から4％点眼用キシロカイン®を注入する．滑車下神経ブロックは27～30Gを使用する．内眼角腱の真上のくぼんでいるところに垂直に刺し，2％キシロカイン®1～2 mLを注入する．

2. 手術手技

1）涙点切開

涙点にメスを垂直に入れて鼻側に向かって約1～3 mm切開する．切開創が同じ深さとなるようにする．涙小管炎では通常よりも出血しやすい状態となっていることが多く，ガーゼで圧迫して止血する．涙点からポリープが出ている場合は，切除する．

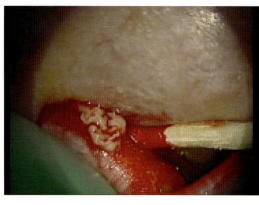

図4 涙石除去
瞼結膜側からは綿棒，眼瞼皮膚側からは指で圧迫して涙点から涙石を圧出させる．

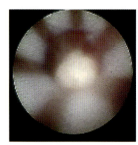

図5 シースで涙石を下鼻道開口部まで誘導する
(図1～3は多根記念眼科病院の大江雅子先生のご厚意による)

2) 涙石除去

　瞼結膜側から綿棒を涙点に押し当て，眼瞼皮膚側からは指で圧迫し涙点から涙石を圧出させる(図4)．次に，涙小管をなぞるように涙点に向かって綿棒を動かし，涙小管内の涙石をできるだけ涙点から押し出すようにする．涙石の排出がなくなるまで，繰り返し行う．涙石が圧迫しても涙点から出てこなくなったときに，通水を行い再度圧迫すると涙石が出てくることがある．

　圧迫だけでは涙石を出し切れない場合，鋭匙で掻き出すという方法もあるが筆者は勧めない．鋭匙は涙小管内壁を損傷させることが多く，術後に難治な涙小管閉塞をきたすことがあるためである．涙点圧迫だけでは出しきれない涙石の排出や涙小管内に残った涙石の有無を確認するのには涙道内視鏡が有用である．

　涙道内視鏡に被せたシースを内視鏡の先端から前方に出し，シースで涙石を押しながら下鼻道開口部まで涙石を誘導する(図5)．大きな涙石はシースで砕きながら，涙石を鼻涙管下方へ押し進めることができる．また，涙点プラグが迷入している症例では，涙石と同様に涙道内視鏡を用いて，涙点プラグを下鼻道開口部から排出させる．

3) チューブ挿入

　涙小管炎の症例に対して涙管チューブを留置するかどうかの適応は明確にされていない．術中に涙小管内壁を損傷し出血が生じた場合，術後に涙小管閉塞をきたすことがある．筆者は，涙小管閉塞が生じる可能性を考えて涙管チューブを挿入している．

IV. 術後管理と経過観察

術後は感受性のある抗菌薬の点眼を行う．また，通水を術後1週間以内とその後は2週間〜1か月に1度くらい行い，涙小管内を洗浄する．

チューブ抜去は術後2か月目に行うが，症状が改善し術後の経過が良好である場合には早めに抜去してもよい．眼脂が続くなど症状が改善しない場合には涙小管内に涙石が残存している可能性があるため，涙道内視鏡で確認する必要がある．

▶一般眼科医へのアドバイス

涙小管炎は結膜炎と似た症状であるため，慢性の結膜炎として漫然と抗菌薬点眼を続けている症例が少なくない．そのような症例の涙点をよく観察すると涙点の充血，腫脹などがあり，涙小管炎を疑う手がかりとなることがある．意識して涙点の観察をする習慣をつけることが涙小管炎の診断には重要である．

参考文献

1) Duke-Elder S, et al：Inflammations of the lacrimal passages. Canaliculitis. In Duke-Elder S(ed)：System of Ophthalmology, vol XIII. pp693-699, Henry Kimpton, London, 1974
2) Lin SC, Kao SC, Tsai CG, et al：Clinical characteristics and factors associated the outcome of lacrimal canaliculitis. Acta Ophthalmol 89：759-763, 2011

（松山浩子）

I 涙点切開術

I. 疾患概念と臨床上の特徴

　涙点切開術の対象となる疾患は涙点閉塞および涙点狭窄であり，涙点を切開，拡張することによる導涙機能の改善を目的として行われる．同様の目的で涙点拡張術も広く行われているため，本項では涙点切開術とともに涙点拡張術についても解説する．

　対象疾患である涙点閉塞，涙点狭窄は先天性と後天性に大別される．涙点閉塞は涙点のみが閉塞しており，涙乳頭が確認可能な膜様閉塞と，涙乳頭を伴わない病型に分けられ，涙乳頭が認められない症例では涙小管閉塞を合併している可能性があり注意を要する．

　涙道の発生は胎生約6週頃に始まり，涙道内腔が分節的に形成されていく．胎生20週頃には涙道の各部位の内腔が完成する．涙点の開放は胎生24週頃から始まるとされており，この頃から涙道内が羊水により充満されるようになる．先天涙点閉塞には涙小管のみならず他の部位の異常を合併する症例がある可能性が指摘されている．

　後天性の涙点閉塞の原因として，抗癌剤 TS-1® によるものが近年クローズアップされてきているが，眼類天疱瘡など眼表面の疾患，ヘルペスなどの感染症による症例の存在も念頭におく必要がある．

II. 診断ならびに鑑別診断と手術適応

　流涙の訴えがあり，涙液メニスカス高が高い場合には眼瞼および眼表面に原因となる疾患の有無を確認した後，涙点の観察に移る．細隙灯顕微鏡下にて観察すれば診断は比較的容易である．この際，涙点閉塞では涙乳頭の有無が重要となる．前述のように閉塞が膜様で，涙乳頭が確認できる症例は涙小管垂直部が開放しており以下の操作は比較的容易である．涙乳頭がない症例では涙小管も閉塞している場合があり，涙点の切開もしくは拡張のみでは流涙の改善が得られない可能性があることをよく説明しておかなければならない．涙点狭窄についても涙点を拡張した後に涙管通水検査を行うことにより，涙小管以降の閉塞の有無を確認しなければならない．

　手術適応は流涙があり，涙液メニスカス高が高い症例に原則として限られる．涙点が閉塞していても流涙がないか，涙液メニスカス高が正常である場合にはドライアイが潜在している可能性を考慮し，治療方針を慎重に決定する必要がある．涙点狭窄に関しては，狭

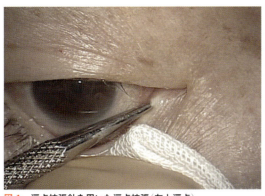
図1 涙点拡張針を用いた涙点拡張（左上涙点）

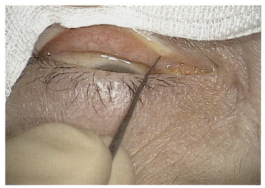
図2 先端の細い拡張針を用いた膜様涙点閉塞の穿破（左下涙点）

窄の程度と導涙機能の関係について完全に解明されているとはいえないため，さらに慎重に適応を決定しなければならない．眼瞼，眼表面に流涙の原因となる疾患がなく，涙点狭窄が唯一原因として考えられる場合には，涙点を軽く拡張し，涙管通水検査にて通水があること，その後の流涙の自覚の軽減，涙液メニスカス高の低下を確認する．経過観察中に涙点の再狭窄とともに流涙の自覚，涙液メニスカス高の上昇を認めれば，以下に述べる手術を適応とするのが妥当であると考えられる．

片側性の涙点閉塞の場合も同様に流涙の有無，涙液メニスカス高に注目し，適応を決定する必要がある．

III. 手術手技の実際

点眼麻酔，皮膚消毒，結膜囊消毒の後，リドカインを使用し滑車下神経ブロック，症例により下涙点周囲に浸潤麻酔を行う．涙点狭窄に対しては涙点拡張針により涙点を拡張し（図1），涙管通水検査を行い，シース誘導内視鏡下穿破法(sheath-guided endoscopic probing：SEP)およびシース誘導チューブ挿入法(sheath-guided intubation：SGI)により涙管チューブを挿入する．

涙乳頭の認められる涙点閉塞では，まず先端の鋭利な涙点拡張針で膜様閉塞を穿破し（図2），通常の涙点拡張針で涙点を拡張する．次いで，リドカインによる涙道内麻酔をかねて涙管通水検査を行う．通水があれば同様に SEP および SGI により涙管チューブ挿入を行う．通水がない場合は涙小管の状態を確認するために金属ブジーを挿入し，閉塞部までの距離を確認する．また閉塞部が硬いかどうかをブジー先端の感触で確認しておく．対側の涙点からも同様の操作を行い，閉塞部の硬さおよび閉塞の距離から閉塞部の開放の可能性を見極める．開放しやすそうな側の涙点から，金属ブジーによる涙小管の開放を試みる．眼瞼を強く外側に牽引し涙小管を直線化することが重要である．ここで涙道内視鏡を使用すると，灌流液が眼瞼にまわり眼瞼水腫を引き起こすため以降の操作が困難になる．涙囊に到達できた場合は，SEP および SGI により涙管チューブを挿入し，涙管チューブ内腔にフルオレセイン溶液を注入しておく．次いで，涙小管閉塞の長い側の開放を同様に

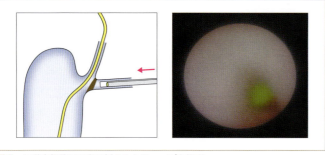

図3 涙道内視鏡にて先に挿入したチューブを探す
チューブ内に充填したフルオレセインを目標に涙道内視鏡を進める．

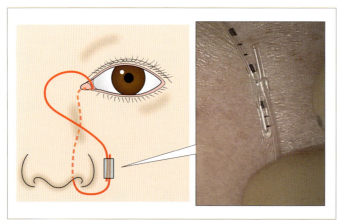

図4 チューブ端を連結し，ループ状に顔面に固定（上涙小管の再建ができない症例）

金属ブジーにて試みる．約10 mm付近まで金属ブジーの先端が達したら，シースを装着した涙道内視鏡を挿入し，SEPにて開放を進める．対側から挿入した涙管チューブ内のフルオレセインの蛍光色が確認できればこれを目標に涙道内視鏡を進める（図3）．涙囊に達すれば同様にSEPおよびSGIによる涙管チューブ挿入を完了することができる．涙囊に到達できない場合は片側のみの涙管チューブ挿入とする．網膜剥離に対して輪状締結術を行う際に用いるシリコーンバンド固定用のシリコーンスリーブにより2本の涙管チューブを連結し，さらに両端をループ状に固定する（図4）．

　涙乳頭が認められず，涙点および涙点に続き涙小管垂直部以降が閉塞している症例では上記の操作が困難な場合が多い．そのような場合は，涙点より鼻側の眼瞼を瞼縁に垂直に切断し涙小管断端を探す．涙囊側の涙小管断端が見つかり，以降の通水が可能ならここから涙管チューブ挿入を行い，切断した眼瞼を縫合する．

　いずれの涙点からも涙囊に到達することができない場合は，同意を得た後に結膜涙囊鼻腔吻合術を行い結膜囊と鼻腔をつなぐ．ただしステントとして用いるガラス製のチューブに国内で認可された製品はない．

　また，涙点拡張の補助または涙点の再狭窄および閉塞を阻止する補助手段として涙点切開術がある．涙道内視鏡や金属ブジーを挿入する際，涙点拡張針による涙点拡張が困難な

場合には，涙点および涙点リングを耳側に向け小さく切開する（涙点耳側切開）．涙管チューブ抜去後の涙点再狭窄および再閉塞に対しては，涙点の結膜側に2か所切開を加え，三角形に切除する 2 snips procedure や，三角形の先端から涙小管水平部にかけて切開を加える 3 snips procedure を併用する．

IV. 術中・術後の合併症とその対処法

　涙道内視鏡検査などの際に涙点拡張術を行うか涙点耳側切開を行うかは術者の好みによるところが多いが，涙点切開術では出血で術野の視認性が低下することが欠点として挙げられる．あわてず圧迫止血することにより対処可能である．一方，涙点拡張術では拡張針の先端により涙小管壁を傷害する可能性がある．涙小管壁を傷つけると，その後の操作で眼瞼水腫を生じるので涙点拡張の操作は慎重に行う必要がある．拡張後の涙管通水検査もしくは涙囊内麻酔は少量ずつ，眼瞼水腫の発生に注意しながら行う．軽度なうちに気づけば涙道内視鏡からの灌流を減らすことで操作は続行可能であるが，眼瞼水腫が増大してくるようであれば操作を中止し，後日改めて施行することになる．

V. 術後管理と経過観察

　通常，涙点拡張に続き涙管チューブ挿入を行った症例では低濃度ステロイドと抗菌薬の点眼を使用する．涙点のみの閉塞，狭窄の症例では1日2回，涙小管閉塞などを合併していた症例では1日4回点眼している．涙管チューブは涙点のみの閉塞もしくは狭窄では約4週間留置し，涙小管閉塞などの合併例では約8週間留置している．涙管チューブ留置中は約2週おきに涙管通水検査を行い，通水不良，膿の逆流，涙液メニスカス高の上昇があれば涙道内視鏡検査を施行し，原因を確認する．

> ▶一般眼科医へのアドバイス
>
> 　流涙を自覚する涙点狭窄および涙乳頭のある涙点閉塞に対しては，閉塞部の穿破後，涙点拡張針で軽く涙点を拡張し，涙管通水検査での通水の有無，流涙の自覚症状の変化，涙液メニスカス高の変化をみていただきたい．改善が得られれば，そのまま経過をみるという方針で問題ないが，涙管通水検査で通水が得られない場合は，涙小管以降に閉塞が存在すると考えられるため，涙道手術を行っている施設への紹介が必要である．また，再狭窄，再閉塞に関しては，強い癒着が生じる前に閉塞を開放し涙管チューブ挿入術を施行する必要があることから，定期的な観察が望まれる．何よりも，涙点の開放だけでは流涙が改善せず，涙小管閉塞に対する手術療法が必要な症例があること，幸い涙点のみの治療で流涙の改善が得られた場合にも，再狭窄や再閉塞の可能性があることに対する十分な説明が重要である．

参考文献

1) Sevel D：Development and congenital abnormalities of the nasolacrimal apparatus. J Pediatr Ophthalmol Strabismus 18：13-19, 1981
2) Brugger PC, Weber M, Prayer D：Magnetic resonance imaging of the fetal efferent lacrimal pathways. Eur Radiol 20：1965-1973, 2010
3) 杉本学：シースを用いた新しい涙道内視鏡下手術．あたらしい眼科 24：1219-1222, 2007
4) 井上康：テフロン製シースでガイドする新しい涙管チューブ挿入術．あたらしい眼科 25：1131-1133, 2008
5) Hughes WL, Maris CS：A clip procedure for stenosis and eversion of the lacrimal punctum. Trans Am Acad Ophthalmol Otolaryngol 71：653-655, 1967

〔井上　康〕

和文索引

あ
アイオピジン®点眼試験，Horner症候群　48
アナフィラキシーショック，局所麻酔の合併症　92
アプラクロニジン塩酸塩　48
あっかんべーテスト　192
悪性腫瘍切除後
　——の眼瞼再建　23, **272**

い
医原性眼窩内壁損傷　313
異常所見の解釈と鑑別疾患，眼窩疾患　73
移植脂肪の溶解，義眼床形成術の合併症　344
糸付き小綿　88
糸を用いた吊り上げ術　142

う，え
内田法　213
エピテーゼ　337
エピネフリン中毒，局所麻酔の合併症　92
エピネフリンの添加，眼窩手術における局所麻酔　91
鋭的剝離　50

か
カストロビエホ持針器　52
カストロビエホ鑷子　51
下眼瞼　28
　——の解剖　193
　——の重瞼形成，先天睫毛内反の術後　189
下眼瞼外反症　216, **263**
　——，顔面神経麻痺による　259
　——に対するテープ固定　261
下眼瞼牽引筋群　28
下眼瞼牽引筋腱膜　**28**, 184
　——の短縮術　18
下眼瞼牽引靭帯　192

下眼瞼後退，甲状腺眼症　225
下眼瞼弛緩の評価　44
下眼瞼内反　193
下眼瞼内反/外反，眼窩下壁骨折再建術の合併症　305
下直筋麻痺，眼窩下壁骨折再建術の合併症　304
下壁骨折，眼窩　297, 307
可吸収性局所止血剤　89
過矯正　19
　——，吊り上げ術による　147
画像検査，眼窩疾患　78
海綿状血管腫　59
海綿静脈洞症候群　75
開瞼持続困難　38
開瞼失行　38
開放型骨折
　——，眼窩下壁骨折　307
　——，眼窩内壁骨折　313
外下方アプローチ，眼窩腫瘍摘出術　97
外眼角切開法　327
外眼筋　70
　——の腫大，眼窩MRI　80
　——の紛失，眼球摘出手術の合併症　390
外眼筋線維化症候群　152
外眼筋ミオパチー　33
外眥切開　220
外眥・内眥靱帯の切離，眼瞼腫瘍切除後の再建　284
外傷
　——による義眼床陥凹変形　339
　——による鼻涙管閉塞　104
　——の評価，眼窩CT　79
外傷性涙小管断裂　103
外側眼窩皮弁　280
外転神経　6, 70
柿崎法　192
角膜障害，眼窩下壁骨折再建術の合併症　304
拡散強調画像　79

拡大眼窩内容除去術　336
滑車下神経麻酔，涙道手術　126
滑車下神経麻酔時の球後出血　410
滑車神経　6, **70**
管腔の閉塞，Jonesチューブ留置術の合併症　437
還納法，眼窩脂肪ヘルニア　369
眼位　45
眼科用冷凍手術ユニット　87
眼窩
　——に分布する動脈系　7
　——に分布する脳神経　6
　——の解剖・機能と病態　4
　——の血管系　68
　——の検査法と手術適応の評価　11
　——の神経　69
眼窩下神経血管束　67
眼窩下神経障害，眼窩下壁骨折再建術の合併症　305
眼窩下神経領域の知覚鈍麻，バルーニング法の合併症　310
眼窩下壁　5, **67**
　——の再建　302
眼窩下壁骨折　297, 307
　——の再建術　297
眼窩下壁骨折部脱出組織の整復，眼窩　300
眼窩解剖と眼窩手術の手術合併症　93
眼窩外壁　4, **67**
眼窩隔膜　70
眼窩隔膜前脂肪　29
眼窩減圧術　96, **349**
　——，甲状腺眼症　61, **346**, 348
眼窩骨　65
眼窩骨骨折，眼窩内容除去手術の合併症　336
眼窩骨折整復術　95
眼窩骨膜　70
眼窩骨膜剝離，眼窩内容除去　332

451

眼窩骨膜弁, 眼瞼腫瘍切除後の再建 284
眼窩脂肪 29, 70
眼窩脂肪移動 290
眼窩脂肪脱, 加齢による 287
眼窩脂肪単純切除 290
眼窩脂肪ヘルニア 287, **367**
　——, デルモリポーマとの鑑別 364
眼窩手術機械 14, **85**
眼窩手術器具 14, **82**
眼窩手術後の経過観察 19
眼窩手術材料 14, **88**
眼窩手術術式のアプローチ法 93, 95
眼窩手術の麻酔 14, **89**
　—— の特徴 92
眼窩腫瘍 58
眼窩腫瘍摘出術 96
眼窩上切痕 65
眼窩上壁 4, **65**
眼窩先端症候群 75
眼窩先端部処理, 眼窩内容除去 332
眼窩内気腫 297
眼窩内出血, 眼窩下壁骨折再建術の合併症 305
眼窩内壁 4, **67**
眼窩内壁骨折 313
眼窩内容亜全摘術 335
眼窩内容除去術 60
　—— と再建 331
眼窩膿瘍 356
眼窩部
　—— の外傷 62
　—— の陥凹 340
眼窩部陥凹と結膜嚢萎縮の合併 340
眼窩吹き抜け骨折に対する手術 18
眼窩壁骨折 62, **297**
　—— に用いる留置物 132
　—— を疑う症状と所見 298
眼窩蜂窩織炎 356
　——, 眼窩下壁骨折再建術の合併症 306
眼窩リンパ管腫 378
眼角静脈 7
眼角靭帯弛緩の評価 44
眼球運動 45
眼球運動検査, 眼窩疾患 77
眼球運動障害
　——, 眼窩疾患 74

——, 有痛性 73
眼球摘出 384
　—— の適応 384
眼球突出
　——, 眼窩疾患 75
　——, 甲状腺眼症 348
　——, 有痛性 73
眼球の位置 45
眼球癆 340
眼形成手術の目標 2
眼瞼
　—— と顔面の観察 42
　—— の位置異常の視診 42
　—— の動きの視診 43
　—— の解剖 25
　—— の解剖・機能と病態 3
　—— の検査法と手術適応の評価 9
　—— の手術に必要な解剖 27
眼瞼温存眼窩内容除去術 334
眼瞼下垂 9, 22, 32, 53, **140**, **150**, **158**, **164**
　——, 眼瞼後退術後の合併症 231
　——, 義眼床形成術の合併症 345
　——, 腱膜性 173
　——, 先天 140, 150
　——, 退行性 158, 164
　—— と鑑別すべき疾患 34
　—— に対する手術 17
　—— の再発 148
　—— の再発, 挙筋腱膜終着術の合併症 178
　—— の診断手順 36
眼瞼外反(症) 23, 39, **216**, **259**
　—— の術中, 術後合併症 202
眼瞼機能の評価, 眼瞼疾患の初診時の診察のポイント 31
眼瞼挙筋短縮術 17
眼瞼けいれん **35**, 48
眼瞼形成手術に必要な器具 13, **51**
眼瞼結膜温存眼窩内容除去術 335
眼瞼高径 247
眼瞼後退 23, **224**
眼瞼再建, 悪性腫瘍切除後 23, 272
眼瞼脂肪脱 287
眼瞼疾患 53
眼瞼疾患概説 22
眼瞼手術後の経過観察 19
眼瞼手術の器機や材料, 基本手技 13
眼瞼腫瘍切除後の再建方法 273
眼瞼縮小症候群 152

眼瞼前葉・後葉損傷
　——, 組織欠損がある裂傷 240
　——, 組織欠損がない裂傷 238
眼瞼前葉損傷
　——, 組織欠損がある裂傷 238
　——, 組織欠損がない裂傷 236
眼瞼内反(症) 9, 23, 39, 56, 185
　——, 退行性 192, 199
　—— の術中, 術後合併症 202
眼瞼皮膚弛緩 17, 56, **250**
　—— に対する手術 17
眼瞼皮膚切除術 246
眼瞼表面の解剖 25
眼瞼部皺線 234
眼瞼裂傷 23, **234**
　——, 新鮮例の場合の手術 236
　——, 陳旧例の場合の手術 241
眼底検査, 眼窩疾患 77
眼動脈 7
眼内出血, 眼窩下壁骨折再建術の合併症 305
眼部悪性腫瘍による義眼床陥凹変形 339
眼部腫脹, 眼窩下壁骨折再建術の合併症 304
眼部打撲 314
眼輪筋 3, **30**
眼輪筋タッキング 201
眼輪筋皮弁 280
顔面骨折 322
顔面神経 6
顔面神経麻痺 22, **259**
　—— による眼瞼外反 39
　—— による兎眼症 40

き

気道確保, 眼窩手術における全身麻酔 90
基底細胞癌 273
偽眼瞼下垂 246
義眼
　—— の飛び出し, 義眼床形成術の合併症 344
　—— の取り扱い 391
義眼床陥凹変形 339
義眼床形成術 339
義眼台 387
　—— の脱出, 眼球摘出手術の合併症 390
逆説的輻輳様運動 152
逆内眼角贅皮 212
吸引嘴管, 眼窩手術器具 84

吸収性骨接合材　89
球結膜下脂肪脱　287
巨大リンパ管腫　381
挙筋機能　173
　── の評価　43
挙筋機能検査　53
挙筋群短縮術　55, 158, **158**
挙筋腱膜　173
挙筋腱膜前転術　158
挙筋短縮術　55, **150**, **173**
強瞬　38, 48
頬骨　4
頬骨骨折　322
頬骨骨折整復の基準点　324
頬骨上顎骨複合体骨折　322
局在部位，眼窩 MRI　80
局所麻酔
　── の合併症　92
　── の適応　92
　── の併用，全身麻酔　90
　── の目的　90
局所麻酔薬中毒　92
筋肉
　── の異常による眼瞼下垂　33
　── の線維化を伴う先天異常，眼瞼下垂　33
筋皮弁移動術，眼窩内容除去　334

け

経眼窩アプローチ
　──，眼窩骨折整復術　95
　──，眼窩手術　93
　──，眼窩腫瘍摘出術　96
経眼窩縁眼窩到達法　317
経結膜アプローチ
　──，眼窩脂肪への　288
　──，眼窩手術　94
経結膜切開法　326
経頭蓋アプローチ
　──，眼窩手術　94
　──，眼窩腫瘍摘出術　99
経皮アプローチ
　──，眼窩骨折整復術　95
　──，眼窩脂肪への　290
　──，眼窩手術　93
　──，眼窩腫瘍摘出術　96
　──，経眼窩縁眼窩到達法　317
　── におけるデザイン・切開，眼窩手術　94
経副鼻腔アプローチ
　──，眼窩骨折整復術　95
　──，眼窩手術　94

　──，眼窩腫瘍摘出術　99
経副鼻腔眼窩到達法　317
経涙丘到達法　328
軽瞬　48
血管損傷，眼窩手術における局所麻酔の合併症　92
血清抗アセチルコリン受容体抗体値の測定　48
結膜炎，涙小管炎との鑑別　103
結膜嚢拡大植皮　344
結膜嚢収縮，眼球摘出手術の合併症　390
結膜嚢の萎縮・拘縮　340
　── に対する植皮術　343
結膜涙嚢鼻腔吻合術　130, 135, **432**
腱膜遠位端　29
腱膜性眼瞼下垂　**32**, 173
瞼縁切開　246
瞼板　3
瞼板筋　27
瞼裂狭小症候群　33, 141, **212**
原発性眼窩腫瘍　58
原発性後天性鼻涙管閉塞　404

こ

コリブリ鑷子，眼瞼形成手術器具　51
コントラバス型手術用顕微鏡　85
ゴアテックス®　229
　── による吊り上げ術　54
後藤式 SGI　406
口蓋骨　4
甲状腺眼症　61, **346**
　── に対する眼窩減圧術　**346**
　── の下眼瞼後退　225
　── の上眼瞼後退　224
甲状腺視神経症　348
光学視管　123
抗がん剤の涙小管閉塞　135
後篩骨孔　67
後天眼瞼下垂　22, **55**
後天鼻涙管閉塞　419
後葉の再建，眼瞼腫瘍切除後　281
高眼圧症，バルーニング法の合併症　310
高周波電気メス　121
高齢者の流涙　110
硬化性変化，眼窩　79
硬化療法，リンパ管腫　378
硬口蓋粘膜移植　283
　──，眼瞼裂傷　241

骨切りアプローチ，眼窩腫瘍摘出術　97
骨欠損型，眼窩下壁骨折　307
骨性鼻涙管　108
骨性涙道　109
骨切削器具　120
骨破壊，骨硬化の評価，眼窩 CT　79
骨膜下アプローチ，眼窩骨折整復術　95
骨膜上アプローチ，眼窩骨折整復術　95
骨膜剥離子，眼窩手術器具　84
骨蝋　89

さ

再建
　──，眼窩下壁骨折　297
　──，眼窩内容除去　333
再建材料
　──，眼窩下壁　302
　── の変位，眼窩下壁骨折再建術の合併症　305
西條原法　164
細隙灯顕微鏡検査
　──，涙道疾患　112
　──，涙道閉塞　404
逆さまつげ　185, 199
三叉神経　6, **70**

し

シース誘導チューブ挿入術　**406**, 447
シース誘導内視鏡下穿破法　127, 135, **406**, 447
シース誘導非内視鏡下穿破法　406
シグマ剪刀，眼瞼形成手術器具　52
シリコーンチューブ留置，先天鼻涙管閉塞　398
シリコーンプレート　88
シリンジ，眼瞼形成手術器具　51
止血，眼瞼形成手術の基本手技　49
自然治癒傾向，先天睫毛内反　184
脂肪，下眼瞼・下眼瞼牽引筋群　29
脂肪肉腫，眼窩脂肪ヘルニアとの鑑別　369
視神経　6, **69**
視神経管骨折　373
視神経減圧術　375
視神経疾患，有痛性　73
視神経症，甲状腺眼症　348

視神経障害
　——，眼窩下壁骨折再建術の合併症　305
　——，眼窩内壁骨折の合併症　319
視診
　——，眼瞼疾患　31
　——，涙道疾患　112
視野異常，眼窩疾患　74
視力障害，眼窩疾患　74
篩骨　4
耳介軟骨移植　268, 283
持針器　83
色素消失試験　114
　——，先天鼻涙管閉塞　393
写真撮影，眼瞼　45
腫瘍，鼻涙管閉塞の原因　104
腫瘍辺縁の状態，眼窩 MRI　81
重瞼線切開　95
重症筋無力症　33, 141, 153
縮小手術，頬骨骨折　329
術後兎眼と管理法，挙筋短縮術　156
術後ドライアイ　114
術前評価と準備，涙道の形成手術　120
瞬目テスト　38, 48, 199
小眼球症　339
小児の流涙症　110
睫毛　3
睫毛下切開　95, 97, 99, **325**
睫毛重生　3, 38, **205**
睫毛内反　23, 38, 57, **180**, **184**, 207
　——，睫毛乱生に対する表層 U 字縫合　137
　——，先天　180, 184
　——，内眼角贅皮の合併　212
　——，に対する手術　17
睫毛乱生　3, 23, 38, 57, **205**
上・下涙小管閉塞　404
上横走靱帯　27
上顎骨　4
上顎洞炎，バルーニング法の合併症　310
上眼窩裂　65
上眼窩裂症候群　75, 323
上眼瞼　27
上眼瞼挙筋群　27
上眼瞼挙筋腱膜　27
上眼瞼挙筋腱膜単独の挙筋短縮術　55
上眼瞼後退
　——，甲状腺眼症　224

　——の主な原因　224
上眼瞼遅滞　225
上眼瞼皮膚弛緩　34, 56, **246**
上方注視試験　43
静脈，眼窩の血管系　68
植皮術
　——，眼窩内容除去　333
　——，眼瞼腫瘍切除後　281
　——，眼瞼裂傷　240
　——，結膜嚢拘縮・萎縮　343
触診，涙道疾患　114
神経損傷，局所麻酔の合併症　92
神経の異常による眼瞼下垂　32
神経ブロック，眼窩手術　91
浸潤麻酔，眼窩手術　91
浸潤麻酔（鼻粘膜下麻酔），涙道手術　126
浸潤麻酔（涙嚢下麻酔），涙道手術　127
真皮脂肪移植
　——，陥凹修正の　344
　——，眼窩部陥凹に対する　343
深部外壁減圧　348
人工硬膜を用いた吊り上げ術　145

す

ステロイドパルス療法，甲状腺眼症　347
ステント，涙道手術後　125
スプリング剪刀，眼瞼形成手術器具　51
スペーサー，眼瞼後退の手術　226
すだれ目　34
錐体尖端症候群　74
随意瞬目試験　48
髄液漏，眼窩内容除去手術の合併症　336
皺線　95

せ

生体内吸収性素材　132
成人の流涙症　110
性差，眼窩疾患　72
整容区画　95
鑷子型バイポーラ　53
先天眼瞼下垂　22, 53, **140**, **150**
　——の原因の診断　150
先天睫毛内反　180, 184
　——の病因　184
先天性外眼筋線維化症候群　33
先天性眼瞼内反　17
先天鼻涙管閉塞　104, 120, **392**

　——との鑑別の手術適応と時期　394
　——に対するプロービング　392
先天緑内障，先天鼻涙管閉塞との鑑別　394
先天涙嚢ヘルニア　105
穿通枝　3
剪刀，眼瞼形成手術器具　52
全身麻酔
　——の適応，眼窩手術　90
　——の目的，眼窩手術　90
前眼部検査，眼窩疾患　77
前篩骨孔　67
前頭頬骨縫合　67
前頭筋吊り上げ術　53
前頭骨　4
前頭篩骨縫合　67
前方アプローチ，眼窩腫瘍摘出術　97
前葉・後葉の同時再建，眼瞼腫瘍切除後　274
前葉の再建，眼瞼腫瘍切除後　278

そ

組織の剥離・展開・露出，眼科形成手術の基本手技　50
疎性結合組織　164
相対的瞳孔求心路障害　78
　——，視神経管骨折　373
総腱輪　65
総涙小管閉塞　120, **404**
造影効果，眼窩 MRI　81
速瞬　48
側方（外上方）アプローチ，眼窩腫瘍摘出術　97
続発性眼窩腫瘍　60
続発性（後天性）鼻涙管閉塞　404, 419

た

多形腺腫　59
多房性リンパ管腫　381
退行性眼瞼下垂　55, **158**, **164**, **173**
退行性眼瞼外反　39, **216**
退行性眼瞼内反　18, 39, **192**, **199**
　——に対する手術　17
大腿筋膜による吊り上げ術　54
単鋭鈎，眼窩手術器具　83
単純切除法，眼窩脂肪ヘルニア　369
単純先天眼瞼下垂　33, 150

ち

チーズワイアリング　411
チューブ先送り法　406
超音波手術器　87
　——，涙道手術機器　121
蝶形骨　4, **65**
直接縫合眼瞼再建　274

つ

吊り上げ材料による感染　147
吊り上げ術　17, **140**
　——，糸を用いた　142
　——，人工硬膜を用いた　145
釣り針フック，眼瞼形成手術器具　52
通糸法　17, **180**

て

テープテスト　199
テンシロンテスト　48
デルモイド　362
デルモリポーマ　362
　——，眼窩脂肪ヘルニアとの鑑別　368
低矯正　19
　——，吊り上げ術による　147
点眼麻酔，眼窩手術　91
転移性眼窩腫瘍　59
伝達麻酔，眼窩手術　91
電気分解法，睫毛乱生　207
電気メス，涙道手術機器　120
電動骨鋸　88
電動手術台　86
電動油圧スツール　86

と

トラップドア型，眼窩下壁骨折　307
ドッグイヤー　256
ドライアイ，涙道閉塞　405
ドリル，涙道手術機器　120
兎眼症　40
　——，術後　156
疼痛の有無，眼窩疾患　72
動眼神経　6, **69**
動眼神経麻痺　32, 141, 153
動脈，眼窩の血管系　68
動脈弓　3
導涙性流涙　110
瞳孔異常
　——，眼窩疾患　75
　——，有痛性　73

瞳孔検査，眼窩疾患　78
特発性外眼筋炎　36
特発鼻涙管閉塞　120
鈍的剥離　50

な

ナイロン糸による吊り上げ術　54
内眼角
　——，Jones チューブの挿入部位　432
　—— の変形，Jones チューブ留置術の合併症　440
内眼角間距離　42
内眼角贅皮　23, 38, **40**, **212**
内眼手術後下垂　55
内視鏡直接穿破法　135, **406**
内総涙点　106
内側アプローチ，眼窩腫瘍摘出術　97
内直筋運動障害，Jones チューブ留置術の合併症　438
内反症　56
内壁減圧　348
内壁骨折，眼窩　313
中村氏釣針型開創鈎，眼窩手術器具　83
軟部組織切開，眼窩内容除去　332
難治性涙小管閉塞，Jones チューブ留置術　434

に

二次治癒　273
肉芽腫形成，吊り上げ術による　147

は

ハードコンタクトレンズ眼瞼下垂　55
バーリング　350
バイオマーカー検査，眼窩疾患　81
バイポーラ　49
　——，眼窩手術器具　82
　——，眼瞼形成手術器具　53
バヨネット型のバイポーラ　53
バランス減圧　349
　——，眼窩　349
バルーニング法　307
バルーンカテーテル，鼻涙管用　398
バルーンの破裂，バルーニング法の合併症　310
破壊性変化，眼窩　79

瘢痕性眼瞼外反　40, **216**
瘢痕性眼瞼内反　39, **199**
瘢痕による兎眼　41

ひ

ビーズ法　17
ビデオメニスコメトリー　118
びまん性リンパ管腫　382
皮下出血，眼窩下壁骨折再建術の合併症　305
皮膚生着不良，眼窩内容除去手術の合併症　337
皮膚切開法　49, **184**, **313**
皮膚弛緩症　22
皮膚張力線　234
皮膚の縫合，眼科形成手術の基本手技　50
皮弁，眼瞼裂傷　240
皮様脂肪腫　368
皮様嚢胞　58
　——，先天鼻涙管閉塞との鑑別　394
非吸収性骨髄止血剤　89
眉毛下垂　34, **259**
眉毛下切開　95
眉毛外側部の打撲痕，視神経管骨折　373
鼻出血，眼窩下壁骨折再建術の合併症　304
鼻中隔軟骨つき粘膜移植　283
鼻内視鏡　13, 117, **122**
鼻粘膜表面麻酔，涙道手術　126
鼻涙管　8, **108**
鼻涙管鼻腔吻合術下鼻道法　127
鼻涙管閉塞　104, **392**, **404**, 413, 419
　——，後天　**404**, 419
　——，先天　392
　——，続発性　419
　—— に対する術式，アプローチ法　127
　—— に対する涙管チューブ挿入術　404
　—— による涙嚢炎　400
　—— の開放　407
鼻涙管用バルーンカテーテル　398
光干渉断層計，涙液量測定　118
表層Ｕ字縫合　137
表面麻酔，眼窩手術　91
病理組織所見，デルモリポーマ　362

ふ

フェニレフリン点眼試験　47
ブジー　392
ブローアウトバルーン®　307
プレート挿入術，眼窩下壁骨折
　　307
プロービング　106
　——，先天鼻涙管閉塞　392
　——，早期　395
　——の不成功　397
プローブ　392
複合神経麻痺　74
複視，Jones チューブ留置術の合併
　症　438
複像検査，眼窩内壁骨折　314
分泌性流涙　110
分離腫　362

へ

ペンローズドレーン　89
閉瞼不全，挙筋腱膜終着術の合併症
　　178
閉鎖型
　——，眼窩下壁骨折　307
　——，眼窩内壁骨折　313
弁状裂傷の縫合法　238

ほ

ボーンワックス　89
保存強膜移植　283
保存的治療，リンパ管腫　378
蜂窩織炎，Jones チューブ留置術の
　合併症　439

ま

マイクロサージャリースツール　86
マイクロ鑷子　84
マイクロ剪刀　84
マイクロデブリッダー　121
麻酔法の選択と局所麻酔の方法，涙
　道手術　126
麻痺性眼瞼外反症　216
埋没 U 字縫合　137
膜性鼻涙管　108
末梢性顔面神経麻痺　259

み，む

脈絡膜悪性黒色腫，眼球摘出の適応
　　384
無眼球症　339

め

メス
　——，眼窩手術器具　82
　——，眼瞼形成手術器具　51
メディカルユースコンタクトレンズ
　　284
目袋　287

も

モイスチャーテスト　274
もやもや組織　164
毛様体腫瘍，眼球摘出の適応　384
蒙古ひだ　23，**40**
網膜芽細胞腫，眼球摘出の適応
　　384
問診
　——，眼窩疾患　72
　——，眼瞼疾患　31
　——，涙道疾患　112

や

矢部・鈴木分類　102
夜間性兎眼　41

ゆ

有鉤鑷子
　——，眼窩手術器具　83
　——，眼瞼形成手術器具　52
有痛性眼球運動障害　73
有痛性眼球突出　73
有痛性視神経疾患　73
有痛性瞳孔異常　73
遊離筋皮弁移植術，眼窩内容除去
　　334
遊離瞼板移植，眼瞼腫瘍切除後の再
　建　284
遊離皮弁　281

ら，り

乱視，先天睫毛内反　184
リドカインゼリーを使ったチューブ
　挿入法　406
リンパ管，眼窩の血管系　69
リンパ管腫　378
流涙症　425，432
両眼単一視領域，眼窩内壁骨折
　　314
両眼注視野（両眼単一視領域）検査
　　11
菱型皮弁　280
臨床経過，眼窩疾患　72

る

涙液　110
　——のフルオレセイン染色　11
涙液メニスカス　118
　——，涙小管断裂　426
　——，涙点閉塞　446
　——，涙道閉塞　404
涙液量測定検査　118
涙管チューブ挿入術　106，**406**
　——，鼻涙管閉塞　404
　——，涙小管閉塞る　404
涙管チューブ留置，涙小管炎の治療
　　444
涙管通水検査　114
　——，涙小管断裂　426
　——，涙道閉塞　405
涙骨　4
涙小管　7
涙小管炎　103，120，400，**442**
　——，涙嚢炎との鑑別　400
　——に対する術式　130
涙小管狭窄・閉塞　102
涙小管形成手術，涙小管断裂　425
涙小管再建術　427
涙小管水平部閉塞　120
涙小管造袋術　131
涙小管損傷，眼窩下壁骨折再建術の
　合併症　305
涙小管断裂　425
　——に対する涙小管形成手術
　　425
涙小管閉塞
　——，抗がん剤の　135
　——，後天性　404
　——に対する術式　130
　——に対する涙管チューブ挿入術
　　404
　——の開放　407
　——の分類　102
涙石　103
涙石除去，涙小管炎の治療　444
涙腺脱臼　294
涙点　7，**106**
涙点拡張術　446
涙点狭窄　446
涙点切開術　446
涙点プラグ迷入，涙小管炎　442
涙点閉鎖　101，120
涙点閉塞　446
涙道
　——の解剖　106
　——の解剖・機能と病態　7

——の検査法と手術適応の評価 11
——の再建，眼瞼腫瘍切除後の再建 284
涙道手術機器と材料 120
涙道手術後の経過観察 19
涙道手術の麻酔，器機や材料，基本手技 16
涙道造影 13, **117**
涙道内視鏡 13, 117, **123**
——，涙道閉塞 405
涙道内視鏡下涙小管切開（EI） 130
涙道内視鏡直接プロービング 123, **397**
涙道内視鏡併用涙管チューブ挿入術 135, 406
涙道裂孔形成，涙管チューブ挿入術の合併症 411
涙乳頭 447
涙嚢 8, **107**
涙嚢悪性腫瘍 400
涙嚢炎 413
——，Jones チューブ留置術の合併症 439
——，鼻涙管閉塞による 400
涙嚢腫瘍，涙小管炎 400
涙嚢切断アプローチ，眼窩腫瘍摘出術 99
涙嚢摘出 **400**
涙嚢鼻腔吻合術 106, **413**, **419**
——の鼻外法と鼻内法 18
涙嚢鼻腔吻合術鼻外法 **413**, 432
——による術式，Jones チューブ留置術 435
涙嚢鼻腔吻合術鼻内法 419
涙嚢皮膚瘻 102, 393
涙嚢ヘルニア，先天鼻涙管閉塞との鑑別 393
涙嚢マッサージ 394

れ，ろ

レッセフェールテクニック 273
連続 W 形成術 238
ローテーションフラップ 280

欧文・数字索引

数字
2 snips procedure　449
3 snips procedure　449
3 点固定，頬骨骨折の整復　328

A
aesthetic unit　95
anchoring suture　261
Anderson 法　173
aponeurosis 単独の挙筋短縮術　55
aponeurotic advancement　158
atraumatic technique　83

B
baggy eyelid　287
baggy eyelid deformity　287
bags under eyes　367
balanced decompression　62
balanced orbital decompression
　　349
basal cell carcinoma（BCC）　273
Basedow 病　346
　── による上眼瞼後退　225
Bell 現象　44
Bell 麻痺　41, 259
blepharochalasis　250
blepharophimosis　141
burring　350

C
cana-DCR　130
cantholysis　220
canthotomy　220
capsulopalpebral fascia（CPF）　29
capsulopalpebral head（CPH）　29
caput Medusae　77
Castroviejo 持針器　52
Castroviejo 鑷子　51
check valve　105
Colibri 鑷子　52
common canalicular obstruction
　（CCO）　120, 130, **404**

congenital blepharoptosis　150
congenital nasolacrimal duct
　　obstruction（CNLDO）　392
conjunctivo-DCR（CDCR）　**130**, 135
　── with Jones tube　432
connective tissue septa　70
CT
　──，眼窩疾患　11, 78
　──，涙道疾患　117
Cutler-Beard bridge flap　276
　── のバリエーション　277

D
dacryocystorhinostomy（DCR）
　　106, **413**
Dalrymple 徴候　224
deep lateral orbital
　　decompression　348
dermatochalasis　250
dermolipoma　368
direct brow lift　261
direct closure　274
direct（dacryo）endoscopic probing
　（DEP）　123, 130, 135, **397**, 406
direct silicone intubation（DSI）
　　　　　　　　　　　　　284
distichiasis　3, **205**
dufourmental flap　281
DWI　79
dysthyroid optic neuropathy
　（DON）　348

E
endonasal dacryocysto-
　　rhinostomy（en-DCR）　128, **419**
endoscopic DCR（E-DCR）　413
epiblepharon　207
epiphora　110
esthetic unit　49
external dacryocystorhinostomy
　　　　　　　　　　　　　128

eyelid-and conjunctiva-sparing
　　exenteration　335
eyelid-sparing exenteration　334

F
FLAIR　79
forced duction test　299
Friedenwald-Guyton 法　142

G
G-SGI　406
general fibrosis syndorome　153
Goldenhar 症候群　362
Gradenigo 症候群　74
Graefe 徴候　225
Graves 病　346

H
Hamra 法　290
hand-eye coordination　128
Hess チャート（Hess 赤緑試験）　11
　──，眼窩内壁骨折　314
Hisatomi 法　202
Horner 症候群　33, 141
　── に対するアイオピジン®点眼
　　試験　48
Hotz 変法　17, 57, 137, **186**, 196, 209
Hughes flap 法　281

I
IgG4 関連眼疾患　80
inferior meatal dacryorhinotomy
　（IDR）　127, 129
infraorbital neurovascular bundle
　　　　　　　　　　　　　　67

J
Jones tube（JT）　131, 135, **432**
　── の構造と特性　433
Jones 法　56, **192**

K

Kakizaki 法　56
Krönlein 手術　67
Kuhnt-Szymanowski Smith 変法
　（KS 法）　216, **218**, **268**

L

lacrimation　110
Lactosorb®　132
laissez-faire 法　238, 273, **334**
lash ptosis　34
lateral canthal band　264
lateral canthoplasty　217
lateral check ligament　264
lateral direction test　44
lateral distraction test　217
lateral horn　27
lateral orbital flap　280
lateral orbitotomy　67
lateral tarsal strip procedure（LTS）
　18, 216, **220**, 264
levator function　173
levator resection　158
lid margin split　188, 209
lid splitting with lash resection　207
lidocaine jelly-expanded
　intubation（LJEI）　406
light-near dissociation　78
liposarcoma　369
lower eyelid retractors（LER）
　56, 184, 186, 192
――　の剝離　189
lower lid retraction　225
lower lid retractors（LLR）　28, 29
Lynch 切開　95, **97**, 99

M, N

Marcus Gunn 現象　33, 141, 153
margin reflex distance（MRD）
　9, **42**, 140
margin reflex distance-1（MRD-1）
　25, **42**
margin reflex distance-2（MRD-2）
　25, **42**
marginal entropion　205
maxillary line　8
medial and lateral distraction test
　200
medial canthoplasty　217
medial direction test　44
medial distraction test　217
medial horn　27

medial orbital decompression　348
Meige 症候群　36
micro reflux test　114
MLF 症候群　75
MRI
――，眼窩疾患　11, **79**
――，涙道疾患　117
MUCL　284
Müller Tuck 法　164
Müller 筋　27, **164**
――の瞼板タッキング縫着　169
Mustarde rotational cheek flap
　280
Mustarde の交叉皮弁　275
myasthenia gravis（MG）　141
nasojugal groove　287

O

OCT，涙液量測定　118
open treatment 法　238, 273
optociliary shunt vessel　77
orbicularis retaining ligament　287
orbital fat herniation　367
orbital fat prolapse　367
orbital lymphangioma　378

P

palpebro-malar groove　287
pedicle flap　274
perverted convergence
　movement　152
pinch technique　246
pinch test　44, **199**, 216
post-aponeurotic space　164
primary acquired nasolacrimal
　duct obstruction（PANDO）　404
ptosis and epicanthus inversus
　syndrome　141
puffy eyes　367

R

Raeder 症候群　75
Ramsay Hunt 症候群　41
relative afferent pupillary defect
　（RAPD）　78
reverse ptosis　193
rhomboid flap　280
roll up test　48

S

S-1 投与に伴う涙道障害　101
Schirmer 試験　114

secondary acquired nasolacrimal
　duct obstruction（SANDO）　404
secondary intention　273
sheath-guided endoscopic probing
　（SEP）　130, 135, **406**, 447
sheath-guided intubation（SGI）
　406, 447
sheath-guided non-endoscopic
　probing（SNEP）　406
single rhomboid loop　142
snap back test　44, **199**, 216
sphenoid door jamb　67
STIR　79
subunit　95
SuperFIXSORB® MX　132
surgical plane　165

T

T1 強調画像と T2 強調画像の対比，
　眼窩 MRI　80
tarsal strip（TS）　220
Tenzel 回転弁　280
thyroid eye disease（TED）　346
trichiasis　3, **205**

U, V

upper lid lag　225
upper lid retraction　224
upper margin reflex distance
　（UMRD）　224
upper-lower canalicular
　obstruction　404
V-Y 皮弁　278

W, X

Wheeler-Hisatomi 法　18, **199**
Wheeler 法　201
white line　28
Whitnall 結節　264
Whitnall 靱帯　27, 155
Wojno 法　198
Wright 切開　95, **97**
wrinkle line　49
W 形成術　238, 241
――，連続　238
external DCR（X-DCR）　413

Z

zygomaticomaxillary complex
　（ZMC）fracture　322
Z 形成術　**213**, 241